Kompendium der Psychiatrischen Pharmakotherapie
2. Auflage

Springer
Berlin
Heidelberg
New York
Barcelona
Hongkong
London
Mailand
Paris
Singapur
Tokio

O. Benkert · H. Hippius

Kompendium der Psychiatrischen Pharmakotherapie

Zweite, überarbeitete Auflage

Unter Mitarbeit von

I. Anghelescu · E. Davids · G. Gründer
Ch. Lange-Asschenfeldt · A. Szegedi · H. Wetzel

Mit 45 Tabellen

Springer

Professor Dr. Otto Benkert
Psychiatrische Klinik
der Universität Mainz
Untere Zahlbacher Str. 8
55131 Mainz

Professor Dr. Hanns Hippius
Psychiatrische Klinik
der Universität München
Nußbaumstraße 7
80336 München

Dr. Ion Anghelescu
Dr. Eugen Davids
Dr. Gerhard Gründer
Dr. Christian Lange-Asschenfeldt
Dr. Armin Szegedi
Dr. Hermann Wetzel

Psychiatrische Klinik
der Universität Mainz
Untere Zahlbacher Straße 8
55131 Mainz

ISBN 3-540-66847-0 Springer-Verlag Berlin Heidelberg New York

Die Deutsche Bibliothek – CIP-Einheitsaufnahme
Kompendium der psychiatrischen Pharmakotherapie / Otto Benkert; Hanns Hippius. Unter Mitarb. von I. Anghelescu ... – 2., bearb. Aufl. – Berlin; Heidelberg; New York; Barcelona; Hongkong; London; Mailand; Paris; Singapur; Tokio: Springer, 2000
Früher u. d. T.: Benkert, Otto: Kompendium der psychiatrischen Pharmakotherapie
ISBN 3-540-66847-0

Springer-Verlag Berlin Heidelberg New York
ein Unternehmen der BertelsmannSpringer Science+Business Media GmbH

Printed in Italy

Umschlaggestaltung: de'blik, Berlin
Satz: K+V Fotosatz GmbH, Beerfelden
Druck und Verarbeitung: Printer, Trento, Italien

SPIN 10854168 26/3111-5 4 3 2
Gedruckt auf säurefreiem Papier

Vorwort

Das psychopharmakologische Wissen schreitet so schnell voran, daß auch die Autoren der *Psychiatrischen Pharmakotherapie* neue Wege einschlagen müssen, um dieser Entwicklung gerecht zu werden. Es wird zukünftig zwei Ausgaben der *Psychiatrischen Pharmakotherapie* geben:

- das kurzgefaßte, jetzt hier in der 2. Auflage vorliegende *Kompendium*, und
- das *Lehrbuch*, das die Fortsetzung der bisherigen sechs Auflagen darstellt.

Bei den Vorbereitungsarbeiten für die 7. Auflage der seit 1974 erscheinenden *Psychiatrischen Pharmakotherapie* wurde uns klar, daß es nicht mehr möglich ist, diese 7. Auflage als „Taschenbuch" herauszubringen. Um den Umfang des „Taschenbuches" nicht wie bisher von Auflage zu Auflage weiter zunehmen zu lassen, hätte man in der 7. Auflage noch mehr Wissenswertes als in den vorausgehenden Auflagen weglassen müssen. Das wäre unbefriedigend. Deshalb hatten wir uns entschlossen, die 7. Auflage mit erweitertem Inhalt, in größerem Format und mit modernem Layout herauszubringen.

Das „Kompendium" soll nun ein zuverlässiger Leitfaden und zugleich ein Nachschlagewerk für den praktischen Umgang mit Psychopharmaka sein, das in Umfang und Format dem alten Taschenbuch entspricht.

Mit dem „Kompendium" wollen wir vielen an uns herangetragenen Wünschen gerecht werden.

Die Charakteristika des „Kompendiums" sind:

- *Aktualität*: Durch häufigere Auflagen als bisher beim Taschenbuch wird zwischen den Erscheinungsjahren des Lehrbuchs das aktuelle und *wissenschaftlich gesicherte klinische Wissen* für die Praxis der Therapie mit Psychopharmaka nutzbar gemacht.
- *Kompakte Darstellung*: Alle wichtigen Erkenntnisse der psychiatrischen Pharmakotherapie werden in Kernsätzen, aber verständlich und übersichtlich dargestellt. Auf Informationen über das aus der präklinischen Forschung vorliegende Grundlagenwissen wird verzichtet, um den Umfang so gering wie möglich zu halten.

- *Bewertungen* der verschiedenen Psychopharmaka ermöglichen eine schnelle Orientierung. Über einige – unserer Ansicht nach – entbehrliche Präparate enthält das „Kompendium" nur einige unerläßliche Informationen.

Diese Zielsetzungen haben sich bewährt, denn es muß nach kurzer Zeit die 2. Auflage erscheinen. Folgende Neuerungen sollen besonders erwähnt werden:

- Schon in der ersten Auflage des Kompendiums mußten wir dem Wissenszuwachs in der Pharmakokinetik und den Arzneimittelinteraktionen mit dem neuen Kapitel *„Pharmakokinetik und Arzneimittelinteraktionen"* gerecht werden. Der immer breitere Einsatz von Psychopharmaka erforderte nun noch ein weiteres Kapitel zu diesem Thema: *„Psychopharmaka im Alter und bei internistischen Erkrankungen"* (Kap. 14). Wir hoffen, daß gerade dem Konsilarzt schnelle Antworten auf seine oftmals komplizierten Fragen gegeben werden können. An das Kapitel *„Psychiatrische Akutsituationen"* wurde eine Tabelle über primär nicht psychotrop wirkende Pharmaka, die selbst als Ursache psychiatrischer Akutsituationen angesehen werden müssen, hinzugefügt (Kap. 12.8).
- *Eßstörungen* waren schon immer für den Arzt für Psychiatrie und Psychotherapie eine Herausforderung; sie waren mit Antidepressiva auch nur in Ansätzen befriedigend zu therapieren. Die neuen Präparate *Sibutramin* und *Orlistat* veranlaßten uns, die psychiatrische Pharmakotherapie um das Kapitel *„Medikamente zur Behandlung von Eßstörungen"* zu erweitern (Kap. 10).
- Ebenso nahmen wir die Zulassung von *Modafinil* zum Anlaß, das bisher vernachlässigte Kapitel *„Medikamente zur Behandlung von Hypersomnien"* (Kap. 11) neu einzufügen.
- Die Gruppe der Antidepressiva ist mit *Reboxetin* um ein Antidepressivum mit primär noradrenergenem Angriffspunkt erweitert worden.
- Die atypischen Neuroleptika werden um *Ziprasidon* ergänzt.
- Der Gruppe der „Nicht-Benzodiazepin-Hypnotika" ist *Zaleplon* hinzugefügt.
- Bei Opiatabhängigkeit gibt es das neue Substitutionsmittel *Levo-alpha-acetylmethadol (LAAM)* (Kap. 7).

Neben vielen Verbesserungen wurden einige Abschnitte völlig umgeschrieben, um der aktuellen Diskussion zu diesen Themen gerecht zu werden, z.B. die Indikation für atypische Neuroleptika (Kap. 3.4.1) oder die Therapie der bipolaren Depression (Kap. 2.4).

Ebenso wichtig wie die Informationen über kürzlich eingeführte neue Psychopharmaka im Kontext mit Informationen über die altbewährten Präparate sind die Ausführungen über die neuen allgemeinen Erkenntnisse in der klinischen Therapie mit Psychopharmaka. Hierzu sind jedem der Kapitel über die verschiedenen Psychopharmakagruppen allgemeine Abschnitte vorangestellt worden. In diesen Abschnitten wurde auf Literaturhinweise verzichtet. In der 7. Auflage der *Psychiatrischen Pharmakotherapie* – dem künftigen Lehrbuch – wird die Literatur wieder ausführlich berücksichtigt werden.

Psychiatrische Pharmakotherapie sollte grundsätzlich nur im Rahmen eines *Gesamtbehandlungsplanes* erfolgen. Für die Kombinationstherapie von Psychopharmaka und Psychotherapie haben wir als Grundlage für unsere Empfehlungen primär randomisierte klinische Studien, zusätzlich aber auch breite Erfahrungen bei der klinischen Anwendung herangezogen. Die Synopse findet sich – zumindest für die weit verbreiteten Psychopharmakagruppen – jeweils in einem eigenen Abschnitt. Die meisten empirischen Daten gibt es für die Depressionstherapie; dort ist der Gesamtbehandlungsplan exemplarisch breit dargestellt. Es ist erfreulich, daß unser Wissen um die kombinierte Anwendung von Psychopharmaka und Psychotherapie kontinuierlich wächst.

Die Darstellung der *Psychiatrischen Pharmakotherapie* in dem vorliegenden „Kompendium" lehnt sich weitestgehend an die Kapiteleinteilung der 6. Auflage an. Wir haben die systematische Gliederung nach verschiedenen Psychopharmaka beibehalten und auf eine – letztlich auch in Betracht kommende – Gliederung nach Indikationen verzichtet. Dadurch kann der Leser problemlos auf die hinsichtlich der Grundlagenbefunde ausführlichen Informationen der 6. Auflage zurückgreifen.

Zur besseren Übersichtlichkeit ist im „Kompendium" – in Abänderung vom Prinzip der 6. Auflage – innerhalb der Kapitel über die verschiedenen Psychopharmakagruppen eine durchgehende *alphabetische Orientierung* der Präparate eingeführt

Die Handelsnamen mit ihren aktuellen Darreichungsformen sind der neuesten *Roten Liste* entnommen. Die Handelsnamen mit eigenen Bezeichnungen in *Österreich* und der *Schweiz* sind in das allgemeine *Pharmakaverzeichnis* mit aufgenommen worden.

Die im Text erscheinenden Diagnosen beziehen sich zunehmend mehr auf die ICD-10-Klassifikationen. Parallel dazu werden aber auch die diagnostischen Termini der DSM-IV-Klassifikation angeführt, sofern sich die Informationen auf Ergebnisse von wissenschaftlichen Untersuchungen stützen, deren Grundlage die DSM-IV-Klassifikation war. Die Nennung von Indikationen für die einzelnen Psychopharmaka ist nicht grundsätzlich mit einer Zulassungsgenehmigung durch das Bundesinstitut für Arzneimittel und Medizinprodukte identisch; die Therapieempfehlungen in diesem Kompendium gehen vielmehr von einer empirisch-wissenschaftlichen Basis aus.

Unser Dank gilt den Mitarbeitern, ohne die das *Kompendium der Psychiatrischen Pharmakotherapie* nicht so sorgfältig und schnell hätte wieder aufgelegt werden können.

Mainz und München, im Frühjahr 2000 — O. Benkert und H. Hippius

Im November 2000 wurden für einen Nachdruck Fehler korrigiert und Textteile auf den neuesten Wissensstand gebracht. Während des Drukkes der 2. Auflage sind zwei Präparate in den Handel gekommen: *Buprenorphin*, ein Substitutionsmittel und *Bupropion*, ein Entwöhnungsmittel. Sie hätten jetzt auf Seite 323 eingefügt werden müssen, sind aber aus drucktechnischen Gründen in den Anhang Seite 461 gesetzt. Eine Besprechung dieser Präparate war aber im Textteil aus technischen Gründen nicht mehr möglich.

Inhaltsverzeichnis

Kapitel 1 Antidepressiva

1.1 Übersicht

- Antidepressiva (AD) sind eine heterogene Gruppe von Pharmaka, die bei depressiven Syndromen unterschiedlicher nosologischer Zuordnung und Charakteristik einen stimmungsaufhellenden und/oder antriebsverbessernden Therapieeffekt haben.
- Zusätzlich sind AD bei einer Reihe weiterer Störungsbilder wirksam, so daß der Begriff „Antidepressiva" nur einen Aspekt ihrer therapeutischen Möglichkeit darstellt.

Einteilung der AD nach der chemischen Struktur (gebräuchlich, aber wenig aussagekräftig)

- *Trizyklische Antidepressiva (TZA)*: abgeleitet von Imipramin; in der chemischen Struktur eine charakteristische Anordnung von 3 Ringen („Trizyklus"). Die Unterschiede der Substanzen am Zentralring und/oder an den Seitenketten sind zwar strukturchemisch häufig nur gering, doch resultieren daraus oft erhebliche qualitative Änderungen des pharmakologischen und klinischen Wirkungsbildes.
- *Tetrazyklische Antidepressiva:* Maprotilin, Mianserin, Mirtazapin.
- *Chemisch neuartige (oder andersartige) AD* zeigen untereinander keine strukturchemische Ähnlichkeit mehr, z.B. Trazodon, Viloxazin, Monoaminooxidasehemmer oder verschiedene selektive Serotonin (5-HT)-Rückaufnahmehemmer (SSRI).

Einteilung der AD nach dem primären Angriffspunkt im ZNS (zu bevorzugen, da pharmakologisch aussagekräftiger)

- Überwiegende oder selektive 5-HT-Rückaufnahmehemmer,
- überwiegende oder selektive NA-Rückaufnahmehemmer,
- kombinierte 5-HT- und NA-Rückaufnahmehemmer,
- Monoaminooxidasehemmer,
- andere Wirkmechanismen.

- Bislang gibt es keinen eindeutigen Nachweis einer Überlegenheit einer Substanz/Substanzklasse bei allen Indikationen, aber Hinweise für eine differentielle Wirksamkeit bei besonderen Symptomkonstellationen; daher ist eine individuelle Indikationsstellung unter Berücksichtigung möglicher Einflußgrößen für einen Therapieerfolg wichtig.

1.2 Wirkmechanismen

- Bei der Pathophysiologie depressiver Syndrome scheinen Störungen des zentralnervösen Stoffwechsels einiger Neurotransmitter (als Ursache oder als Folge anderer Einflußgrößen wie etwa psychosozialer Stressoren) besonders relevant für die Entstehung oder Unterhaltung klinischer Symptome zu sein. Dies gilt vor allem für *Serotonin* (5-HT), *Noradrenalin* (NA) und *Dopamin* (DA); für DA wahrscheinlich bei einer Untergruppe von Patienten.
- Der eigentliche Wirkmechanismus von AD ist noch unbekannt. Die meisten heute bekannten AD beeinflussen pharmakologisch eines oder mehrere dieser Neurotransmittersysteme im ZNS. Darauf wird u.a. ihre *Wirksamkeit* zurückgeführt.
- Viele AD beeinflussen daneben auch andere Neurotransmittersysteme im ZNS (z.B. cholinerge oder histaminerge Systeme). Effekte auf diese Transmittersysteme bestimmen das klinische Wirkprofil der Substanz neben dem eigentlichen antidepressiven Effekt. Sie werden für eine Reihe *unerwünschter Wirkungen* verantwortlich gemacht. Antagonistische Effekte an bestimmten Rezeptorsystemen bewirken jeweils typische Effekte, für die eigentliche antidepressive Wirkung scheinen sie aber nicht immer notwendig zu sein (s. Kap. 1.3).
- *Komplexe Zusammenhänge* ergeben sich dadurch, daß für jedes Neurotransmittersystem Untergruppen von Rezeptoren, die die zelluläre Wirkung des Transmitters vermitteln, und Inaktivierungsmechanismen des Neurotransmitters (z.B. Rückaufnahmemechanismen und Abbauvorgänge) bekannt sind. So hat z.B. die Lokalisation eines Rezeptors (z.B. prä- oder postsynaptisch) Bedeutung für seine funktionelle Wirkung; ebenso ergibt sich eine differentielle Wirkung, je nachdem, welcher Rezeptorsubtyp eines Neurotransmittersystems aktiviert wird. Darüber hinaus entfalten die einzelnen Pharmaka eine unterschiedlich starke Wirkung an den Komponenten eines Neurotransmittersystems. Die indirekte oder direkte Stimulation der Rezeptorsysteme führt auf der Ebene der intrazellulären Second-messenger-Systeme und der nachgeschalteten Genexpression zu einer Fülle von adaptativen Vorgängen, die man mit der antidepressiven Wirkung in Zusammenhang bringt. Zusätzlich stehen die verschiedenen Neurotransmittersysteme miteinander in funktionellen Beziehungen, so daß bei Beeinflussung eines Systems eine indirekte

Wirkung auf weitere Systeme ausgeübt werden kann. Die Wirkung eines Medikaments hängt somit von einer Vielzahl von Faktoren ab.

- Den meisten AD ist eine Hemmung der Inaktivierung eines oder mehrerer Neurotransmittersysteme gemeinsam. Dies geschieht entweder durch *Hemmung der Rückaufnahme* des Transmitters (am jeweiligen Transportermolekül) oder durch *Hemmung eines abbauenden Enzyms* (z.B. der Monoaminooxidase). Es gibt aber auch AD mit vermutlich anderem zentralnervösem Angriffspunkt (z.B. Mirtazapin, Trazodon, Trimipramin). Bei manchen Substanzen ist der zentralnervöse Angriffspunkt noch weitgehend ungeklärt (z.B. Phytopharmaka).

Einteilung der AD nach dem primären Angriffspunkt im ZNS
(s. Tabelle 1.1)

- *Überwiegende oder selektive Serotonin (5-HT)-Rückaufnahmehemmer:*
  - Clomipramin als TZA mit überwiegender 5-HT-Rückaufnahmehemmerwirkung.
  - Citalopram, Fluoxetin, Fluvoxamin, Paroxetin, Sertralin als selektive Inhibitoren der 5-HT-Rückaufnahme (SSRI).
  - Venlafaxin als selektiver 5-HT- *und* NA-Rückaufnahmehemmer mit überwiegender 5-HT-Rückaufnahmehemmung.
  - Nefazodon als überwiegender 5-HT-Rückaufnahmehemmer *und* 5-HT_2-Rezeptorantagonist.
- *Überwiegende oder selektive NA-Rückaufnahmehemmer:*
  - Nortriptylin, Desipramin, Lofepramin als TZA mit überwiegender NA-Rückaufnahmehemmerwirkung.
  - Maprotilin als tetrazyklisches AD mit überwiegender NA-Rückaufnahmehemmerwirkung.
  - Viloxazin als AD, das seine Wirkung vermutlich über eine überwiegende NA-Rückaufnahmehemmung entfaltet.
  - Mianserin als NA-Rückaufnahmehemmer *und* zusätzlich Histamin$_1$-, 5-HT_2- und α_1/α_2-antagonistischen Effekten.
  - Reboxetin als selektiver NA-Rückaufnahmehemmer.
- *Kombinierte 5-HT- und NA-Rückaufnahmehemmer:*
  - Amitriptylin, Amitriptylinoxid, Dibenzepin, Doxepin, Imipramin, aus der Gruppe der TZA.
- *Überwiegende oder selektive DA-Rückaufnahmehemmer:* (z.B. Bupropion, in Deutschland nicht zugelassen.)
- *Monoaminooxidasehemmer:*
  - Tranylcypromin als irreversibler nichtselektiver MAO-Hemmer (beeinflußt werden 5-HT und NA über die MAO-A, DA über die MAO-B).
  - Moclobemid als reversibler selektiver Hemmer der MAO-A.

Tabelle 1.1. Übersicht der pharmakologischen Angriffspunkte von Antidepressiva

	5-HTT	NAT	MAO	mACh	H_1	5-HT_2	DA	α_1	α_2
Amitriptylin	++	++	0	+++	+++	++	0	+++	0
Amitriptylin-oxid	++	++	0	++	++	++	0	++	0
Citalopram	+++	0	0	0	0	0	0	0	0
Clomipramin	+++	++	0	++	+	+	+	++	0
Desipramin	0	+++	0	+	0	+	0	+	0
Dibenzepin	++	++	0	+	?	?	+	?	?
Dosulepin	?	?	?	?	?	?	?	?	?
Doxepin	+	++	0	++	+++	++	0	+++	0
Fluoxetin	+++	0	0	0	0	0	0	0	0
Fluvoxamin	+++	0	0	0	0	0	0	0	0
Hypericum	+	+	0	?	?	?	?	?	?
Imipramin	++	++	0	++	+	+	0	++	0
Lofepramin	0	++	0	+	0	?	0	++	0
Maprotilin	0	++	0	++	+++	+	0	+	0
Mianserin	0	++	0	0	+++	++	0	++	++
Mirtazapin	0	0	0	0	+++	++	0	+	++
Moclobemid	0	0	++	0	0	0	0	0	0
Nefazodon	++	+	0	0	0	++	0	++	0
Nortriptylin	+	+++	0	+	+	+	0	+	0
Paroxetin	+++	0	0	+	0	0	0	0	0
Reboxetin	0	+++	0	0	0	0	0	0	0
Sertralin	+++	0	0	0	0	0	0	0	0
Tranylcypro-min	0	+	+++	0	0	0	0	0	0
Trazodon	+	0	0	0	0	++	0	++	+
Trimipramin	0	0	0	++	+++	+	+	+++	0
Venlafaxin	+++	++	0	0	0	0	0	0	0
Viloxazin	0	+	0	0	0	0	0	0	0

- *Andere Wirkmechanismen:*
  - Trimipramin: fehlende Monoaminrückaufnahmehemmung; antagonistische Eigenschaften an Histamin-, Azetylcholin-, 5-HT_2-, DA- und α_1-adrenergen Rezeptoren.
  - Trazodon: schwache 5-HT-Rückaufnahmehemmung; antagonistisch an 5-HT_2- und α_1-adrenergen Rezeptoren.
  - Mirtazapin: weitgehend fehlende Monoaminrückaufnahmehemmung; antagonistische Eigenschaften an α_2- (weniger auch α_1-) Rezeptoren, $Histamin_1$-, 5-HT_2-, 5-HT_3-Rezeptoren; indirekte Verstärkung der noradrenergen und serotonergen Neurotransmission.
  - Phytopharmaka (z.B. Hypericum): Wirkmechanismus von Hypericum-Extrakt beruht nach ersten Untersuchungen auf einer insgesamt schwachen, aber etwa gleich stark ausgeprägten Rückaufnahmehemmung von 5-HT, NA und DA des vermutlich für die Wirkung verantwortlichen Inhaltsstoffes Hyperforat; entspricht damit keinem der bislang bekannten Präparate.

1.3 Allgemeine Therapieprinzipien

- Grundsätzlich soll die Verordnung von AD im Rahmen eines *Gesamtbehandlungsplans* erfolgen, der neben der medikamentösen Behandlung auch psycho- und soziotherapeutische Maßnahmen umfaßt (s. Kap. 1.5).
- Die Therapie sollte von Beginn an unter Berücksichtigung der Schwere und Art der aktuellen Symptomatik unter Vermittlung eines Krankheits- und Therapiekonzepts mit dem Patienten besprochen werden:

5-HTT: 5-HT-Transporter; NAT: NA-Transporter; MAO: Monoaminooxidase
Blaue Markierung zeigt an, daß diese Strukturen für den antidepressiven Effekt verantwortlich gemacht werden.
mACh: Antagonismus an muskarinischen Azetylcholinrezeptoren
H_1: Antagonismus an Histaminrezeptoren (Typ 1)
5-HT_2: Antagonismus an 5-HT2-Rezeptoren
DA: Antagonismus an DA-Rezeptoren
α_1: Antagonismus an α_1-Adrenorezeptoren
α_2: Antagonismus an α_2-Adrenorezeptoren
+++ stark wirksam
++ wirksam
+ schwach wirksam
0 nicht wirksam
Grau unterlegte Präparate sind strukturchemisch TZA

- Therapiemotivation,
- Vermittlung eines Krankheitskonzepts,
- Förderung und Festigung der Compliance.

- Die Behandlung depressiver Störungen mit AD umfaßt eine *Akut-* sowie eine *Erhaltungstherapie*, ggf. eine *Rezidivprophylaxe* (s. Kap. 1.11).
- Bei der Behandlung mit AD ist mit einer *Wirklatenz* von ca. 2 Wochen zu rechnen (s. S. 39). Typischerweise treten im Behandlungsverlauf zunächst Nebenwirkungen, danach erst der antidepressive Effekt auf. Darüber muß der Patient informiert werden, um die Compliance zu sichern.
- Bei der Behandlung mit AD besteht *kein* Risiko einer Abhängigkeitsentwicklung. Dieser häufig vom Patienten geäußerten Befürchtung sollte der Arzt zur Compliancesicherung entgegentreten.
- Auswahl des AD nach:
  - früherem Ansprechen, Bevorzugung durch den Patienten, basierend auf Vorerfahrungen,
  - Zielsyndrom,
  - Nebenwirkungsprofil.
- Prinzipiell ist zur besseren Steuerbarkeit eine Monotherapie mit *einem* AD anzustreben. Kombinationsbehandlungen sollten mit einem klaren Rationale erfolgen; sie beinhalten ein erhöhtes Risiko von pharmakokinetischen und pharmakodynamischen Wechselwirkungen (s. Kap. 1.8).
- Bei *schwerer* Depression, besonders mit akuter Suizidalität, muß sofort ein AD und – zumeist empfehlenswert – ein Benzodiazepin gegeben werden, ggf. ist eine stationäre Aufnahme indiziert.
- Bei *leichter* bis *mittelschwerer* Symptomatik ist ein Aufschub des Behandlungsbeginns für einige Tage erwägenswert, um Untersuchungsmaßnahmen zur Diagnosesicherung durchzuführen und ein Therapiekonzept zu vermitteln.
- Bei Non-Compliance: Diskussion mit dem Patienten über dessen Gründe für die Nicht-Einnahme mit gleichzeitiger erneuter Informationsvermittlung über die Nutzen-Risiko-Abwägung; ggf. Umsetzversuch auf AD mit günstigerem Nebenwirkungsprofil.
- Bei der Erhaltungstherapie bzw. Rezidivprophylaxe sind folgende Nebenwirkungen bei der Entwicklung von Non-Compliance von besonderer Bedeutung:
  - sexuelle Funktionsstörungen,
  - Gewichtszunahme,
  - Sedierung.

1.4 Indikationen

1.4.1 Depressive Störungen

- AD sind nosologieübergreifend wirksam. Die Vielfalt von Symptommustern, die bei depressiven Störungen auftreten können, führte zu Unterteilungen, die jeweils deskriptiv bestimmte Aspekte des depressiven Syndroms hervorheben, z. B. des Längsschnitts (unipolar-bipolar, Dysthymie, „recurrent brief depression", „rapid cycling"), der aktuellen klinischen Symptomatik (gehemmt, ängstlich-agitiert, atypisch, melancholischer Subtyp), des Schweregrades (Major Depression: leicht, mittel, schwer, mit oder ohne psychotische Merkmale, Minor Depression) oder des Auftretens im Rahmen anderer Störungen (bei Schizophrenien, Alkoholabhängigkeit, Demenz).
- *Major Depression (nach DSM-IV)/depressive Episode (nach ICD-10):* kann im Rahmen einer uni- oder bipolaren Störung auftreten. Sie zeigt oft Merkmale des melancholischen Typs (entspricht dem früheren Konstrukt der endogenen Depression).
  - Bei schwerer Ausprägung sind SSRI und TZA (Meta-Analysen zufolge) gleich wirksam.
  - Bei ängstlich-agitierter Ausprägung kann ein sedierendes AD indiziert sein. Jedoch wirken auch nichtsedierende AD (z. B. SSRI und MAO- Hemmer) im Behandlungsverlauf angstreduzierend.
  - Bei psychomotorisch-gehemmter Ausprägung kann ein nichtsedierendes AD vorteilhafter sein.
- *Atypische Depression:* depressives Syndrom mit erhaltener affektiver Modulationsfähigkeit, Hyperphagie/vermehrtem Appetit, vermehrtem Schlafbedürfnis, ausgeprägtem körperlichem Schweregefühl, Empfindlichkeit gegenüber Zurückweisungen. Bevorzugtes Ansprechen auf MAO-Hemmer.
- *Depression mit psychotischen Merkmalen (wahnhafte Depression):* Kombinationsbehandlung eines AD (in erster Linie TZA evaluiert) sowie eines Neuroleptikums. Es sind nur konventionelle Neuroleptika in älteren kontrollierten Studien evaluiert. Es ist anzunehmen, daß atypische Neuroleptika ebenfalls einen positiven Effekt haben (s. S. 140).
- *Dysthymie* (entspricht dem früheren Konstrukt der neurotischen Depression): chronisch-depressives Syndrom, meist leichter bis mittelschwerer Ausprägung. Entgegen früherer Annahmen mehren sich Berichte aus kontrollierten Studien, die eine Wirksamkeit von AD zeigen. SSRI (z. B. Fluoxetin) scheinen besonders geeignet. Eine ausreichend lange Behandlungsdauer (3–6 Monate) ist oft für einen Therapieerfolg notwendig.

- *Minor Depression:* depressives Syndrom mit ähnlicher Symptomatik wie eine Major Depression, aber mit geringerer Ausprägung (weniger Diagnosekriterien erfüllt). Einsatz von AD (besonders von TZA) umstritten. SSRI scheinen aber bei guter Verträglichkeit in einem hohen Prozentsatz wirksam zu sein.
- *Rezidivierende kurze Depression* („recurrent brief depression" nach DSM-IV): bislang keine antidepressive Pharmakotherapie etabliert.
- „Rapid cycling" s. Kap. 2
- *Depression bei schizophrenen Störungen* (s. auch S. 138): Depressive Symptome können als eigenständige Dimension im Rahmen einer schizophrenen Störung während des gesamten Verlaufes auftreten:
  - als *depressives Syndrom im Rahmen eines Prodromalstadiums*
    Es ist häufig (bei fehlender Positiv-Symptomatik) schwierig, dieses von einer affektiven Störung abzugrenzen. Es gibt keine Therapiestudie zur Behandlung des depressiven Syndroms im Prodromalstadium einer Schizophrenie.
  - als depressives Syndrom im Rahmen der *Akutphase*
    Während des Bestehens produktiver Symptomatik wird in der Regel kein AD bei einer neuroleptischen Basismedikation verordnet (zur Verordnung der atypischen Neuroleptika s. S. 137).
  - als *postpsychotische Depression* nach Abklingen der Akutphase
    Behutsame Gabe von AD bei einer neuroleptischen Basistherapie (s. S. 139) kann, besonders bei schwerer Depression, vorteilhaft sein.
    CAVE: Risiko der Symptomverstärkung der Positiv-Symptomatik.
- *Pharmakogene Depression*
  Es gibt Hinweise dafür, daß unter konventionellen „hochpotenten" Neuroleptika depressive Syndrome im Verlauf behandlungsbedingt häufiger auftreten. Als Ursache wird eine *akinetische Depression* im Sinne einer *extrapyramidal-motorischen Symptomatik* oder eine durch Neuroleptika verursachte *Anhedonie* diskutiert: Möglichst Dosisreduktion des Neuroleptikums und ggf. Umsetzen auf ein atypisches Neuroleptikum (s. S. 140). Es besteht in der Regel keine Indikation für ein AD.
- *Saisonal abhängige affektive Störung (SAD, Winterdepression):* phasische Stimmungsschwankungen in Abhängigkeit von den Jahreszeiten (meist mit depressiven Episoden im Winter); oft Züge einer atypischen Depression. Kennzeichnend sind besonders: Antriebsminderung, Dysphorie mit Hypersomnie, Erschöpfung, Hypherphagie. Symptome treten meist bei jungen Frauen auf.
  - Eine serotonerge Dysfunktion wird postuliert; SSRI und MAO-Hemmer werden empfohlen.
  - Wiederholt wurden Therapieerfolge mit Lichttherapie berichtet; die Wertigkeit dieser Behandlung wird kontrovers diskutiert,

kann aber bei gesicherter Diagnose als nichtinvasives Verfahren versucht werden (s. auch Kap. 1.4.1.1).

- *Depression bei geriatrischen Patienten*: oft mit körperlichen Erkrankungen assoziiert; kann den Beginn einer Demenz anzeigen oder als „depressive Pseudodemenz" durch kognitiv-mnestische Defizite imponieren.
  - SSRI generell sicherer und besser verträglich als TZA.
  - Gute Verträglichkeit auch von Mianserin, Mirtazapin, Reboxetin, Trazodon, Venlafaxin.
  - Behandlung mit TZA im Alter besonders risikoreich (arrhythmogene Wirkung möglich); daher vor Behandlungsbeginn und später EKG-Kontrollen.
  - Niedrige Anfangsdosen, langsame Dosissteigerung.
  - Bei ausgeprägten Nebenwirkungen Bestimmung der Plasmakonzentrationen der TZA.
  - **CAVE:** Anticholinerge zentralnervöse Nebenwirkungen (zentrales anticholinerges Symtom mit Delir, Verwirrtheits- und Desorientiertheitszuständen, s. Kap. 12.3) sind auch bei üblichen Dosen möglich.
  - Von den TZA sind sekundäre Amine (Nortriptylin, Desipramin) wegen besserer Verträglichkeit zu bevorzugen (weniger anticholinerge Wirkungen).
  - **CAVE:** Bei MAO-Hemmern orthostatische Hypotonie mit Sturzgefahr; mangelnde Compliance mit diätetischen Maßnahmen.

Andere Medikamente und Verfahren zur Depressionsbehandlung

Benzodiazepine

- Nur unzureichende Belege einer spezifischen antidepressiven Wirkung von Benzodiazepinen.
- Zum kurzfristigen Einsatz in Kombination mit AD sind sie geeignet bei starker Unruhe, Angst, Suizidalität, Panikattacken. Nach 2–6 Wochen sollten Benzodiazepine langsam ausschleichend abgesetzt werden.
- Feste Kombinationen von AD und Benzodiazepinen sind nicht sinnvoll.
- Bei stark gehemmt-depressiven Patienten mit Stupor und Mutismus: Lorazepam (s. S. 243).

Neuroleptika

- Konventionelle NL können nicht empfohlen werden, da ihre antidepressive Wirkung nicht belegt ist, sondern vielmehr eine depressionsfördernde Eigenschaft möglich ist. Dies gilt besonders für Depotneuroleptika. Zusätzlich EPMS-Risiko.

- Ausnahme: Sulpirid in niedrigen Dosisbereichen (s. S. 140).
- Für atypische NL ist eine *gewisse* antidepressive Wirkung bei depressiven Syndromen im Rahmen schizophrener Störungen (Amisulprid, Olanzapin) und schizoaffektiver Störungen (Olanzapin, Risperidon) gezeigt worden.

Hormone

- Widersprüchliche Berichte über antidepressive Effekte von Trijodthyronin (T3); Einsatz als Zusatztherapie („Augmentation") bei Therapieresistenz möglich (s. Kap. 1.12).
- Fraglicher antidepressiver Effekt einer Östrogensubstitution.

Schlafentzug

- Bei vielen Patienten sinnvolle Zusatztherapie zur Gabe von AD.
- Bei Ansprechen ist der Effekt unmittelbar am Folgetag beobachtbar, hält allerdings meist nur kurzfristig an.
- Behandlung meist in Serien (1- bis 2mal pro Woche).
- Patienten wachen entweder die ganze Nacht oder die zweite Nachthälfte durch. Durchführung in Gruppen erleichtert das Wachbleiben. Aufsicht durch geschultes Pflegepersonal.
- *Wichtig:* Während der Schlafentzugsnacht darf keine (auch nicht eine vorübergehende) Schlafperiode eintreten.

Elektrokrampfbehandlung (EKB)

- Behandlungsverfahren, dessen Wirksamkeit und Verträglichkeit bei sachgemäßer Durchführung gut belegt ist. Vorteil der EKB liegt im raschen Therapieerfolg.
- *Indikationen:* schwere gehemmte Depression (auch mit Suizidalität), Depression mit psychotischen Merkmalen, therapieresistente Depression.
- Gefahren und Nebenwirkungen: Anästhesierisiko, kognitiv-amnestische Störungen (meist passager).
- Unilaterale Elektrodenplazierung über der nichtdominanten Hemisphäre zu bevorzugen (weniger mnestische Störungen), begleitend EEG-Ableitung sinnvoll. Ausgelöste zerebrale Krampfanfälle sollten mindestens 25 s dauern. Behandlung in Serien von 6–12 Sitzungen an nicht aufeinanderfolgenden Tagen (z. B. Montag, Mittwoch, Freitag).
- Nach erfolgreicher Behandlung Erhaltungstherapie mit AD notwendig (Vorteile für Paroxetin wurden beschrieben), da sonst hohe Rückfallquoten zu befürchten sind; Erfahrungen mit EKB als Erhaltungstherapie sind noch zu gering.
- Durchführung der EKB nur stationär.

CAVE: Benzodiazepine und Antikonvulsiva müssen vor der Behandlung abgesetzt werden (Substanzen mit kurzer Eliminationshalbwertszeit können am Vortag einer Behandlung abgesetzt und danach wieder angesetzt werden). Weiterhin besteht eine Kontraindikation für Lithium, Clozapin und Bupropion (Verlängerung der Krampfaktivität bzw. spätere Krampfinduktion) sowie Tranylcypromin (Narkoserisiko). Als unbedenklich gelten tri- und tetrazyklische Substanzen.

Lichttherapie

- Nichtinvasives, nebenwirkungsarmes Therapieverfahren, bei dem Patienten täglich einer Lichtquelle mit artifiziellem weißen Licht exponiert werden.
- In den letzten Jahren wurden mehrere kontrollierte Studien durchgeführt, die eine antidepressive Wirkung der Lichttherapie bei saisonaler Verlaufsform der Depression (SAD, „Winterdepression“) mit atypischer Symptomausprägung (Hypersomnie und Hyperphagie, insbesondere Kohlenhydratheißhunger) belegen.
- *Durchführung:* je nach Stärke der künstlichen Lichtquelle erfolgt eine Exposition über 30–120 min täglich (bei 10000 Lux 30 min, bei 2500–6000 Lux 60–120 min), bevorzugt morgens zwischen 6 und 8 Uhr, über 1–4 Wochen.
- Der Wirkmechanismus ist noch ungeklärt; es wird eine Normalisierung („phase advance“) von zirkadianen Rhythmen, die in der Depression verzögert sein sollen, postuliert.

1.4.2 Panikstörung mit/ohne Agoraphobie

Rezidivierende, paroxysmal auftretende Angstzustände mit vegetativen Begleitsymptomen (Herzklopfen, Atemnot, Schwindel, Übelkeit); initial oft unerwartet (spontan), später auch durch angstvoll besetzte Situationen auslösbar (situativ). Oft Ausbildung eines Vermeidungsverhaltens/ Agoraphobie.

- Nach Sicherung der Diagnose ist die Erstellung eines individuellen *Gesamtbehandlungsplanes* (s. Tabelle 1.2 und auch Kap. 4.5) mit differenziertem Einsatz von psychotherapeutischen und/oder psychopharmakologischen Elementen sinnvoll.
- *AD* sind bei der Behandlung der Panikstörung die medikamentöse Therapie der ersten Wahl, zumal bei Patienten mit Panikstörung oft auch depressive Störungsbilder vorhanden sind. Besonders gut untersucht sind: Imipramin, Clomipramin, SSRI (Paroxetin, Fluoxetin, Sertralin, Citalopram), irreversible MAO-Hemmer. Wegen der allgemein guten Verträglichkeit bieten sich SSRI als *erste* Option an.

Tabelle 1.2. Therapieempfehlung bei der Panikstörung

	Benzodiazepine (z. B. Alprazolam, Clonazepam)	Antidepressiva (z. B. Imipramin, Clomipramin, SSRI)	Psychotherapie (kognitive VT)
Akuttherapie			
Schwer	+++	++	+
Leicht	+	++	+++
Erhaltungs-therapie	(+)	+++	+++
Vorteile	Sofortiger Wirkungseintritt, Guter Therapieeffekt	Guter Therapieeffekt	Aktive Teilnahme, Erlernen der Selbstexposition
Nachteile	Mißbrauchs-/ Abhängigkeits-risiko	Wirklatenz	Hohe Therapie-motivation Voraussetzung

(+), +, ++, +++: Gewichtung der Therapieempfehlung

- *Benzodiazepine* (z.B. Alprazolam, Lorazepam). Vorteil: schneller Wirkeintritt. Nachteil: bei langfristiger Anwendung Gefahr einer Abhängigkeitsentwicklung. Für Alprazolam gibt es Auflagen bei langfristiger Anwendung zur Behandlung von Panikstörungen (s. S. 229).
- *(Kognitive) Verhaltenstherapie*: in dieser Indikation besonders gut belegte Wirksamkeit, besonders bei sachgerechtem Einsatz von Expositions- und Konfrontationsübungen.
- Es gibt Hinweise, daß eine Kombinationsbehandlung aus kognitiver VT und AD effektiver ist als eine alleinige Behandlung mit AD oder kognitiver VT.
- *Nicht empfehlenswert*: β-Blocker, Depotneuroleptika.
- Bei der Panikstörung sollte schon vor Beginn der Akutbehandlung abgewogen werden, ob der Patient auch längerfristig zu der gewählten Therapieform steht. Es ist heute davon auszugehen, daß die Panikstörung eine chronische Erkrankung ist, so daß eine jahrelange Behandlung notwendig werden kann.
- Die Dosierung sollte *langsam einschleichend* erfolgen (empfohlene Initialdosen pro Tag: Citalopram 10 mg, Fluoxetin 10 mg, Fluvoxamin 50 mg, Paroxetin 10 mg, Sertralin 25 mg). Zieldosis: 20–40 mg Citalopram, 20 mg Fluoxetin, 150 mg Fluvoxamin, 20–40 mg Paroxe-

tin, 40–50 mg Sertralin. Bei Clomipramin können Tagesdosen von 30–60 mg ausreichen. Da zunächst mit unerwünschten Wirkungen, erst später mit einem Therapieeffekt gerechnet werden kann, muß der Patient hierüber informiert werden.

- Auch in dieser Indikation muß bei AD mit einer Wirklatenz gerechnet werden (2–4 Wochen).
- Bei schweren Panikstörungen kann eine überlappende Behandlung mit AD und Benzodiazepinen indiziert sein (Beginn mit beiden Substanzklassen; nach 2–4 Wochen Ausschleichen des Benzodiazepins).
- Derzeit sind zur *Behandlungsdauer* keine allgemeinen Empfehlungen möglich. Für Imipramin konnte gezeigt werden, daß die Rückfallrate nach Absetzen der Medikation dann niedriger ist, wenn zuvor eine 18monatige statt einer 6monatigen Erhaltungstherapie durchgeführt wurde. Bei Weiterführung der Erhaltungstherapie mit AD wird in einem hohen Prozentsatz der Behandlungserfolg beibehalten.

1.4.3 Generalisierte Angststörung

Unrealistische oder übertriebene Angst und Besorgnis über Belange des Alltags (Beruf, Finanzen, Angehörige und Partner); damit verbunden Hypervigilanz, vegetative Übererregbarkeit, erhöhte Aufmerksamkeit, motorische Anspannung; Symptome oft chronisch mit fluktuierender Intensität.

- *Antidepressiva*: Imipramin, Paroxetin, Trazodon, Venlafaxin waren in kontrollierten Studien wirksam.
- *Buspiron:* als nichtsedierendes Anxiolytikum wirksam.
- *Benzodiazepine:* wirksam mit raschem Wirkungseintritt (wichtig für Krisenintervention); bevorzugtes Ansprechen bei somatischen Angstsymptomen; bei längerfristigem Einsatz muß das Abhängigkeitspotential sorgfältig abgewogen werden.
- *Nicht indiziert* sind Neuroleptika (Gefahr von Spätdyskinesien bei Vorliegen von risikoärmeren Behandlungsalternativen).
- AD oder Buspiron sind wegen des chronischen Charakters der Störung die erste Therapieoption.
- *Psychotherapeutische Verfahren* scheinen wirksam zur Bearbeitung von ängstlich-dysfunktionalen Kognitionen. Eine begleitende Psychotherapie ist sinnvoll.

- AD zeigen auch in dieser Indikation eine Wirklatenz von etwa 2 Wochen (ähnlich Buspiron). Eine Überbrückung mit Benzodiazepinen ist möglich.
- Bevorzugt sprechen psychische Symptome der Angststörung auf AD an (chronische Besorgtheit, Anspannung, Grübelneigung, Ängste im interpersonellen Bereich).
- Die Dosierung erfolgt wie bei der Behandlung depressiver Störungen.

1.4.4 Zwangsstörung

Wiederkehrende, oft als unsinnig oder quälend erlebte Zwangsgedanken und/oder -handlungen; betreffen besonders aggressive, religiös-blasphemische, sexuelle Gedankeninhalte, ferner Themen der Symmetrie, Kontamination und des Hortens; Zwangshandlungen umfassen Kontroll-, Ordnungs-, Zähl-, Wiederholungs-, Reinigungs- und Sammelzwänge.

- Überzeugende Wirksamkeitsnachweise für *AD mit überwiegender oder selektiver 5-HT-Rückaufnahmehemmung*: Clomipramin, Fluoxetin, Fluvoxamin, Paroxetin, Sertralin.
- *(Kognitive) Verhaltenstherapie:* bei Einsatz von speziellen Techniken in vielen Fällen auch in Kombination mit Antidepressiva sinnvoll.
- Zur Behandlung oft höhere Dosen als zur Depressionsbehandlung notwendig.
- Oft längere Behandlungsdauer (2–3 Monate) als bei der Depressionsbehandlung bis zu einem Therapieerfolg notwendig.
- Meist nur eine graduelle Besserung erreichbar.
- Bei Therapieerfolg längerfristige Erhaltungstherapie (mind. 18 Monate, oft über viele Jahre) erforderlich; Absetzversuche sollten sehr langsam ausschleichend erfolgen.

1.4.5 Phobische Störungen

- *Agoraphobie* i.e.S. tritt häufig zusammen mit Panikattacken auf; dann Behandlung wie bei Panikstörung.
- *Einfache Phobie:* in erster Linie Indikation für eine Verhaltenstherapie.
- *Soziale Phobie:* Mehrere Studien haben die Wirksamkeit von MAO-Hemmern bei der generalisierten Form der sozialen Phobie gezeigt (Tranylcypromin, Moclobemid). Eine Kombination mit psychotherapeutischen Verfahren erscheint sinnvoll. Wirksam scheinen auch

Benzodiazepine (Clonazepam) und SSRI (Paroxetin, Fluvoxamin, Sertralin) zu sein. Bei umschriebenen Formen der sozialen Phobie („performance anxiety“) können β-Blocker helfen.

1.4.6 Eßstörungen (s. auch Kap. 10)

- Mögliche Indikationen für AD: Bulimia nervosa, Anorexia nervosa, „Binge-eating-Störung“, s. Kap. 10.
- Für *Anorexia nervosa* liegen keine überzeugenden Wirksamkeitsnachweise von AD vor; vorerst nur Einsatz von psychotherapeutischen Verfahren.
- Bei Bulimie nachgewiesene Wirksamkeit von TZA, SSRI (v.a. Fluoxetin) und irreversiblen MAO-Hemmern (letztere als Therapieoption weniger günstig wegen notwendiger Diät).
- Wirkung des AD scheint vom antidepressiven Effekt unabhängig zu sein.
- Höhere Dosen haben oft einen besseren Effekt.
- Bei „Binge-eating-Störung“ bislang nachgewiesene Wirksamkeit von Fluvoxamin.
- Verordnung von AD im Rahmen eines *Gesamtbehandlungsplanes*, s. Kap. 10.

1.4.7 Somatoforme Störungen

Der Begriff umfaßt je nach Diagnosesystem verschiedene Störungsbilder (ICD-10; z.B. Somatisierungsstörungen, undifferenzierte somatoforme Störungen, somatoforme autonome Funktionsstörungen, hypochondrische Störungen, somatoforme Schmerzstörungen, in DSM-IV zusätzlich Konversionsstörung und Dysmorphophobie), bei denen körperliche Beschwerden im Vordergrund stehen, für die keine (ausreichende) organische Erklärung gefunden wird. Zur Beschreibung des Beschwerdekomplexes wurden bisher verschiedenste Begriffe verwandt, z.B. psychosomatische, psychogene oder funktionelle Beschwerden, vegetative Dystonie oder Dysregulation, Hysterie, nervöse Beschwerden, Psychoneurose u.a.

- Trotz hoher Prävalenz der Störungsgruppe sind methodisch einwandfreie Studien zur medikamentösen Therapie nicht vorhanden. Die Therapieempfehlungen beruhen zumeist auf Beobachtungen aus Therapiestudien von affektiven oder psychotischen Störungen sowie Angstsyndromen, jeweils mit begleitenden somatischen Symptomen.

- Zur heutigen operationalisierten Diagnose gehört neben dem Ausschluß von körperlichen Erkrankungen, die die Symptomatik ausreichend erklären, die differentialdiagnostische Abgrenzung zu Angststörungen, affektiven und wahnhaften Störungen sowie den Schizophrenien.
- Erste Therapieoption: psychotherapeutische Interventionen.
- Bei depressiven Störungen mit somatischen Symptomen sind AD oft wirksam.
- Häufig bestehende Begleitsymptome wie Anspannung oder Angst rechtfertigen einen vorübergehenden Einsatz von Benzodiazepinen. Zur längerfristigen Behandlung können AD oder Opipramol versucht werden.
- Problematisch ist der weitverbreitete Einsatz von Depotneuroleptika (z.B. Fluspirilen), da auch hier ein Risiko von Spätdyskinesien besteht. Auch für Fluspirilen fehlen kontrollierte Studien zu operationalisiert definierten somatoformen Störungen.
- Für die *Dysmorphophobie* nach DSM werden einzelne Behandlungserfolge unter SSRI berichtet.

1.4.8 Schmerzsyndrome

- AD können erfolgreich zur symptomatischen Behandlung chronischer Schmerzzustände unterschiedlicher Ätiologie eingesetzt werden; die gleichzeitige Gabe von Analgetika kann oft reduziert werden. AD selbst zeigen keine Toleranzentwicklung und besitzen kein Abhängigkeitspotential.
- Antinozizeptiver Effekt scheint bei allen AD vorhanden; am besten untersucht sind Clomipramin, Amitriptylin, Doxepin, SSRI.
- Mögliche Indikationen: Schmerzsyndrome bei Krebserkrankungen, Erkrankungen aus dem rheumatischen Formenkreis, Kopfschmerzen, Lumbalgien, Polyneuropathien (z.B. diabetisch), neuralgiforme Schmerzen (Postzosterneuralgie, Trigeminusneuralgie), Thalamusschmerz.
- Oft sind bereits relativ niedrige Dosen wirksam (z.B. 50–75 mg eines TZA).
- Antinozizeptiver Effekt scheint von antidepressiver Wirkung weitgehend unabhängig.
- Bei Kopfschmerzen ist zunächst eine genaue Kopfschmerzdiagnostik erforderlich.
- Bei Kopfschmerzen vom *Spannungstyp* sind AD in niedriger bis mittelhoher Dosierung wirksam.

- In der *Rezidivprophylaxe der Migräne* sind, neben Adrenorezeptorantagonisten (Propranolol, Metoprolol), Valproat, Kalziumantagonisten und 5-HT-Antagonisten, auch AD mit gutem Erfolg eingesetzt worden (Amitriptylin, SSRI). Sie sind besonders bei komorbiden depressiven oder ängstlichen Störungsbildern zu erwägen. Der Einsatz von SSRI kann aber theoretisch den Einsatz von 5-HT-Agonisten (Sumatriptan, Zolmitriptan) in der Akutbehandlung des Migräneanfalls einschränken (Gefahr eines zentralen Serotoninsyndroms).
- *Fibromyalgie-Syndrom*: chronische (über mindestens 3 Monate anhaltende) polytope Schmerzen oder Steifheit im Stütz- und Bewegungssystem sowie druckschmerzhafte Muskelansätze an typischen Stellen („tender points“), wobei definierte Kontrollpunkte nicht schmerzhaft sein dürfen. Zusätzlich oft Kopfschmerzen, Erschöpfbarkeit, Schlafstörungen, neuropsychiatrische Symptome, gastrointestinale Beschwerden, andere vegetative Symptome (Zyanose der Akren, Dermographismus) oder Schwellungsgefühl an Händen und Füßen. Die Ursache ist nicht geklärt. Häufig findet sich eine depressive Symptomatik. Behandlungserfolge mit TZA (Amitriptylin, Imipramin oder Clomipramin) in niedrigen Dosen bis 75 mg/tgl. werden berichtet.

1.4.9 Prämenstruell-dysphorisches Syndrom

Körperliche und psychische Symptome, die zyklusgebunden während der späten Lutealphase auftreten und die Patientinnen erheblich beeinträchtigen; Kardinalsymptome sind Irritabilität und Dysphorie, ferner Anspannung, Schlafstörungen, vermehrter Hunger nach Kohlehydraten, Spannungsgefühl der Brüste, Wassereinlagerung, Gelenk- und Muskelschmerzen.

- Wirksamkeit von überwiegenden 5-HT-Rückaufnahmehemmern oder SSRI erwiesen. Sertralin war in einer großen Studie dem NA-Rückaufnahmehemmer Desipramin überlegen
- Wirksamkeit sowohl als Dauertherapie als auch bei intermittierender Gabe (in der Lutealphase bis zum Ende der Menstruation).
- Oft sind bereits niedrige Dosen wirksam.
- Besonders bei intermittierender Gabe kein Wirkungsverlust bei längerfristiger Therapie (über mehr als 6 Zyklen); nach Absetzen der Medikation jedoch häufig Rezidive.

Von den typischen unerwünschten Wirkungen neigen die SSRI-induzierten sexuellen Funktionsstörungen (Libidominderung, Orgasmusstörungen) zur Persistenz (bei Dauertherapie).

1.4.10 Chronic Fatigue Syndrom

Diagnostisch unscharfes Krankheitsbild mit chronischer (mindestens 6 Monate) übermäßiger körperlicher und geistiger Erschöpfbarkeit, begleitet von einer Vielzahl unspezifischer Symptome wie Hals-, Muskel-, Kopf- und Gelenkschmerzen, leichte Temperaturerhöhung, Frösteln, Schlafstörungen, Konzentrationsstörungen oder schmerzhaften Lymphknoten. Die Ursache ist unbekannt; objektivierbare Parameter für die Diagnose gibt es bislang nicht. Es besteht Ähnlichkeit zum Krankheitskonzept der Neurasthenie. Betroffene Patienten leiden oft an depressiven oder somatoformen Störungen sowie Angsterkrankungen, die prinzipiell behandelbar sind. Behandlungserfolge mit niedrigen Dosen von TZA (bis 75 mg/tgl.) oder SSRI werden berichtet.

1.4.11 Entzugssyndrome verschiedener Substanzgruppen und Rezidivprophylaxe der Alkoholabhängigkeit

AD werden in der klinischen Praxis auch bei der Behandlung von Entzugssyndromen eingesetzt. Hierbei muß aber differenziert werden, von welcher Substanz der Patient abhängig ist.

- Bei der *Alkoholabhängigkeit* kann bei leichten Entzugssyndromen Doxepin verordnet werden. Bei mittelschweren oder schweren Entzugssyndromen oder bei Krampfanfällen in der Anamnese ist die alleinige Gabe eines AD nicht ausreichend. Die Gabe von Clomethiazol oder Benzodiazepinen ist hier zur adäquaten Therapie indiziert.
- Bei der *Rezidivprophylaxe einer Alkoholabhängigkeit* nach erfolgter Entgiftung scheinen AD bei Patienten mit komorbiden ängstlich-depressiven Störungen die Rückfallhäufigkeit zu verringern. Bei überwiegend ängstlichen Patienten wurden auch Erfolge mit Buspiron berichtet.
- Beim *Opiatentzugssyndrom* kann Doxepin als Alternative oder als Komedikation zu Clonidin verordnet werden.
- Bei einer *Benzodiazepinabhängigkeit* ist die wichtigste Maßnahme die schrittweise Dosisreduktion des Benzodiazepins über mehrere Wochen. AD können adjuvant hilfreich sein.
- Bei einer Abhängigkeit von *Stimulanzien (Kokain, Amphetamine, Ecstasy)* können AD das oft auftretende depressive Syndrom im Rahmen eines Entzugssyndroms günstig beeinflussen.

1.4.12 Schlafstörungen (s. Kap. 5, für Hypersomnien Kap. 11)

- Sie treten häufig im Rahmen einer Depression auf und bessern sich dann oft auch unter einer erfolgreichen antidepressiven Therapie.
- AD mit antihistaminischen und 5-HT_2-antagonistischen Wirkungen können zur Schlafinduktion eingesetzt werden (Doxepin, Amitriptylin, Trimipramin, Mianserin, Mirtazapin, Maprotilin).
- Indikation v. a. bei abhängigkeitsgefährdeten Patienten mit Schlafstörungen.
- Sedierende AD können als schlafférdernde Medikation auch im Rahmen einer Kombinationsbehandlung mit einem nichtsedierenden AD gegeben werden.
  CAVE: mögliche Interaktionen, besonders mit SSRI, die zu Wirkungsverstärkungen (auch unerwünschter Effekte) führen können.

1.4.13 Persönlichkeitsstörungen (s. Kap. 12)

1.5 Antidepressiva und Psychotherapie

- Jedes Psychopharmakon sollte im Rahmen eines *Gesamtbehandlungsplanes* verordnet werden. Neben der antidepressiven Pharmakotherapie sind bei allen Patienten individuelle Faktoren, die zur Genese oder Aufrechterhaltung der Symptomatik beitragen, zu beachten und ggf. psychotherapeutisch zu behandeln (z.B. Partnerschaftskonflikte, berufliche oder finanzielle Belastungen).
- In der Psychotherapieforschung wurden in den letzten Jahren wichtige verhaltenstherapeutische Strategien, besonders bei Angststörungen, aber auch bei Zwangsstörungen, bei leichten bis mittelschweren Depressionen und bei der Bulimie entwickelt. Bei der Panikstörung, der sozialen Phobie und der Bulimie ist die Verhaltenstherapie eine Alternative zur Pharmakotherapie. Allerdings wird man bei schweren Störungen meistens auf eine Pharmakotherapie mit AD nicht verzichten können.
- Bei Depressionen und Zwangsstörungen darf bei schweren Erkrankungen und bei Patienten mit Suizidalität auf ein AD nicht verzichtet werden.
- Generell ergeben klinische Beobachtungen den Eindruck, daß eine Kombination aus Psychotherapieverfahren und AD einen synergistischen Behandlungseffekt haben können und sich die Behandlungsansätze in der Regel nicht gegenseitig ausschließen.

- Für die Erhaltungstherapie, insbesondere aber auch für die Prophylaxe der Angst- und Zwangsstörungen, liegen bisher nur wenig Vergleiche zwischen AD und Verhaltenstherapie vor.
- Befindet sich ein Patient in psychotherapeutischer Betreuung – mit oder ohne AD – und kommt es zu einer vorübergehenden Verschlimmerung oder gar Suizidalität, kann kurzfristig im Bedarfsfall ein Benzodiazepin bereitgehalten werden. Es besteht in der Regel keine absolute Kontraindikation, auch im Rahmen einer längerfristigen Verhaltenstherapie, Benzodiazepine vorübergehend zu verordnen. Eine Ausnahme mag der Konfrontationsversuch bei einer Verhaltenstherapie sein.

Psychotherapeutische Verfahren zur Depressionsbehandlung

- Die Bedeutung einzelner psychotherapeutischer Verfahren zur Depressionsbehandlung kann hier nicht ausführlich dargestellt werden. Es werden nur wichtige prinzipielle Gesichtspunkte erwähnt.
- Eine empirische Validierung von psychotherapeutischen Behandlungsverfahren wurde in den letzten 15 Jahren zunehmend betrieben. Bei der Depressionsbehandlung wurden Wirksamkeitsnachweise bei folgenden Therapieverfahren beschrieben:
  - verhaltenstherapeutische Ansätze (VT),
  - kognitive Therapieverfahren,
  - interpersonelle Psychotherapie (IPT).
- Die Ergebnisse lassen sich wegen methodischer Probleme und der Komplexität der Problematik nicht ohne weiteres generalisieren. In der Regel waren die untersuchten Verfahren zur Behandlung leichter bis mittelschwerer depressiver Syndrome geeignet; bei schweren Depressionen waren AD in kontrollierten Untersuchungen überlegen.
- Einer neuen repräsentativen Studie zufolge erbrachte eine Kombinationsbehandlung mit einem AD und einer psychotherapeutischen Behandlung (IPT oder kognitive VT) im Vergleich zur alleinigen psychotherapeutischen Behandlung bei ambulanten Patienten mit einer Major Depression folgende Ergebnisse:
  - Bei leichter Depression (HAMD-17 Summeneingangswert kleiner oder gleich 19 Punkte) vergleichbare Wirksamkeit beider Therapiestrategien.
  - Bei mittlerer bis schwerer Depression (HAMD-17 Summeneingangswert über 20 Punkte) deutliche Überlegenheit der Kombinationstherapie aus AD und Psychotherapie gegenüber der alleinigen Psychotherapie, sowohl bezüglich des Anteils an Remissionen als auch der Geschwindigkeit, mit der der Behandlungserfolg erzielt wurde.

Damit erscheint eine alleinige psychotherapeutische Behandlung schwerer erkrankter Patienten mit einer Major Depression nicht ausreichend zu sein.

- Bei der Langzeitbehandlung (s. auch Kap. 1.11) zeigte sich Imipramin der interpersonellen Psychotherapie bei der Rezidivprophylaxe rezidivierender Depressionen überlegen. Allerdings ist der medikamentöse Behandlungserfolg nur solange gegeben, solange die Pharmakotherapie fortgeführt wird. Bei psychotherapeutischen Verfahren gibt es Hinweise, daß eine erfolgreiche Therapie auch nach ihrer Beendigung einen rezidivprophylaktischen Effekt hat.

Gesamtbehandlungsplan der Depression

- Je nach Motivation wird in einem Gesamtbehandlungsplan die Richtung der Therapie festgelegt; entweder mit Schwerpunkt auf einer antidepressiven Pharmakotherapie und/oder einer psychotherapeutischen Behandlung (z.B. kognitive Verhaltenstherapie) (s. Tabelle 1.3). Oftmals kann gerade zu Beginn einer Therapie auf eine Begleitmedikation mit einem Benzodiazepin nicht verzichtet werden.
- Da der notwendige und sinnvolle Einsatz einer Pharmakotherapie zur Depressionsbehandlung für viele Patienten nicht von vornherein verständlich und immer noch mit vielen Vorurteilen behaftet ist, ist die *Vermittlung eines Krankheitsmodells*, das für den Patienten verständlich und akzeptabel ist und das den Einsatz einer medikamentösen Behandlung psychischer Beschwerden erklärt, durch den Arzt unerläßlich. Dies gilt besonders dann, wenn eine langfristige Behandlung mit AD notwendig ist (s. auch Kap. 1.11), um die Compliance des Patienten zu erhöhen und Rückfälle zu vermeiden. Es bietet sich an, das Krankheitsmodell einer „*Stoffwechselstörung*" zu vermitteln, die mit dem Auftreten von depressiven Symptomen verbunden ist und den Einsatz von AD zur symptomatischen, aber effektiven Therapie bewertet, analog einer Behandlung eines Diabetes oder einer essentiellen arteriellen Hypertonie. Ein solches Krankheitsmodell behindert auch den psychotherapeutischen Zugang zu einem Patienten nicht, wenn man mit dem Patienten die verschiedenen Aspekte und Dimensionen seines Störungsbildes bespricht. Während die medikamentöse Therapie den biologischen Aspekt der Störung symptomatisch, aber effektiv behandelt, kann z.B. eine kognitive Verhaltenstherapie den Patienten zunehmend in die Lage versetzen, auf der Ebene seiner Gedanken und des Verhaltens möglichst großen therapeutischen Nutzen aus der erzielten klinischen Besserung zu ziehen und so den Behandlungserfolg aktiv zu verstärken.

Tabelle 1.3. Gesamtbehandlungsplan depressiver Syndrome

		Antidepressiva	Psychotherapeutische Verfahren	Zusätzliche Behandlungsansätze
I.	**Anpassungsstörung mit depressiver Verstimmung**	+	+++	Ggf. kurzfristig Benzodiazepine
II.	**Dysthyme Störung (depressive Neurose)**	++	+++	
III.	**Major Depression**			
	A. Schweregrad			
	Leicht	++	++	
	Mittel	+++	++	Ggf. Schlafentzug; ggf. passager Benzodiazepine
	Schwer			
	- Ohne psychotische Merkmale	+++	+	Ggf. Schlafentzug; ggf. passager Benzodiazepine
	- Mit psychotischen Merkmalen	+++	+	Neuroleptika, ggf. Benzodiazepine; alternativ Elektrokrampfbehandlung
	B. Melancholischer Typus einer Major Depression	+++	+	Ggf. Schlafentzug; ggf. passager Benzodiazepine
	C. Saisonal abhängige Verlaufsform einer Major Depression	++	+	Ggf. Lichttherapie, Schlafentzug
IV.	**Organisch bedingte affektive Störung, depressiv**	++	+	Internistische und/oder neurologische Therapie

+, ++, +++: Gewichtung der Therapieempfehlung. Die Zuordnung einzelner Therapiebestandteile und -kombinationen zu den jeweiligen Diagnosen ist bisher nicht im einzelnen durch kontrollierte Studien belegbar.

1.6 Nebenwirkungen

Aus dem Ausmaß einer Blockade verschiedener postsynaptischer Rezeptoren sind typische Nebenwirkungen abzuleiten (Tabelle 1.4). Tabelle 1.6 gibt einen Überblick über die Häufigkeit und die Relevanz unerwünschter Wirkungen von AD in der klinischen Praxis.

- Auch AD, die die oben genannten Rezeptorsysteme nicht beeinflussen, können aufgrund ihrer zentralnervösen Wirkung typische Ne-

Tabelle 1.4. Nebenwirkungen bei Blockade verschiedener postsynaptischer Rezeptoren

Rezeptortyp	Möglicher klinischer Effekt bei Rezeptorantagonismus
Muskarinische Azetylcholinrezeptoren	Akkommodationsstörungen, Mundtrockenheit, Obstipation, Sinustachykardie, Miktionsstörungen, Gedächtnisstörungen, Verwirrtheit, Delir (zentrales anticholinerges Syndrom)
Histamin-1-Rezeptoren	Müdigkeit, Sedation, Gewichtszunahme, Verwirrtheit
$5\text{-}HT_2$-Rezeptoren	Gewichtszunahme, Anxiolyse, Sedation
DA-Rezeptoren	Prolaktinanstieg, Libidoverlust, EPS-Störungen
α_1-adrenerge Rezeptoren	Orthostatische Hypotonie, Schwindel, Müdigkeit, reflektorische Tachykardie

benwirkungen hervorrufen. So kann die selektive Hemmung der 5-HT- oder NA-Rückaufnahme eine Reihe charakteristischer, meist nur vorübergehender unerwünschter Symptome bei Behandlungsbeginn bewirken (Tabelle 1.5).

- Nebenwirkungen treten bevorzugt *zu Beginn* einer Therapie auf. Es können einzelne oder alle der genannten Effekte auftreten.
- Oft Rückbildung im Verlauf einer Behandlung mit einem AD (besonders vegetative Symptome), ohne daß die Dosierung verändert werden muß. Einige Effekte können jedoch persistieren (z. B. orthostatische Dysregulation, Mundtrockenheit). Eine Dosisanpassung oder ein Präparatewechsel kann notwendig werden.
- Bei stark ausgeprägten *anticholinergen Effekten* (z. B. Miktionsstörungen, ausgeprägte Obstipation; **CAVE:** paralytischer Ileus): nach Ab- bzw. Umsetzen der Substanz kann ein cholinerger Agonist *Carbachol* (Doryl®; Dosierung 1–4 mg p. o.) oder ein lang wirksamer peripherer Cholinesterasehemmer *Distigmin* (Ubretid®; Dosierung 2,5–5 mg p. o.) gegeben werden. Bei akutem Harnverhalt: parenterale Gabe von Carbachol (0,25 mg i. m. oder s. c.); zur Therapie des zentralen anticholinergen Syndroms: s. S. 383.
- Bei *Tachykardien: Dosisanpassung,* ggf. β-Rezeptorenblocker (z. B. niedrige Dosen von Metoprolol oder Propranolol).
- Bei *orthostatischer Hypotonie:* Dihydroergotamin (z. B. Dihydergot®; bis zu 6 mg täglich) oder Etilefrin (z. B. Effortil®).

Tabelle 1.5. Typische klinische Symptome bei Hemmung der Rückaufnahme von 5-HT und NA

Hemmung der Rückaufnahme	Typische klinische Symptome
5-HT	Zu Behandlungsbeginn (erste 2–4 Behandlungswochen): Appetitminderung, Übelkeit, Nausea, Kopfschmerzen, Schwitzen, Schlafstörungen, innere Unruhe, Agitiertheit, sexuelle Funktionsstörungen. Öfter bei langfristiger Therapie persistierend: sexuelle Funktionsstörungen
NA	Tremor, Tachykardie, Unruhe, Kopfschmerzen

- *TZA und EKG:* Wichtigste kardiale Wirkung von TZA ist die *Verlangsamung der Erregungsleitung im Herzen* (His-Purkinje-System). Die Wirkung scheint nicht auf den Antagonismus eines Rezeptorsystems zurückführbar. Bei vorbestehenden Überleitungsstörungen sind TZA daher in der Regel kontraindiziert. TZA haben weiterhin eine *chinidinartige* Wirkung. Sie kann *antiarrhythmisch*, aber auch *proarrhythmogen* in Erscheinung treten. **CAVE:** Kombinationen mit Antiarrhythmika.
  Auch unter üblichen Dosierungen von TZA können *Verlängerungen von PQ- und QRS-Zeiten* im EKG auftreten (Routineuntersuchungen s. S. 35).
- *Allergische Exantheme:* besonders unter TZA, aber auch bei allen anderen AD möglich. Meist ist ein Präparatewechsel indiziert.
- *Generalisierte zerebrale Krampfanfälle* oder *Myoklonien: besonders unter TZA gehäuft* (Senkung der Krampfschwelle). Begünstigend sind zerebrale Vorschädigungen, hohe Dosen, rasches Aufdosieren oder schlagartiges Absetzen hoher Dosen.
- *Leukopenien/Agranulozytose*: unter *TZA*, aber auch unter *Mianserin* (unter *Mirtazapin* bisher *nicht* bestätigt) können sehr selten Blutbildveränderungen auftreten. Es ist möglich, Blutbildveränderungen, entprechend den Empfehlungen auf der Tabelle 1.9 (S. 35) frühzeitig, aber niemals sicher zu erkennen. Die Empfehlungen können daher nur ein Kompromiß aus Risikoverhütung und Praxisnähe sein. Bei risikoreichen Substanzen müssen Patienten angewiesen werden, bei Auftreten von Symptomen, wie Fieber, Halsschmerzen oder Infektionen der Mundschleimhaut, keinen Selbstbehandlungsversuch durchzuführen, sondern den Arzt aufzusuchen.
- *Tremor*, sehr selten *rigorartige Tonuserhöhungen* der Muskulatur oder *dystone Bewegungsstörungen* unter AD: Ursache ungeklärt.

Tabelle 1.6. Häufigkeit relevanter unerwünschter Wirkungen von Antidepressiva in der klinischen Praxis

	Anti-cholinerge Wirkungen	Übelkeit, Erbrechen, Diarrhoe	Sedierung	Agitation, Schlaf-störungen	Sexuelle Funktions-störungen	ortho-statische Hypotonie	Gewichts-zunahme	EKG-Verände-rungen
Amitriptylin	+++	0	+++	0	++	+++	+++	++
Amitriptylinoxid	++	0	+++	0	++	++	+++	++
Citalopram	0	++	0	++	++	0	0	0
Clomipramin	++	+	+	+	++	++	++	++
Desipramin	+	0	0	++	+	+	+	+
Dibenzepin	+	0	+	+	+	+	+	+
Dosulepin	++	0	+++	0	++	+++	++	++
Doxepin	+++	0	+++	0	++	+++	++	++
Fluoxetin	0	++	0	++	++	0	0	0
Fluvoxamin	0	++	0	++	++	0	0	0
Hypericum	0	0	+	0	?	?	?	0
Imipramin	++	0	++	++	+	++	++	++
Lofepramin	+	0	+	++	+	+	+	++
Maprotilin	++	0	++	0	+	++	++	+
Mianserin	+	0	++	0	0	++	++	0
Mirtazapin	0	0	++	0	0	+	++	0
Moclobemid	0	0	0	+	0	0	0	0
Nefazodon	0	+	++	0	0	+	+	0
Nortriptylin	+	0	+	+	+	+	+	++
Paroxetin	0	++	0	++	++	0	0	0
Reboxetin	0	+	0	++	+	++	0	0
Sertralin	0	++	0	++	++	0	0	0
Tranylcypromin	0	0	0	++	0	+++	0	0
Trazodon	0	+	++	0	++	++	+	0
Trimipramin	+++	0	+++	0	++	+++	+++	++
Venlafaxin	0	++	0	++	++	0	0	0
Viloxazin	0	0	0	++	0	0	0	0

+++ häufig bis regelmäßig; ++ mäßig häufig; + selten; 0 unerheblich

- Während einer Therapie mit irreversiblen unselektiven MAO-Hemmern (Tranylcypromin) muß eine *tyraminarme Diät* eingehalten werden, um *hypertensive Krisen* zu vermeiden (s. S. 84). Dies gilt nicht für Moclobemid in den vom Hersteller empfohlenen Dosierungen. Darüber hinaus tritt unter ansteigender Dosierung von Tranylcypromin manchmal eine *orthostatische Hypotonie* auf, die sich aus dem Wirkprinzip der Substanz erklärt und besonders bei älteren Patienten beachtet werden muß.
- *Sexuelle Funktionsstörungen*: unter SSRI häufiger verzögerte Ejakulation, selten verminderte Libido und Orgasmusstörungen. Sie werden auf eine Erhöhung der serotonergen Transmission an 5-HT_2-Rezeptoren zurückgeführt. Substanzen mit zusätzlich antagonistischer Wirkung an 5-HT_2-Rezeptoren scheinen diesen Effekt seltener zu induzieren (Nefazodon, Mirtazapin). Auch andere AD (besonders mit anticholinerger Wirkung) können sexuelle Funktionsstörungen hervorrufen.
- *Absetzsyndrom*: es ist nach schlagartigem Absetzen von AD nach langfristiger Therapie mit TZA und SSRI mit kurzer $t_{1/2}$ möglich. Symptome: Schwindel, Gangunsicherheit, Übelkeit, Erbrechen, grippeähnliche Symptome (Abgeschlagenheit, Gliederschmerzen), sensible Störungen (Parästhesien, elektrisierendes Gefühl), Schlafstörungen. Auch psychische Symptome wie Irritabilität, gedrückte Stimmung, psychomotorische Unruhe, Konzentrations- und Gedächtnisstörungen bis hin zur Verwirrtheit können auftreten. Symptomatik meist leicht ausgeprägt, bildet sich auch spontan nach wenigen Tagen zurück. Auch Wiederansetzen des AD bringt meist eine umgehende Rückbildung der Symptome. AD daher *ausschleichend* absetzen.
- *Syndrom der inadäquaten ADH-Sekretion (SIADH)*: In sehr seltenen Fällen kann unter AD (meist in der ersten Behandlungswoche; auch unter SSRI) ein SIADH ausgelöst werden. Durch vermehrte ADH-Sekretion wird Flüssigkeit vermindert ausgeschieden, was sich klinisch als konzentrierte Harnausscheidung, laborchemisch in Form einer *Hyponatriämie* und verminderter Serumosmolalität äußert. Klinische Symptome: körperliche Schwäche, Lethargie, Gewichtszunahme, Kopfschmerzen bis hin zu Verwirrtheit, Krampfanfälle und Koma. Im Verdachtsfall Absetzen des AD, nach klinischer Besserung des SIADH Prüfung des Kausalzusammenhangs zum AD, evtl. Präparatewechsel. Immer eine engmaschige Kontrolle der Elektrolyte anschließen.
- *Induktion einer (hypo)manischen Episode* durch AD: sie wird bei Depressionen im Rahmen einer bipolarer Störung diskutiert. Je nach Ausprägung wird ein Absetzen, evtl. zusätzlich eine antimanische Therapie notwendig. Ein häufiger Phasenwechsel („rapid cycling") mit Phasenverkürzung kann unter TZA gelegentlich induziert werden (s. auch Kap. 2).

- *Suizidalität:* Während der ersten Behandlungswochen kann unter AD besonders bei gehemmt-depressiven Patienten der Antrieb gesteigert sein, ohne daß die Stimmung bereits adäquat aufgehellt ist. Dies birgt ein Risiko erhöhter Suizidalität in sich. Beim geringsten Zweifel sollte begleitend passager ein Benzodiazepin-Anxiolytikum verordnet werden. Entgegen früheren Befürchtungen fördern SSRI die Suizidalität nicht, sondern haben eher einen (mittelfristig) suizidprotektiven Effekt, der jedoch erst nach einigen Behandlungstagen sichtbar wird. Auch für Lithium wird ein suizidprotektiver Effekt bei langfristiger Therapie berichtet. Suizidversuche mit Überdosierungen von AD sind bei neueren Substanzen (SSRI, Venlafaxin, Mirtazapin) seltener mit vital bedrohlichen Komplikationen belastet als bei TZA.
- *Intoxikationen mit TZA* (durch relative Überdosierung oder in suizidaler Absicht) können zu lebensbedrohlichen *Arrhythmien* führen. Diagnostisch hilfreich ist eine Plasmakonzentrationsbestimmung des TZA. Bei Anzeichen einer Intoxikation immer stationäre Überwachung, evtl. intensivmedizinische Maßnahmen (s. auch Kap. 16).

1.7 Kontraindikationen

- *Kontraindiziert* sind:
  - AD mit *anticholinerger* Begleitwirkung bei: Störungen der Harnentleerung, Engwinkelglaukom, Pylorusstenose, Prostatahypertrophie. Absolute Kontraindikationen sind Harnverhalten und Pylorusstenose.
  - TZA bei bestehenden *Überleitungsstörungen im EKG.*
  - Alle AD bei akuter Alkohol- und Schlafmittelintoxikation.
- Bei *zerebralen Krampfanfällen* in der Anamnese Vorsicht bei Maprotilin und TZA.
- Zur Problematik von AD in Schwangerschaft und Stillzeit s. Kap. 15.
- Zur Problematik der Fahrtüchtigkeit unter AD s. Kap. 16.

1.8 Interaktionen

Pharmakokinetische Interaktionen

- AD können die Wirkung einer Komedikation vermindern oder verstärken. Dies gilt besonders für einige SSRI (Fluoxetin, Fluvoxamin, Paroxetin). Einzelheiten s. Kap. 17.

Pharmakodynamische Interaktionen

- **CAVE:** Überwiegende oder selektive 5-HT-Rückaufnahmehemmer dürfen nicht mit MAO-Hemmern kombiniert werden, da die Gefahr eines seltenen *zentralen Serotoninsyndroms* (s. S. 382) besteht.

- **CAVE:** Auch Kombinationen von MAO-Hemmern oder SSRI mit *L-Tryptophan* oder *Lithium* können, wenn auch seltener, wegen des synergistischen Effektes auf die serotonerge Neurotransmission ein zentrales Serotoninsyndrom auslösen.
- **CAVE:** Irreversible MAO-Hemmer sollen mindestens 2 Wochen vor Beginn einer Therapie mit einem SRI oder SSRI abgesetzt werden. Umgekehrt soll nach Therapie mit einem SRI oder SSRI eine Karenzzeit von einigen Tagen (mindestens $5 \times t_{1/2}$, bei Fluoxetin mind. 5 Wochen!) abgewartet werden, bis ein MAO-Hemmer verordnet wird.
- **CAVE:** Auch bei Kombination von MAOH mit anderen AD (z.B. TZA) besteht das Risiko einer toxischen Reaktion infolge einer zentralen Hyperaktivität biogener Amine mit hypertensiven Krisen bzw. einer dem Serotoninsyndrom ähnlichen Symptomatik aus Übelkeit, Erbrechen, Hyperthermie, Hyperexzitabilität, Agitation, Kreislaufdysregulation und Krampfanfällen. Diese Reaktion ist wahrscheinlicher, wenn bei bestehender MAOH-Behandlung ein TZA hinzugefügt bzw. der MAOH ohne Einhaltung einer Karenzzeit durch ein TZA ersetzt wird; bei *gleichzeitigem* Beginn einer Kombinationstherapie mit TZA und MAOH ist das Risiko wahrscheinlich geringer (viele Hersteller warnen allerdings vor einer solchen Kombination). Bei sukzessiver Verordnung sollten entsprechende Sicherheitsabstände eingehalten werden (14 Tage nach Absetzen des MAOH bzw. 7–10 Tage nach Absetzen des TZA).
- Irreversible MAO-Hemmer sollen mindestens 2 Wochen vor geplanten *Operationen* abgesetzt werden, um Narkosezwischenfälle (z.B. mit Pethidin oder Dextromethorphan) zu vermeiden. Reversible MAO-Hemmer (Moclobemid) können bis kurz vor der Operation (2 Tage) gegeben werden.
- Kombinationen von *anticholinerg* wirksamen AD mit Anticholinergika oder anticholinerg wirksamen Neuroleptika sollten besonders bei älteren Menschen vermieden werden (Gefahr des Auftretens eines zentralen anticholinergen Syndroms, s. S. 383).
- Kombinationen von AD mit *Sympathomimetika* können zu hypertensiven Krisen führen.
- Kombination von AD mit *α_1-antagonistischer Wirkung* können die Wirkung von Antihypertensiva verstärken (Prazosin, Doxazosin, Terazosin) oder vermindern (Clonidin).
- TZA sollen nicht mit Antiarrhythmika vom Chinidin-Typ kombiniert werden.
- Generell sollten AD und *Alkohol* (besonders in größeren Mengen) nicht kombiniert werden (Gefahr der wechselseitigen Wirkungsverstärkung bis hin zum Koma).

1.8.1 Interaktionen trizyklische Antidepressiva (Tabelle 1.7)

Tabelle 1.7. Interaktionen *trizyklische Antidepressiva**

Komedikation	Art der Interaktion
Anticholinergika, z. B. Biperiden, Benztropin, Trihexiphenidyl, Metixen	Vermehrte anticholinerge Nebenwirkungen: Gefahr von Glaukomanfall, Harnverhalt; Erregungszustände bis hin zum Delir
Antihistaminika, z. B. Diphenhydramin, Doxylamin	Vermehrte Nebenwirkungen, insbesondere Müdigkeit und evtl. anticholinerge Begleiteffekte
Barbiturate	Vermehrte Nebenwirkungen, insbesondere Müdigkeit und Sedierung; niedrigere AD-Plasmaspiegel, dadurch geringerer antidepressiver Effekt möglich
Benzodiazepine	Verstärkte Sedierung möglich
Carbamazepin	Enzyminduktion, dadurch erniedrigte Plasmaspiegel, evtl. geringere klinische Wirkung von AD; jedoch auch Hinweise für pharmakodynamische Wirkverstärkung
Disulfiram	Erhöhte AD-Plasmaspiegel beschrieben, vermehrte Nebenwirkungen bis hin zur Neurotoxizität möglich
Lithium	Evtl. verstärkter Tremor; evtl. bessere antidepressive Wirkung durch Lithium-Zugabe
MAO-Hemmer	Vermehrt Nebenwirkungen wie Hypotonie, Schwitzen, Tremor, Agitiertheit, Verwirrtheit, Halluzinationen, Krampfanfälle und Fieber möglich. Kombination wird von Herstellern als kontraindiziert erachtet. Unter strengen Kautelen können bei Therapieresistenz unter stationären Behandlungsbedingungen Amitriptylin, Doxepin oder Trimipramin mit MAO-Hemmern kombiniert werden

Tabelle 1.7. Interaktionen *trizyklische Antidepressiva** (Fortsetzung)

Komedikation	Art der Interaktion
Methadon, Morphin	Erhöhte Plasmaspiegel der Opiate (z.B. durch Desipramin), dadurch verstärkte analgetische Wirkung und Nebenwirkungen möglich; unter Morphin niedrigere Antidepressiva-Plasmaspiegel beschrieben
Neuroleptika	AD- und/oder Neuroleptika-Plasmaspiegel können ansteigen; vermehrte Nebenwirkungen wie Sedierung, orthostatische Hypotonie und anticholinerge Nebenwirkungen bis hin zu Harnverhalt, Ileus und Delir möglich; durch anticholinerg wirksame AD Einsparung von Anticholinergika möglich
Psychostimulanzien, z. B. Methylphenidat	Gegenseitige Wirkungs- und Nebenwirkungsverstärkung, in Einzelfällen bis hin zu hypertensiven Krisen; unter Methylphenidat höhere Imipramin- und Desipramin-Plasmaspiegel
SSRI: Fluoxetin, Fluvoxamin, Paroxetin (weniger: Sertralin, Citalopram)	Erhöhte Plasmaspiegel von TZA, dadurch vermehrte Nebenwirkungen; z. T. Hinweise für besseren antidepressiven Effekt
Valproinsäure	Erhöhte Plasmaspiegel von TZA, dadurch vermehrte Nebenwirkungen möglich
Serotonin$_{1B}$-Rezeptoragonisten, z. B. Sumatriptan, Zolmitriptan, Naratriptan	Potenzierung serotonerger Effekte möglich (besonders unter Clomipramin)
Andere Pharmaka	
α_1-Adrenozeptor-Antagonisten, z. B. Prazosin	Verstärkte Blutdrucksenkung
Anaesthetika/Muskelrelaxantien (Halothan/Pancuronium, Gallamin)	Risiko von Arrhythmien erhöht
Antacida, Adsorbentien	Niedrigere AD-Plasmaspiegel möglich
Antiarrhythmika: Chinidin, Lidocain, Disopyramid, Procainamid, Propafenon	Verlängerung intrakardialer Leitungszeiten, verringerte Myokard-Kontraktilität bis hin zur Herzinsuffizienz
Antihypertensiva: Clonidin, α-Methyldopa, Guanethidin, Reserpin	Verminderte Wirkung des Antihypertensivums unter Methyldopa; jedoch auch verstärkte blutdrucksenkende Wirkung möglich

Tabelle 1.7. Interaktionen *trizyklische Antidepressiva** (Fortsetzung)

Komedikation	Art der Interaktion
Antikoagulanzien (Warfarin, evtl. auch Phenprocoumon)	Verstärkung des Antikoagulanzieneffekts mit verlängerter Blutungszeit möglich
Antimykotika: Fluconazol, Ketoconazol	Erhöhte Plasmaspiegel von TZA, dadurch vermehrte Nebenwirkungen
β-Adrenozeptor-Antagonisten: Propranolol	Verstärkte Blutdrucksenkung möglich; Anstieg der Plasmaspiegel von Propranolol und TZA, dadurch vermehrte Nebenwirkungen; unter Propranolol Verstärkung bzw. Auslösung einer depressiven Symptomatik beschrieben
Ca-Antagonisten vom Typ des Diltiazem bzw. Verapamil	Erhöhte Plasmaspiegel von z. B. Imipramin, dadurch vermehrte Nebenwirkungen möglich
Chinidin	Erhöhte Plasmaspiegel von z. B. Desipramin, dadurch vermehrte Nebenwirkungen
Cholestyramin	Erniedrigte Plasmaspiegel von TZA, dadurch geringere klinische Wirkung
Cimetidin	Erhöhte Plasmaspiegel von AD, dadurch vermehrte Nebenwirkungen möglich (Ranitidin: offenbar keine Interaktionen)
Cisaprid	Erhöhte Plasmaspiegel von AD mit vermehrten Nebenwirkungen möglich
Dextropropoxyphen	Erhöhte Plasmaspiegel der AD möglich (hier: Doxepin)
Diuretika	Verstärkte Blutdrucksenkung
Griseofulvin	Niedrigere AD-Plasmaspiegel, dadurch geringerer antidepressiver Effekt möglich
Insulin	Verstärkter blutzuckersenkender Effekt möglich
Nikotin, Rauchen	Niedrigere AD-Plasmaspiegel möglich
Omeprazol	Erhöhte Plasmaspiegel von TZA, dadurch vermehrte Nebenwirkungen möglich

Tabelle 1.7. Interaktionen *trizyklische Antidepressivan** (Fortsetzung)

Komedikation	Art der Interaktion
Orale Antidiabetika: Sulfonylharnstoffe wie z. B. Tolbutamid	Erhöhte Plasmaspiegel von Tolbutamid, dadurch verstärkte blutzuckersenkende Wirkung
Ovulationshemmer, Östrogene	Vermehrte AD-Nebenwirkungen beschrieben; niedrigere AD-Plasmaspiegel beobachtet, dadurch ggf. geringerer antidepressiver Effekt
Phenylbutazon	Verringerte analgetische Wirkung, durch geringere Absorption von Phenylbutazon möglich
Phenytoin	Evtl. höhere Phenytoin-Plasmaspiegel mit vermehrten Nebenwirkungen
Rifampizin	Niedrigere AD-Plasmaspiegel, dadurch geringerer antidepressiver Effekt möglich

* Aufgeführt sind nur Substanzen oder Substanzgruppen, für die die Interaktionen bereits beschrieben wurden.

1.8.2 Interaktionen SSRI (Tabelle 1.8)

Tabelle 1.8. Interaktionen *SSRI**

Komedikation	Art der Interaktion
Benzodiazepine: Alprazolam, Diazepam (und evtl. andere mikrosomal metabolisierte Benzodiazepine)	Unter Fluoxetin evtl. höhere Benzodiazepin-Plasmaspiegel
Buspiron	Fraglich verringerte Buspiron-Wirkung (Einzelfallberichte); bessere Wirkung von SSRI bei Zwangsstörungen durch Buspiron-Zugabe beschrieben
Carbamazepin	Höhere Carbamazepin-Plasmaspiegel, dadurch vermehrte Carbamazepin-Nebenwirkungen bis hin zur Neurotoxizität
Fenfluramin, d-Fenfluramin	Potenzierung serotonerger Effekte (Kombination wird vom Hersteller für kontraindiziert erachtet)

Tabelle 1.8. Interaktionen *SSRI** (Fortsetzung)

Komedikation	Art der Interaktion
Lithium	Durch evtl. erhöhte Lithium-Serumspiegel vermehrte Lithium-Nebenwirkungen bis hin zur Neurotoxizität (Krampfanfälle); jedoch evtl. bessere antidepressive Wirkung durch Lithium-Zugabe; in Einzelfällen auch niedrigere Lithium-Serumspiegel
L-Tryptophan	Potenzierung serotonerger Effekte, dadurch vermehrt Nebenwirkungen bis hin zum zentralen Serotonin-Syndrom
MAO-Hemmer	Gefahr eines zentralen Serotoninsyndroms
Neuroleptika (insbesondere trizyklische Neuroleptika, aber auch Butyrophenone wie Haloperidol)	Erhöhte Plasmaspiegel von Neuroleptika; dadurch vermehrte Nebenwirkungen, insbesondere EPMS-Nebenwirkungen
Orale Antidiabetika: Sulfonylharnstoffe, z. B. Tolbutamid	Verstärkter blutzuckersenkender Effekt der oralen Antidiabetika möglich
Phenytoin	Erhöhte Phenytoin-Plasmaspiegel, dadurch vermehrte Nebenwirkungen
Serotonin$_{1B}$-Rezeptor-Agonisten, z.B. Sumatriptan, Zolmitriptan, Naratriptan	Potenzierung serotonerger Effekte möglich (daher Kombination kontraindiziert)
TZA	Erhöhte Plasmaspiegel von TZA, dadurch vermehrte Nebenwirkungen, in Einzelfällen bis hin zur Neurotoxizität; z.T. Hinweise für besseren antidepressiven Effekt
Valproinsäure	Höhere Valproinsäure-Plasmaspiegel mit vermehrten Nebenwirkungen möglich; Valproinsäure kann Fluoxetin-Plasmaspiegel erhöhen, dadurch evtl. vermehrt Fluoxetin-Nebenwirkungen
Andere Pharmaka	
Antiarrhythmika: Propafenon, Flecainid	Evtl. Hemmung der Metabolisierung mit erhöhten Plasmaspiegeln der Antiarrhythmika
Antikoagulanzien: Phenprocoumon, Warfarin	Erhöhte Plasmaspiegel der Antikoagulanzien unter Fluvoxamin (und evtl. Fluoxetin?), dadurch evtl. Wirkungsverstärkung bis hin zur Blutungsgefahr

Tabelle 1.8. Interaktionen *SSRI** (Fortsetzung)

Komedikation	Art der Interaktion
Andere Pharmaka	
Cimetidin	Hemmung der Metabolisierung von Paroxetin, dadurch höhere Paroxetin-Plasmaspiegel mit evtl. vermehrten Nebenwirkungen
Cisaprid	Erhöhte Plasmaspiegel der AD mit vermehrten Nebenwirkungen möglich
Cyproheptadin	Fraglich Verminderung der SSRI-Wirkung (Einzelfallbericht unter Fluoxetin)
Digitoxin	Evtl. niedrigere Digitoxin-Plasmaspiegel mit geringerer Herzglykosid-Wirkung
Metoprolol, Propranolol	Hemmung der Metabolisierung von Paroxetin, dadurch höhere Paroxetin-Plasmaspiegel mit evtl. vermehrten Nebenwirkungen
Theophyllin	Hemmung der Metabolisierung von Theophyllin (und evtl. anderen Methylxanthinen?) durch Fluvoxamin, dadurch vermehrte Theophyllin-Nebenwirkungen

* Aufgeführt sind nur Substanzen oder Substanzgruppen, für die die Interaktionen bereits beschrieben wurden.

1.9 Routineuntersuchungen

- Routineuntersuchungen sind unter allen AD notwendig, da es in seltenen Fällen zu Blutbildveränderungen, Nieren- und Leberfunktionsstörungen sowie, besonders bei TZA, zu EKG-Veränderungen kommen kann. SSRI und andere neuere Substanzen wie Venlafaxin oder Mirtazapin haben Vorteile gegenüber den TZA. Kontrollen empfehlen sich dennoch, da die Substanzen erst seit relativ kurzer Zeit verfügbar sind.
- Eine Übersicht der empfohlenen Kontrollen gibt die Tabelle 1.9. Wenn ein untersuchter Parameter pathologisch ausfällt, empfehlen sich im Einzelfall häufigere Kontrollen.
- Blutdruck und Puls müssen regelmäßig im Liegen und nach Aufstehen wegen möglicher orthostatischer Hypotonie überprüft werden. Bei Venlafaxin in hoher Dosierung kann es zu anhaltend erhöhten Blutdruckwerten kommen.

- Bei anticholinerg wirkenden AD (Mundtrockenheit) sollen nach langfristiger Anwendung gehäuft Zahnkaries und Mundschleimhautveränderungen auftreten. Zahnärztliche Kontrollen können indiziert sein.

Tabelle 1.9. Empfehlungen für Routineuntersuchungen unter Antidepressiva

		Monate							
	Vorher	1	2	3	4	5	6	Vierteljährlich	Halbjährlich
Trizyklische AD									
Blutbild	X	XX	XX	XX	X	X	X	X	
GOT, GPT, γ-GT	X	X	X	X			X	X	
Harnstoff, Kreatinin	X	X		X			X		X
EKG	X	X					X[2]		X[2]
EEG	X	X							
RR, Puls	X	X	X	X	X	X	X	X	
Andere AD									
Blutbild[1]	X	X					X		X
GOT, GPT, γ-GT	X	X					X		X
Harnstoff, Kreatinin	X	X					X		X
EKG	X	X							
RR, Puls	X	X					X	X	

X = Anzahl der Kontrollen. Der empfohlene Umfang der notwendigen Routinekontrollen ist bisher nicht im einzelnen empirisch abgesichert. [1] Für Mianserin empfehlen die Hersteller in den ersten Behandlungsmonaten wöchentliche Blutbildkontrollen. [2] Kontrolle bei allen Patienten über 60 Jahren.

1.10 Dosierung

- Generelle Dosisempfehlungen sind wegen der Heterogenität der Substanzen und der Varianz des individuellen Ansprechens der Patienten nur schwer zu erstellen. Im allgemeinen empfiehlt es sich, besonders im ambulanten Bereich, AD *schrittweise* bis zur Zieldosis aufzudosieren (in der Regel innerhalb von 3–7 Tagen möglich).
- *Zieldosis für TZA* bei der Depressionsbehandlung sollte in der Regel 150 mg/tgl. sein. Niedrigere Dosen können mit einer geringeren Erfolgsquote einhergehen (s. auch Kap. 1.10.1).

- Bei einigen TZA gibt es die Möglichkeit, die Plasmakonzentrationen der Substanz zu bestimmen und damit die Dosierung besser zu steuern (s. S. 37). Eine *Dosiserhöhung* kann bei TZA erfolgreich sein, wenn niedrigere Dosen für einen Behandlungserfolg nicht ausreichend waren.
- Bei *SSRI* ist ein verbesserter Therapieerfolg durch *Dosiserhöhungen* bei der Behandlung depressiver Störungen bisher nicht systematisch nachgewiesen. Bei einer Mehrzahl von Patienten sind Tagesdosen von 20 mg Paroxetin, 20 mg Fluoxetin, 100 mg Fluvoxamin, 50 mg Sertralin oder 20 mg Citalopram ausreichend. Im Einzelfall kann aber eine Dosiserhöhung sinnvoll sein (z. B. aus pharmakokinetischen Gründen).
- Für *Venlafaxin* ist beschrieben, daß eine anfängliche *hohe Dosis* die Wirklatenz verkürzt (s. S. 39).
- Für *Moclobemid* ist in einer Metaanalyse gezeigt, daß nur *hohe Dosen* (>450 mg) bei schwerer Depression wirksam sind.
- *Tranylcypromin* zeigt bei therapieresistenten Depressionen oft bei *Dosiserhöhung* einen Therapieerfolg.
- Je nach Halbwertszeit der Substanz kann die *Dosisverteilung* auf einbis dreimal täglich erfolgen. Bei Einmalgabe ist die Compliance, wenn die Substanz gut vertragen wird, oft besser. Wenn Nebenwirkungen auftreten, kann eine Verteilung der Tagesdosis ohne Dosisreduktion bereits eine Verbesserung der Verträglichkeit bewirken (z. B. bei sedierenden AD Gabe der Hauptdosis zur Nacht; hierdurch kann sich auch ein zusätzliches Hypnotikum bei Schlafstörungen erübrigen). Die meisten SSRI können in einer Einmaldosierung morgens verordnet werden.
- Bei *Panikstörungen* sollte die initiale Dosierung besonders vorsichtig erfolgen, da diese Patienten auf mögliche Nebenwirkungen oft empfindlich reagieren.
- Bei *Zwangsstörungen* sind in der Regel Dosen im oberen Dosierungsbereich der Substanzen erforderlich.
- Bei älteren Patienten und Patienten mit Risikofaktoren in bezug auf die unerwünschten Wirkungen der Substanzen sind meist niedrigere Dosen notwendig (s. Kap. 1.4.1).
- Intramuskuläre oder intravenöse Applikation von AD sollte nur in begründeten Ausnahmefällen erfolgen.

1.10.1 Plasmakonzentrationen

- Zu allgemeinen pharmakokinetischen Aspekten s. Kap. 1.8 und Kap. 17.
- Für einige AD (insbesondere TZA) kann die Konzentration im Plasma oder Serum („Plasmaspiegel") bestimmt werden (therapeutisches Drug-Monitoring, TDM). Dies ermöglicht eine individuelle Dosisanpassung für den Patienten, da gleiche Dosierungen bei oraler Gabe in unterschiedlichem Ausmaß resorbiert und verstoffwechselt werden. Die Streuung der resultierenden Plasmakonzentrationen ist so groß, daß von einer gegebenen Dosis nicht zuverlässig auf die Plasmakonzentration geschlossen werden kann. Die Plasmakonzentration ist aber die entscheidende Größe für Wirksamkeit und Nebenwirkungen.
- Mögliche Beziehungen zwischen Plasmakonzentration und klinischer Wirkung:
  1. Es existiert eine *untere Schwellenkonzentration*, die für einen Therapieeffekt überschritten werden muß.
  2. Es existiert eine untere und obere Schwellenkonzentration, zwischen denen die Plasmakonzentration für einen optimalen Therapieerfolg eingestellt werden sollte („therapeutisches Fenster").
  3. Es existiert kein Zusammenhang zwischen Plasmakonzentration und klinischer Wirkung.
- Plasmakonzentrationen sollten immer im *„steady state"* gemessen werden. Eine Übersicht gibt Tabelle 1.10.
- Ein Zusammenhang zwischen *antidepressiver* Wirkung und Plasmakonzentration ist bei vielen Substanzen nicht eindeutig; die *unerwünschten* Wirkungen zeigen jedoch meistens eine Abhängigkeit von der Plasmakonzentration.
- Am besten belegt ist ein *„therapeutisches Fenster"* für *Nortriptylin;* Empfehlungen für Plasmakonzentrationen können zudem für *Imipramin, Desipramin* und *Amitriptylin* gegeben werden (s. Tabelle 1.10)
- Für *SSRI* wurde bisher keine Plasmakonzentrations-Wirkungsbeziehung gefunden.
- Für viele TZA, darüber hinaus für viele neuere AD, ist die Frage einer Plasmakonzentrations-Wirkungsbeziehung nicht geklärt.

Tabelle 1.10. Therapeutisches Drug Monitoring (TDM)

Indikationen für TDM	- Compliance-Verbesserung - Kontrolle unerwünschter Effekte - Kontrolle von Interaktionen - Kontrolle bei Therapieresistenz - Optimierung des Therapieerfolgs
Durchführung des TDM	- Im „steady state" (Gleichgewicht zwischen Zufuhr und Ausscheidung des Medikaments) - Faustregel: nach 5 Tagen gleicher Dosierung bei vielen TZA „steady state" erreicht - Letzte Medikationsgabe abends; nach 12 h morgens Blutentnahme für TDM vor Tabletteneinnahme
Kontrolle von ausgeprägten unerwünschten Effekten	- Bei TZA steigt bei Konzentrationen oberhalb von 350 ng/ml das Risiko für delirante Symptome, Krampfanfälle, Überleitungsstörungen des Herzens (AV-Blockierungen)
TDM zur Optimierung des Therapieerfolgs	
Nortriptylin	„Therapeutisches Fenster" zwischen 60 und 150 ng/ml (Konzentrationen innerhalb des Fensters zeigen doppelt so häufig Therapieerfolg als solche, die außerhalb liegen)
Amitriptylin	Empfohlene Plasmakonzentrationen: 90–220 ng/ml (einschließlich Metabolit Nortriptylin)
Imipramin	Depressionsbehandlung: empfohlene Plasmakonzentrationen: 240–350 ng/ml (einschließlich Metabolit Desipramin). Panikstörung: empfohlene Plasmakonzentrationen: 100–140 ng/ml (einschließlich Metabolit Desipramin)
Desipramin	Empfohlene Plasmakonzentrationen: oberhalb 120 ng/ml (untere Schwellenkonzentration)

CAVE: Werden mehrere Medikamente gleichzeitig mit AD verabreicht, kann es zu Interaktionen mit dem Resultat einer Erhöhung oder Verminderung der Plasmakonzentration von AD kommen. Besonders wenn ein SSRI (Fluoxetin, Paroxetin, Fluvoxamin, weniger bei Sertralin oder Citalopram) und ein TZA kombiniert werden, können die Plasmakonzentrationen des TZA stark ansteigen und zu toxischen Plasmakonzentrationen führen (s. auch Kap. 17).

Bei 7–10% der Bevölkerung kommt es aufgrund genetischer Disposition zu verlangsamtem Abbau von bestimmten Arzneimitteln wie den AD („slow metabolizer"). Bei diesen Patienten können vergleichsweise niedrige Dosierungen schon zu toxischen Plasmakonzentrationen führen.

1.10.2 Wirkungseintritt

- Mit einer *Wirklatenz* von ca. 2 Wochen muß bei einer antidepressiven Therapie gerechnet werden. Während dieser Zeit sollte möglichst eine ausreichend hohe Dosis kontinuierlich gegeben werden.
- Eine langsame Aufdosierung kann den Wirkeintritt eines AD verzögern; eine zu rasche Aufdosierung kann zu vermehrten Nebenwirkungen und zu Complianceproblemen führen.
- Gut verträgliche Substanzen, bei denen ein rasches Auftitrieren möglich ist, können zu einem schnelleren Wirkeintritt führen. Für *Venlafaxin* wurde ein solcher Effekt in kontrollierten Studien beschrieben; dies gilt auch für *Mirtazapin*.
- In der Regel beobachtet man unter einer Behandlung mit einem AD eine graduelle Besserung im Zeitverlauf. Die Mehrzahl der Patienten, die nach 10 Tagen Behandlung eine Besserung von mindestens 20% erlebten, zeigten nach 4 Wochen eine mindestens 50%ige Besserung.
- Je nach dem pharmakologischen Wirkprofil des AD können einzelne Symptomkomplexe des depressiven Syndroms unterschiedlich schnell auf die Therapie ansprechen. Unter Mirtazapin besserten sich Schlafstörungen, Agitation und somatische Beschwerden im Behandlungsverlauf schneller als unter SSRI.
- Augmentationsstrategien eines AD mit anderen Substanzen (*Pindolol, Buspiron*) haben in kontrollierten Studien nicht regelhaft zu einer überzeugenden Beschleunigung des Wirkeintritts geführt.

1.11 Behandlungsdauer

Depression bei bipolarer Störung s. Kap. 2, S. 98–99

Depressive Störungen

- Patienten mit einer ersten Episode einer Major Depression entwickeln in mehr als 50% im Verlauf weitere Episoden (unipolarer Verlauf), bei bipolaren Verläufen sogar in über 80%.
- Bei mindestens jedem 5. Patienten klingt die depressive Symptomatik nicht vollständig ab, es persistieren subsyndromale Bilder, die den Patienten wesentlich beeinträchtigen können.
- Etwa 15% der Patienten mit einer affektiven Störung suizidieren sich im Krankheitsverlauf.
- Zur Therapieplanung werden verschiedene Abschnitte des Verlaufs und der Behandlung unterschieden: *Akuttherapie, Erhaltungstherapie und Rezidivprophylaxe* (s. Tabelle 1.11).
- Auch bei erfolgreichen psychotherapeutischen Behandlungen sollte im Anschluß an die Akuttherapie eine Erhaltungsmedikation erwogen werden.
- Eine *Rezidivprophylaxe* soll nach heutigem Kenntnisstand über Jahre, evtl. sogar lebenslang erfolgen. Für genauere Empfehlungen zu einzelnen Patientengruppen fehlen derzeit noch empirische Daten, die Notwendigkeit jedoch ist schon jetzt gut belegt.
- *Wichtig:* Der Hintergrund einer langfristigen medikamentösen Behandlung nach Abklingen der subjektiven Beschwerden muß dem Patienten sorgfältig erläutert werden, um die Compliance zu sichern. Dem Patienten muß ein tragfähiges Krankheitsmodell vermittelt werden, das ihm eine Erklärung für die Notwendigkeit langfristiger Medikamenteneinnahme bei bereits überwundenen psychischen Beschwerden gibt.
- Weiterführung der antidepressiven Pharmakotherapie scheint einer Rezidivprophylaxe mit Lithium bei unipolarem Verlauf ebenbürtig zu sein; in einer Studie war Lithium Amitriptylin tendenziell überlegen.
- Allerdings spielt bei langfristiger Behandlung oft das Nebenwirkungsprofil einer Substanz eine größere Rolle für die Compliance des Patienten als in der Akuttherapie. Vergleichsweise harmlose Effekte wie Obstipation und Schwitzen, die in einer kurzfristigen Therapie noch toleriert werden, können bei langfristiger Behandlung zur Non-Compliance führen. Hier besitzen die neueren AD Vorteile gegenüber den TZA. Wurde eine Akuttherapie erfolgreich mit einem

Tabelle 1.11. Übersicht über die Behandlungsabschnitte zur Therapieplanung

Akuttherapie	Erhaltungstherapie	Rezidivprophylaxe
Durchführung gemäß den oben genannten Empfehlungen bis zum Erreichen einer (Teil)-Remission	Fortführung einer Behandlung, nachdem eine Remission erzielt wurde, zur Verhinderung eines *Rückfalles* (= Wiederauftreten der depressiven Symptome derselben Episode)	Fortführung einer Behandlung zur Vermeidung eines *Rezidivs* (= Auftreten einer neuen Episode nach vollständigem Abklingen der letzten Episode und durchgeführter Erhaltungstherapie ohne Rückkehr der Symptomatik)
	Dauer: in der Regel 4–9, evtl. 12 Monate	**Dauer:** über Jahre, evtl. sogar lebenslang
	Dosis: in der Regel Beibehaltung der Dosis, die zur Remission führte	**Dosis:** in der Regel Beibehaltung der Dosis, die zur Remission führte
	Indikation: – nach erfolgreicher Akuttherapie	**Indikation:** – anamnestisch zwei weitere Episoden *oder* – anamnestisch eine weitere schwere Episode innerhalb der letzten 3 Jahre *oder* – eine weitere Episode und positive Familienanamnese einer bipolaren Störung oder rezidivierenden Depression *oder* – eine weitere Episode und früher Beginn der Störung
	Beendigung: – möglich, wenn keine weitere Episode anamnestisch bekannt ist, – möglich, wenn eine leichte Episode mehr als 5 Jahre zurückliegt, – nicht indiziert, wenn Akuttherapie nicht zur vollständigen Remission führte	**Beendigung:** in Absprache mit dem Patienten nach Abwägung des individuellen Risikos in Kenntnis der Vorgeschichte; bei bekannt schweren Verläufen lebenslange Behandlung erwägen
	Vorgehen bei Beendigung: schrittweise Ausschleichen der AD über mehrere Wochen	**Vorgehen bei Beendigung:** schrittweise Ausschleichen der AD über mehrere Wochen

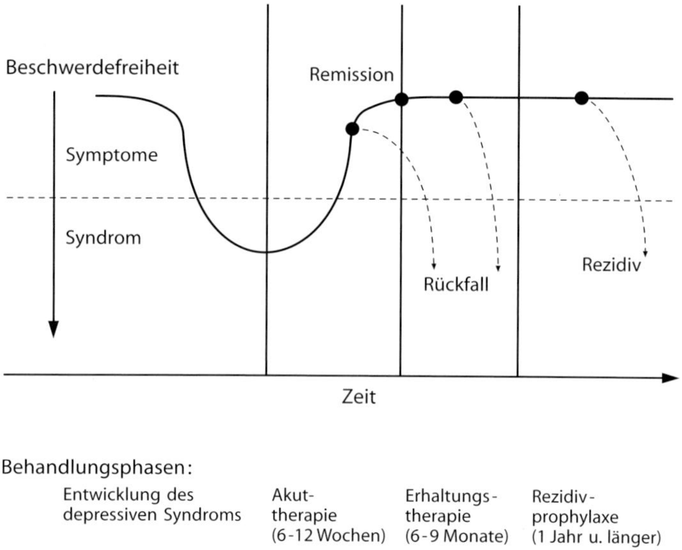

Abb. 1.1. Verlaufsschema bei unipolarer Depression. (Nach Kupfer 1991)

TZA durchgeführt, kann nach der Erhaltungstherapie eine Umstellung auf ein besser verträgliches AD versucht werden, wenn der Patient eine Rezidivprophylaxe mit dem TZA nicht toleriert.

- Wenn nach 4 Wochen unter ausreichender Dosierung des AD keine Besserung zu verzeichnen ist, sollte das AD gewechselt werden.
- Bei Patienten mit Dysthymie, die auf AD ansprachen, scheint ebenfalls eine langfristige (jahrelange) Weiterführung der Behandlung indiziert.
- Zur Problematik der Erhaltungstherapie nach EKB siehe Kap. 1.4.1.1, S. 10.
- Zur Rezidivprophylaxe bipolarer Verläufe siehe Kap. 2.

1.12 Therapieresistenz

- Eine einheitliche Definition einer Therapieresistenz bei der Behandlung mit AD gibt es bislang nicht. Im klinischen Alltag sollte erst dann von *Nichtansprechen* auf ein AD gesprochen werden, wenn ein Patient *nach 4 Wochen Dauer* einer *ausreichend dosierten* Behandlung mit einem AD nicht oder ungenügend respondiert hat. Von *Therapieresistenz* kann ausgegangen werden, wenn 2 verschiedene AD nach 4 Wochen Behandlung in ausreichender Dosis wirkungslos waren.
- Bei Vorliegen einer Therapieresistenz sollte die Compliance des Patienten sowie die gestellte Diagnose nochmals überprüft werden.

Mögliche Maßnahmen bei Therapieresistenz

- *Erhöhung der Dosis*: Der häufigste Grund für eine ausbleibende Wirkung bei AD ist eine nicht ausreichende Dosierung. Besonders bei partiellem Ansprechen auf TZA, Venlafaxin, MAO-Hemmer – weniger bei SSRI – kann die Erhöhung der Dosis erfolgversprechend sein. Bei TZA kann die Dosis bis zu 300 mg/d betragen (dann häufigere Kontrollen von EKG und EEG). Die Bestimmung der Plasmakonzentration des TZA kann eine relative Unterdosierung aufdecken.
- *Wechsel auf ein anderes AD*: Hierbei sollte ein AD mit einem anderem Angriffspunkt im ZNS gewählt werden, z.B. nach erfolgloser Gabe eines SSRI ein AD mit überwiegender NA-Rückaufnahmehemmung oder ein MAO-Hemmer.
- *Kombination zweier AD mit unterschiedlichen Wirkprofilen:* Hierbei sind Kontraindikationen zu beachten (MAO-Hemmer mit AD mit überwiegender 5-HT-Rückaufnahmehemmung oder SSRI; Gefahr eines zentralen Serotoninsyndroms). Auch mögliche pharmakokinetische Interaktionen sind zu beachten. Es empfehlen sich Plasmakonzentrationsmessungen, falls möglich. Bewährt hat sich die Kombination aus Amitriptylin (100–150 mg/tgl.) mit langsam steigenden Dosen von Tranylcypromin (20 mg/tgl.), s. aber S. 28–29.
- *Kombination eines AD mit Lithium („Augmentation"):* Bei der am besten belegten Augmentationsstrategie hierbei werden Lithiumkonzentrationen wie bei der Phasenprophylaxe (0,6–0,8 mmol/l) angestrebt. Ein Therapieerfolg kann nach Tagen bis Wochen eintreten; gesicherte Prädiktoren fehlen bislang, die Wahrscheinlichkeit einer Response scheint aber mit zunehmender Dauer und Dosis der Vorbehandlung abzunehmen.

- *Kombination eines AD mit Schlafentzügen* (s. S. 10).
- *Hochdosierte Gabe von MAO-Hemmern*: Die hochdosierte Gabe von MAO-Hemmern (Tranylcypromin in Dosen über 40 mg; bis zu 80 mg/tgl.) führt oft zu einer Remission. Die Patienten müssen über mögliche Risiken aufgeklärt werden. Ein schriftliches Einverständnis wird empfohlen. Auf Diätfehler mit möglichen fatalen Folgen muß hingewiesen werden (hypertensive Krisen mit Blutungsgefahr). Zudem kommt eine orthostatische Hypotonie unter hohen Dosen von MAO-Hemmern häufiger vor.
- *Kombination eines AD mit Schilddrüsenhormonen:* In kontrollierten Studien war die Gabe von T3 (L-Trijodthyronin) in einer Dosis von 25–50 µg (z. T. auch höher) zu einem AD bei therapieresistenten Patienten erfolgreich, auch bei euthyreoter Stoffwechsellage. Die Zugabe von T4 ist bislang in der Wirksamkeit weniger gut belegt.
- *Kombination eines AD mit Psychostimulanzien:* Methylphenidat oder D-Amphetamin zu einem AD kann sinnvoll sein.
- *AD-Gabe als Tropfinfusion:* Eine überlegene Wirkung der i. v.-Applikation von AD ist nicht belegt. Möglicherweise kommt es zu einem rascheren Anfluten der Substanz bei i. v.-Gabe unter teilweisem Umgehen des First-pass-Metabolismus in der Leber. Sie sollte erst erfolgen, wenn ein Patient auf orale Gabe nicht respondiert hat. Eine i. v.-Applikation sollte über 10–14 Tage in stationärem Rahmen erfolgen.
- *Elektrokrampfbehandlung* (s. S. 10).

1.13 Präparate

Amitriptylin Antidepressivum
Trizyklisches Antidepressivum

Amineurin (Hexal)
Tbl. 10 mg (20, 50, 100 Tbl.)
25 mg (20, 50, 100 Tbl.)
50 mg (20, 50, 100 Tbl.)
100 mg (20, 50, 100 Tbl.)
(Amineurin retard)
Kps. 25 mg (20, 50, 100 Kps.)
(Amineurin retard)
50 mg (20, 50, 100 Kps.)
(Amineurin retard)
75 mg (20, 50, 100 Kps.)
(Amineurin retard)

Amitriptylin-neuraxpharm
(neuraxpharm)
Drg. 10 mg (20, 50, 100 Drg.)
25 mg (20, 50, 100 Drg.)
50 mg (20, 50, 100 Drg.)
Tbl. 100 mg (20, 50, 100 Tbl.)
Lsg. 40 mg = 20 Trpf. = 1 ml
(20, 50 ml)

Laroxyl (Roche)
Drg. 10 mg (50, 100 Drg.)
25 mg (50, 100 Drg.)
Amp. 50 mg/2 ml (5 Amp.)

Novoprotect (Wyeth)
Tbl. 10 mg (20, 50, 100 Tbl.)
25 mg (20, 50, 100 Tbl.)
Kps. 25 mg (20, 50, 100 Kps.)
(Novoprotect 25 retard)
75 mg (20, 50, 100 Kps.)
(Novoprotect 75 retard)

Saroten (Tropon)
Tbl. 10 mg (20, 50, 100 Tbl.)
25 mg (20, 50, 100 Tbl.)
75 mg (20, 50, 100 Tbl.)
(Saroten retard Tabs)
Kps. 25 mg (20, 50, 100 Kps.)
(Saroten retard)
50 mg (20, 50, 100 Kps.)
(Saroten retard)
75 mg (20, 50, 100 Kps.)
(Saroten retard)
Amp. 50 mg/2 ml (5 Amp.)

Kombinationspräparate

Limbatril (Roche)
Kps. 12,5 mg Amitriptylin +
5 mg Chlordiazepoxid
(20, 50, 100 Kps.)
Tbl. 12,5 mg Amitriptylin +
5 mg Chlordiazepoxid (20, 50, 100 Tbl.) (Limbatril Tabs)
Kps. 25 mg Amitriptylin +
10 mg Chlordiazepoxid
(20, 50, 100 Kps.) (Limbatril F)

Longopax (Essex Pharma)
Drg. 10 mg Amitriptylin +
2 mg Perphenazin (20 Drg.)
(Longopax mite)
25 mg Amitriptylin +
2 mg Perphenazin (20 Drg.)

Eigenschaften

Pharmakodynamik:

- Etwa gleich starke Hemmung der NA- und 5-HT-Rückaufnahme (pharmakologisch aktiver Metabolit Nortriptylin inhibiert bevorzugt die NA-Rückaufnahme).
- Stark ausgeprägte antiadrenerge, aber auch anticholinerge und antihistaminerge Wirksamkeit (bei Amitriptylin, weniger beim Metaboliten Nortriptylin).

Pharmakokinetik:

- $t_{1/2}$ = ca. 15 h (Nortriptylin 30 h), T_{max} = ca. 1–5 h, Bioverfügbarkeit ca. 45%, Plasmaproteinbindung 94–97%.

Indikationen und Behandlungshinweise

- *Depressive Syndrome*: ausgeprägter (akuter) sedierender Effekt (z.B. bei Schlafstörungen oder Suizidalität vorteilhaft); bei nicht ausreichender Sedierung kann vorübergehend mit Benzodiazepinen kombiniert werden.
- *Schlafstörungen*: Bei Schlafstörungen im Rahmen von Depressionen empfiehlt sich eine Dosisverteilung (z.B. ein Drittel morgens, zwei Drittel abends); bei Schlafstörungen ohne depressive Symptomatik ist ein Versuch mit 25–75 mg Amitriptylin angezeigt.
- *Enuresis*
- Auf *Kombinationspräparate* sollte verzichtet werden. Es besteht das Risiko einer Benzodiazepinabhängigkeit. Außerdem in aller Regel Unterdosierung des AD bei fixen Wirkstoffkombinationen.

Dosierung

- *Oral*: Beginn mit 2- bis 3mal 25 mg tgl., dann Erhaltungsdosis 3mal 50 mg oder 2mal 75 mg; bei älteren Patienten kann die halbe Dosis ausreichend sein; in der Klinik Erhöhung bis auf 300 mg tgl. möglich; bei Schlafstörungen Erhöhung der Abenddosis.
- *Parenteral*: als Tropfinfusion 25–100 mg in 500 ml Standardinfusionslösung in aufsteigender Dosierung (3–7 Tage über mindestens 90 min mit Tropfgeschwindigkeit von 1,5 ml/min; dann Übergang auf orale Medikation); auch i. m.-Injektion möglich, jedoch ohne klinischen Nutzen.

Nebenwirkungen

- Häufig *vegetative Symptome*: z. B. Müdigkeit, Schwindel, Mundtrokkenheit, Akkommodationsstörungen.
- Oft *orthostatische Dysregulationen*, insbesondere bei älteren Patienten.

- *Delirante Syndrome,* insbesondere unter rascher Dosissteigerung bzw. Kombination mit anderen Psychopharmaka mit anticholinerger Wirkkomponente.
- Gewichtszunahme.
- Nebenwirkungsprofil s. S. 25; Routineuntersuchungen s. S. 35.

Kontraindikationen
- Akute Alkohol-, Schlafmittel-, Analgetika-, Psychopharmakaintoxikationen.
- Harnverhalt, Engwinkelglaukom.
- *Relative Kontraindikationen*: Prostatahypertrophie, schwere Leber- und Nierenschäden, erhöhte Krampfbereitschaft, kardiale Vorschädigung (insbesondere Erregungsleitungsstörungen); Kombination mit MAOH (unter stationären Bedingungen möglich, s. S. 28, 43).

Interaktionen
- Siehe Kap. 1.8.

Bewertung
Gut bewährtes Standard-AD mit sedierender Wirkung und starken anticholinergen Eigenschaften.

Amitriptylinoxid
Antidepressivum

Trizyklisches Antidepressivum

Equilibrin (Aventis Pharma)
Tbl. 30 mg (20, 50, 100 Tbl.)
60 mg (20, 50, 100 Tbl.)
90 mg (20, 50, 100 Tbl.) (Equilibrin 90 Tabs)
120 mg (20, 50, 100 Tbl.) (Equilibrin 120 Tabs)

Eigenschaften
Pharmakodynamik:
- Siehe unter Amitriptylin (S. 46).

Pharmakokinetik:
- $t_{1/2}$=ca. 2 h, T_{max}=20–80 min, Bioverfügbarkeit 77%, Plasmabindungskapazität 80%.
- Metabolisierung zu Amitriptylin und Nortriptylin, Metaboliten sind vermutlich die eigentlichen Wirkstoffe (trotz Blut-Hirn-Schranken-Passage von Amitriptylinoxid).

- Im Tierexperiment geringere *periphere* anticholinerge Wirkungen als unter Amitriptylin bei gleich starker *zentraler* anticholinerger Wirksamkeit.

Indikationen und Behandlungshinweise
- Siehe unter Amitriptylin (S. 46).

Dosierung
- Ambulant einschleichender Beginn bis auf Tagesdosis von 180 mg; in der Klinik Dosissteigerung bis 300 mg möglich (in Ausnahmefällen höher).
- Dosisverteilung wie Amitriptylin.

Nebenwirkungen
- Wie Amitriptylin, jedoch vegetative Nebenwirkungen angeblich geringer.
- Nebenwirkungsprofil s. S. 25; Routineuntersuchungen s. S. 35.

Kontraindikationen
- Akute Alkohol-, Schlafmittel-, Analgetika-, Psychopharmakaintoxikation.
- Harnverhalt, Engwinkelglaukom.
- *Relative Kontraindikationen*: Prostatahypertrophie, schwere Leber- und Nierenschädigungen, erhöhte Krampfbereitschaft, kardiale Vorschädigung (insbesondere Erregungsleitungsstörungen); Kombination mit MAOH (unter stationären Bedingungen möglich, s. S. 28, 43).

Interaktionen
- Siehe Kap. 1.8.

Bewertung
Wirksames AD.

Citalopram Antidepressivum
Selektiver Serotoninrückaufnahmehemmer
(SSRI)

Cipramil (Promonta Lundbeck)
Tbl. 20 mg (20, 50, 100 Tbl.)
40 mg (20, 50, 100 Tbl.)

Sepram (Bayer/Vital)
Tbl. 20 mg (20, 50, 100 Tbl.)
40 mg (20, 50, 100 Tbl.)

Eigenschaften

Pharmakodynamik:

- Selektive Hemmung der 5-HT-Rückaufnahme.
- *Keine* anticholinergen oder antihistaminergen Eigenschaften.

Pharmakokinetik:

- $t_{1/2}$=ca. 33 h, T_{max}=ca. 3 h, orale Bioverfügbarkeit ca. 80%, Plasmaeiweißbindung ca. 80%.
- Ausgeprägter Metabolismus; zwei aktive, aber schwächere Metaboliten: Desmethylcitalopram ($t_{1/2}$=ca. 50 h), Didesmethylcitalopram ($t_{1/2}$=ca. 100 h).

Indikationen und Behandlungshinweise

- *Depressive Syndrome:* wie unter anderen SSRI zu Therapiebeginn innere Unruhe, Agitiertheit und Schlafstörungen möglich; in solchen Fällen empfiehlt sich initial eine Kombination mit Benzodiazepinen.
- *Panikstörung.*

Dosierung

- 20 mg tgl. in einer morgendlichen Einzeldosis (niedrigste wirksame Dosis und Erhaltungsdosis).
- Tageshöchstdosis 60 mg, bei älteren Patienten 40 mg.
- Bei eingeschränkter Leberfunktion Dosisanpassung bzw. Verlängerung des Dosierungsintervalls; bei leichten bis mäßigen Nierenfunktionsstörungen ist keine Dosisanpassung erforderlich.

Nebenwirkungen

- Besonders in der Anfangsphase häufig Appetitlosigkeit, Übelkeit, gelegentlich Erbrechen; Diarrhoe.
- Vor allem bei höheren Dosierungen innere Unruhe und Agitiertheit, Schlafstörungen, Kopfschmerzen, Tremor, Schwindel; Zwangsgähnen.
- Sexuelle Funktionsstörungen, insbesondere Ejakulationsverzögerungen.

- Selten SIADH (s. S. 26), v.a. bei älteren Patienten.
- Nebenwirkungsprofil s. S. 25; Routineuntersuchungen s. S. 35.

Kontraindikationen

- Kombination mit MAOH; *sowohl vor als auch nach* der Behandlung mit Citalopram sollte ein Abstand von 14 Tagen zur Verordnung eines MAOH eingehalten werden; nach Absetzen des reversiblen MAOH Moclobemid ist ein Wechsel auf Citalopram am übernächsten Tag möglich.
- Kombination mit tryptophanhaltigen Arzneimitteln.
- Akute Alkohol-, Schlafmittel-, Analgetika-, Psychopharmakaintoxikationen.
- *Relative Kontraindikationen:* Suizidalität (bei bestehender Suizidalität kann auf Citalopram zurückgegriffen werden, wenn eine vorübergehende Kombination mit Benzodiazepinen – auch in höheren Dosierungen – vertretbar ist); schwere Leber- und Nierenschäden; erhöhte Krampfbereitschaft.

Interaktionen

- Allgemein sehr geringes Interaktionspotential.
- Bei Kombination mit Lithium sind pharmakodynamische Wirkungs- und Nebenwirkungsverstärkungen möglich.
- Siehe Kap. 1.8.

Bewertung

Wirksames nichtsedierendes AD.

Clomipramin

Antidepressivum

Trizyklisches Antidepressivum

Anafranil (Novartis)

Drg.	10 mg (20, 50, 100 Drg.)
	25 mg (20, 50, 100 Drg.)
Tbl.	75 mg (20, 50, 100 Tbl.) (Anafranil retard)
Amp.	25 mg/2 ml (10, 100 Amp.)

Clomipramin neuraxpharm (neuraxpharm)

Tbl.	10 mg (20, 50, 100 Tbl.)
	25 mg (20, 50, 100 Tbl.)

Hydiphen (Arzneimittelwerk Dresden)

Drg.	25 mg (50 Drg.)
Tbl.	10 mg (20, 50, 100 Tbl.)
Amp.	25 mg/2 ml (10 Amp.)

Eigenschaften

Pharmakodynamik:

- Starker, aber nicht spezifischer SRI; auch NA-Rückaufnahmehemmung v. a. durch den aktiven Metaboliten Desmethylclomipramin.
- Leichte bis mäßige $5\text{-}HT_2$-, leichte DA_2-Blockade.
- Anticholinerge und α_1-antagonistische Eigenschaften.

Pharmakokinetik:

- Aktive Metaboliten: Desmethylclomipramin sowie Hydroxymetaboliten von Clomipramin und Desmethylclomipramin.
- $t_{1/2} = 21$ h (Clomipramin) bzw. 36 h (Desmethylclomipramin), $T_{max} = 3–4$ h (unretardierte Form) bzw. 5–8 h (retardierte Form), orale Bioverfügbarkeit ca. 50%, Plasmaproteinbindung 98%.

Indikationen und Behandlungshinweise

- *Depressive Syndrome*: Wie bei den SSRI sind zu Therapiebeginn innere Unruhe, Agitiertheit und Schlafstörungen möglich; in solchen Fällen empfiehlt sich initial eine Kombination mit Benzodiazepinen.
- *Zwangsstörung*: Die Wirkung setzt häufig später als bei einer Depression ein (gelegentlich erst nach 6–8 Wochen) und ist unabhängig vom antidepressiven Effekt.
- *Panikstörung*.
- Weitere Indikationen: *Kataplexie* im Rahmen einer *Narkolepsie*, *chronische Schmerzsyndrome*.
- Hinweise für einen etwas rascheren Wirkungseintritt nach i. v.-Bolus-Applikation bei depressiven Syndromen und Zwangsstörung liegen vor.

Dosierung

Orale Therapie:

- *Depressive Syndrome:* in den ersten 3 Tagen Beginn mit 2- bis 3mal 25 mg tgl., Erhaltungsdosis 3mal 50 mg, Erhöhung auf 3mal 75 mg tgl. möglich (unter stationären Bedingungen raschere Aufdosierung möglich, z. B. innerhalb von drei Tagen auf 225 mg); bei älteren Patienten niedrigere Dosis; auch als Retardform (75 mg) vorhanden.
- *Zwangsstörung*: zunächst oft höhere Dosen, nach Ansprechen langsame Reduktion auf übliche Erhaltungsdosis.
- *Panikstörung*: Beginn mit sehr niedrigen Dosen (10–25 mg tgl.), da bei Therapiebeginn auftretende Nebenwirkungen als Verschlechterung verkannt werden können; zur Erhaltungstherapie ist im allgemeinen die antidepressiv wirksame Dosis ausreichend (s. oben), möglicherweise auch niedrigere Dosierungen (50–100 mg tgl.), insbesondere bei längerfristiger Erhaltungstherapie.
- Bei *Kataplexie* und *Schmerzsyndromen:* 25–75 mg tgl.

Parenterale Therapie:

- *Tropfinfusion:* 25–75 mg in 250–500 ml Standardinfusion in aufsteigender Dosierung über 90 bis 180 min; Steigerung bis 150 mg täglich möglich; nach Besserung Umstellung auf orale Medikation.
- i. m.-Injektion möglich, jedoch ohne klinischen Nutzen.

Nebenwirkungen

- Ähnliche Nebenwirkungen wie bei Imipramin.
- Besonders bei Infusionstherapie *Blutdrucksenkung* möglich.
- Bei Thrombosegefahr keine Infusionstherapie.
- *Krampfanfälle* in Dosen bis 250 mg tgl. bei ca. 0,5%, in Dosen ab 300 mg bei ca. 2% der Patienten.
- Nebenwirkungsprofil s. S. 25; Routineuntersuchungen s. S. 35.

Kontraindikationen

- Akute Alkohol-, Schlafmittel-, Analgetika- und Psychopharmakaintoxikationen.
- Harnverhalt, Engwinkelglaukom.
- Kombination mit MAOH; sowohl vor als auch nach der Behandlung mit Clomipramin sollte ein Sicherheitsabstand von 2 Wochen zur Verordnung eines MAOH eingehalten werden; nach Absetzen des reversiblen MAOH Moclobemid ist ein Wechsel auf Clomipramin am übernächsten Tag möglich.
- Kombination mit tryptophanhaltigen Arzneimitteln.
- *Relative Kontraindikationen*: Suizidalität (bei bestehender Suizidalität kann auf Clomipramin zurückgegriffen werden, wenn eine vorübergehende Kombination mit Benzodiazepinen – auch in höherer Dosierung – akzeptiert werden kann); Prostatahypertrophie, schwere Leber- und Nierenschäden, erhöhte Krampfbereitschaft, kardiale Vorschädigung (insbesondere Erregungsleitungsstörungen); bei Thrombosegefahr keine Infusionstherapie.

Interaktionen

- Kombination mit Fluvoxamin führt zur Erhöhung der Plasmaspiegel von Clomipramin; Kombination daher ausschließlich unter Plasmaspiegelkontrolle.
- Siehe Kap. 1.8.

Bewertung

Sehr gut bewährtes Standard-AD mit anticholinergen Eigenschaften; Referenzsubstanz bei der Behandlung von Zwangsstörungen, gut belegte Wirksamkeit bei Panikstörung, Psychopharmakon der ersten Wahl in der Therapie chronischer Schmerzsyndrome.

Desipramin Antidepressivum
Trizyklisches Antidepressivum

Pertofran (Novartis)
Drg. 25 mg (20, 50, 100 Drg.)

Petylyl (Arzneimittelwerk Dresden)
Drg. 25 mg (50 Drg.)

Eigenschaften

Pharmakodynamik:

- Desmethylierter Hauptmetabolit von Imipramin.
- Starker, relativ spezifischer NA-Rückaufnahmehemmer.
- Geringere anticholinerge Eigenschaften als Imipramin.

Pharmakokinetik:

- Rasche, vollständige Resorption; ausgeprägter First-pass-Metabolismus.
- $t_{1/2}$=ca. 20 h (im Alter erhöht), T_{max}=3–6 h, orale Bioverfügbarkeit ca. 50%, Plasmaproteinbindung ca. 90%.

Indikationen und Behandlungshinweise

- *Depressive Syndrome.*
- Depressive Syndrome bei *Kokain- bzw. Psychostimulanzienentzug* (s. Kap. 7.4.4).

Dosierung

- In den ersten drei Tagen Beginn mit 3mal 25 mg tgl., Erhaltungstherapie in der Regel mit 3mal 50 mg tgl., bei älteren Patienten niedriger dosieren.
- Bei gleichzeitig bestehenden Schlafstörungen keine Verordnung am späten Abend.

Nebenwirkungen

- Vegetative Symptome (geringer als unter Imipramin).
- Unruhe, Schlafstörungen.
- Nebenwirkungsprofil s. S. 25; Routineuntersuchungen s. S. 35.

Kontraindikationen

- Akute Alkohol-, Schlafmittel-, Analgetika-, Psychopharmakaintoxikationen.
- Harnverhalt, Engwinkelglaukom.
- *Relative Kontraindikationen*: Suizidalität (bei bestehender Suizidalität kann auf Desipramin zurückgegriffen werden, wenn eine vor-

übergehende Kombination mit Benzodiazepinen – auch in höherer Dosierung – vertretbar ist); Prostatahypertrophie, schwere Leber- und Nierenschäden, erhöhte Krampfbereitschaft, kardiale Vorschädigung (insbesondere Erregungsleitungsstörungen); Kombination mit MAOH.

Interaktionen

- Siehe Kap. 1.8.

Bewertung

Wirksames AD mit präferentieller NA-Rückaufnahmehemmung; geringere anticholinerge Eigenschaften als Amitriptylin oder Imipramin.

Dibenzepin

Antidepressivum

Trizyklisches Antidepressivum

Noveril (Novartis)
Drg. 40 mg (50, 100 Drg.) (Noveril mite)
80 mg (50, 100 Drg.)
Tbl. 240 mg (20, 50, 100 Tbl.) (Noveril retard)
Amp. 120 mg/6 ml (10 Amp.)

Eigenschaften

Pharmakodynamik:

- Ähnlich dem Imipramin, jedoch geringer ausgeprägte anticholinerge Eigenschaften.

Pharmakokinetik:

- $t_{1/2}$ = ca. 4 h (Retardform: 8–12 h), T_{max} = 1–4 h, orale Bioverfügbarkeit ca. 30% (mit großen interindividuellen Schwankungen), Plasmaproteinbindung ca. 80 %.

Indikationen und Behandlungshinweise

- *Depressive Syndrome:* vergleichsweise gering ausgeprägte sedierende Eigenschaften.

Dosierung

- *Orale Therapie*: höhere Dosis als bei anderen TZA; wegen geringerer Nebenwirkungen schon initial Beginn mit höherer Dosierung: ambulant 240 mg tgl., stationär 2mal 240 mg tgl., Tageshöchstdosis: 720 mg; bei gleichzeitig bestehenden Schlafstörungen keine Applika-

tion am späten Abend (jedoch wurde gelegentlich auch eine schlaffördernde Wirkung beobachtet).
- *Parenterale Therapie*: als *Tropfinfusion* in 500 ml Standardinfusionslösung am 1. Tag 120 mg (= 1 Amp.), am 2. Tag 240 mg, am 3. Tag 360 mg; Infusionszeit ca. 3 h; nach Besserung Umstellung auf orale Medikation; i. m.-Injektion möglich; jedoch ohne klinischen Nutzen.

Nebenwirkungen:
- Vegetative Symptome (jedoch geringer als unter Imipramin).
- Nebenwirkungsprofil s. S. 25; Routineuntersuchungen s. S. 35.

Kontraindikationen:
- Akute Alkohol-, Schlafmittel-, Analgetika-, Psychopharmakaintoxikationen
- Harnverhalt, Engwinkelglaukom.
- *Relative Kontraindikationen*: Suizidalität (bei bestehender Suizidalität kann auf Dibenzepin zurückgegriffen werden, wenn eine vorübergehende Kombination mit Benzodiazepinen – auch in höherer Dosierung – vertretbar ist); Prostatahypertrophie, schwere Leber- und Nierenschäden, erhöhte Krampfbereitschaft, kardiale Vorschädigung (insbesondere Erregungsleitungsstörungen), Kombination mit MAOH.

Interaktionen
- Siehe Kap. 1.8.

Bewertung
Wirksames AD.

Dosulepin
Antidepressivum

Trizyklisches Antidepressivum

Idom (Boots Pharma)
Kps. 25 mg (50 Kps.) (Idom mite)
Drg. 75 mg (20, 50 Drg.)

Dosierung
- Einschleichender Beginn; Steigerung bis auf Tagesdosis von 150 mg; Tageshöchstdosis 225 mg (unter stationären Bedingungen auch mehr).

Bewertung

Wirksames AD; aufgrund der Vielzahl im Handel befindlicher AD für die psychiatrische Pharmakotherapie *entbehrlich.*

Doxepin — Antidepressivum

Trizyklisches Antidepressivum

Aponal (Boehringer Mannheim/ Arzneimittelwerk Dresden)

Drg.	5 mg (20, 50, 100 Drg.)
	10 mg (20, 50, 100 Drg.)
	25 mg (20, 50, 100 Drg.)
Tbl.	50 mg (20, 50, 100 Tbl.) (Aponal 50)
Lsg.	10 mg = 20 Trpf. = 1 ml (30, 3 × 30 ml)
Amp.	25 mg/2 ml (5 Amp.)

Doxepin-neuraxpharm (Neuraxpharm)

Tbl.	25 mg (20, 50, 100 Tbl.)
	50 mg (20, 50, 100 Tbl.)
	100 mg (20, 50, 100 Tbl.)

Sinquan (Pfizer)

Kps.	10 mg (20, 50, 100 Kps.)
	25 mg (20, 50, 100 Kps.)
	50 mg (20, 50, 100 Kps.)

Eigenschaften

Pharmakodynamik:

- Neben Amitriptylin wichtigster Vertreter der AD mit sedierender Wirkung; auch strukturchemisch besteht Ähnlichkeit mit Amitriptylin.
- Besonders starke antihistaminerge Wirkung.
- NA-Rückaufnahmehemmung etwas stärker als 5-HT-Rückaufnahmehemmung.
- Anticholinerge und α_1-antagonistische Effekte.

Pharmakokinetik:

- Aktiver Metabolit: Desmethyldoxepin.
- $t_{1/2}$ = 15–20 h (Doxepin) bzw. das 2- bis 4fache (Desmethyldoxepin), T_{max} = 2–4 h (Doxepin) bzw. 2–10 h (Desmethyldoxepin), orale Bioverfügbarkeit 30%, Plasmaproteinbindung 80%.

Indikationen und Behandlungshinweise

- *Depressive Syndrome*: deutliche Sedierung nach oraler Medikation (stärkere Sedierung durch parenterale Anwendung, jedoch zeigt Dosiserhöhung bei oraler Applikation gleichen Effekt; daher i. v.- bzw. i. m.-Verabreichung verzichtbar).
- *Schlafstörungen.*
- Verbreitete Anwendung bei *leichtgradigen Entzugssyndromen* bei Alkohol und anderen suchtinduzierenden Substanzen (Wirksamkeit in dieser Indikation jedoch bisher nicht ausreichend belegt).

Dosierung

- *Orale Therapie:* Beginn einschleichend mit 3mal 25 mg tgl., Erhaltungsdosis 3mal 50 mg bis 3mal 75 mg tgl., bei älteren Patienten niedrigere Dosierung; in Ausnahmefällen Erhöhung bis 300 mg tgl.; bei *Entzugssyndromen* ist häufig die Höchstdosis notwendig (z. B. 3mal 50 mg bis 6mal 50 mg tgl. in den ersten drei Tagen, dann schrittweise Reduktion).
- *Parenterale Therapie: als Tropfinfusion* bis 150 mg tgl. in steigender Dosierung in einer Standardinfusionslösung, nach Besserung Umstellung auf orale Therapie in absteigender Dosierung; i. m.-Injektion möglich, jedoch ohne klinischen Nutzen.

Nebenwirkungen

- Anticholinerge Begleitwirkungen (Mundtrockenheit, Akkomodationsstörungen, Obstipation etc.), besonders bei höherer Dosierung.
- Häufig initiale *Müdigkeit.*
- Orthostatische Hypotonie, daher sorgfältige *Kreislaufkontrollen* besonders in der initialen Therapiephase.
- Gewichtszunahme.
- Nebenwirkungsprofil s. S. 25; Routineuntersuchungen s. S. 35.

Kontraindikationen

- Akute Alkohol-, Schlafmittel-, Analgetika-, Psychopharmakaintoxikationen.
- Harnverhalt, Engwinkelglaukom.
- *Relative Kontraindikationen*: Prostatahypertrophie, schwere Leber- und Nierenschäden, erhöhte Krampfbereitschaft, kardiale Vorschädigung (insbesondere Erregungsleitungsstörungen); Kombination mit MAOH (unter stationären Bedingungen möglich, s. S. 28, 43).

Interaktionen

- Siehe Kap. 1.8.

Bewertung

Wirksames AD mit ausgeprägten sedierenden und anticholinergen Eigenschaften.

Fluoxetin Antidepressivum
Selektiver Serotonin-Rückaufnahmehemmer (SSRI)

Fluctin (Lilly)
Kps. 20 mg (20, 50, 100 Kps.)
Tbl. 20 mg (20, 50, 100 Tbl.)
Lsg. 4 mg = 20 Trpf. = 1 ml (70 ml)

Fluoxetin-ratiopharm (ratiopharm)
Tbl. 20 mg (20, 50, 100 Tbl.)
Lsg. 4 mg = 20 Trpf. = 1 ml (70 ml)

Fluoxemerck (Merck dura)
Tbl. 20 mg (20, 50, 100 Tbl.)

Fluoxetin Heumann (Heumann)
Kps. 20 mg (20, 50, 100 Kps.)

Fluoxetin Azupharma (Azupharma)
Kps. 20 mg (20, 50, 100 Kps.)

Fluoxetin Stada (Stada)
Kps. 20 mg (20, 50, 100 Kps.)

Fluox-puren (Isis Puren)
Kps. 20 mg (20, 50, 100 Kps.)

Motivone (BASF Generics)
Kps. 20 mg (20, 50, 100 Kps.)

Eigenschaften

Pharmakodynamik:

- Selektive Hemmung der 5-HT-Rückaufnahme (auch durch den Hauptmetaboliten Norfluoxetin).
- *Keine* anticholinergen oder antihistaminergen Eigenschaften.

Pharmakokinetik:

- T_{max} = 6–8 h (nach Gabe einer Einmaldosis), $t_{1/2}$ = 1–4 Tage, nach mehrmaliger Gabe Anstieg auf 2–7 Tage (Norfluoxetin: $t_{1/2}$ = 4–15 Tage); wegen der langen Eliminationshalbwertszeit (= *längste Halbwertszeit unter den SSRI*) Erreichung eines „steady state" erst nach einigen Wochen (Vorteil: seltener Auftreten eines „discontinuation syndrome"); Bioverfügbarkeit: 85%.
- Wegen Autoinhibition der Metabolisierung nichtlineare Pharmakokinetik möglich.

Indikationen und Behandlungshinweise

- *Depressive Syndrome:* wie unter anderen SSRI sind zu Therapiebeginn innere Unruhe, Agitiertheit und Schlafstörungen möglich; in solchen Fällen empfiehlt sich initial eine Kombination mit Benzodiazepinen.
- *Panikstörung.*
- *Zwangsstörung.*

- *Bulimie.*
- *Prämenstruelles Syndrom.*

Dosierung

- *Depressive Syndrome*: 20 mg tgl. in einer morgendlichen Einzeldosis.
- *Zwangsstörung*: 60 mg tgl.; Tageshöchstdosis 80 mg; *Bulimie*: 60 mg tgl.; *Prämenstruelles Syndrom*: 20 mg tgl.
- *Panikstörung:* 20 mg tgl.
- Unter hohen Dosierungen deutlicher Anstieg der Nebenwirkungshäufigkeit.
- Bei eingeschränkter Leber- bzw. Nierenfunktion Dosisanpassung bzw. Verlängerung des Dosierungsintervalls.

Nebenwirkungen

- Besonders in der Anfangsphase häufig Appetitlosigkeit, Übelkeit, gelegentlich Erbrechen; Diarrhoe.
- V.a. bei höheren Dosierungen innere Unruhe und Agitiertheit, Schlafstörungen, Kopfschmerzen, Tremor, Schwindel; Zwangsgähnen.
- Sexuelle Funktionsstörungen, insbesondere Ejakulationsverzögerung.
- *Allergische* Hauterscheinungen; da solche gelegentlich im Rahmen schwerer systemischer Reaktionen mit Beteiligung von Leber, Lunge oder Niere vorkommen, muß Fluoxetin dann abgesetzt werden; seltene systemische Reaktionen auch ohne Hautbeteiligung.
- Selten SIADH (s. S. 26), v.a. bei älteren Patienten.
- Bei *Diabetikern* sind häufigere Blutzuckerkontrollen anzuraten, da eine Hypoglykämie möglich ist, die nach Absetzen in eine Hyperglykämie umschlagen kann.
- In Einzelfällen Zunahme der EPMS bei Patienten mit vorbestehendem *M. Parkinson.*
- Nebenwirkungsprofil s. S. 25; Routineuntersuchungen s. S. 35.

Kontraindikationen

- Bei Kombination mit MAOH sollten diese 14 Tage vor Behandlung mit Fluoxetin abgesetzt werden; nach Absetzen von Fluoxetin sollten wegen der langen Halbwertszeit des Metaboliten Norfluoxetin 5 Wochen verstreichen, bevor ein MAOH verordnet werden kann; nach Absetzen des reversiblen MAOH Moclobemid ist ein Wechsel auf Fluoxetin am übernächsten Tag möglich.
- Kombination mit tryptophanhaltigen Arzneimitteln.
- Akute Alkohol,- Schlafmittel-, Analgetika-, Psychopharmakaintoxikationen.
- *Relative Kontraindikationen*: Suizidalität (bei bestehender Suizidalität kann auf Fluoxetin zurückgegriffen werden, wenn eine vorüber-

gehende Kombination mit Benzodiazepinen – auch in höherer Dosierung – vertretbar ist); schwere Leber- und Nierenschäden; erhöhte Krampfbereitschaft. Wegen fehlender anticholinerger Eigenschaften *keine* Kontraindikationen für Engwinkelglaukom oder Prostatahypertrophie.

Interaktionen

- Bei Kombination mit TZA und bestimmten Neuroleptika bzw. Benzodiazepinen evtl. deutlicher Anstieg von deren vorher stabilen Plasmaspiegeln (bis auf das 2- bis 4fache), da potenter Inhibitor von CYP 2D6 (s. Tabelle 1.8).
- Mögliche Erhöhung der Plasmaspiegel einiger Benzodiazepine wegen verzögerter Elimination.
- Mögliche Verstärkung von EPMS bei Kombination mit Neuroleptika.
- Bei Kombination mit Lithium sind pharmakodynamische Wirkungs- und Nebenwirkungsverstärkungen möglich.
- Weitere Interaktionen siehe Kap. 1.8.

Bewertung

Wirksames nichtsedierendes AD mit breitem Indikationsspektrum.

Fluvoxamin

Antidepressivum

Selektiver Serotoninrückaufnahmehemmer (SSRI)

Fevarin (Solvay Arzneimittel)
Tbl. 50 mg (20, 50, 100 Tbl.)
100 mg (20, 50, 100 Tbl.)

Fluvoxamin-neuraxpharm (neuraxpharm)
Tbl. 25 mg (20, 50, 100 Tbl.)
Tbl. 50 mg (20, 50, 100 Tbl.)
100 mg (20, 50, 100 Tbl.)

Eigenschaften

Pharmakodynamik:

- Selektive 5-HT-Rückaufnahmehemmung.
- *Keine* anticholinergen oder antihistaminergen Eigenschaften.

Pharmakokinetik:

- $t_{1/2}$ = ca. 20 h, Proteinbindungskapazität 77%.
- Keine aktiven Metaboliten.

Indikationen und Behandlungshinweise

- *Depressive Syndrome:* wie auch unter anderen SSRI sind zu Therapiebeginn innere Unruhe, Agitiertheit und Schlafstörungen möglich;

in solchen Fällen empfiehlt sich initial eine Kombination mit Benzodiazepinen.

- *Zwangsstörung.*
- *Soziale Phobie.*
- *Bulimie.*
- Hinweise für Wirksamkeit auch bei *Panikstörung.*

Dosierung

- Beginn mit 50 mg tgl., nach 3 bis 4 Tagen Dosissteigerung (unter stationären Bedingungen auch raschere Aufdosierung); Erhaltungsdosis 100–200 mg tgl. (bei Depressionen möglicherweise auch niedrigere Dosen wirksam).
- *Bei Zwangsstörung* sind wahrscheinlich höhere Dosierungen von ca. 250 mg tgl. erforderlich.
- Tageshöchstdosis 300 mg.
- Unter hohen Dosierungen deutlicher Anstieg der Nebenwirkungshäufigkeit.
- Bei eingeschränkter Leber- bzw. Nierenfunktion Dosisanpassung bzw. Verlängerung des Dosierungsintervalls.

Nebenwirkungen

- Besonders in der Anfangsphase häufig Appetitlosigkeit, Übelkeit, gelegentlich Erbrechen, Diarrhoe.
- V. a. bei höheren Dosierungen innere Unruhe und Agitiertheit, Schlafstörungen, Kopfschmerzen, Tremor, Schwindel; Zwangsgähnen.
- Sexuelle Funktionsstörungen, insbesondere Ejakulationsverzögerung.
- Selten SIADH (s. S. 26), v.a. bei älteren Patienten.
- Nebenwirkungsprofil s. S. 25; Routineuntersuchungen s. S. 35.

Kontraindikationen

- Kombination mit MAOH: *Sowohl vor als auch nach* der Behandlung mit Fluvoxamin sollte ein Abstand von 14 Tagen zur Verordnung eines MAOH eingehalten werden (Fluvoxamin hat eine kürzere Halbwertszeit als Fluoxetin); nach Absetzen des reversiblen MAOH Moclobemid sollte ein Wechsel auf Fluvoxamin am übernächsten Tag möglich sein.
- Kombination mit tryptophanhaltigen Arzneimitteln.
- Akute Alkohol,- Schlafmittel-, Analgetika-, Psychopharmakaintoxikationen.
- *Relative Kontraindikationen*: Suizidalität (bei bestehender Suizidalität kann auf Fluvoxamin zurückgegriffen werden, wenn eine vorübergehende Kombination mit Benzodiazepinen – auch in höherer Dosierung – vertretbar ist); schwere Leber- und Nierenschäden;

erhöhte Krampfbereitschaft; wegen fehlender anticholinerger Eigenschaften *keine* Kontraindikationen für Engwinkelglaukom bzw. Prostatahypertrophie.

Interaktionen

- Erhöhte Plasmakonzentrationen von Clozapin, Amitriptylin, Clomipramin, Imipramin, Carbamazepin sowie einigen Benzodiazepinen, da potenter Inhibitor von CYP 1A2 (s. Tabelle 14.1).
- Weitere Interaktionen s. Kap. 1.8.

Bewertung

Wirksames nichtsedierendes AD mit breitem Indikationsspektrum.

Hypericum Extract/Johanniskraut — Antidepressivum

Pflanzliches Antidepressivum

Es werden nur die Präparate aufgelistet, bei denen zumindest in einer methodisch befriedigenden kontrollierten Studie die Wirksamkeit überprüft wurde:

Aristoforat 350 (Steiner)
Kps. 350 mg Johanniskrautextrakt
(30, 60, 100 Kps.)

Esbericum (Schaper & Brümmer)
Kps. 250 mg Gesamthypericin
(60, 100 Kps.)

Esbericum forte (Schaper & Brümmer)
Drg. 500 mg Gesamthypericin
(30, 60, 100 Drg.)

Jarsin 300 (Lichtwer)
Drg. 300 mg Johanniskrautextrakt
(60, 100 Drg.)

Neuroplant 300
(Dr. Wilmar Schwabe Arzneimittel)
Tbl. 300 mg Johanniskrautextrakt
(60, 100 Tbl.)
Tbl. 600 mg Johanniskraut
(20, 60, 100 Tbl.)
(**Neuroplant 1 × 1**)

Psychotonin M (Steigerwaldl)
Tinktur Johanniskrautextrakt

Remotiv (Bayer Vital)
Tbl. 500 mg Gesamthypericin
(30, 60, 100 Tbl.)

Eigenschaften

Pharmakodynamik:

- Hyperforin ist die vermutlich entscheidende Substanz in dem Hypericum Extract, die für die antidepressive Wirkung verantwortlich gemacht werden kann. Hyperforin hat einen breiten neurochemischen Angriffspunkt: Hemmung der NA-, 5-HT- und DA-Wiederaufnahme, möglicherweise auch eine Hemmung der GABA- und Glutamatwiederaufnahme.

- Es sind nur wenige Johanniskrautpräparate auf ihren Hyperforinanteil hin und dessen Stabilität untersucht (am besten bei Neuroplant 300).

Pharmakokinetik:

- Johanniskrautpräparate erscheinen pharmakokinetisch derzeit noch unzureichend untersucht.
- $t_{1/2}$=ca. 8 h (Hyperforin), ca. 37 h (Hypericin), 21 h (Pseudohypericin).

Indikationen und Behandlungshinweise

- *Leichte und mittelschwere depressive Syndrome.*
- Die übrigen Indikationen sind bisher nur unzureichend definiert; die Hersteller geben noch die Indikationsbereiche „psychovegetative Störungen, Angst und/oder nervöse Unruhe" an.

Dosierung

- 3mal tgl. 300 mg Johanniskrauttrockenextrakt mit kontrolliert hohem Hyperforinanteil; jedoch sind Dosis-Wirkungs-Beziehungen bisher kaum untersucht. Die Dosis wird meist zu niedrig gewählt.

Nebenwirkungen

- Johanniskrautpräparate können zur Photosensibilisierung führen.

Interaktionen

- Mögliche Reduktion der Serumspiegel von Digoxin, Indinavir, Theophyllin, Cyclosporin und Phenprocoumon berichtet.

Kontraindikationen

- 1. Schwangerschaftsdrittel und Stillzeit.

Bewertung

Die oben genannten Johanniskrautpräparate sind gegenüber Placebo bei der Behandlung leichter und mittelschwerer depressiver Störungen überlegen; die Gleichwirksamkeit gegenüber synthetischen Antidepressiva erscheint jedoch noch nicht ausreichend belegt, da Referenz-Antidepressiva in Vergleichsstudien meist zu niedrig dosiert wurden. Langzeit- und Vergleichsstudien bei schweren Depressionen werden derzeit durchgeführt.

Bei den übrigen im Handel befindlichen Präparaten ist die Zusammensetzung und Stabilität des jeweiligen Extraktes nur ungenügend bekannt (besonders der Anteil an Hyperforin). Es fehlen Wirksamkeitsstudien, daher können diese Präparate vorerst nicht empfohlen werden.

Imipramin
Trizyklisches Antidepressivum

Antidepressivum

Imipramin-neuraxpharm (neuraxpharm)
Drg. 10 mg (20, 50, 100 Drg.)
25 mg (20, 50, 100 Drg.)

Pryleugan (Arzneimittelwerk Dresden)
Drg. 10 mg (20, 50 Drg.)
Drg. 25 mg (20, 50 Drg.)

Tofranil (Novartis)
Drg. 10 mg (20, 50, 100 Drg.)
(Tofranil mite)
25 mg (20, 50, 100 Drg.)
50 mg (20, 50, 100 Org.)
Amp. 25 mg/2 ml (10 Amp.)

Eigenschaften

Pharmakodynamik:

- Etwa gleich starke Rückaufnahmehemmung von NA und 5-HT.
- Anticholinerge und α_1-antagonistische Effekte.

Pharmakokinetik:

- Vollständige Resorption, hoher First-pass-Metabolismus.
- $t_{1/2}$=ca. 12 h, T_{max}=2,2 h, orale Bioverfügbarkeit ca. 22–77%, Plasmaproteinbindung ca. 90%.
- Hauptmetabolit Desipramin (etwas längere Halbwertszeit).

Indikationen und Behandlungshinweise

- *Depressive Syndrome*; keine sedierenden Eigenschaften, daher empfiehlt sich bei innerer Unruhe, Agitiertheit und Schlafstörungen initial eine Kombination mit Benzodiazepinen.
- *Panikstörung.*
- *Generalisierte Angststörung.*
- Weitere spezielle Indikationen: *Bulimie*, *Kataplexie* bei Narkolepsie, *Enuresis*, chronische *Schmerzsyndrome.*

Dosierung

Orale Therapie:

- *Depressive Syndrome*: in den ersten 3 Tagen 2- bis 3mal 25 mg tgl.; Erhaltungsdosis 3mal 50 mg bzw. 3mal 75 mg, in Ausnahmefällen bis 3mal 100 mg tgl.
- *Panikstörung:* Beginn mit niedrigeren Dosen (20–25 mg tgl.), da initial auftretende Nebenwirkungen zuweilen als Verschlechterung verkannt werden können; Erhaltungsdosis wie bei antidepressiver Therapie (jedoch auch Wirksamkeit von niedrigeren Dosen beschrieben (50–100 mg tgl.).

- *Enuresis:* Beginn mit 10 mg tgl., dann Erhaltungsdosis bei 5- bis 7jährigen Kindern 20 mg tgl., bei 8- bis 14jährigen Kindern 50 mg tgl.
- *Kataplektische Symptomatik* im Rahmen einer Narkolepsie: 25–100 mg tgl.

Parenterale Therapie:
- Möglichkeit der i.m.-Injektion (Anwendung kann generell nicht empfohlen werden, allenfalls beim depressiven Stupor *nach* Versuch mit Lorazepam; Beginn mit 3mal 1 Amp. i. m. tgl., dann tägliche Steigerung um 1 Amp. [bis 8 Amp.], danach wieder tägliche Reduktion um 1 Amp., die jeweils um 50 mg in Dragée-Form ersetzt wird, anschließend Übergang auf orale Erhaltungsdosis).

Nebenwirkungen
- Besonders in den ersten Tagen *anticholinerge* Nebenwirkungen: Trockenheit der Schleimhäute, Akkommodationsstörungen, Obstipation, Harnverhalt.
- Auch Hypotonie, Tachykardie, Schwindel, Kopfschmerzen.
- Gewichtszunahme.
- Seltener innere Unruhe, Schlafstörungen, Schweißausbrüche.
- Nebenwirkungsprofil s. S. 25; Routineuntersuchungen s. S. 35.

Kontraindikationen
- Akute Alkohol-, Schlafmittel-, Analgetika- und Psychopharmakaintoxikationen.
- Harnverhalt, Engwinkelglaukom.
- *Relative Kontraindikationen*: Suizidalität (bei bestehender Suizidalität kann auf Imipramin zurückgegriffen werden, wenn eine vorübergehende Kombination mit Benzodiazepinen – auch in höheren Dosen – vertretbar ist), Prostatahypertrophie, schwere Leber- und Nierenschäden, erhöhte Krampfbereitschaft, kardiale Vorschädigung (insbesondere Erregungsleitungsstörungen); Kombination mit MAOH (unter stationären Bedingungen möglich, s. S. 28, 43).

Interaktionen
- Siehe Kap. 1.8.

Bewertung

Bewährtes Standard-AD mit deutlichen anticholinergen Eigenschaften.

Lofepramin Antidepressivum
Trizyklisches Antidepressivum

Gamonil (Merck)
Tbl. 35 mg (50, 100 Tbl.)
Tbl. 70 mg (20, 50, 100 Tbl.)

Dosierung

- Anfangs- und Erhaltungsdosis 2mal 70 mg bzw. 4mal 35 mg tgl. oral; Erhöhung auf 210 mg, ggf. auch höher; bei älteren Patienten niedrigere Dosis.

Bewertung

Wirksames AD; aufgrund der Vielzahl der im Handel befindlichen und neu entwickelten Antidepressiva für die psychiatrische Pharmakotherapie *entbehrlich*.

Maprotilin

Antidepressivum

Aneural (Wyeth)
Tbl. 10 mg (20, 50, 100 Tbl.)
25 mg (20, 50, 100 Tbl.)
50 mg (20, 50, 100 Tbl.)
75 mg (20, 50, 100 Tbl.)

Deprilept (Promonta Lundbeck)
Tbl. 10 mg (20, 50, 100 Tbl.)
25 mg (20, 50, 100 Tbl.)
50 mg (20, 50, 100 Tbl.)
75 mg (20, 50, 100 Tbl.)

Ludiomil (Novartis)
Tbl. 10 mg (20, 50, 100 Tbl.)
25 mg (20, 50, 100 Tbl.)
50 mg (20, 50, 100 Tbl.)
75 mg (20, 50, 100 Tbl.)
Amp. 25 mg/5 ml (10 Amp.)

Mapro-GRY (GRY)
Tbl. 25 mg (20, 50, 100 Tbl.)
50 mg (20, 50, 100 Tbl.)
75 mg (20, 50, 100 Tbl.)

Maprolu (Hexal)
Tbl. 10 mg (20, 50, 100 Tbl.)
25 mg (20, 50, 100 Tbl.)
50 mg (20, 50, 100 Tbl.)
75 mg (20, 50, 100 Tbl.)
Amp. 25 mg/5 ml (10 Amp.)

Maprotilin-neuraxpharm (neuraxpharm)
Tbl. 25 mg (20, 50, 100 Tbl.)
50 mg (20, 50, 100 Tbl.)
75 mg (20, 50, 100 Tbl.)
Amp. 25 mg/2 ml (5 Amp.)

Maprotilin ct (ct-Arzneimittel)
Tbl. 25 mg (20, 50, 100 Tbl.)
50 mg (20, 50, 100 Tbl.)
75 mg (20, 50, 100 Tbl.)

Maprotilin HCl-ratiopharm (ratiopharm)
Tbl. 25 mg (20, 50, 100 Tbl.)
50 mg (20, 50, 100 Tbl.)
75 mg (20, 50, 100 Tbl.)

Mirpan (Dolorgiet)
Tbl. 25 mg (20, 50, 100 Tbl.)
50 mg (20, 50, 100 Tbl.)
75 mg (20, 50, 100 Tbl.)

Psymion (Desitin)
Tbl. 25 mg (20, 50, 100 Tbl.)
50 mg (20, 50, 100 Tbl.)
75 mg (20, 50, 100 Tbl.)

Eigenschaften

Pharmakodynamik:

- Relativ selektive NA-Rückaufnahmehemmung, außerdem antihistaminerge Wirkkomponente und α_1-Antagonismus.
- Etwas geringere anticholinerge Wirksamkeit als TZA.

Pharmakokinetik:

- $t_{1/2}$ = 40–50 h, T_{max} = 6–8 h, orale Bioverfügbarkeit 66–70%, Plasmaproteinbindung 88–89%.

Indikationen und Behandlungshinweise

- *Depressive Syndrome:* „tetrazyklisches“ AD (strukturchemisch sehr enge Verwandtschaft zu TZA); sedierende Eigenschaften.

Dosierung

- *Orale Therapie:* Beginn mit 3mal 25 mg tgl. oder 1mal 75 mg abends; Erhaltungsdosis 1mal 75 mg bis 2mal 75 mg (oder 3mal 50 mg) tgl., auch höhere Dosen werden gut vertragen (dann jedoch erhöhtes Krampfrisiko); bei älteren Patienten geringere Dosis.
- *Parenterale Therapie:* als Tropfinfusion 3–6 Amp. (75–150 mg) in 500 ml Standardinfusionslösung; Infusionsdauer 2–3 h; später Übergang auf orale Medikation.

Nebenwirkungen

- Ähnliches Nebenwirkungsspektrum wie TZA.
- Häufig *anticholinerge* Nebenwirkungen (besonders Mundtrockenheit), v. a. in höheren Dosen.
- Gelegentlich vorübergehende Schwindelgefühle, orthostatische Hypotonie.
- Gewichtszunahme.
- Krampfauslösung dosisabhängig häufiger als unter den anderen Antidepressiva.
- Auch etwas häufiger allergische Hautreaktionen.
- Nebenwirkungsprofil s. S. 25; Routineuntersuchungen s. S. 35.

Kontraindikationen

- Akute Alkohol-, Schlafmittel-, Analgetika-, Psychopharmakaintoxikationen.
- Harnverhalt, Engwinkelglaukom.
- *Relative Kontraindikationen*: Prostatahypertrophie, schwere Leber- und Nierenschäden, erhöhte Krampfbereitschaft, kardiale Vorschädigung (insbesondere Erregungsleitungsstörungen); Kombination mit MAOH.

Interaktionen

- Siehe Kap. 1.8.

Bewertung

Wirksames AD mit sedierenden und mäßigen anticholinergen Eigenschaften.

Mianserin — Antidepressivum

Mianeurin (Hexal)
Tbl. 10 mg (20, 50, 100 Tbl.)
30 mg (20, 50, 100 Tbl.)

mianserin ct (ct-Arzneimittel)
Tbl. 10 mg (20, 50, 100 Tbl.)
30 mg (20, 50, 100 Tbl.)

Mianserin Desitin (Desitin)
Tbl. 10 mg (20, 50, 100 Tbl.)
30 mg (20, 50, 100 Tbl.)

Mianserin-neuraxpharm
(Neuraxpharm)
Tbl. 10 mg (20, 50, 100 Tbl.)
30 mg (20, 50, 100 Tbl.)

Mianserin-ratiopharm (ratiopharm)
Tbl. 10 mg (20, 50, 100 Tbl.)
30 mg (20, 50, 100 Tbl.)

Prisma (Thiemann)
Tbl. 30 mg (20, 50, 100 Tbl.)

Tolvin (Organon)
Tbl. 10 mg (20, 50, 100 Tbl.)
30 mg (20, 50, 100 Tbl.)
60 mg (20, 50 Tbl.)

Eigenschaften

Pharmakodynamik:

- Tetrazyklische Verbindung mit ausgeprägten 5-HT_2-antagonistischen und antihistaminergen Eigenschaften, auf die die anxiolytisch-sedierenden Wirkungen zurückgeführt werden.
- Zusätzlich Blockade von α_1- und präsynaptischen α_2-Rezeptoren sowie schwache NA-Rückaufnahmehemmung.
- Im Gegensatz zu den meisten AD keine REM-Schlaf-Reduktion.
- Weitgehend fehlende anticholinerge Komponente.

Pharmakokinetik:

- $t_{1/2}$=ca. 32 h (21–61 h), T_{max}=4–6 h, orale Bioverfügbarkeit ca. 30%, Plasmaproteinbindung 95%.

Indikationen und Behandlungshinweise

- *Depressive Syndrome.*

Dosierung

- Beginn mit 3mal 10 mg tgl. oral; bei ambulanter Behandlung älterer Patienten kann mit einer niedrigeren Dosis begonnen werden; Erhaltungsdosis 60–120 mg tgl. oral, Hauptdosis abends; Höchstdosis 180 mg.

Nebenwirkungen

- Häufig *Müdigkeit* in den ersten Behandlungstagen, auch schon nach geringen Dosen.
- Eher selten vegetative Symptome bzw. kardiale Nebenwirkungen, jedoch muß auf mögliche orthostatische Dysregulation geachtet werden.
- Gewichtszunahme.
- **CAVE:** Wegen möglicher Granulozytopenien werden von den Herstellern wöchentliche Kontrollen des weißen Blutbildes empfohlen (Aufklärung über Agranulozytose bzw. Knochenmarkdepression!) (s. auch S. 24).
- Möglicherweise veränderte *Glukosetoleranz*, daher häufigere Kontrollen des Blutzuckerspiegels anzuraten.
- Nebenwirkungsprofil s. S. 25; Routineuntersuchungen s. S. 35.

Kontraindikationen

- Akute Alkohol-, Schlafmittel-, Analgetika-, Psychopharmakaintoxikationen.
- Bekannte *Leukopenien.*
- *Relative Kontraindikationen*: schwere Leber- und Nierenschäden; erhöhte Krampfbereitschaft (sorgfältige Überwachung!); sicherheitshalber auch Überwachung von Patienten mit Engwinkelglaukom bzw. Prostatahypertrophie; Kombination mit MAOH (unter stationären Bedingungen möglich, s. S. 28, 43).

Interaktionen

- Siehe Kap. 1.8.

Bewertung

Wirksames AD mit sedierenden Eigenschaften.

Mirtazapin — Antidepressivum

Remergil (Organon/Thiemann Arzneimittel GmbH)

Tbl.	30 mg (20, 50, 100 Tbl.)	Amp	6 mg (10 Amp)
	45 mg (20, 50, 100 Tbl.)		15 mg (12 Amp)

Eigenschaften

Pharmakodynamik:

- Zentral wirksamer präsynaptischer α_2- (und schwächer auch α_1-) Antagonist, dadurch indirekte Verstärkung der noradrenergen und serotonergen Neurotransmission.

- Postsynaptischer 5-HT_2- und 5-HT_3-Antagonismus führt zur vermehrten Stimulation von 5-HT_1-Rezeptoren und damit zur erhöhten 5-HT-Freisetzung.
- Zusätzlich potente antihistaminerge Wirkung.
- Praktisch *keine* anticholinerge Wirkung.

Pharmakokinetik:

- $t_{1/2}$=20–40 h (Steady state nach 3–4 Tagen), T_{max}=ca. 2 h, orale Bioverfügbarkeit ca. 50%, Plasmaproteinbindung 85%.
- Extensive Metabolisierung, desmethyliertes Derivat ist (wenn auch wesentlich schwächer) pharmakologisch aktiv und zeigt das gleiche pharmakokinetische Verhalten wie die Muttersubstanz.
- Ausscheidung überwiegend renal.

Indikationen und Behandlungshinweise

- *Depressive Syndrome* (insbesondere mit Schlafstörungen).
- Bisher sind, im Gegensatz zu TZA und SSRI, *keine* wesentlichen sexuellen Funktionsstörungen beobachtet worden.

Dosierung

- orale Initialdosis 15 mg, Erhaltungstherapie 30 bis 45 mg tgl.
- Applikation vorzugsweise abends bzw. spätabends.
- parenteral: initial 6 mg/tgl. innerhalb von 14 Tagen.
  Sukzessive Steigerung bis auf 21 mg/tgl.

Nebenwirkungen

- Am häufigsten Müdigkeit, Benommenheit, Mundtrockenheit, Appetit- und Gewichtszunahme.
- Selten orthostatische Hypotonie, Tremor, Faszikulationen, Ödeme.
- Sehr selten epileptische Anfälle, Eosinophilie, Erhöhung von Leberwerten.
- Nebenwirkungsprofil s. S. 25; Routineuntersuchungen s. S. 35 und S. 24.

Kontraindikationen

- Akute Alkohol-, Schlafmittel-, Analgetika-, Psychopharmakaintoxikationen.
- Bekannte *Leukopenien* (s. auch S. 24).
- Kombination mit MAOH; aus Sicherheitsgründen sollte ein Abstand von 14 Tagen nach Absetzen von MAOH eingehalten werden.
- *Relative Kontraindikationen*: schwere Leber- und Nierenfunktionsstörungen, erhöhte Krampfbereitschaft; Vorsicht bei kardialer Vorschädigung sowie Harnverhalt und Engwinkelglaukom (obwohl kaum anticholinerge Wirksamkeit, s. oben).

Interaktionen

- Nach bisherigen Erkenntnissen geringes Interaktionspotential.

- Bei Kombination mit Lithium sind pharmakodynamische Wirkungs- und Nebenwirkungsverstärkungen möglich.
- Siehe Kap. 1.8.

Bewertung
Wirksames AD mit sedierenden Eigenschaften.

Moclobemid Antidepressivum
Monoaminooxidasehemmer (MAOH)

Aurorix (Roche)
Tbl. 150 mg (20, 50, 100 Tbl.)
300 mg (20, 50, 100 Tbl.)

Eigenschaften
Pharmakodynamik:
- Kurzwirksamer selektiver *reversibler* MAOH vom A-Typ.
- Keine Rückaufnahmehemmung biogener Amine, keine Interaktionen mit Rezeptoren für Neurotransmitter.

Pharmakokinetik:
- $t_{1/2}$ = 1–3 h, Bioverfügbarkeit 50–80%; nach Mehrfachdosierung im Laufe einer Woche Erhöhung auf 80% (vermutlich durch ein abbauhemmendes Zwischen- oder Endprodukt).
- Pharmakologisch aktive Metaboliten sind nur in sehr geringen Mengen nachweisbar.
- Extensive und komplexe Metabolisierung (weniger als 1% einer Dosis werden unverändert im Urin ausgeschieden).
- Nach Absetzen Abklingen der MAO-Hemmung innerhalb von 24 h (bei irreversiblen MAOH innerhalb von 7–10 Tagen).
- Pharmakokinetisch bedingte Vorteile gegenüber irreversiblen nichtselektiven MAOH im Hinblick auf gefürchtete Nebenwirkungen wie hypertensive Krisen nach Einnahme von tyraminhaltigen Nahrungsmitteln: Aufgrund des kompetitiven Hemmechanismus ist eine Verdrängung von Moclobemid durch Tyramin aus der Bindung an die MAO-A möglich, die dadurch für die Inaktivierung von biogenen Aminen – wie Tyramin selbst – frei wird; außerdem kann Tyramin z. T. noch über die MAO-B abgebaut werden; Vorteil: tyraminarme Diät nicht mehr erforderlich, keine Karenzzeit bei Gabe von TZA oder operativen Eingriffen einzuhalten, erheblich kürzere Karenzzeit bei Gabe von SSRI.

Indikationen und Behandlungshinweise

- *Depressive Syndrome*; keine sedierenden Eigenschaften.
- *Soziale Phobie.*
- Bisher sind keine wesentlichen sexuellen Funktionsstörungen beobachtet worden.

Dosierung

- Tagesdosis 300–600 mg; initial 300–450 mg tgl. in 2–3 Einzeldosen, danach kann schnell auf 600 mg tgl. gesteigert werden; bei *sozialer Phobie* 600 mg tgl.
- Keine altersabhängige Dosisanpassung oder Dosisverringerung bei eingeschränkter Nierenfunktion notwendig, jedoch Dosisanpassung bei schwerer chronischer Leberinsuffizienz (erheblich reduzierter First-pass-Effekt, Erhöhung der Plasmakonzentration auf das 3fache, Verlängerung der Eliminationshalbwertszeit auf das 2- bis 3fache).

Nebenwirkungen

- Insgesamt gering; im Vergleich zu TZA deutlich weniger vegetative bzw. anticholinerge Nebenwirkungen; lediglich Schlafstörungen etwas häufiger.
- Gelegentlich leichte Übelkeit.
- In Dosen bis 600 mg/tgl. bisher keine hypertensiven Krisen; Empfehlung einer tyraminarmen Diät nicht notwendig.
- Unter therapeutischen Moclobemid-Dosierungen Tyraminmengen von 100–150 mg pro Mahlzeit keine klinisch relevanten Blutdruckanstiege, jedoch sollten Nahrungsmittel mit sehr hohem Tyramingehalt sicherheitshalber vermieden werden, da entsprechende unerwünschte Wirkungen niemals gänzlich ausgeschlossen werden können; Vorsicht nach wie vor z. B. bei bestimmten Käsesorten (Cheddar, Stilton – 100 g Cheddar enthalten 10–100 mg Tyramin, 100 g Stilton ca. 50 mg Tyramin).
- Nebenwirkungsprofil s. S. 25; Routineuntersuchungen s. S. 35.

Kontraindikationen

- Akute Alkohol-, Schlafmittel-, Analgetika-, Psychopharmakaintoxikationen.
- Akute Verwirrtheitszustände.
- Phäochromozytom, Thyreotoxikose.
- *Keine* Kontraindikationen für Engwinkelglaukom und Prostatahypertrophie, da anticholinerge Eigenschaften fehlen.
- Bei Umstellung auf ein anderes Antidepressivum wegen der kurzen biologischen Wirkdauer keine Karenzzeit notwendig; Wechsel auf SRI scheint am übernächsten Tag nach Absetzen von Moclobemid

möglich; soll Moclobemid nach Absetzen eines SRI gegeben werden, ist im Fall von Clomipramin, Fluvoxamin, Sertralin und Paroxetin eine Karenzzeit von mindestens 2 Wochen einzuhalten; nach Absetzen von Venlafaxin wird wegen dessen kürzerer Halbwertszeit eine Woche für ausreichend gehalten; bei Fluoxetin Verlängerung der Karenzzeit aufgrund der langen Halbwertszeit der Muttersubstanz und des pharmakologisch aktiven Metaboliten auf 5 Wochen.
- *Relative Kontraindikationen*: Suizidalität (bei bestehender Suizidalität kann auf Moclobemid zurückgegriffen werden, wenn eine vorübergehende Kombination mit Benzodiazepinen, auch in höheren Dosen, vertretbar ist); erhöhte Krampfbereitschaft.

Interaktionen
- Kombination mit bestimmten TZA nach Einzelfallbeobachtungen unter stationären Bedingungen möglich (Amitriptylin, Doxepin, Trimipramin, s. S. 28, 43); wegen unzureichender Datenlage sollten jedoch die Empfehlungen zur Kombinationsbehandlung von TZA mit irreversiblen MAOH auch auf Moclobemid angewandt werden.
- In der Literatur bisher mehrere Berichte über – überwiegend tödlich verlaufene – Fälle von zentralem Serotoninsyndrom unter Kombination mit Clomipramin bzw. mit Citalopram (bei allerdings meist sehr hohen bzw. Überdosen).
- Siehe Kap. 1.8.

Bewertung
Wirksames nichtsedierendes AD. Es gibt Hinweise, daß Patienten mit schwerer Depression Dosen über 450 mg tgl. benötigen. Zur Bestätigung der Wirksamkeit bei sozialer Phobie müssen noch weitere Untersuchungen vorgelegt werden.

Nefazodon — Antidepressivum

Nefadar (Bristol-Myers Squibb)
Tbl. 100 mg (20, 50, 100 Tbl.)
200 mg (20, 50, 100 Tbl.)
300 mg (20, 50, 100 Tbl.)

Eigenschaften

Pharmakodynamik:

- 5-HT-Rückaufnahmehemmung, gleichzeitig 5-HT_{2A}-, geringer auch 5-HT_{2C}-Antagonist, dadurch erhöhte Stimulation der 5-HT_{1A}-abhängigen Neurotransmission.
- Außerdem schwacher α_1-Adrenozeptor-Antagonismus sowie Hemmung der NA-Rückaufnahme.
- Im Gegensatz zu den meisten AD keine REM-Schlaf-Reduktion.

Pharmakokinetik:

- $t_{1/2}$ = ca. 1,5–4 h, T_{max} = ca. 1–2 h (schnelle und fast vollständige Absorption nach oraler Gabe), orale Bioverfügbarkeit ca. 20–25% aufgrund eines extensiven First-pass-Effekts, Plasmaproteinbindung ca. 99%.
- Pharmakologisch aktive Metaboliten: Hydroxynefazodon (ähnliches Wirkprofil wie Muttersubstanz), mCPP (5-$HT_{2\ A/C}$-Agonist).

Indikationen und Behandlungshinweise

- *Depressive Syndrome;* Nefazodon hat sedierende Eigenschaften.
- Bisher sind im Gegensatz zu TZA und SSRI *keine* wesentlichen sexuellen Funktionsstörungen beobachtet worden.

Dosierung

- Beginn mit 100–200 mg tgl., in Intervallen von 1–3 Tagen Aufdosierung um 100 mg, Erhaltungsdosis 100 mg tgl., Tageshöchstdosis 600 mg.
- Bei eingeschränkter Leberfunktion und älteren Patienten Dosisanpassung (keine erhöhten Plasmakonzentrationen bei eingeschränkter Nierenfunktion).

Nebenwirkungen

- Müdigkeit.
- Selten Schwindel bzw. orthostatische Hyotonie, Übelkeit, Benommenheit, leichte Gewichtszunahme.

- Sehstörungen, verschwommenes Sehen.
- Nebenwirkungsprofil s. S. 25; Routineuntersuchungen s. S. 35.

Kontraindikationen

- Akute Alkohol-, Schlafmittel-, Analgetika- und Psychopharmakaintoxikation.
- *Relative Kontraindikationen*: Kombination mit MAOH (s. S. 28, 43).

Interaktionen

- Potenter Inhibitor von CYP 3A4 (s. Tab. 14.5), daher Komedikation z. B. mit Kalziumantagonisten, Makrolidantibiotika, Ketoconazol und Midazolam nur mit Vorsicht; Terfenadin, Astemizol und Cisaprid dürfen nicht gegeben werden. Plasmaspiegel von Triazolam und Alprazolam können ansteigen. Interaktionen mit Gildenafil sind zu erwarten.
- Weitere Interaktionen s. Kap 1.8.

Bewertung

Wirksames AD mit sedierenden Eigenschaften.

Nortriptylin

Trizyklisches Antidepressivum

Antidepressivum

Nortrilen (Promonta Lundbeck)

Drg. 10 mg (20, 50 Drg.)
25 mg (20, 50, 100 Drg.)

Eigenschaften

Pharmakodynamik:

- Deutlich stärkere Hemmung der NA- als der 5-HT-Rückaufnahme.

Pharmakokinetik:

- T_{max} = 4–6 h, Plasmaproteinbindung 93–95%.

Indikationen und Behandlungshinweise

- *Depressive Syndrome;* keine sedierenden Eigenschaften, Wirkungsspektrum ähnlich wie Desipramin.
- Bei Patienten, die zu orthostatischen Dysregulationen neigen, ist bei der Wahl eines TZA Nortriptylin vorzuziehen.

Dosierung
- In den ersten 3 Tagen mit 3mal 10 mg bis 3mal 25 mg tgl. beginnen; Erhaltungsdosis 100–150 mg; Höchstdosis 300 mg tgl.; bei älteren Patienten niedrigere Dosierung.

Nebenwirkungen
- Vegetative Symptome in geringerem Ausmaß als unter Amitriptylin.
- Im Vergleich zu den übrigen TZA sehr viel geringeres Ausmaß von orthostatischen Dysregulationen.
- Nebenwirkungsprofil s. S. 25; Routineuntersuchungen s. S. 35.

Kontraindikationen
- Akute Alkohol-, Schlafmittel-, Analgetika-, Psychopharmakaintoxikationen.
- Harnverhalt, Engwinkelglaukom.
- *Relative Kontraindikationen*: Suizidalität (bei bestehender Suizidalität kann auf Nortriptylin zurückgegriffen werden, wenn eine vorübergehende Kombination mit Benzodiazepinen – auch in höherer Dosierung – vertretbar ist), Prostatahypertrophie, schwere Leber- und Nierenschäden, erhöhte Krampfbereitschaft, kardiale Vorschädigung (insbesondere Erregungsleitungsstörungen); Kombination mit MAOH.

Interaktionen
- Siehe Kap. 1.8.

Bewertung
Wirksames nichtsedierendes AD; unter den TZA die geringsten Kreislaufnebenwirkungen.

Paroxetin

Antidepressivum

Selektiver Serotonin Rückaufnahmehemmer (SSRI)

Seroxat (SmithKline Beecham)
Tbl. 20 mg (20, 50, 100 Tbl.)
Susp. 2 mg = 1 ml (150 ml)

Tagonis (Janssen-Cilag)
Tbl. 20 mg (20, 50, 100 Tbl.)

Eigenschaften
Pharmakodynamik:
- Selektive 5-HT-Rückaufnahmehemmung.

- Sehr schwache anticholinerge Potenz (unter den SSRI höchste Affinität für M-Cholinozeptoren; Wirkung etwa 15mal schwächer ausgeprägt als bei Amitriptylin).

Pharmakokinetik:

- Rasche Resorption, hoher First-pass-Metabolismus.
- $t_{1/2}$=ca. 16 h (8–30 h) nach Einmalgabe, nach mehrmaliger Gabe Anstieg auf etwa 18 h (12–44 h); Plasmabindungskapazität 95%.
- Keine biologisch aktiven Metaboliten.

Indikationen und Behandlungshinweise

- *Depressive Syndrome*; wie unter anderen SSRI zu Therapiebeginn innere Unruhe, Agitiertheit und Schlafstörungen möglich; in solchen Fällen empfiehlt sich initial eine Kombination mit Benzodiazepinen.
- *Zwangsstörung* (nach neueren Untersuchungen insbesondere in höherer Dosierung).
- *Panikstörung.*
- *Soziale Phobie.*
- *Generalisierte Angststörung.*
- *Prämenstruelles Syndrom.*

Dosierung

- *Antidepressive Therapie*: 20 mg in einer morgendlichen Einzeldosis (niedrigste wirksame Dosis und Erhaltungsdosis).
- *Zwangsstörung*: Oft sind höhere Dosen erforderlich (z. B. 60 mg).
- *Panikstörung:* 20 mg; Hinweise für 40 mg als optimale Tagesdosis in einer kontrollierten Studie.
- *Generalisierte Angststörung:* 20 mg; Höchstdosis 50 mg, bei älteren Patienten 40 mg.
- Bei eingeschränkter Leber- oder Nierenfunktion: Dosisanpassung oder Verlängerung des Dosierungsintervalls.

Nebenwirkungen

- Besonders in der Anfangsphase häufig Appetitlosigkeit, Übelkeit; gelegentlich Erbrechen, Obstipation.
- V.a. bei höheren Dosierungen innere Unruhe und Agitiertheit, Schlafstörungen, Kopfschmerzen, Tremor, Schwindel; Zwangsgähnen.
- Sexuelle Funktionsstörungen, insbesondere Ejakulationsverzögerung.
- Selten SIADH, v.a. bei älteren Patienten.
- Nebenwirkungsprofil s. S. 25; Routineuntersuchungen s. S. 35.

Kontraindikationen

- Kombination mit MAOH; *sowohl vor als auch nach* der Behandlung mit Paroxetin sollte ein Abstand von 14 Tagen zur Verordnung eines MAOH eingehalten werden (Paroxetin hat eine kürzere Halbwertszeit als Fluoxetin); nach Absetzen des reversiblen MAOH Moclobemid ist ein Wechsel auf Paroxetin am übernächsten Tag möglich.
- Kombination mit tryptophanhaltigen Arzneimitteln.
- Akute Alkohol,- Schlafmittel-, Analgetika-, Psychopharmakaintoxikationen.
- *Relative Kontraindikationen*: Suizidalität (bei bestehender Suizidalität kann auf Paroxetin zurückgegriffen werden, wenn eine vorübergehende Kombination mit Benzodiazepinen, auch in höheren Dosierungen, vertretbar ist); schwere Leber- und Nierenschäden; erhöhte Krampfbereitschaft; wegen geringer anticholinerger Eigenschaften nur sehr geringe Kontraindikationen für Engwinkelglaukom oder Prostatahypertrophie.

Interaktionen

- Bei Kombination mit TZA und bestimmten NL bzw. Benzodiazepinen evtl. deutlicher Anstieg von deren vorher stabilen Plasmaspiegeln (bis auf das 2- bis 4fache), da potenter Inhibitor von CYP 2D6 (s. Tabelle 17.4).
- Bei Kombination mit Lithium sind pharmakodynamische Wirkungs- und Nebenwirkungsverstärkungen möglich.
- Weitere Interaktionen siehe Kap. 1.8.

Bewertung

Wirksames nichtsedierendes AD mit breitem Indikationsspektrum.

Reboxetin

Antidepressivum

Selektiver Noradrenalinrückaufnahmehemmer

Edronax (Pharmacia & Upjohn GmbH)
Tbl. 4 mg (20, 50, 100 Tbl.)
(Anstaltspackung: 3mal 60 Tbl.)

Eigenschaften

Pharmakodynamik:

- Selektive NA-Rückaufnahmehemmung, nur geringe 5-HT-Rückaufnahmehemmung.

- Keine signifikante Affinität zu α_1-, α_2-, β_1-adrenergen und muskarinischen Azetylcholinrezeptoren.
- Vegetative adrenerge Nebenwirkungen durch NA-Rückaufnahmehemmung möglich.

Pharmakokinetik:

- Schnelle Resorption, T_{max} = 2 h, $t_{1/2}$ = 13–30 h, Steady state nach 5 Tagen.
- Orale Bioverfügbarkeit: 60%, Bindung an Plasmaproteine: >90%.
- Abbauwege: überwiegender Abbau über CYP3A4, danach teilweise oder vollständige Glukuro- oder Sulfokonjugation.
- Überwiegend renale Ausscheidung (>70%) der Metabolite (>90% der Muttersubstanz).
- Erhöhte Plasmaspiegel bzw. Verlängerung der Halbwertszeit bei Leber- oder Niereninsuffizienz.

Indikationen und Behandlungshinweise

- *Depressive Syndrome:* Vergleichbare Wirksamkeit mit Imipramin, Desipramin und Fluoxetin. Rezidivprophylaktische Wirkung über einen Beobachtungszeitraum von 12 Monaten nachgewiesen.

Dosierung

- Initiale Dosis: 2mal 2 mg für 3 Tage, danach 2mal 4 mg tgl. als empfohlene Dosierung für Patienten bis 65 Jahre (bei älteren Patienten Tagesdosis 4 mg).
- Bei Non-Response Steigerung auf 10 mg möglich, Höchstdosis: 12 mg.
- **CAVE:** Dosishalbierung bei Leber- oder Niereninsuffizienz (2mal 2 mg tgl.)

Nebenwirkungen

- *Häufige Nebenwirkungen* (>10%): Mundtrockenheit, Obstipation, orthostatische Hypotonie, Übelkeit, Kopfschmerzen, vermehrtes Schwitzen, Schlafstörungen.
- *Weiterhin (häufiger als unter Placebo):* Tachykardien, innere Unruhe, Tremor, Miktionsbeschwerden, Blasenentleerungsstörungen, sexuelle Funktionsstörungen.
- Nebenwirkungen meist als sympathomimetische Effekte durch Hemmung der NA-Rückaufnahme erklärbar.
- **CAVE:** Harnverhalt bei Männern, sofortiges Absetzen notwendig.

Kontraindikationen

- *Relative Kontraindikationen:* Niereninsuffizienz, kardiale Vorschädigung, Prostatahypertrophie, Blasenentleerungsstörungen, Glaukom. *Kombination mit Arzneimitteln:* Vorsicht bei der Kombination mit Antihypertensiva und ergotaminhaltigen Arzneimittel. Derzeit noch ungenügende Erfahrungen in der Kombinationsbehandlung mit TZA, SSRI, Lithium, Valproat. Im Tierversuch verhinderte die Gabe von Reboxetin einen tyraminbedingten RR-Anstieg unter gleichzeitiger Einnahme von Tranylcypromin, so daß eine Kombinationstherapie mit MAOH möglich erscheint. Der Hersteller empfiehlt jedoch die Kombination nicht.

Interaktionen

- Abbaumechanismus von Reboxetin derzeit noch nicht ausreichend *in vivo* untersucht. *In-vitro*-Untersuchungen zufolge wird Reboxetin über CYP3A4 und CYP2D6 verstoffwechselt, es erfolgt jedoch keine Autoinduktion dieser Enzyme. Die Inhibition von CYP2D6 veränderte weder den Plasmaspiegel noch die Halbwertszeit von Reboxetin.
- *In vitro* keine signifikante Hemmung von CYP1A2, CYP2C9, CYP2C19, CYP2D6, CYP2E1, CYP3A4.
- Derzeit wird insbesondere Vorsicht bei der Komedikation über CYP3A4 metabolisierter Medikamente empfohlen (z.B. Fluvoxamin, Azol-Antimykotika, Erythromycin). Weiterhin jedoch auch Vorsicht bei Komedikaton mit bekannten Inhibitoren von CYP-Isoenzymen.

Bewertung

Wirksames nichtsedierendes AD mit primär noradrenerger Komponente (ähnlich Viloxazin). Nebenwirkungen seltener als unter TZA, geringere Toxizität bei Überdosierungen im Vergleich zu TZA.

Sertralin

Antidepressivum

Selektiver Serotoninrückaufnahmehemmer (SSRI)

Gladem (Boehringer Ingelheim)
Tbl. 50 mg (20, 50, 100 Tbl.)

Zoloft (Pfizer)
Tbl. 50 mg (20, 50, 100 Tbl.)
100 mg (20, 50, 100 Tbl.)

Eigenschaften

Pharmakodynamik:

- Selektive Hemmung der 5-HT-Rückaufnahme.

- Affinität zu Sigma-Bindungsstellen (klinische Relevanz unklar).
- *Keine* anticholinergen oder antihistaminergen Eigenschaften.

Pharmakokinetik:

- $t_{1/2}$ = ca. 26 h, T_{max} = ca. 4–8 h, Plasmaproteinbindung 98%.
- Ausgeprägter Metabolismus; Hauptmetabolit N-Desmethylsertralin ($t_{1/2}$ = ca. 60–100 h) 20fach schwacher als Muttersubstanz und wahrscheinlich ohne klinische Wirksamkeit.

Indikationen und Behandlungshinweise

- *Depressive Syndrome*; wie unter anderen SSRI zu Therapiebeginn innere Unruhe, Agitiertheit und Schlafstörungen möglich; in solchen Fällen empfiehlt sich initial eine Kombination mit Benzodiazepinen.
- *Zwangsstörung.*
- *Panikstörung.*
- *Prämenstruelles Syndrom.*
- Hinweise auch für Wirksamkeit bei *sozialer Phobie* und *posttraumatischer Belastungsstörung.*

Dosierung

- *Antidepressive Therapie*: 50 mg tgl. in einer morgendlichen Einzeldosis (niedrigste wirksame Dosis und Erhaltungsdosis), Tageshöchstdosis 200 mg.
- *Zwangs- und Panikstörung*: gleiche Dosierungen wie zur antidepressiven Therapie.
- Bei eingeschränkter Leberfunktion Dosisanpassung oder Verlängerung des Dosierungsintervalls; bei Niereninsuffizienz nicht nötig.

Nebenwirkungen

- Besonders in der Anfangsphase häufig Appetitlosigkeit, Übelkeit, gelegentlich Erbrechen, Diarrhoe.
- Vor allem bei höheren Dosierungen innere Unruhe und Agitiertheit, Schlafstörungen, Kopfschmerzen, Tremor, Schwindel; Zwangsgähnen.
- Sexuelle Funktionsstörungen, insbesondere Ejakulationsverzögerungen.
- Selten SIADH (s. S. 26), v.a. bei älteren Patienten.
- Auch selten reversible Erhöhungen der Transaminasen, die nicht immer zum Absetzen zwingen.
- Nebenwirkungsprofil s. S. 25; Routineuntersuchungen s. S. 35.

Kontraindikationen

- Kombination mit MAOH; *sowohl vor als auch nach* der Behandlung mit Sertralin sollte ein Abstand von 14 Tagen zur Verordnung eines MAOH eingehalten werden; nach Absetzen des reversiblen MAOH

Moclobemid ist ein Wechsel auf Sertralin am übernächsten Tag möglich.

- Kombination mit tryptophanhaltigen Arzneimitteln.
- Akute Alkohol-, Schlafmittel-, Analgetika-, Psychopharmakaintoxikationen.
- *Relative Kontraindikationen:* Suizidalität (bei bestehender Suizidalität kann auf Sertralin zurückgegriffen werden, wenn eine vorübergehende Kombination mit Benzodiazepinen, auch in höheren Dosierungen, vertretbar ist); schwere Leberschäden; erhöhte Krampfbereitschaft.

Interaktionen

- Allgemein geringes Interaktionspotential.
- Bei Kombination mit Lithium sind pharmakodynamische Wirkungs- und Nebenwirkungsverstärkungen möglich.
- Weitere Interaktionen siehe Kap. 1.8.

Bewertung

Wirksames nichtsedierendes AD mit breitem Indikationsspektrum.

Tranylcypromin

Antidepressivum

Monoaminooxidasehemmer (MAOH)

Jatrosom N (esparma)
Drg. 10 mg (20, 50, 100 Drg.)

Eigenschaften

Pharmakodynamik:

- *Irreversibler* nichtselektiver MAOH.
- Chemische Strukturähnlichkeit mit Amphetamin.
- 2 stereoisomere Formen: (+) Tranylcypromin (hauptsächlich Hemmung der MAO-B), (–)-Tranylcypromin (vornehmlich Beeinflussung der Rückaufnahme und Freisetzung biogener Amine).

Pharmakokinetik:

- $t_{1/2}$ = 1,5–3 h, T_{max} = 0,5–3 h.
- Trotz kurzer Halbwertszeit erheblich längere biologische Wirkdauer, da Tranylcypromin als irreversibler MAOH mit dem Enzym in der Nähe des aktiven Zentrums eine kovalente Bindung eingeht, so daß das Abklingen der MAO-Inhibition von der Neusyntheserate des Enzyms abhängt.

Indikationen und Behandlungshinweise

- *Depressive Syndrome*: u. a. gute therapeutische Wirkung bei *atypischen* Depressionen (s. S. 7).
- In einigen Fällen gute antidepressive Wirkung bei Nichtansprechen auf TZA bzw. andere Antidepressiva, insbesondere in höheren Dosierungen (therapieresistente Depressionen s. S. 44)
- *Panikstörung.*
- Über positive Resultate von Doppelblindstudien bei *Zwangsstörung* und *sozialer Phobie* wird berichtet.
- Wirkungseintritt sehr unterschiedlich: dosisabhängig innerhalb weniger Tage bzw. erst nach 10–14 Tagen.

Dosierung

- Einschleichend mit 10 mg, später bis 20 mg; in der Klinik sind Dosen bis 40 mg möglich; unter engmaschigen Kontrollen sind – insbesondere bei therapieresistenten Patienten – auch höhere Dosen gegeben und gut toleriert worden (s. S. 44).
- Letzte Verordnung nicht am späten Abend, bei älteren Patienten Dosisanpassung.

Nebenwirkungen

- Zu Beginn der Therapie häufig innere Unruhe und Agitiertheit sowie Schlafstörungen, Tremor, Hyperhidrosis; Möglichkeit von abwechselnden Unruhezuständen und plötzlichen Apathien.
- Häufigste Nebenwirkungen: *orthostatische Hypotonie* (bei Auftreten von therapiebedürftiger Hypotonie Gabe von *Dihydroergotamin* 4–6 mg tgl.), Schwindel, Kopfschmerzen, Palpitationen, Übelkeit.
- **CAVE:** *hypertone Blutdruckkrisen:* überwiegend nach Einnahme stark aminhaltiger Nahrungsmittel (besonders Tyramin); die Amine werden nach Anreicherung der MAOH in der Leber nicht metabolisiert und führen zu einer hypertensiven Reaktion; tyraminunabhängig können hypertone Krisen besonders bei Vorliegen eines Phäochromozytoms und bei Thyreotoxikose auftreten.
- In Einzelfällen Gewichtsänderungen, Obstipation bzw. Diarrhoe sowie Leuko- bzw. Thrombozytopenie, Ödeme, SIADH (s. S. 26).
- In Ausnahmefällen Verwirrtheit, Halluzinationen; Krampfanfälle.
- Nebenwirkungsprofil s. S. 25; Routineuntersuchungen s. S. 35.

Kontraindikationen

- **CAVE:** Keine Kombination mit SSRI, Clomipramin, Venlafaxin (Gefahr eines zentralen Serotoninsyndroms, s. auch Kap. 12.7.2.2).

- Bei Gabe von SSRI und TZA *nach* MAOH Übergangszeit einhalten (s. S. 27–28); bei nachfolgender Therapie mit Neuroleptika allenfalls leicht erhöhtes Risiko bei Anwendung von Phenothiazinen.
- *Relative Kontraindikationen*: Suizidalität (bei bestehender Suizidalität kann auf Tranylcypromin zurückgegriffen werden, wenn eine vorübergehende Kombination mit Benzodiazepinen – auch in höheren Dosen – vertretbar ist); Patienten müssen vor Selbstmedikation gewarnt werden; schwere Leber- und Nierenfunktionsstörungen.
- **CAVE:** gleichzeitiger Genuß von tyraminhaltigen Lebensmitteln: Einhaltung einer *tyraminarmen Diät* erforderlich; zu meiden sind: *Käse* (besonders reifer, alter Käse; Frischkäse ist erlaubt), *Fischhalbkonserven,* wie z. B. Salzheringe, *Hefeextrakte und -hydrolysate, Pilze, Soja und -produkte, Saubohnen, gealtertes Fleisch* oder *Fleischextrakte* (Frischfleisch ist erlaubt), *Sauerkraut, Salami, fermentierte Würste, Geflügelleber, saure Sahne* oder *Joghurt* (große Portionen), *verdorbene oder getrocknete Früchte* wie verdorbene Bananen, Feigen oder Rosinen, *sämtliche nichtfrische bzw. konservierte Lebensmittel*; möglichst *Alkoholkarenz* (trotz geringen Tyramingehalts der meisten Alkoholika); besonders Biere, schwere Rot- und Süßweine.

Interaktionen

- Siehe Kap. 1.8.

Bewertung

Wirksames AD mit breitem Indikationsspektrum (insbesondere auch bei therapieresistenter Depression). Nachteil: Tyraminarme Diät notwendig (seltenes Risiko von Blutdruckkrisen).

Trazodon — Antidepressivum

Thombran (Boehringer Ingelheim)

Kps. 25 mg (20, 50 Kps.) (Thombran mite)
50 mg (20, 50 Kps.)

Tbl. 100 mg (20, 50, 100 Tbl.) (Thombran Tabs)

Dosierung

- In den ersten Tagen 100 mg, Erhaltungsdosis nach einer Woche 200–400 mg tgl. (unter stationären Bedingungen auch schnellere Aufdosierung möglich), bei älteren Patienten 100–200 mg tgl.; Tageshöchstdosis in der Klinik 600 mg tgl.; Einnahme jeweils nach dem Essen.

Nebenwirkungen:
- **CAVE:** *Priapismus* wurde mehrfach beschrieben, daher Aufklärung über diese ernste Komplikation (im akuten Notfall sofort urologische Intervention!).
- Zu Beginn der Behandlung häufig Müdigkeit.
- Gelegentlich Kopfschmerzen und Schwindel.
- Nicht selten orthostatische Hypotension (insbesondere bei Einnahme auf nüchternen Magen), aber auch Hypotonie.
- Sehr selten Krampfanfälle (bisher nur bei Patienten mit Krampfanamnese) und arrhythmogene Wirkung.
- Nebenwirkungsprofil s. S. 25; Routineuntersuchungen s. S. 35.

Bewertung
Aufgrund der Vielzahl im Handel befindlicher nebenwirkungsärmerer AD kann auf Trazodon in der psychiatrischen Pharmakotherapie *verzichtet* werden.

Trimipramin
Trizyklisches Antidepressivum

Antidepressivum

Herphonal (Arzneimittelwerk Dresden)
Drg. 25 mg (20, 50 Drg.)

Stangyl (Aventis Pharma)
Tbl. 25 mg (20, 50, 100 Tbl.)
100 mg (20, 50, 100 Tbl.)
(Stangyl Tabs)
Lsg. 40 mg = 40 Trpf. = 1 ml
(30, 60 ml)
Amp. 25 mg/2 ml (5 Amp.)

Trimipramin-neuraxpharm (neuraxpharm)
Tbl. 25 mg (20, 50, 100 Tbl.)

Eigenschaften
Pharmakodynamik:
- Stark sedierende Wirkung aufgrund der Histaminrezeptorblockade.
- Schwacher DA-antagonistischer Effekt.
- Keine wesentliche Beeinflussung der NA- oder 5-HT-Rückaufnahmehemmung.
- Im Gegensatz zu den meisten AD keine REM-Schlaf-Reduktion.
- Sonst ähnliches Wirkungsspektrum wie Amitriptylin.

- Anticholinerge und α_1-antagonistische Effekte.

Pharmakokinetik:

- $t_{1/2}$ = 20–23 h, T_{max} = ca. 2–3 h, Bioverfügbarkeit 40%, Plasmaproteinbindung 95%.

Indikationen und Behandlungshinweise

- *Depressive Syndrome.*
- *Schlafstörungen.*
- *Chronische Schmerzsyndrome.*

Dosierung

- *Orale Therapie*: einschleichend 3mal 25 mg tgl.; Erhaltungsdosis 3mal 50 mg bis 3mal 75 mg (wegen starker Sedierung ggf. Hauptdosis spätabends), Tageshöchstdosis 400 mg; bei älteren Patienten geringere Dosierung.
- *Parenterale Therapie*: Tropfinfusionen und i.m.-Injektionen möglich.

Nebenwirkungen

- Ähnlich wie bei Amitriptylin, im Ausmaß jedoch weniger intensiv ausgeprägt (aber Sedierung stärker).
- Nebenwirkungsprofil s. S. 25; Routineuntersuchungen s. S. 35.

Kontraindikationen

- Akute Alkohol-, Schlafmittel-, Analgetika-, Psychopharmakaintoxikationen.
- Harnverhalt, Engwinkelglaukom.
- *Relative Kontraindikationen*: Prostatahypertrophie, schwere Leber- und Nierenschäden, erhöhte Krampfbereitschaft, kardiale Vorschädigung (insbesondere Erregungsleitungsstörungen); Kombination mit MAOH (unter stationären Bedingungen möglich, s. S. 28, 43).

Interaktionen

- Siehe Kap. 1.8.

Bewertung

Wirksames TZA mit stark sedierenden Eigenschaften.

Tryptophan
Serotonin-Präkursor

Ardeytropin (Ardeypharm)
Tbl. 500 mg (20, 50, 100 Tbl.)

Kalma (Fresenius Praxis)
Tbl. 500 mg (20, 50, 100 Tbl.)

Eigenschaften
- Aminosäure, 5-HT-Vorstufe.

Indikationen und Behandlungshinweise
- Hinweise für Wirksamkeit bei *depressiven Syndromen.*
- *Schlafstörungen.*

Dosierung
- *Depressive Syndrome*: 3mal tgl. 500–1000 mg.
- *Schlafstörungen*: 500–1000 mg spätabends.

Nebenwirkungen
- In höherer Dosierung Schwindel, Übelkeit, Kopfschmerzen, Müdigkeit.

Kontraindikationen
- **CAVE:** Kombination mit MAOH, SSRI, Clomipramin und Venlafaxin (Gefahr eines zentralen Serotoninsyndroms, s. auch S. 27–28).

Interaktionen
- Plasmaspiegelanstieg von Pharmaka mit hoher Plasmaproteinbindung möglich.

Bewertung
Bisher wurde kein sicherer Wirksamkeitsnachweis erbracht; daher für die psychiatrische Pharmakotherapie *nicht* zu empfehlen.

Venlafaxin
Antidepressivum

Serotonin- und Noradrenalinrückaufnahmehemmer

Trevilor (Wyeth)
Tbl. 37,5 mg (20, 50, 100 Tbl.)
50 mg (20, 50, 100 Tbl.)
75 mg (20, 50, 100 Tbl.)

Trevilor retard (Wyeth)
Kps. 75 mg (20, 50, 100 Kps.)
150 mg (20, 50, 100 Kps.)

Eigenschaften

Pharmakodynamik:

- NA- und 5-HT-Rückaufnahmehemmung, außerdem schwache DA-Rückaufnahmehemmung.
- Wahrscheinlich in niedrigen Dosisbereichen präferentiell 5-HT-, in höheren Dosisbereichen zusätzlich NA-Rückaufnahmehemmung.
- *Keine* Affinität zu Acetylcholin-, Histamin- oder α_1-adrenergen Rezeptoren.

Pharmakokinetik:

- Rasche Resorption, ausgeprägter First-pass-Mechanismus.
- $t_{1/2} = 5$ h (O-Desmethylvenlafaxin 11 h), $T_{max} = 2–4$ h, Plasmaproteinbindung 30%.
- Aktiver Hauptmetabolit O-Desmethylvenlafaxin mit ähnlichem pharmakologischen Profil wie Muttersubstanz.
- Elimination überwiegend renal.

Indikationen und Behandlungshinweise

- *Depressive Syndrome*: Wie unter den SSRI sind zu Therapiebeginn innere Unruhe, Agitiertheit und Schlafstörungen möglich; in solchen Fällen empfiehlt sich initial eine Kombination mit Benzodiazepinen.
- *Generalisierte Angststörung.*

Dosierung

- Empfohlene Anfangsdosis: 75 mg tgl. in 2 Einzeldosen, stationär auch 150 mg tgl. in 2 bis 3 Einzeldosen; rasche Dosissteigerung bis zur empfohlenen Höchstdosis von 375 mg tgl. ist möglich.
- Bei schweren Leber- und Nierenfunktionsstörungen Dosisanpassung erforderlich.

Nebenwirkungen

- Besonders in der Anfangsphase häufig Appetitlosigkeit, Übelkeit, gelegentlich Erbrechen, Diarrhoe (bei der Retard-Präparation meist geringer ausgeprägt).

- Vor allem bei höheren Dosierungen innere Unruhe und Agitiertheit, Schlafstörungen, Kopfschmerzen; Zwangsgähnen.
- Sexuelle Funktionsstörungen, insbesondere Ejakulationsverzögerungen.
- *Allergische* Hauterscheinungen (bei 4% der in klinischen Studien behandelten Patienten).
- Geringfügige Blutdruckanstiege überwiegend bei Dosierungen über 200 mg täglich (NA-Rückaufnahmehemmung!), daher – insbesondere in der Anfangsphase der Behandlung – häufigere Blutdruckkontrollen bei höheren Dosierungen.
- Selten SIADH (s. S. 26), v.a. bei älteren Patienten.
- Leichte Gewichtszunahme bei Langzeitmedikation.
- Nebenwirkungsprofil s. S. 25; Routineuntersuchungen s. S. 35.

Kontraindikationen
- Kombination mit MAOH; aus Sicherheitsgründen sollte *nach* Behandlung mit Venlafaxin ein Abstand von einer Woche zur Verordnung eines MAOH eingehalten werden; nach Absetzen von Tranylcypromin muß eine Karenzzeit von 2 Wochen eingehalten werden, bevor mit der Behandlung mit Venlafaxin begonnen wird; nach Absetzen des reversiblen MAOH Moclobemid ist ein Wechsel auf Venlafaxin am übernächsten Tag möglich.
- Kombination mit tryptophanhaltigen Arzneimitteln.
- Akute Alkohol-, Schlafmittel-, Analgetika-, Psychopharmakaintoxikationen.
- *Keine* Kontraindikationen für Engwinkelglaukom bzw. Prostatahypertrophie wegen fehlender anticholinerger Eigenschaften.
- *Relative Kontraindikationen*: Suizidalität (bei bestehender Suizidalität kann auf Venlafaxin zurückgegriffen werden, wenn eine vorübergehende Kombination mit Benzodiazepinen – auch in höherer Dosierung – vertretbar ist); schwere Leber- und Nierenfunktionsstörungen; erhöhte Krampfbereitschaft.

Interaktionen
- Bisher keine klinisch relevanten Interaktionen bekannt.

Bewertung
Wirksames nichtsedierendes AD, in niedriger Dosis eher den SSRI entsprechend, in hoher Dosis mit zusätzlicher noradrenerger Komponente. Retardpräparation sollte wegen besserer Verträglichkeit bevorzugt werden.

Viloxazin

Antidepressivum

Vivalan (Zeneca)
Tbl. 100 mg (20, 50, 100 Tbl.)

Eigenschaften

Pharmakodynamik:

- Leichte NA-Rückaufnahmehemmung.
- *Keine* anticholinergen oder antihistaminergen Eigenschaften.

Pharmakokinetik:

- $t_{1/2} = 2–5$ h.

Indikationen

- *Depressive Syndrome.*

Dosierung

- *Orale Therapie*: einschleichend mit 100 mg, dann 2mal 100 mg morgens und mittags (unter stationären Bedingungen auch raschere Aufdosierung möglich); mittlere Dosis 3mal 100 mg, Tageshöchstdosis 500 mg; bei älteren Patienten niedrigere Dosierungen; keine Verordnung spätabends.

Nebenwirkungen

- Wegen fehlender anticholinerger Wirkung insgesamt selten.
- Zu Behandlungsbeginn sehr seltener gastrointestinale Symptome mit Übelkeit und Erbrechen (insbesondere in höheren Dosen).
- Migräneartige Kopfschmerzen sind beschrieben worden.
- Gelegentlich Agitation, Schlafstörungen.
- Nebenwirkungsprofil s. S. 25; Routineuntersuchungen s. S. 35.

Kontraindikationen

- Suizidalität (bei bestehender Suizidalität kann auf Viloxazin zurückgegriffen werden, wenn eine vorübergehende Kombination mit Benzodiazepinen, auch in höherer Dosierung, vertretbar ist).
- Schwere Leber- und Nierenschäden.
- *Keine* Kontraindikationen für Engwinkelglaukom und Prostatahypertrophie wegen fehlender anticholinerger Eigenschaften.
- *Relative Kontraindikationen*: Kombination mit MAOH.

Interaktionen

- Erhöhung der Plasmaspiegel von Phenytoin oder Carbamazepin bei gleichzeitiger Einnahme, daher evtl. Dosisreduktion des jeweiligen Antikonvulsivums notwendig.
- Weitere Interaktionen siehe Kap. 1.8.

Bewertung

Nichtsedierendes AD.

Kapitel 2 Medikamente zur Phasenprophylaxe affektiver Psychosen und zur Behandlung manischer Syndrome

2.1 Übersicht

Folgende Substanzgruppen sind in der Therapie manischer Syndrome und/oder in der Phasenprophylaxe affektiver Störungen etabliert (im folgenden werden die Begriffe affektive bzw. schizoaffektive „Störung" bzw. „Psychose" synonym verwendet):

Lithium. Klassische Referenzsubstanz, Medikament der ersten Wahl zur Behandlung manischer Syndrome und zur Phasenprophylaxe affektiver Störungen.

Antikonvulsiva. Carbamazepin und Valproinsäure sind Substanzen mit guter antimanischer Wirksamkeit; Carbamazepin ist auch phasenprophylaktisch wirksam; einer neuen kontrollierten Studie gegen Lithium und Placebo zufolge hat auch Valproinsäure eine gute phasenprophylaktische Wirksamkeit; neue Antikonvulsiva (Lamotrigin, Gabapentin, Topiramat) werden geprüft.

Neuroleptika. Substanzen mit guter antimanischer Wirksamkeit, deren unkritische Anwendung in dieser Indikation aber problematisch ist; phasenprophylaktisch können Neuroleptika *im Einzelfall* bei rezidivierenden manischen Episoden und bei schizoaffektiven Störungen gegeben werden.

Antidepressiva. In der Regel erste Wahl in der Phasenprophylaxe *unipolarer* Depressionen (s. S. 40 ff.).

Benzodiazepine. Geeignet als Adjuvans in der Therapie manischer Syndrome, um Neuroleptika einzusparen.

2.2 Wirkmechanismen

Lithium

- Wirkung auf zirkadiane Rhythmen: Lithium bremst zirkadiane Oszillatoren in einer Vielzahl von Spezies. Chronische Behandlung verlängert zahlreiche zirkadiane Rhythmen unter freilaufenden Bedingungen. Bei – insbesondere bipolaren – affektiven Störungen wird eine Phasenverschiebung („phase advance") biologischer Rhythmen vermutet; Lithium soll seine Wirkung z. T. über diese Phasenverlängerung endogener Rhythmen entfalten.

- Wirkung auf Signaltransduktionssysteme: Hemmung der Inositolmonophosphatase, dadurch Akkumulation von Inositolmonophosphat und Verarmung an freiem Inositol; außerdem Hemmung der Inositolpolyphosphatase; da die Hemmung nicht-kompetitiv ist, sind die Enzymeffekte in Systemen mit der höchsten Phosphatidylinositol-4,5-bisphosphat (PIP_2)-Hydrolyse am stärksten ausgeprägt; da wiederum zahlreiche Rezeptorsysteme (α_1, m_1, m_3, m_5, 5-HT_{2A}, 5-HT_{2C}, D_1) an den PIP_2-Umsatz gekoppelt sind, könnte Lithium hierdurch Imbalancen der Aktivität verschiedener Transmittersysteme ausgleichen. Andere durch Lithium beeinflußte Second-messenger- und Transduktionssysteme sind die Adenylylcyclase, G-Proteine und die Proteinkinase C.
- Beeinflussung von Neurotransmittersystemen: Verstärkung der serotonergen Neurotransmission auf verschiedenen Ebenen (Synthese, Katabolismus, Freisetzung, Rezeptoren, Rezeptor-Effektor-Interaktionen), daneben Beeinflussung dopaminerger, noradrenerger, cholinerger und GABAerger Systeme.
- Wirkung auf die Genexpression: Lithium ist ein potenter Induktor der *fos*-Expression. Außerdem beeinflußt Lithium die Expression von verschiedenen G-Proteinen und Adenylylcyclasen sowie Peptidhormonen und ihren Rezeptoren.

Carbamazepin

- Effekte auf neuronale Ionenkanäle (Inaktivierung spannungsabhängiger Natriumkanäle und Reduktion des Natriumeinstroms, wahrscheinlich auch Erhöhung der Kaliumleitfähigkeit) führen zu einer Reduktion neuronaler Entladungsfrequenzen. Diese Akuteffekte sind wahrscheinlich nicht für die (verzögert einsetzenden) psychotropen Effekte der Substanz verantwortlich.
- Multiple Effekte auf verschiedenste Transmitter- und Second-messenger-Systeme: Antagonismus an Adenosinrezeptoren; akute Verringerung der Feuerrate von Locus-coeruleus-Neuronen und der Glutamatfreisetzung; chronische Behandlung führt zu Verringerung des Umsatzes von NA, DA und GABA, Blockade der durch NA, DA und GABA stimulierten Adenylylcyclaseaktivität Verringerung der Konzentrationen von Substanz P und Somatostatin. Der Zusammenhang dieser Veränderungen mit den psychotropen Wirkungen der Substanz ist unklar.

Valproinsäure

- Wirkungen auf das GABAerge System: Hemmung des GABA-Katabolismus, Erhöhung der GABA-Freisetzung, Verminderung des GABA-Turnover, Verstärkung der GABA-vermittelten neuronalen Hemmung, Erhöhung der $GABA_B$-Rezeptorendichte.
- Direkte neuronale Effekte: Verminderung der Natrium- und Erhöhung der Kaliumleitfähigkeit.
- Weiterhin: Verminderung des Dopaminumsatzes, Verminderung NMDA-induzierter Ströme, Verminderung der Aspartatfreisetzung.

Zu den Wirkmechanismen von Neuroleptika, Antidepressiva, Benzodiazepinen: s. dort.

2.3 Manische Syndrome: allgemeine Therapieprinzipien

Lithium

- Neben verschiedenen Neuroleptika einzige vom BfArM für die Behandlung manischer Syndrome zugelassene Substanz, daher weiterhin Mittel der ersten Wahl.
- Monotherapie wegen fehlender Sedierung und Wirklatenz (bis zu mehreren Wochen) häufig nur bei leichteren Manien ohne psychotische Merkmale möglich.
- Bei schwereren manischen Syndromen Kombination mit Antikonvulsiva/Benzodiazepinen/Neuroleptika notwendig.
- Die Wirkung von Lithium bei „rapid cycling" und bei affektiven Mischzuständen wird heute eher in Frage gestellt (s. Tabelle 2.1.).
- Bei Patienten mit *schizomanischer* Symptomatik scheinen Lithium und Neuroleptika vergleichbare Wirksamkeit zu haben; bei stark erregten Patienten sind Neuroleptika wahrscheinlich überlegen; die Kombination von Lithium plus Neuroleptikum weist nach gegenwärtigem Kenntnisstand eine bessere Wirksamkeit auf als eine Monotherapie.

Antikonvulsiva

Valproinsäure

- Valproinsäure ist in der Indikation „Manie" die am besten geprüfte Substanz, aber nicht vom BfArM zugelassen.
- Valproinsäure hat wahrscheinlich eine dem Lithium und dem Haloperidol vergleichbare antimanische Wirksamkeit, wird in der Regel aber besser vertragen.
- Bei „rapid cycling" und affektiven Mischzuständen ist Valproinsäure nach dem gegenwärtigen Kenntnisstand Lithium überlegen.

Carbamazepin

- Carbamazepin ist in der Indikation „Manie“ von BfArM nicht zugelassen.
- Carbamazepin hat wahrscheinlich eine dem Lithium vergleichbare antimanische Wirksamkeit.
- Bei „rapid cycling“ und bei affektiven Mischzuständen ist Carbamazepin nach dem gegenwärtigen Kenntnisstand Lithium überlegen.
- Es ist unklar, ob eine Kombinationstherapie von Lithium plus Valproinsäure oder Carbamazepin von Beginn an einer Monotherapie überlegen ist; Kombinationstherapien sind aber insbesondere bei fehlendem Ansprechen auf eine der Einzelsubstanzen möglich. Bei fehlender oder nicht ausreichender Wirkung von Lithium plus Valproinsäure oder Lithium plus Carbamazepin sollte zunächst das Antikonvulsivum gewechselt werden, bevor eine Dreifachkombination (Lithium + Valproinsäure + Carbamazepin) eingesetzt wird.

Lamotrigin

- Für Lamotrigin wurde in mehreren offenen Studien eine Wirksamkeit bei manischen Syndromen wahrscheinlich gemacht; die Bestätigung durch kontrollierte Studien an ausreichend großen Patientenkollektiven steht jedoch noch aus. Lamotrigin ist in der Indikation „Manie“ vom BfArM nicht zugelassen.

Gabapentin

- Einige offene Studien an kleinen Patientenzahlen legen eine Wirksamkeit bei manischen Syndromen auch von Gabapentin nahe. Auch diese Substanz kann bei manischen Syndromen wegen der schmalen Datenbasis bisher noch nicht empfohlen werden.

Neuroleptika

- Neuroleptika werden bevorzugt bei schwereren manischen Syndromen und Manien mit psychotischen Merkmalen sowie bei schizomanischen Syndromen eingesetzt, da sie hier Lithium mindestens gleichwertig sind und stärker sedieren.
- Wenn möglich, sollte dennoch auf Neuroleptika zur Behandlung manischer Syndrome so weit wie möglich verzichtet werden, weil:
  - Patienten, denen Neuroleptika in akuten manischen Episoden gegeben wird, auch sechs Monate später noch signifikant häufiger mit Neuroleptika behandelt werden als Patienten, bei denen in der Akutphase auf Neuroleptika verzichtet wurde;
  - das Risiko für die Entwicklung von Spätdyskinesien möglicherweise bei Patienten mit affektiven Psychosen höher als bei Patienten mit schizophrenen Psychosen ist;

  - Neuroleptika-induzierte EPMS häufig gerade in der Anfangsphase der Behandlung zur Incompliance führen;
- Wenn hochpotente Neuroleptika gegeben werden, sollten Dosierungen, wie sie in der Therapie schizophrener Psychosen üblich sind, gewählt werden (bezogen auf ihre neuroleptische Potenz werden hochpotente Neuroleptika wegen der geringer ausgeprägten Sedierung in der Regel höher dosiert als niedrigpotente Neuroleptika).
- Inzwischen vorliegende kontrollierte Studien zur Anwendung *atypischer Neuroleptika* (Olanzapin, Risperidon) bei manischen Syndromen zeigen eine Überlegenheit gegenüber Placebo bzw. eine den konventionellen Neuroleptika vergleichbare Wirksamkeit. Ob diese Substanzen bei bipolaren affektiven Psychosen zur breiteren klinischen Anwendung empfohlen werden können, müssen Langzeitstudien erst zeigen.
- Der Stellenwert der neuroleptischen Langzeittherapie zur Rezidivprophylaxe *schizoaffektiver Psychosen* ist im Vergleich zu Lithium und Antikonvulsiva noch unzureichend untersucht.
- Einzelfallberichte deuten darauf hin, daß *Clozapin* auch bei sonst therapieresistenten Patienten mit manischen Syndromen noch eine Wirkung haben kann; wegen der *kontrollierten Anwendung* (s. S. 176) muß die Behandlung mit Clozapin jedoch auf Patienten beschränkt bleiben, bei denen alle anderen Therapiemöglichkeiten ausgeschöpft wurden.

Benzodiazepine

- Benzodiazepine eignen sich nicht zur Monotherapie manischer Syndrome.
- Neuroleptika werden durch den Einsatz von Benzodiazepinen eingespart bzw. sind sogar ganz verzichtbar.
- Vorteile gegenüber Neuroleptika: bessere Verträglichkeit, außerdem werden Routineuntersuchungen entbehrlich.
- Am besten untersuchte Substanzen: Clonazepam und Lorazepam. Nötige Dosierungen teilweise sehr hoch (bis 15 mg tgl., im Einzelfall mehr als 20 mg tgl.).

Andere Therapieverfahren zur Behandlung manischer Syndrome

- Offene und nur kleine kontrollierte Studien weisen auf eine Wirksamkeit von *Kalziumantagonisten* (Kalziumkanal-Blocker) bei manischen Syndromen hin; am besten geprüft ist *Verapamil* (Dosis 240–360 mg tgl.), positive Einzelfallberichte auch für *Nimodipin* (insbes. bei „rapid cycling"); aufgrund der begrenzten Datenbasis lassen sich Kalziumantagonisten gegenwärtig nur empfehlen, wenn andere Therapiemöglichkeiten ausgeschöpft wurden bzw. Kontraindikationen gegen diese bestehen.

- Offene Studien und Einzelfallberichte dokumentieren die mögliche Wirksamkeit von *Schilddrüsenhormonen* (Thyroxin, T_4) bei Lithium-resistenten Patienten und bei „rapid cycling"; von einzelnen Autoren wird die Induktion einer *hyperthyreoten* Stoffwechsellage durch sehr hohe Dosen Thyroxin bei therapieresistentem „rapid cycling" empfohlen. **Cave:** Hier ist, insbesondere bei höheren Dosierungen, mit Nebenwirkungen zu rechnen.
- Bei therapieresistenten manischen Syndromen kann auch eine *Elektrokrampftherapie* erwogen werden.

2.4 Bipolare Depression: allgemeine Therapieprinzipien

- Die besondere Stellung der Pharmakotherapie der bipolaren Depression und die Notwendigkeit ihrer Abgrenzung von der Therapie der unipolaren Depression wird erst in den letzten Jahren zur Kenntnis genommen. Es fehlen daher noch verläßliche, breit angelegte Studien an größeren Patientenkollektiven, die als Richtschnur für klinisch gültige Empfehlungen gelten könnten. Die im folgenden gegebenen Hinweise sind daher nicht in der gleichen Weise empirisch abgesichert, wie dies für andere Bereiche der Pharmakotherapie bipolarer affektiver Psychosen (Manie, Phasenprophylaxe) gilt.
- Auch Phasenprophylaktika (Lithium, Antikonvulsiva) haben möglicherweise eine antidepressive Wirkung, auch wenn diese weniger gut belegt ist als für Antidepressiva. Es wird daher diskutiert, bei *leichteren* depressiven Syndromen auf die zusätzliche Gabe eines Antidepressivums zunächst zu verzichten, um das Risiko der Induktion einer manischen Episode oder eines „rapid cycling" zu minimieren. Bei *schwereren* Depressionen und bei Patienten mit Suizidalität in der Indexphase oder in der Anamnese ist ein Antidepressivum auch bei bipolaren Depressionen indiziert.
- Wenn eine Therapie mit einem Antidepressivum notwendig ist, sollte dieses nur in der niedrigsten noch wirksamen Dosis und in der Regel nur unter Schutz eines Phasenprophylaktikums (Lithium, Antikonvulsiva) gegeben werden. Einige Autoren empfehlen, sofort nach dem Abklingen der depressiven Episode das Antidepressivum ausschleichend abzusetzen, um die mit einer antidepressiven Therapie verbundenen Risiken (s. oben) zu reduzieren. Obwohl diese Empfehlung klinisch plausibel erscheint, kann sie bisher noch nicht als ausreichend empirisch abgesichert gelten.
- Ob eine Erhaltungstherapie mit einem Antidepressivum bei der bipolaren Depression, ähnlich wie bei der unipolaren Depression, möglicherweise sogar eine rezidivprophylaktische Wirkung haben

kann und damit einer Chronifizierung vorbeugt, ist nicht untersucht.

- Die vorliegenden Daten deuten darauf hin, daß das Risiko, durch die Therapie mit einem Antidepressivum ein Umkippen in eine Manie zu provozieren, bei Behandlung mit SSRI geringer als bei der Therapie mit einem TZA ist. TZA sollten daher bei bipolarer Depression mit erhöhter Vorsicht angewandt werden. Hinsichtlich einer Behandlung mit MAOH erscheint die Datenbasis zu schmal, um Empfehlungen geben zu können.
- In einer kürzlich veröffentlichten doppelblinden, placebokontrollierten Studie an nahezu 200 Patienten konnte die Wirksamkeit von *Lamotrigin* bei bipolarer Depression gezeigt werden. In einem anderen, kleineren Kollektiv von Patienten mit therapieresistenter bipolarer Störung war Lamotrigin sowohl Gabapentin als auch Placebo überlegen. Es ist allerdings unklar, ob die antidepressive Wirksamkeit von Lamotrigin der der Antidepressiva entspricht. Wegen der fehlenden Zulassung in dieser Indikation durch das BfArM und bis zum Vorliegen breiterer klinischer Erfahrungen kann die Substanz gegenwärtig nur als Reservetherapeutikum betrachtet werden.

2.5 Phasenprophylaxe affektiver und schizoaffektiver Psychosen: allgemeine Therapieprinzipien

Bipolare affektive Störung

- *Lithium* ist das Medikament der ersten Wahl zur Phasenprophylaxe bipolarer Störungen.
- Voller phasenprophylaktischer Effekt ist manchmal erst nach Monaten (bis Jahren) feststellbar.
- Bei Lithium-Nonrespondern oder bei Kontraindikationen gegen Lithium ist *Carbamazepin* (vom BfArM in diesen Indikationen zugelassen) in Kombination mit Lithium bzw. als Monotherapie zu empfehlen.
- Eine neue Studie belegt die phasenprophylaktische Wirksamkeit von *Valproinsäure*; die Substanz scheint eine dem Lithium vergleichbare Wirksamkeit zu haben, dabei aber besser verträglich zu sein; wegen der fehlenden Zulassung von Valproinsäure in dieser Indikation und der noch schmalen Datenbasis kann die Substanz gegenwärtig noch nicht als Mittel der ersten Wahl zur Phasenprophylaxe bipolarer affektiver Psychosen betrachtet werden; bei fehlender oder nicht ausreichender phasenprophylaktischer Wirkung von Lithium und einer Kombination von Lithium und Carbamazepin bzw. wenn Kontra-

indikationen gegen diese Substanzen bestehen, sollte Valproinsäure, ggf. in Kombination mit diesen, versucht werden.

- Bei „rapid cycling“ hat Carbamazepin nach dem gegenwärtigen Kenntnisstand eine bessere phasenprophylaktische Wirksamkeit als Lithium; wahrscheinlich gilt dies ebenso für Valproinsäure, jedoch liegen hierzu noch keine ausreichenden Daten vor.
- Weitere Antikonvulsiva (Lamotrigin, Gabapentin, Topiramat) befinden sich derzeit in der klinischen Prüfung. Wegen der fehlenden Erfahrungen in der Phasenprophylaxe können diese Substanzen nicht empfohlen werden.

Indikation zur *Phasenprophylaxe* bei bipolaren Störungen

- Da schon nach einer ersten manischen Episode das Rückfallrisiko sehr hoch ist, stellt jedes klinisch signifikante manische Syndrom eine Indikation für eine Rezidivprophylaxe dar.
- Nach mehreren manischen (und depressiven) Episoden muß eine u. U. unbegrenzte Phasenprophylaxe erwogen werden.

- *Besondere Behandlungshinweise:*
  - **CAVE:** Nach Absetzen einer Lithiumprophylaxe ist das Rückfallrisiko wahrscheinlich höher als im naturalistischen Verlauf; mit jeder Phase nimmt möglicherweise die Phasenhäufigkeit weiter zu, evtl. Einmündung in „rapid cycling“.
  - Wenn eine Lithiumprophylaxe doch abgesetzt wird, sollte dies, wenn irgend möglich, langsam über viele Monate erfolgen (siehe aber Problem der Schwangerschaft unter bestehender Lithiumprophylaxe, Kap. 15).
  - Die Beobachtung mehrerer Autoren, daß Lithium, wenn es einmal abgesetzt wurde, bei einer erneuten Episode einer bipolaren affektiven Störung bei einem Teil der Patienten seine Effektivität verliert, konnte in einer neueren Studie nicht bestätigt werden.
  - Bei fehlender oder nicht ausreichender Wirkung von Lithium kann Lithium *plus* Carbamazepin (oder ggf. Valproinsäure) gegeben werden. Es ist gegenwärtig nicht untersucht, ob unter diesen Bedingungen ein Antikonvulsivum als Monotherapie ebensogut wirksam ist wie die Kombination Lithium plus Antikonvulsivum, selbst wenn Lithium alleine nicht ausreichend wirksam ist. Antikonvulsiva (insbesondere Valproinsäure) können unter den gegenwärtigen Zulassungsbedingungen und aufgrund der noch schmalen Datenbasis als Monotherapie erst nach langfristiger klinischer

Stabilisierung und nach Ausschleichen von Lithium über viele Monate empfohlen werden.
- Bei „rapid cycling“: Ein möglichst weitgehender Verzicht auf Antidepressiva wird empfohlen, da diese möglicherweise die Phasenfrequenz erhöhen können.

Rezidivierende manische Episoden

- Es gibt keine kontrollierten Studien.
- Nach klinischer Erfahrung haben die Prinzipien für die Phasenprophylaxe bipolarer affektiver Störungen Gültigkeit.
- Im Einzelfall kann eine Prophylaxe auch mit Neuroleptika durchgeführt werden (Nachteile von Neuroleptika bei affektiven Störungen s. S. 96 f.).

Schizoaffektive Störung

- Es liegen sehr *wenige kontrollierte Studien* mit kleinen Fallzahlen zur Phasenprophylaxe von Patienten mit schizoaffektiver Störung vor.
- Bisher keine empirische Absicherung der häufig geübten Praxis, *prophylaktisch* eine *Kombination* von Antidepressivum plus Neuroleptikum zu geben.
- Lithium hat bei der schizoaffektiven Störung wahrscheinlich eine geringere Wirksamkeit als bei der bipolaren affektiven Störung, insbesondere bei rein schizodepressiven Verläufen und bei im Vordergrund stehender psychotischer Symptomatik.
- Carbamazepin ist Lithium bei schizoaffektiven Störungen möglicherweise überlegen. Allerdings muß die Wirksamkeit von Antikonvulsiva gegenüber Lithium bei schizoaffektiven Störungen weiter untersucht werden.

Unipolare Depression

Siehe S. 40 ff.

Tabelle 2.1 gibt einen Überblick über Prädiktoren für eine Lithium-Response oder eine Lithium-Nonresponse. Allerdings sind Prädiktoren bisher kaum durch prospektive kontrollierte Vergleichsstudien gesichert und daher mit Vorsicht zu interpretieren.

Tabelle 2.1. Prädiktoren für eine Lithium-Response oder eine Lithium-Nonresponse.

Prädiktoren für Lithium-Response	Prädiktoren für Lithium-Nonresponse
• Früheres Ansprechen auf Lithium	• Frühere Non-Response auf Lithium[1]
• Keine „klassische" Manie	• Affektiver Mischzustand (gemischte Episode einer bipolaren affektiven Störung) • Manie mit psychotischen Symptomen[1] (mit Wahn oder Halluzinationen, insbesondere stimmungsinkongruenten Symptomen); schizoaffektive Psychose[3] • Manie bei bekannten organischen Grunderkrankungen (z. B. Manie nach Schädel-Hirn-Trauma, bei intelektueller Minderbegabung etc.) • Begleitende Substanzmittelabhängigkeit bzw. -mißbrauch (Alkohol, Drogen) • Persönlichkeitsstörungen • Rapid-cycling-Phänomen[1]
• Episodensequenz: Manie → Depression → Euthymie	• Episodensequenz: Depression → Manie → Euthymie • Drei oder mehr manische Episoden vor Beginn der Lithium-Behandlung
• Positive Familienanamnese bzgl. bipolarer Störung[2]	

[1] Valproinsäure vermutlich besser wirksam als Lithium.
[2] Eine kürzlich erschienene Studie bestätigt den positiven Zusammenhang nicht.
[3] s. S. 101.

Eine *unzureichende Compliance* ist häufig Grund für eine Non-Response; sie ist nicht immer sicher von den oben genannten Prädiktorvariablen zu trennen. Eine mangelhafte Lithium-Compliance findet sich offenbar häufiger bei schweren Manien, Kombination von Lithium mit anderen Phasenprophylaktika, Lithium-Nebenwirkungen, Rapid-cycling-Phänomenen, Alkohol- und/oder Drogenabhängigkeit bzw. -abusus, Persönlichkeitsstörungen, männlichen Patienten, allein lebenden Patienten, jüngeren Patienten und Patienten mit niedrigerer Schulbildung oder geringerem sozioökonomischem Status.

2.6 Präparate

Carbamazepin — Antikonvulsivum, Antimanikum, Phasenprophylaktikum

carba 200 ct (ct-Arzneimittel)
Tbl. 200 mg (50, 100, 200 Tbl.)

Carbabeta (betapharm)
Tbl. 400 mg (20, 50, 100, 200 Tbl.) (**Carbabeta retard**)
600 mg (50, 100, 200 Tbl.) (**Carbabeta retard**)

Carbagamma (Wörwag)
Tbl. 200 mg (50, 100, 200 Tbl.)
400 mg (50, 100, 200 Tbl.)

Carbamazepin Heumann (Heumann)
Tbl. 200 mg (50, 100, 200 Tbl.)
400 mg (50, 100, 200 Tbl.)

Carbamazepin-AbZ (AbZ-Pharma)
Tbl. 200 mg (50, 100 Tbl.)

Carbamazepin Stada (Stada)
Tbl. 200 mg (50, 100, 200 Tbl.)

Carbamazepin-GRY (GRY)
Tbl. 200 mg (50, 100, 200 Tbl.)

Carbamazepin-neuraxpharm (neuraxpharm)
Tbl. 200 mg (50, 100, 200 Tbl.)
300 mg (50, 100, 200 Tbl.) (**Carbamazepin-neuraxpharm retard**)

Carbamazepin-ratiopharm (ratiopharm)
Tbl. 200 mg (50, 100, 200 Tbl.)
400 mg (50, 100, 200 Tbl.) (**Carbamazepin-ratiopharm retard**)

Carbium (Neuro Hexal)
Tbl. 200 mg (50, 100, 200 Tbl.)
400 mg (50, 100, 200 Tbl.)
150 mg (50, 100, 200 Tbl.) (**Carbium retard**)
300 mg (50, 100, 200 Tbl.) (**Carbium retard**)
400 mg (50, 100, 200 Tbl.) (**Carbium retard**)
600 mg (50, 100, 200 Tbl.) (**Carbium retard**)

Finlepsin (ASTA Medica AWD)
Tbl. 200 mg (50, 100, 200 Tbl.)
200 mg (50, 100, 200 Tbl.) (**Finlepsin retard**)
400 mg (50, 100, 200 Tbl.) (**Finlepsin retard**)

Fokalepsin (Lundbeck)
Tbl. 200 mg (50, 100, 200 Tbl.)
300 mg (50, 100, 200 Tbl.) (**Fokalepsin retard**)
600 mg (50, 100, 200 Tbl.) (**Fokalepsin retard**)

Sirtal (Merck dura)
Tbl. 200 mg (50, 100, 200 Tbl.)
400 mg (50, 100, 200 Tbl.)
(**Sirtal retard**)

Tegretal (Novartis)
Tbl. 200 mg (50, 100, 200 Tbl.)
200 mg (50, 100, 200 Tbl.)
(**Tegretal retard**)
400 mg (50, 100, 200 Tbl.)
(**Tegretal retard**)
Susp. 100 mg/5 ml (250, 1000 ml)

Timonil (Desitin)
Tbl. 200 mg (50, 100, 200 Tbl.)
400 mg (50, 100, 200 Tbl.)
150 mg (50, 100, 200 Tbl.)
(**Timonil retard**)
300 mg (50, 100, 200 Tbl.)
(**Timonil retard**)
400 mg (50, 100, 200 Tbl.)
(**Timonil retard**)
600 mg (50, 100, 200 Tbl.)
(**Timonil retard**)
Saft 100 mg/ 5 ml (250 ml)

Eigenschaften

Pharmakodynamik:

- Antikonvulsivum, dessen antimanischer und phasenprophylaktischer Wirkmechanismus unbekannt ist.

Pharmakokinetik:

- Langsame, fast vollständige Resorption; Zeitpunkt des Plasmakonzentrationsmaximums abhängig von der galenischen Zubereitung: Suspension 2–3 h, Tablette ca. 8 h, Retardtablette ca. 14 h.
- HWZ nach Einmalgabe ca. 35 h, bei Dauertherapie durch Enzyminduktion kürzer, 10–20 h; HWZ des wirksamen Metaboliten Carbamazepin-10,11-epoxid 5–8 h.

Indikationen und Behandlungshinweise

- Vom BfArM zugelassen zur *Phasenprophylaxe bipolarer affektiver Störungen*, wenn Lithium nicht oder nicht ausreichend wirksam ist bzw. wenn unter Lithium ein *„rapid cycling“* auftritt oder Kontraindikationen gegen Lithium bestehen.
- Gute antimanische Wirkung ist nachgewiesen; in dieser Indikation keine Zulassung durch das BfArM.
- Zugelassen zur Verhütung zerebraler Krampfanfälle im Alkoholentzugssyndrom (nur unter stationären Bedingungen).
- Zur frühzeitigen Erkennung von hepato- und hämatotoxischen Nebenwirkungen sind lt. Hersteller Kontrollen von Blutbild und Leberwerten vor Behandlungsbeginn, im ersten Monat wöchentlich, dann monatlich, zu empfehlen; diese Empfehlung wurde als wenig praxisgerecht kritisiert (idiosynkratische Arzneimittelreaktionen entgehen häufig den Kontrollen). *Wichtig:* Aufklärung über Frühsymptome einer Knochenmarkschädigung (Fieber, Halsschmerzen, Mundulzera, Hämatome); bei Leukozytenzahl unter 4000/mm^3 Kontrolle von Differentialblutbild (einschließlich Thrombozytenzahl).

- Vor Behandlungsbeginn Ausschluß von Herzrhythmus- bzw. Überleitungsstörungen durch EKG.
- Regelmäßige Kontrollen der Plasmakonzentration notwendig (12 ± 0,5 h nach der letzten und vor der morgendlichen Einnahme); Plasmakonzentration kann noch Wochen nach Behandlungsbeginn abfallen (Enzyminduktion). Therapeutische Plasmakonzentrationen *s. Dosierung*.

Dosierung

- Einschleichend aufdosieren, da Nebenwirkungen vor allem initial bei hohen Anfangsdosen und rascher Dosissteigerung auftreten.
- Beginn mit 200–400 mg täglich; Dosissteigerung i. allg. um 200 mg täglich; Erhaltungsdosis 800–1600 mg täglich, je nach Plasmakonzentration; Verteilung auf 3–4 Einnahmen täglich, bei Retardpräparaten 1–2 Gaben ausreichend.
- Antimanische und phasenprophylaktische Plasmakonzentrationen sind nicht definiert; angestrebt werden sollten Plasmakonzentrationen, wie sie in der Epileptologie Anwendung finden (4–12 mg/l).
- Es ist empfohlen worden, die antimanische Behandlung mit der Suspension zu beginnen, da schneller max. Plasmakonzentrationen erreicht werden und sich schneller ein „Steady state“ einstellt; Nachteil: höhere Dosierungsfrequenz wegen kürzerer HWZ nötig.

Nebenwirkungen

- Bei Therapiebeginn Müdigkeit, Benommenheit, Schwindel, Ataxie, Sehstörungen und Doppelbilder, Übelkeit und Erbrechen; häufig milde Hyponatriämie und Anstieg der γ-GT; erniedrigte T_4-Werte ohne TSH-Erhöhung sind beschrieben.
- Häufig: *allergische Hautveränderungen*, meist in den ersten 1–2 Wochen der Behandlung; makulöse oder makulopapulöse Exantheme erfordern nicht immer das Absetzen, häufig Besserung unter Dosisreduktion oder Fortführung der Medikation. *Lebensbedrohlich* (sofort absetzen!) sind eine exfoliative Dermatitis, ein Stevens-Johnson-Syndrom sowie ein Lyell-Syndrom.
- *Hämatotoxische* Nebenwirkungen: reversible Leukozytopenien (meist Neutropenien) bei 10% der Patienten, bei 2% persistierend; bei 2% auch meist leichte Thrombozytopenien; selten aplastische Anämien (Risiko 1:20 000 bis 1:50 000) und Agranulozytosen (noch seltener).
- **CAVE:** Keine Kombination von Carbamazepin mit anderen potentiell knochenmarktoxischen Substanzen (Clozapin!).
- Selten Störungen der Sinusknotenfunktion; Vorsicht bei Kombination mit Lithium, da solche auch unter Lithium beschrieben wurden.

Kontraindikationen

- Kardiale Überleitungsstörungen, schwere Leberfunktionsstörungen, bekannte Knochenmarkschäden, akute intermittierende Porphyrie; zur Kombination mit MAOH s. Tabelle 2.4.
- Wegen struktureller Ähnlichkeit mit Imipramin sollte Carbamazepin Patienten, die auf Imipramin oder andere TZA mit Hautveränderungen oder anderen allergischen Reaktionen reagiert haben, nicht gegeben werden.
- Die Hersteller geben eine Anwendungsbeschränkung für die Kombination mit Lithium an; wegen der erhöhten Neurotoxizität dieser Kombination wird empfohlen, Carbamazepinplasmakonzentrationen von 8 mg/l bzw. Lithiumspiegel von 0,8 mmol/l nicht zu überschreiten. Die Hersteller empfehlen weiterhin, Neuroleptika mindestens 8 Wochen vor Gabe dieser Kombination abzusetzen; diese Empfehlung erscheint praxisfremd (s. unten).

Interaktionen

Bei der Behandlung mit Carbamazepin sind mögliche Interaktionen mit anderen Medikamenten zu beachten (Tabelle 2.4).

Bewertung

Antikonvulsivum mit nachgewiesener antimanischer und phasenprophylaktischer Wirkung bei bipolarer affektiver Störung; als Antimanikum nicht zugelassen; zweite Wahl nach Lithium, gegenüber diesem aber wahrscheinlich Vorteile bei „rapid cycling" und bei affektiven Mischzuständen sowie möglicherweise auch bei der schizoaffektiven Störung.

Tabelle 2.2. Mögliche Interaktionen von Carbamazepin mit anderen Medikamenten

Komedikation	Art der Interaktion
Benzodiazepine: Alprazolam, Clobazam, Clonazepam	Niedrigere Plasmaspiegel der Benzodiazepine, dadurch Wirkabschwächung der Benzodiazepine möglich.
Desipramin	Erhöhung der Carbamazepinplasmakonzentration möglich.
Ethosuximid	Verstärkte Metabolisierung von Ethosuximid, dadurch Verminderung der Ethosuximid-Wirkung möglich.
Lithium	Vermehrte Nebenwirkungen von Lithium und/oder Carbamazepin bis hin zur Neurotoxizität möglich, ggf. auch bei therapeutischen Plasmaspiegeln.
MAO-Hemmer	Fragliche Interaktion; wegen strukturchemischer Ähnlichkeit von Carbamazepin mit Imipramin; die Hersteller empfehlen, Carbamazepin nicht mit MAO-Hemmern zu kombinieren und sowohl vor als auch nach Behandlung mit Carbamazepin einen Abstand von zwei Wochen einzuhalten; diese Empfehlung erscheint pharmakologisch nicht ausreichend begründet.
Methadon	Durch verstärkte Metabolisierung von Methadon verminderte Methadon-Wirkung.
Neuroleptika (z. B. Haloperidol)	Durch verstärkte Metabolisierung geringerer antipsychotischer Effekt möglich; jedoch im Einzelfall pharmakodynamische Wirkverstärkung möglich. **CAVE:** Nach Absetzen von Carbamazepin Ansteigen der Plasmakonzentration von Neuroleptika möglich.
Phenobarbital, Primidon	Niedrigere Carbamazepin- und evtl. niedrigere Phenobarbital-Plasmaspiegel, dadurch Verminderung der Wirkung von Carbamazepin; evtl. auch Verminderung der Wirkung von Phenobarbital möglich.
Phenytoin	Niedrigere Carbamazepin- und höhere, unveränderte oder niedrigere Phenytoin-Plasmaspiegel möglich, dadurch Verminderung der Wirkung von Carbamazepin möglich; abhängig von Veränderungen der Phenytoinspiegel Wirkabschwächung bis hin zu vermehrten Nebenwirkungen möglich.

Tabelle 2.2. Mögliche Interaktionen von Carbamazepin mit anderen Medikamenten (Fortsetzung)

Komedikation	Art der Interaktion
SSRI: Fluoxetin, Fluvoxamin	Höhere Carbamazepin-Plasmaspiegel, dadurch vermehrte Carbamazepin-Nebenwirkungen bis hin zur Neurotoxizität.
TZA: z. B. Amitriptylin, Doxepin, Imipramin	Niedrigere Plasmaspiegel der TZA möglich, dadurch Verminderung der antidepressiven Wirksamkeit von TZA denkbar, jedoch pharmakodynamische Wirkverstärkung möglich. **CAVE:** Nach Absetzen von Carbamazepin Ansteigen der Plasmakonzentration von Antidepressiva möglich.
Valproinsäure	Niedrigere Valproinsäure-Plasmaspiegel, auch Veränderung der Carbamazepin-Plasmaspiegel möglich; dadurch Verminderung der Wirkung von Valproinsäure möglich; jedoch auch pharmakodynamische Wirkverstärkung denkbar.
Viloxazin	Höhere Carbamazepin-Plasmaspiegel, dadurch vermehrte Carbamazepin-Nebenwirkungen möglich, in Einzelfällen bis hin zur Neurotoxizität.
Andere Pharmaka	
Antikoagulanzien: z. B. Phenprocoumon Warfarin	Verstärkte Metabolisierung von Antikoagulanzien, dadurch Verminderung der Antikoagulanzien-Wirkung; Dosisreduktion der Antikoagulanzien bei Absetzen von Carbamazepin.
Ciclosporin	Niedrigere Ciclosporin-Plasmaspiegel, dadurch Verminderung der immunsuppressiven Wirkung von Ciclosporin möglich.
Cimetidin	Vorübergehend erhöhte Carbamazepin-Plasmaspiegel, dadurch evtl. kurzfristig vermehrte Carbamazepin-Nebenwirkungen (Ranitidin: keine Interaktion mit Carbamazepin).
Danazol	Erhöhte Carbamazepin-Plasmaspiegel, dadurch vermehrte Carbamazepin-Nebenwirkungen bis hin zur Neurotoxizität.
Dextropropoxyphen	Erhöhte Carbamazepin-Plasmaspiegel, dadurch vermehrte Carbamazepin-Nebenwirkungen bis hin zur Toxizität.
Diuretika	Hyponatriämie möglich.

Tabelle 2.2. Mögliche Interaktionen von Carbamazepin mit anderen Medikamenten (Fortsetzung)

Komedikation	Art der Interaktion
Doxycyclin	Niedrigere Doxycyclin-Serumspiegel, dadurch Verminderung der antibiotischen Wirkung möglich.
Isoniazid	Höhere Carbamazepin-Plasmaspiegel, dadurch vermehrte Carbamazepin-Nebenwirkungen bis hin zur Neurotoxizität; nach Absetzen von Isoniazid soll ein Intervall von zwei Wochen eingehalten werden, bevor Carbamazepin verabreicht wird.
Kalziumantagonisten vom Typ Diltiazem oder Verapamil	Erhöhte Carbamazepin-Plasmaspiegel, dadurch vermehrte Carbamazepin-Nebenwirkungen bis hin zur Neurotoxizität (Nifedipin oder andere Dihydropyridin-Kalziumantagonisten: keine Interaktion mit Carbamazepin).
Kortikosteroide	Verminderung der Wirkung von Kortikosteroiden möglich.
Makrolid-Antibiotika: z. B. Erythromycin, Clarithromycin	Höhere Carbamazepin-Plasmaspiegel, dadurch vermehrte Carbamazepin-Nebenwirkungen bis hin zur Neurotoxizität.
Mebendazol	Evtl. verminderte antihelminthische Wirkung.
Muskelrelaxanzien: Pancuronium, Gallamin	Verminderte Dauer und Wirksamkeit des Muskelrelaxans.
Ovulationshemmer	Verminderung der kontrazeptiven Wirkung des Ovulationshemmers möglich.
Schilddrüsenhormone, Thyroxin	Verminderung der Schilddrüsenhormon-Wirkung, in Einzelfällen hypothyreote Stoffwechsellage möglich.
Terfenadin	Evtl. Verdrängung von Carbamazepin aus der Proteinbindung, dadurch vermehrte Carbamazepin-Nebenwirkungen möglich.
Theophyllin	Durch niedrigere Theophyllin-Spiegel Verminderung der bronchodilatatorischen Wirkung; verminderte Carbamazepinplasmakonzentrationen möglich.

Gabapentin	Antikonvulsivum

Neurontin (Parke-Davis)
Kps. 100 mg (20, 100 Kps.)
300 mg (50, 100, 200 Kps.)
400 mg (50, 100, 200 Kps.)

- Es liegen mehrere positive offene Studien zur Wirksamkeit von Gabapentin bei bipolaren affektiven Störungen (Manie, Depression, „rapid cycling") vor. In der bisher einzigen, allerdings kleinen, doppelblinden kontrollierten Studie bei therapieresistenten Patienten (Manie oder Depression) war Gabapentin jedoch Lamotrigin unterlegen und nicht besser als Placebo.
  Cave: Gabapentin ist vom BfArM in psychiatrischen Indikationen nicht zugelassen. Der Wirksamkeitsnachweis bei bipolaren affektiven Störungen kann derzeit noch nicht als erbracht betrachtet werden. Deshalb kann die Substanz derzeit nur als Reservemedikament gelten.
- Gabapentin wird über die Niere eliminiert. Klinisch relevante Interaktionen mit anderen Arzneimitteln sind bisher nicht bekannt.
- Häufigste Nebenwirkungen sind Sedierung, Schwindel und Ataxie.
- Kontraindikation: Pankreatitis.
- Beginn mit 300–900 mg tgl. in drei Einzelgaben, Erhaltungsdosis 1200–2400 mg/Tag.

Lamotrigin	Antikonvulsivum

Lamictal (Glaxo Wellcome/Desitin)
Tbl. 5 mg (50 Tbl.)
25 mg (50 Tbl.)
50 mg (50, 100, 200 Tbl.)
100 mg (50, 100, 200 Tbl.)
200 mg (100, 200 Tbl.)

- Mehrere Studien an kleineren Patientenkollektiven legen eine Wirksamkeit von Lamotrigin bei Manien, bipolaren Depressionen sowie bei „rapid cycling" nahe. Es liegt erst eine doppelblinde kontrollierte Vergleichsstudie gegen Lithium bei Manie vor. Wegen der zu geringen Fallzahl kann der Schluß auf Gleichwirksamkeit noch nicht gezogen werden. In einer großen doppelblinden placebokontrollierten Studie konnte die Wirksamkeit von Lamotrigin bei bipolarer Depression gezeigt werden. In einer weiteren kleineren doppelblinden

Studie bei therapieresistenter bipolarer Störung (Manie oder Depression) war Lamotrigin sowohl Gabapentin als auch Placebo überlegen.

Cave: Lamotrigin ist vom BfArM in psychiatrischen Indikationen nicht zugelassen. Deshalb und wegen der noch schmalen Datenbasis kann die Substanz derzeit nur als Reservemedikament betrachtet werden. Wegen der notwendigen langsamen Dosissteigerung ist die Indikation bei akuten Indikationen eingeschränkt (s. unten).

- Lamotrigin wird in der Leber metabolisiert; die Bindung an Plasmaproteine beträgt 55%. Die Substanz konkurriert mit Valproinsäure um die hepatische Glukuronidierung, so daß bei Kombination mit Valproinsäure die Lamotriginplasmakonzentrationen erheblich ansteigen können. Die Kombination mit leberenzyminduzierenden Arzneimitteln (Carbamazepin, Phenytoin, Phenobarbital, Primidon) führt zur Beschleunigung des Metabolismus. Bei Patienten mit mäßiger Leberfunktionsstörung sollte die Dosis um 50%, mit schwerer Störung um 75% erniedrigt werden.
- Häufigste Nebenwirkungen sind Hautausschläge, Kopfschmerzen, Schwindel, Tremor, Sedierung.

  Cave: Selten kommen schwerwiegende *Hautreaktionen* wie Stevens-Johnson- und Lyell-Syndrom vor (Häufigkeit ca. 0,1%). Die Häufigkeit von Hautreaktionen steigt bei höheren Anfangsdosierungen, zu schneller Dosissteigerung und bei Kombination mit Valproinsäure.
- **Cave:** *sehr langsame Dosissteigerung* notwendig. In Kombination mit enzyminduzierender Begleitmedikation werden in den ersten beiden Wochen 50 mg/Tag verabreicht. Steigerung auf 100 mg/Tag in den Wochen 3 und 4, Erhaltungsdosis 200–400 mg/Tag. In Kombination mit Valproinsäure Anfangsdosierung 12,5 mg/Tag, in den Wochen 3 und 4 25 mg/Tag, Erhaltungsdosis 100–200 mg/Tag.

Lithiumsalze — Antimanika, Phasenprophylaktika

Lithiumazetat

Quilonum (SmithKline Beecham)
Tbl. (50 Tbl.)
Menge des Salzes pro Tbl.: 536 mg
Lithiumgehalt pro Tbl.: 8,1 mmol

Lithiumaspartat

Lithium-Aspartat (Köhler-Pharma)
Tbl. (100 Tbl.)
Menge des Salzes pro Tbl.: 500 mg
Lithiumgehalt pro Tbl.: 3,2 mmol

Lithiumcarbonat

Hypnorex retard (Sanofio-Synthelabo)
Tbl. (50, 100 Tbl.)
Menge des Salzes pro Tbl.: 400 mg
Lithiumgehalt pro Tbl.: 10,8 mmol

Leukominerase (biosyn)
Tbl. (50 Tbl.)
Menge des Salzes pro Tbl.: 150 mg
Lithiumgehalt pro Tbl.: 4 mmol

Li 450 „Ziethen" (Ziethen)
Tbl. (50, 100, 300 Tbl.)
Menge des Salzes pro Tbl.: 450 mg
Lithiumgehalt pro Tbl.: 12 mmol

Lithium Apogepha (Apogepha)
Tbl. (50, 100 Tbl.)
Menge des Salzes pro Tbl.: 295 mg
Lithiumgehalt pro Tbl.: 8 mmol

Quilonum retard
(SmithKline Beecham)
Tbl. (50, 100 Tbl.)
Menge des Salzes pro Tbl.: 450 mg
Lithiumgehalt pro Tbl.: 12,2 mmol

Lithiumsulfat

Lithium-Duriles (Astra)
Tbl. (100 Tbl.)
Menge des Salzes pro Tbl.: 330 mg
Lithiumgehalt pro Tbl.: 6,0 mval

Für alle Lithiumsalze gilt:

Eigenschaften

Pharmakodynamik:

- Wirkung auf Signaltransduktionssysteme und Neurotransmitterrezeptoren (s. S. 93 f.).

Pharmakokinetik:

- Nahezu vollständige enterale Resorption, T_{max} = 1–3 h, keine Metabolisierung, ausschließlich renale Ausscheidung, Eliminationshalbwertszeit von der Präparationsform abhängig.

Indikationen und Behandlungshinweise

- *Akutbehandlung manischer Syndrome.*
- *Phasenprophylaxe* bei:
  - bipolarer affektiver Störung,
  - rezidivierenden manischen Episoden,
  - schizoaffektiver Störung,
  - unipolarer Depression.
- „Lithiumaugmentation" bei therapieresistenten Depressionen (s. S. 43, 114).
- Hinweise für Wirksamkeit bei: *Impulskontrollstörungen*, (auto)*aggressiven Verhaltensweisen* (z. B. bei Suizidalität, Borderline-Persönlichkeitsstörung).
- Geringe therapeutische Breite, keine Toleranzentwicklung.

CAVE: Nach dem plötzlichen Absetzen treten v. a. manische Syndrome wahrscheinlich häufiger auf als im naturalistischen Verlauf („Absetzmanie").

Dosierung

- Lithium sollte in Retardform mit der Hauptdosis abends verabreicht werden. Einige Autoren empfehlen die abendliche Einmalgabe, damit nebenwirkungsträchtige Plasmakonzentrationsspitzen vom Patienten „verschlafen" werden.
- Die tägliche Tabletteneinnahme richtet sich nach der Lithiumserumkonzentration. Grundsätzlich: Verdopplung der Dosis führt zur Verdopplung der Lithiumkonzentration. Nach einer Woche sind Steady state-Bedingungen erreicht (Serumkontrolle!).
- Lithiumserumkonzentration für *antimanische* Wirkung: *1,0–1,2 mmol/l.*

- Rasche Aufdosierung notwendig; sollte wegen möglicher initialer Nebenwirkungen nur unter stationären Bedingungen erfolgen. Kontrolle der Lithiumkonzentration in kurzen Intervallen von 2–3 Tagen.
- Lithiumserumkonzentration für *rezidivprophylaktische* Wirkung: *0,6–0,8 mmol/l.*
- Bei unzureichendem Ansprechen individuelle Erhöhung auch längerfristig möglich.
- Bei älteren Patienten können niedrigere Dosen notwendig sein, da eine erhöhte Empfindlichkeit gegenüber neurotoxischen Wirkungen bekannt ist.
- *„Lithiumaugmentation"*: Anzustreben sind Spiegel von 0,6–0,8 mmol/l; bei älteren Patienten sind evtl. Plasmaspiegel von 0,4 mmol/l ausreichend. Wirkungseintritt in der Regel nach 1–2 Wochen, mindestens 3wöchige Durchführung zur sicheren Effizienzbeurteilung empfehlenswert.

Vorgehen für die einzelnen Präparate

- Bei *manischen* Syndromen:
  Schnelle Aufdosierung wird in der Regel von manischen Patienten gut toleriert. Verglichen mit den unten aufgeführten Empfehlungen für die einzelnen Präparate bei der Rezidivprophylaxe sind initial höhere Gaben von 30–40 mmol täglich zu empfehlen. Bei Besserung langsame Reduzierung und Übergang in Prophylaxe.
- Zur *Rezidivprophylaxe uni- und bipolarer affektiver Psychosen*:
  Lithiumazetat (Quilonum): Behandlungsbeginn erfolgt mit 2mal 1 Tbl. tgl. Wenn nach einer Woche die Lithiumserumkonzentration über 0,8 mmol/l liegt, wird die Dosis um 1/2–1 Tbl. reduziert; wenn die Lithiumserumkonzentration unter 0,6 mmol/l liegt, wird die Medikation um 1/2–1 Tbl. erhöht.
  Lithiumaspartat: Nach Herstellerangabe Tagesdosis 4–6 Tbl. auf 2–3 Einnahmen verteilt. Hinweis: Verläßliche Dosierungsempfehlung schwierig, da pharmakokinetische Ergebnisse zu diesem Präparat nur eingeschränkt vorliegen.
  Lithiumcarbonat:
  - **Hypnorex retard und Lithium Apogepha:** Beginn mit 2mal 1 Tbl. tgl., bei älteren Patienten mit 2mal 1/2 Tbl. tgl.
  - **Quilonum retard und Li 450 „Ziethen":** Beginn mit 1 1/2 Tbl. (morgens 1/2, abends 1) tgl., bei älteren Patienten mit 2mal 1/2 Tbl. tgl. Dosierungsanpassung entsprechend Lithiumserumkonzentrationen wie oben beschrieben.

  Lithiumsulfat (Lithium-Duriles): Beginn mit 1 Tbl. morgens und 2 Tbl. abends, bei älteren Patienten mit 2mal 1 Tbl. tgl. Dosierungsanpassung entsprechend Lithiumserumkonzentrationen wie oben beschrieben.

Nebenwirkungen

- Zahlreiche Patienten nehmen langfristig Lithiumsalze ohne irgendwelche unerwünschten Wirkungen ein.
- Relativ häufig treten jedoch zu Beginn einer Lithiumbehandlung Nebenwirkungen auf, die später spontan verschwinden.
- Initiale Nebenwirkungen sollten nicht zu einem Behandlungsabbruch führen, deshalb ist die vorherige Aufklärung des Patienten von besonderer Bedeutung.
- Häufigste Gründe für das Absetzen der Lithiumsalze durch den Patienten: subjektiv erlebte kognitive Störungen, Gewichtszunahme, Tremor und Polyurie.
- Tabelle 2.2 gibt eine Übersicht über mögliche Nebenwirkungen von Lithium.

Lithiumintoxikation

CAVE: Bei Lithiumserumkonzentrationen über 1,6 mmol/l kann es zu Intoxikationserscheinungen kommen (da die Schwelle für Intoxikationszeichen individuell verschieden ist, können im Einzelfall erste Symptome einer Lithiumintoxikation auch bei niedrigeren Lithiumserumkonzentrationen auftreten).

Ursachen einer Lithiumintoxikation

- Überdosierung (akzidentell oder suizidal).
- Kalium- oder Kochsalzmangel (z. B. natriumarme Diät, Diuretika, starkes Schwitzen, Diarrhoe, sonstige Flüssigkeitsverluste).
- Nierenfunktionsstörungen mit Elektrolytverschiebungen.
- Verminderung der renalen Lithiumclearance durch nichtsteroidale Antiphlogistika oder Angiotensin-converting-enzyme-Hemmer.
- Narkosen oder Operationen (2–3 Tage vor Operation Absetzen von Lithiumsalzen). Eine *Elektrokrampfbehandlung (EKB)* ist unter Lithiumbehandlung möglich, ein erhöhtes Nebenwirkungsrisiko ist jedoch zu beachten (z. B. verstärkte Gedächtnisstörung). Wenn Lithium unter EKB weiter gegeben wird, sollte auf zusätzliche Psychopharmaka verzichtet werden.

Tabelle 2.3. Nebenwirkungen bei Behandlung mit Lithium

Organsystem	Nebenwirkungen	Häufig (h)/ selten (s)	Therapie/ Bemerkungen
Neurologisch/ psychiatrisch	Feinschlägiger Tremor	h	Therapieversuch mit β-Rezeptorenblocker (z. B. Propranolol 3×10 bis 3×40 mg)
	Kognitive Störungen (Konzentrationsmangel, mnestische Defizite)	h	Von vielen Patienten als besonders störend empfunden und zum Therapieabbruch führend
	Müdigkeit	s	Initial, vorübergehend
	Muskelschwäche	s	Initial, vorübergehend; gelegentlich aber Funktionsstörung der peripheren Nerven (verminderte Leitgeschwindigkeiten und Amplituden der Aktionspotentiale)
Renal	Polyurie, Polydipsie	h	Initial, vorübergehend
	Nierenfunktionsstörungen (verminderte Konzentrationsleistung, renaler Diabetes insipidus)	s	Bei Absetzen von Lithium in aller Regel reversibel; unklar, ob histologische Veränderungen auftreten
	Glomerulonephritis (Minimal-change-Typ)	s	Äußerst selten; nur wenige Fälle in der Literatur
Elektrolyt- und Wasserhaushalt	Gewichtszunahme	h	Kalorienarme Diät bei normaler Kochsalzzufuhr
	Gesichts- und Knöchelödeme	s	
Gastrointestinal	Diarrhöen, Übelkeit, Völlegefühl, Appetitverlust	h	Initial, vorübergehend
Endokrinium	Struma	h	Behandlung durch Substitution mit Schilddrüsenhormonen
	TSH-Anstieg	h	
	Hypothyreose	s	
	Hyperparathyreoidismus	s	
	Beeinflussung des Kohlenhydratstoffwechsels	s	Sowohl Senkungen als auch Erhöhungen der Blutglukosekonzentration beschrieben

Tabelle 2.3. Nebenwirkungen bei Behandlung mit Lithium (Fortsetzung)

Organsystem	Nebenwirkungen	Häufig (h)/ selten (s)	Therapie/ Bemerkungen
Kardiovaskulär	Repolarisationsveränderungen im EKG	s	Reversibel
	Arrhythmien	s	Sehr selten, eher bei vorbestehenden Herzerkrankungen
Hämatologisch	Leukozytosen	h	Reversibel, in der Regel unproblematisch

Klinische Symptome der Lithiumintoxikation (s. auch Kap. 13)

- Übelkeit, Erbrechen, Durchfall
- grobschlägiger Händetremor
- Abgeschlagenheit, psychomotorische Verlangsamung, Vigilanzminderung
- Schwindel, Dysarthrie, Ataxie
- später: Rigor, Hyperreflexie, Faszikulationen, zerebrale Krampfanfälle, Schock. Bewußtseinstrübung bis zum Koma. Herz-Kreislauf-Stillstand

Maßnahmen bei einer Lithiumintoxikation

- Siehe Kap. 13 „Intoxikationen“ (S. 395).

Kontraindikationen

- Absolute Kontraindikationen: schwere Nierenfunktionsstörungen (z. B. Glomerulonephritis, Pyelonephritis), schwere Herz- und Kreislauf-Krankheiten, Störungen des Natriumhaushalts, Addison-Erkrankung. Zu Lithium in Schwangerschaft und Stillzeit s. Kap. 15.
- Relative Kontraindikationen: Krankheiten, die zu Nierenfunktionsstörungen führen können, z. B. Hypertonie, Gicht oder Arteriosklerose. Weiterhin: stark reduzierter Ernährungs- und Kräftezustand, zerebrale Krampfbereitschaft, Morbus Parkinson, Myasthenia gravis, Hypothyreose, Psoriasis vulgaris.

Routineuntersuchungen

- *Bei Neueinstellung auf Lithium:*
  - Anamnese (bes.: Niere, Herz, Schilddrüse, Schwangerschaft),
  - internistische und neurologische Untersuchung,
  - Blutbild, Blutsenkung, Nüchternblutzucker,
  - Kontrolle der Nierenfunktion nach folgendem Schema:
    a. Bestimmung von Serumkreatinin und Kreatininclearance, außerdem Harnstoff, Harnsäure, Urinstatus,
    b. falls Kreatininclearance unter 70 ml/min: Kontrollbestimmung der glomerulären Filtrationsrate (GFR) mit Isotopenclearance (z.B. ^{99m}Tc-DTPA),
    c. falls GFR unter 60 ml/min: Konsultation eines Nephrologen. Erwägen therapeutischer Alternativen,
    d. falls GFR unter 30 ml/min: Lithiumbehandlung strikt kontraindiziert,
  - T_3, T_4, TSH-Basalspiegel, ggf. TRH-Test,
  - EEG, EKG, Blutdruck, Puls,
  - Körpergewicht, Halsumfang,
  - ggf. Schwangerschaftstest.
- *Während der Behandlung mit Lithium:*
  - Lithiumserumbestimmung: morgens vor (!) Einnahme der Medikamente. Blutentnahme sollte pünktlich $12 \pm 0{,}5$ h nach letzter Tabletteneinnahme erfolgen. Erste Bestimmung nach einer Woche (Steady state!), Bestimmung in den ersten 4 Wochen wöchentlich, danach im ersten halben Jahr monatlich, später Kontrollen im Abstand von ca. 3 Monaten. Parallel zur Lithiumkonzentration Bestimmung von Kreatinin.
  - Kontrolle des Körpergewichts und des Halsumfangs vierteljährlich.
  - T_3-, T_4- und TSH-Bestimmung jährlich, ggf. TRH-Test.
  - Natrium-, Kalium- und Kalziumbestimmung jährlich.
  - Kontrolle der Nierenfunktion jährlich (Kreatininclearance).
  - EKG jährlich, EEG bei zusätzlicher Gabe von Neuroleptika.

Interaktionen, siehe Tabelle 2.3

Bewertung

Gegenwärtig noch Medikament der ersten Wahl zur Akutbehandlung bei manischen Syndromen und zur Phasenprophylaxe bipolarer affektiver Störungen; eine neue Studie zeigt jedoch, daß Valproinsäure auch in der Phasenprophylaxe bipolarer affektiver Studien Lithium mindestens gleichwertig zu sein scheint. Bei „rapid cycling" sind Lithiumsalze Carbamazepin und Valproinsäure wahrscheinlich unterlegen. Lithiumsalze sind Carbamazepin in der Phasenprophylaxe von schizoaffektiven Störungen möglicherweise auch unterlegen; eine Absicherung dieses Befundes sowie der Vergleich gegen Valproinsäure steht aus.

Tabelle 2.4. Mögliche Interaktionen von Lithium mit anderen Medikamenten

Komedikation	Art der Interaktion
Carbamazepin	Vermehrte Nebenwirkungen von Lithium und/oder Carbamazepin bis hin zur Neurotoxizität möglich, ggf. auch bei therapeutischen Plasmaspiegeln.
MAO-Hemmer	Fraglich vermehrte Lithium-Nebenwirkungen; jedoch evtl. bessere antidepressive Wirkung durch Lithium-Zugabe.
Neuroleptika	Vermehrte Lithium- und/oder Neuroleptikum-Nebenwirkungen, z. B. auch extrapyramidalmotorische Nebenwirkungen, in Einzelfällen bis hin zur Neurotoxizität (EEG-Veränderungen, Delir, Krampfanfälle); evtl. erhöhtes Risiko für malignes neuroleptisches Syndrom unter Lithium-Zugabe, in sehr seltenen Einzelfällen irreversible Bewegungsstörungen mit persistierenden EEG-Veränderungen beschrieben.
Phenytoin	Vermehrte Nebenwirkungen von Lithium und/oder Phenytoin bis hin zur Neurotoxizität möglich, ggf. auch bei therapeutischen Plasmaspiegeln.
SSRI, insbesondere Fluoxetin	Vermehrte Lithium-Nebenwirkungen bis zur Neurotoxizität möglich, z. T. durch Erhöhung von Lithium-Serumspiegeln, z. T. pharmakodynamisch bedingt; **CAVE:** Serotoninsyndrom. jedoch evtl. bessere antidepressive Wirkung durch Lithium-Zugabe.
TZA	Evtl. verstärkter Tremor; evtl. bessere antidepressive Wirksamkeit durch Lithium-Zugabe.
Andere Pharmaka	
ACE-Hemmer	Erhöhte Lithium-Serumspiegel, dadurch vermehrte Lithium-Nebenwirkungen. **CAVE:** Nephrotoxizität; häufige Lithium-Serumspiegelkontrollen notwendig.
Acetazolamid	Vermehrte Lithium-Ausscheidung mit erniedrigten Lithium-Serumspiegeln.
Antibiotika: Ampicillin, Tetrazykline, Aminoglykoside, Metronidazol	Evtl. erhöhte Lithium-Serumspiegel, dadurch vermehrte Lithium-Nebenwirkungen bis hin zur Intoxikation möglich. **CAVE:** Nephrotoxizität; häufigere Lithium-Serumspiegelkontrollen notwendig.

Tabelle 2.4. Mögliche Interaktionen von Lithium mit anderen Medikamenten (Fortsetzung)

Komedikation	Art der Interaktion
nichtsteroidale Antiphlogistika	Vermehrte Lithium-Nebenwirkungen durch verminderte renale Lithiumclearance; häufigere Serumspiegelkontrollen notwendig; bisher keine Interaktionen mit ASS berichtet.
Clonidin	Abschwächung der blutdrucksenkenden Wirkung von Clonidin möglich.
Digoxin	Herzglykosid-Wirkung evtl. verstärkt, Gefahr von Rhythmusstörungen evtl. begünstigt.
Diuretika, insbes. Thiaziddiuretika (z. B. Hydrochlorothiazid), aber auch kaliumsparende Diuretika (Amilorid, Triamteren)	**CAVE:** Intoxikationsrisiko durch verminderte renale Lithiumclearance; Schleifendiuretika (z. B. Furosemid, Etacrynsäure) erhöhen Lithium-Serumspiegel in geringerem Ausmaß. Thiazid-Diuretika können sinnvoll sein bei nephrogenem Diabetes insipidus (Verminderung von Polyurie und Polydipsie).
Kaliumiodid	Verstärkte thyreostatische Wirkung
Kalziumantagonisten vom Diltiazem- und Verapamil-Typ	Evtl. verstärkte Neurotoxizität.
Ketamin	Vermehrte Lithium-Nebenwirkungen.
Methyldopa	Evtl. erhöhte Lithium-Serumspiegel, dadurch vermehrte Lithium-Nebenwirkungen bis hin zur Intoxikation, in Ausnahmefällen auch bei therapeutischen Serumspiegeln.
Methylxanthine (Theophyllin, Coffein)	Senkung von Lithium-Serumspiegeln durch erhöhte renale Lithiumclearance.
Muskelrelaxanzien (Pancuronium, Suxamethonium)	Verlängerte neuromuskuläre Blockade (in Einzelfällen um mehrere Stunden); Lithium präoperativ absetzen.
Natriumbikarbonat	Vermehrte Lithiumausscheidung mit niedrigeren Serumspiegeln.
Sympathikomimetika	Abschwächung der blutdrucksteigernden Wirkung der Sympathikomimetika möglich.
Thyreostatika	Verstärkte thyreostatische Wirkung.

Valproinsäure[1]

Antikonvulsivum

Convulex (Lundbeck)
Kps. 150 mg (50, 100 Kps.)
300 mg (50, 100, 200 Kps.)
500 mg (50, 100, 200 Kps.)
Trpf. 300 mg/1 ml (100 ml)

Convulsofin (ASTA Medica AWD)
Tbl. 300 mg (100, 200 Tbl.)

Convulsofin-Tropfen
(Pharma Wernigerode)
Trpf. 120 mg/10 Trpf. (100 ml)

Ergenyl (Sanofi-Synthelabo)
Tbl. 150 mg (50, 100, 200 Tbl.)
300 mg (50, 100, 200 Tbl.)
500 mg (50, 100, 200 Tbl.)
300 mg (50, 100, 200 Tbl.)
(**Ergenyl chrono**)
500 mg (50, 100, 200 Tbl.)
(**Ergenyl chrono**)
Lsg. 300 mg/1 ml (60 ml)

Leptilan (Novartis)
Tbl. 150 mg (50, 100, 200 Tbl.)
300 mg (50, 100, 200 Tbl.)
600 mg (50, 100 Tbl.)

Orfiril (Desitin)
Drg. 150 mg (50, 100, 200 Drg.)
300 mg (50, 100, 200 Drg.)
600 mg (50, 100, 200 Drg.)
300 mg (50, 100, 200 Drg.)
(**Orfiril retard**)
Kps. 150 mg (50, 100, 200 Kps.)
300 mg (50, 100, 200 Kps.)
Tbl. 500 mg (50, 100, 200 Tbl.)
1000 mg (50, 100, 200 Tbl.)
(**Orfiril long**)
Saft 300 mg/5 ml (250 ml)
Amp. 300 mg/3 ml (5 Amp.)

Eigenschaften

Pharmakodynamik:

- Antikonvulsivum, dessen antimanischer und phasenprophylaktischer Wirkungsmechanismus unbekannt ist.

Pharmakokinetik:

- Schnelle, fast vollständige Resorption; Zeitpunkt des Plasmakonzentrationsmaximums abhängig von der galenischen Zubereitung: Lösung 0,5–2 h, Tablette 2–8 h.
- Bindung zu 90–95% an Plasmaproteine, v.a. Albumine; bei höheren Dosierungen nimmt die freie Fraktion zu.
- HWZ bei Monotherapie 12–16 h, weitgehend unverändert bei Langzeittherapie; Abnahme der HWZ bei Kombination mit enzym-

[1] Valproinsäure ist vom BfArM für psychiatrischen Indikationen bisher nicht zugelassen. Da die Substanz bei der Behandlung affektiver Psychosen, insbesondere der Manie, eine große Bedeutung erlangt hat, wird sie hier dennoch ausführlich besprochen.

induzierenden Substanzen wie Carbamazepin (s. unten), Zunahme bei Lebererkrankungen.

Indikationen und Behandlungshinweise

- *Manische Syndrome*; die Wirksamkeit der Substanz bei Manien ist in mehreren kontrollierten Studien hinreichend belegt.
  CAVE: Valproinsäure ist in dieser Indikation vom BfArM jedoch nicht zugelassen.
- Zur Wirksamkeit von Valproinsäure in der *Phasenprophylaxe* affektiver Psychosen liegen positive Erfahrungen aus offenen Studien und neuerdings auch Ergebnisse einer kontrollierten Studie gegen Lithium und Placebo vor, die die phasenprophylaktische Wirksamkeit der Substanz belegen.
- Zur frühzeitigen Erkennung von Störungen von Leber, Bauchspeicheldrüse, Knochenmark und Gerinnung sind lt. Hersteller Kontrollen von Blutbild, Leberwerten, Gerinnungsstatus sowie der Pankreasenzyme (Amylase, Lipase) zu empfehlen; empfohlene Zeitpunkte sind vor Behandlungsbeginn, nach 1, 3, 5, 7, 9 Wochen, dann in vierwöchigen Abständen bis zum Ende der ersten sechs Behandlungsmonate. *Wichtig:* Aufklärung über Frühsymptome möglicher Organschädigungen bei Verdacht auf *Pankreatitis.* Es sind Müdigkeit, Erbrechen, Appetitlosigkeit und Bauchschmerzen.
- Regelmäßige Kontrollen der Plasmakonzentration vor allem zu Therapiebeginn notwendig (12 ± 0,5 h nach der letzten und vor der morgendlichen Einnahme).

Dosierung

- Beginn mit 500–1000 mg täglich, verteilt auf 2–4 Einzeldosen; Erhaltungsdosis bei Erwachsenen in der Regel 1200–2100 mg täglich, je nach Plasmakonzentration.
- Antimanische und phasenprophylaktische Plasmakonzentrationen sind nicht definiert; angestrebt werden sollten Plasmakonzentrationen, wie sie in der Epileptologie Anwendung finden (*50–100 µg/ml*).
- Um einen raschen *antimanischen* Effekt zu erzielen, wird empfohlen, von Beginn an mit einer Tagesdosis von 20 mg/kg Körpergewicht zu behandeln („loading“); in der Akutphase der Manie wurden Plasmakonzentrationen bis 120 µg/ml gut vertragen. Ein noch rascherer antimanischer Effekt läßt sich möglicherweise durch die intravenöse Gabe von Valproinsäure erreichen; hierzu liegen bisher aber erst Einzelfallberichte vor.

Nebenwirkungen

- Häufig mäßige Hyperammonämie, die nicht zum Absetzen der Substanz zwingt.
- Gelegentlich dosisabhängig *Gewichtszunahme* oder *-abnahme*, Appetitsteigerung oder -abnahme.
- Gelegentlich *Haarausfall.*
- *Zentralnervöse* Nebenwirkungen: Sedierung, Parästhesien und Tremor, selten Ataxie; Halluzinationen und Bewußtseinsstörungen können Intoxikationszeichen sein; Einzelfälle von Enzephalopathim, die auch chronisch verlaufen können, wurden beschrieben.
- Gelegentlich, vor allem zu Therapiebeginn, gastrointestinale Nebenwirkungen (Übelkeit, Erbrechen, Durchfall); *Hepatotoxizität* bis hin zu seltenen Todesfällen (besonders gefährdet Kinder und Jugendliche und Patienten, die mit mehr als einem Antikonvulsivum behandelt werden), Transaminasenerhöhungen nicht selten, häufig reversibel; vereinzelt *Pankreatitiden* (Frühsymptome s. S. 122, Behandlungshinweise).
- Gelegentlich reversible *Thrombozytopenien* oder *Leukopenien*, die nicht unbedingt zum Absetzen zwingen; selten Knochenmarkfunktionsstörungen mit Lymphopenien, Neutropenien, Panzytopenien oder Anämien; selten auch Koagulopathien durch Verminderung von Fibrinogen und/oder Faktor VIII und Störung der Thrombozytenaggregation.

  CAVE: Kombination mit Thrombozytenaggregationshemmern.
- Einzelfälle von Erythema multiforme und Lupus erythematodes wurden beschrieben.

Kontraindikationen

- Bekannte Überempfindlichkeit gegen Valproinsäure; Porphyrie; relevante Leber- oder Pankreasfunktionsstörungen.
- Besondere Vorsicht bei Knochenmarkschädigungen, Gerinnungsstörungen, Niereninsuffizienz, systemischem Lupus erythematodes.

Interaktionen

Bei der Behandlung mit Valproinsäure sind mögliche Interaktionen mit anderen Medikamenten zu beachten (Tabelle 2.5).

Tabelle 2.5. Mögliche Interaktionen von Valproinsäure mit anderen Medikamenten

Komedikation	Art der Interaktion
Benzodiazepine: Diazepam	Höhere Diazepam-Plasmaspiegel, dadurch vermehrte Diazepam-Nebenwirkungen möglich, insbesondere vermehrte Sedierung.
Carbamazepin	Niedrigere Valproinsäure-Plasmaspiegel, dadurch Verminderung der Wirkung von Valproinsäure möglich, unter Kombination jedoch auch pharmakodynamische Wirkverstärkung beschrieben; evtl. höhere Carbamazepin-Plasmaspiegel mit vermehrten Nebenwirkungen möglich.
Ethosuximid	Höhere Ethosuximid-Plasmaspiegel, dadurch vermehrte Ethosuximid-Nebenwirkungen bis hin zur Neurotoxizität möglich.
Lamotrigin	Hemmung des Metabolismus von Lamotrigin, HWZ kann stark ansteigen; Risiko von lamotrininduzierten Hautausschlägen erhöht.
Lithium	Evtl. verstärkter Tremor, evtl. bessere antimanische (phasenprophylaktische?) Wirkung der Kombination.
Phenobarbital, Primidon	Höhere Phenobarbital-Plasmaspiegel, dadurch vermehrte Phenobarbital-Nebenwirkungen möglich.
Phenothiazin-Neuroleptika: z. B. Perazin	Höhere Valproinsäure-Plasmaspiegel, dadurch vermehrte Valproinsäure-Nebenwirkungen, vermehrte Sedierung und evtl. verstärkte extrapyramidalmotorische Nebenwirkungen möglich.
Phenytoin	Evtl. niedrigere Valproinsäure-Plasmaspiegel, Verdrängung von Phenytoin aus der Plasmaeiweißbindung; Verminderung der Wirkung von Valproinsäure möglich, vermehrte Phenytoin-Nebenwirkungen möglich, in Einzelfällen bis zur Neurotoxizität.
SSRI: z. B. Fluoxetin, Fluvoxamin	Evtl. höhere Valproinsäure-Plasmaspiegel, dadurch vermehrte Valproinsäure-Nebenwirkungen.
TZA: Amitriptylin	Evtl. höhere Plasmaspiegel von Amitriptylin, dadurch vermehrte Nebenwirkungen möglich.

Tabelle 2.5. Mögliche Interaktionen von Valproinsäure mit anderen Medikamenten (Fortsetzung)

Komedikation	Art der Interaktion
Andere Pharmaka	
Azetylsalizylsäure (ASS)	Erhöhte Valproinsäure-Plasamspiegel, dadurch vermehrte Valproinsäure-Nebenwirkungen, in Einzelfällen bis hin zur Neurotoxizität. **CAVE:** verlängerte Blutungszeit.
Cimetidin	Erhöhte Valproinsäure-Plasmaspiegel, dadurch vermehrte Valproinsäure-Nebenwirkungen möglich.
Makrolid-Antibiotika: z. B. Erythromycin, Clarithromycin	Erhöhte Valproinsäure-Plasmaspiegel, dadurch vermehrte Valproinsäure-Nebenwirkungen bis hin zur Neurotoxizität möglich.
Mefloquin	Beschleunigung des Valproinsäure-Metabolismus, dadurch Abnahme der Valproinsäure-Plasmaspiegel.

Bewertung

Antikonvulsivum mit nachgewiesener antimanischer Wirkung, jedoch in dieser Indikation bisher nicht zugelassen; gegenüber Lithium wahrscheinlich Vorteile bei Manien im Rahmen eines „rapid cycling" und bei affektiven Mischzuständen; bis zur weiteren empirischen Sicherung der phasenprophylaktischen Wirksamkeit kann die Substanz – auch wegen der fehlenden Zulassung durch das BfArM in psychiatrischen Indikationen – gegenwärtig noch nicht als Mittel der ersten Wahl zur Behandlung bipolarer affektiver Psychosen betrachtet werden.

Kapitel 3 Neuroleptika (Antipsychotika)

3.1 Übersicht

- Neuroleptika (NL) sind eine heterogene Gruppe von Pharmaka mit antipsychotischer Wirksamkeit und unterschiedlichem Nebenwirkungsschwerpunkt. Der Begriff Neuroleptikum ist historisch bedingt und sollte langfristig durch den Begriff *Antipsychotikum* ersetzt werden. Dieser weist auf die klinisch bedeutsame therapeutische Wirkung bei Psychosen hin.
- Eine Einteilung der Vielzahl entwickelter Substanzen ist nach verschiedenen Gesichtspunkten möglich:
  - der chemischen Struktur,
  - der „neuroleptischen Potenz",
  - der „Atypizität".

3.1.1 Einteilung der Neuroleptika nach der chemischen Struktur

- Trizyklische NL:
  - Phenothiazine mit aliphatischer, Piperidyl- oder Piperazinyl-Seitenkette, Azaphenothiazine,
  - Thioxanthene (mit aliphatischer oder Piperazinyl-Seitenkette),
  - Dibenzodiazepine, Dibenzothiazepine, Dibenzothiepine, Thienobenzodiazepine,
- Butyrophenone,
- Diphenylbutylpiperidine, Benzisoxazol(piperidine), Benzisothiazylpiperazine, Phenylindol(piperidine),
- Benzamide.

3.1.2 Einteilung der Neuroleptika nach der „neuroleptischen Potenz"

- Unscharfer Begriff, mit dessen Hilfe unter Berücksichtigung präklinischer und klinischer Daten (Blockade D_2-artiger Rezeptoren, antipsychotische Wirksamkeit bezogen auf die verwendete NL-Dosis) NL auf einer Dimension in Form einer aufsteigenden Reihe mit Chlorpromazin als Bezugspunkt angeordnet wurden (s. auch Tabelle 3.1); bei den älteren NL mit D_2-Blockade korrelierend.

- Einteilung der NL in „hoch-", „mittel"- und „niedrigpotent" ist vereinfachend, u.a. wegen der falschen Konnotation, daß „niedrigpotente" NL kaum antipsychotisch wirksam seien; aus Mangel an besseren Begriffen wird die Einteilung hier dennoch mitverwendet:
  - *„Hochpotent":* in niedriger bis mittlerer Dosierung gute antipsychotische Wirkung ohne Sedierung.
  - *„Mittelpotent":* gute antipsychotische Wirkung mit mäßiger Sedierung.
  - *„Niedrigpotent":* in niedriger bis mittlerer Dosierung geringe antipsychotische Wirkung bei deutlicher bis ausgeprägter Sedierung.
- Ein Zusammenhang zwischen neuroleptischer Potenz und EPMS gilt nur für niedrige Dosen (nur für konventionelle Neuroleptika gültig):
  - „Hochpotente" NL haben dosisabhängig eine höhere Wahrscheinlichkeit von EPMS, niedrigpotente dosisabhängig eine niedrigere Wahrscheinlichkeit von EPMS.

Tabelle 3.1. Abstufung des neuroleptischen Wirkungsgrades in Beziehung zur Dosierung in mg. Neuroleptische Potenz des Chlorpromazins als Einheit („1") gesetzt

Neuroleptikum	„Neuroleptische Potenz"
Chlorprothixen Levomepromazin Sulpirid Thioridazin	1/3–4/5
Chlorpromazin Amisulprid Quetiapin	1
Clozapin Perazin	2
Olanzapin	8–20
Fluphenazin Haloperidol	20–50
Risperidon	50
Benperidol	100

Es handelt sich bei allen Substanzen um, zwischen einzelnen Autoren, z.T. deutlich divergierende Einschätzungen. Die Abstufung erlaubt *keinen* Hinweis auf Rezeptoraffinität und antipsychotische Wirkstärke.

  - Ausprägung und Intensität von NL-induzierten EPMS hängen auch von Dispositionsfaktoren ab.
- Bei Anwendung hoher Dosen verwischen sich die Grenzen; dann zeigen auch „hochpotente" NL zunehmend sedierende Wirkungen, während bei „niedrigpotenten" NL der antipsychotische Effekt stärker ausgeprägt ist.

3.1.3 Einteilung der Neuroleptika nach der „Atypizität"

- Neuer Einteilungsmodus, da sich für die neueren NL und Clozapin die Einteilung nach der neuroleptischen Potenz als besonders problematisch herausgestellt hat.
- Die NL werden eingeteilt in:
  - atypische (s. unten, Definition) und
  - typische (auch klassische oder konventionelle NL genannt).
- Die Übergänge zwischen typisch und atypisch sind fließend.
- Definitionsschwierigkeiten der neuroleptischen Potenz sind auch deshalb entstanden, weil sich die neu entwickelten NL (nach Clozapin – dem einzigen atypischen NL im engeren Sinn) tatsächlich von den älteren NL in Wirkmechanismus und klinischer Wirkung unterscheiden.

Definition von „atypisch", bezogen auf Neuroleptika:

- im engeren Sinn: NL ohne EPMS,
- im weiteren Sinn: NL mit weniger EPMS als klassische NL oder NL mit überlegener Wirkung bei:
  - Therapieresistenz und/oder
  - Negativsymptomatik.

- Tabelle 3.2 zeigt eine Auswahl typischer und atypischer NL.
- Akathisie wird auch unter Clozapin beobachtet; ein malignes neuroleptisches Syndrom kann unter *allen* NL auftreten.
- Aufgrund der geringen Wahrscheinlichkeit von EPMS könnten zwar auch Melperon und Pipamperon zu den atypischen NL im weiteren Sinn gerechnet werden; allerdings ist ihre antipsychotische Wirkung auch bei höherer Dosierung so schwach, daß sie zur Behandlung von Positivsymptomen als Monotherapie nicht geeignet sind.

Tabelle 3.2. Auswahl typischer und atypischer Neuroleptika

Typische NL	Atypische NL im weiteren Sinn		Atypisches NL im engeren Sinn
Haloperidol Fluphenazin	Amisulprid Olanzapin Quetiapin	Risperidon Ziprasidon Zotepin	Clozapin

3.1.4 Klinische Wirkungsprofile der Neuroleptika

- Die wichtigste Indikation für NL ist die Schizophrenie. Die Einteilung in Positiv- und Negativsymptomatik hat sich durchgesetzt. Immer mehr gewinnen aber auch die kognitiven Störungen und die depressive Symptomatik als eigenständige Dimensionen im Rahmen der Schizophrenie an Bedeutung.
  - *Positivsymptomatik*: Wahn, Halluzinationen, inkohärentes Denken, bizarres Verhalten.
  - *Negativsymptomatik*: Affektverflachung, sprachliche Verarmung, Antriebsstörung, sozialer Rückzug, Anhedonie. Die Negativsymptome treten besonders im postpsychotischen Langzeitverlauf auf, werden aber immer wieder auch im präpsychotischen Prodromalstadium der Schizophrenie gesehen. In der Akutphase werden sie häufig von den Positivsymptomen überdeckt.
  - Weitere Dimensionen sind *kognitive Störungen* (Aufmerksamkeit, Gedächtnis und Informationsverarbeitung) und eine *depressive Symptomatik*, wobei oft eine phänomenologische Überlappung mit der Negativsymptomatik vorliegt.
- Ältere NL reduzieren überwiegend Positivsymptome. Clozapin und die atypischen NL im weiteren Sinn haben eine günstigere Wirkung auf Negativsymptome als konventionelle Neuroleptika wie Haloperidol.
- Für Amisulprid ist der therapeutische Effekt auch bei „reiner" Negativsymptomatik belegt.
- Für Amisulprid, Olanzapin und Risperidon wurden antidepressive Eigenschaften im Rahmen der Behandlung schizophrener Störungen beschrieben, für Amisulprid auch bei der Dysthymie.
- Für die Behandlung kognitiver Störungen im Rahmen der Schizophrenie können bislang keine Therapieempfehlungen abgegeben werden. Atypische NL scheinen Vorteile zu haben.
- *Psychomotorische Erregung und aggressives Verhalten*, auch unabhängig von der Diagnose Schizophrenie, s. *psychiatrische Akutsituationen*, Kap. 12.

3.2 Wirkmechanismen

- Ähnlich wie bei den Antidepressiva ist auch bei den NL der eigentliche Wirkmechanismus heute noch unbekannt. Man kennt zwar verschiedene Wirkungsebenen von NL (durch Verhaltensexperimente beim Tier, Rezeptorblockaden in vitro und in vivo); deren Bedeutung für die Ursache der antipsychotischen Wirksamkeit ist jedoch unklar.
- Allen bisherigen antipsychotisch wirksamen NL ist die Blockade D_2-artiger DA-Rezeptoren gemeinsam (D_2-artig: $D_{2/3/4}$ mit Erniedrigung der Konzentration von cAMP als intrazellulärem „second messenger"; D_1-artig: $D_{1/5}$ mit Erhöhung der Konzentration von cAMP). Dabei zeigen sich unterschiedliche Affinitäten der NL zu DA-Rezeptor-Subtypen (D_{1-5}).
- Es gibt 3 wichtige dopaminerge Neuronensysteme mit unterschiedlicher Verteilung der DA-Rezeptor-Subtypen im ZNS:
  1. nigrostriatales System: verantwortlich für Kontrolle der Motorik, damit auch für EPMS,
  2. mesolimbisches System: vermutlich Hauptangriffsort der NL und verantwortlich für die antipsychotische Wirkung,
  3. tuberoinfundibuläres System: vermittelt die neuroendokrinologischen Nebenwirkungen der NL.
- Einige NL blockieren zusätzlich $5\text{-}HT_{2(A,\ B,\ C)}$-, α_1-, α_2-, H_1- und muskarinische Azetylcholin (mACh)-Rezeptoren (M_{1-5}).
- Einige NL binden auch an $5\text{-}HT_6$- (Clozapin, Olanzapin, Ziprasidon, Zotepin, aber auch Fluphenazin, Chlorpromazin, Chlorprothixen) und $5\text{-}HT_7$-Rezeptoren (Clozapin, Pimozid, Quetiapin, Risperidon, Ziprasidon, Zotepin).
- Die Bedeutung eines zusätzlichen $5\text{-}HT_2$-Antagonismus für einen günstigeren Effekt auf Negativsymptome bleibt weiterhin umstritten.
- Gründe für das Fehlen oder ein seltenes Auftreten von EPMS bei atypischen NL sind unklar; eine selektive Blockade von D_4- und/oder $5\text{-}HT_{2A/C}$-Rezeptoren wird diskutiert. Außerdem könnte die Interaktion mit Subtypen von mACh eine Rolle spielen. Regionalspezifische Effekte sind:
  - DA-Rezeptor-Antagonismus überwiegend auf mesolimbische Neurone bezogen,
  - tonischer Depolarisationsblock bei chronischer NL-Gabe mit der Aktivitätsabnahme dopaminerger Neurone (z. B. bei Clozapin und anderen NL selektiver Depolarisationsblock im mesolimbischen System),

Tabelle 3.3. Klinische Konsequenzen der Bindung psychoaktiver Substanzen an bestimmte Rezeptoren

Beeinflußter Rezeptortyp	Induzierte Wirkungen; vegetative Nebenwirkungen unter Rezeptorblockaden
H_1-Rezeptorblockade	Potenzierung zentral dämpfender Wirkungen, Sedierung, Gewichtszunahme
mACH-Rezeptorblockade (M_1–M_5)	Akkommodationsstörungen, Mundtrockenheit, Sinustachykardie, Obstipation, Harnverhalt, Merkfähigkeitsstörungen, Delir
α_1-Rezeptorblockade	Orthostatische Hypotension, Schwindel, Reflextachykardie
D_2-Rezeptorblockade	Antipsychotischer Effekt, EPMS, Prolaktin-Anstieg
5-HT_{2A}-Rezeptorblockade	Leichte Sedierung, Zunahme der Tiefschlafphasen, Wirkung auf Negativsymptomatik (?)
5-HT_{2C}-Rezeptorblockade	Appetit- und Gewichtszunahme, Abnahme des antidopaminergen Prolaktinanstiegs unter NL (?)

  - neuronale Genexpression (z.B. bei Clozapin, Olanzapin und Quetiapin, nicht jedoch bei Haloperidol präfrontal erhöhte Expression von c-fos, einem unspezifischen neuronalen Aktivitätsmarker).
- Neue wissenschaftliche Befunde:
  - Selektive D_4-Antagonisten zeigen keine antipsychotische Wirkung; daher ist die Wirksamkeit von Clozapin wahrscheinlich nicht auf den D_4-Antagonismus zurückzuführen.
  - DA-glutamaterge Imbalance wird als Erklärungsansatz für Schizophrenien herangezogen, da z.B. Phencyclidin als synthetischer spezifischer Antagonist am glutamatergen N-Methyl-D-Aspartat (NMDA)-Rezeptor schizophrenieähnliche Symptome induzieren kann.

3.3 Allgemeine Therapieprinzipien

- In allen Krankheitsphasen der Schizophrenie sollte der *Gesamtbehandlungsplan* – ähnlich wie bei der Therapie depressiver Syndrome (s. S. 21) – mit medikamentöser Therapie, Psycho- und Soziotherapie bei unterschiedlicher Schwerpunktsetzung berücksichtigt werden:

- in der *Akutphase* liegt der Schwerpunkt auf der NL-Medikation,
- in der *Stabilisierungsphase* und der Phase der Rezidivprophylaxe bzw. Symptomsuppression gewinnt die Psycho- und Soziotherapie zunehmend an Bedeutung.

- Die Therapiemöglichkeiten sollten von Beginn an unter Berücksichtigung der Schwere und Art der aktuellen Symptomatik mit dem Patienten besprochen werden. Im Vordergrund stehen:
  - Therapiemotivation,
  - Vermittlung eines Krankheitskonzepts,
  - Förderung und Festigung der Compliance.
- Behandlungsbeginn bei schwerer psychotischer Episode möglichst frühzeitig (an mögliche Eigen- oder Fremdgefährdung denken!).
- Bei leichter bis mittelschwerer Symptomatik ist der Aufschub der Medikation für einige Tage bis zur Diagnosesicherung, Stärkung der Behandlungsmotivation und Vermittlung eines Therapiekonzepts vor Beginn der Medikation empfehlenswert.
- Es wird jedoch vermutet, daß die Wahrscheinlichkeit des Ansprechens auf eine NL-Medikation abnimmt und die Prognose für den Patienten ungünstiger wird, wenn eine akute schizophrene Psychose *längere* Zeit unbehandelt bleibt.
- Die Auswahl des NL erfolgt allgemein nach:
  - früherem Ansprechen und positiver Bewertung durch den Patienten,
  - Nebenwirkungsprofil und
  - geplanter Applikationsform.

- Bei Stupor und Mutismus oder starker psychomotorischer Hemmung ist Lorazepam zunächst in einmaliger oraler Dosis von 2 mg indiziert (auch als i.v.-Gabe möglich). Nach Ansprechen (desaktualisierte psychotische Symptome, affektive Lockerung) kann bei Schizophrenie frühzeitig mit einem NL kombiniert werden. Vor der Medikation ist das maligne neuroleptische Syndrom (s. Tabelle 3.4) auszuschließen.

- EKB ist i.allg. bei Schizophrenien nur bei der lebensbedrohlichen („febrilen“) Katatonie (DD: malignes neuroleptisches Syndrom) indiziert, und auch hier sollten vorher kurzfristig NL und Lorazepam versucht werden.

Medikamentöse Begleittherapie neben neuroleptischer Basistherapie bei Patienten mit Schizophrenie

- Falls *Aggressivität, Suizidalität, Angst und psychomotorische Unruhe* im Vordergrund stehen, Sedierung – entsprechend der Dosis – durch zusätzliche Gabe von:
  - Benzodiazepinen, z.B. Lorazepam (sicher und wirksam in Kombination mit NL, s. S. 218),
  - Melperon oder Pipamperon (fehlende bzw. geringe anticholinerge Komponente),
  - Levomepromazin oder Chlorprothixen (starke anticholinerge Nebenwirkungen).
- Bei persistierenden depressiven Symptomen sind Antidepressiva (s. S. 137) oft unter Plasmaspiegelkontrollen und klinischer Überwachung nötig.

CAVE: pharmakokinetische Wechselwirkungen (s. Tabellen 14.1–14.5).

Problem der Compliance

- Förderung und Festigung der *Compliance* durch Vermittlung eines Krankheits- und Therapiekonzepts; *Psychoedukation* zur Bedeutung der Medikation, Aufklärung über Nebenwirkungen und den Umgang mit NL, wenn möglich: Einschaltung der Angehörigen oder sonstiger Bezugspersonen.
- Bei Non-Compliance: Diskussion mit dem Patienten über dessen Gründe für die Nicht-Einnahme mit gleichzeitiger erneuter Informationsvermittlung über die Nutzen-Risiko-Abwägung. Falls EPMS Ursache der Non-Compliance sind: Umsetzversuch auf NL mit besserer EPMS-Verträglichkeit (insbesondere atypische NL).
- Bei persistierender Non-Compliance unter stationären Bedingungen bestehen folgende Alternativen: orale Medikation als Tropfen, i. m.-Gaben in kurz wirksamer Form, i. m.-Depotinjektionen in größeren Zeitabständen (s. S. 158).
- Ist *Müdigkeit* ein Grund für die Non-Compliance, muß mittelfristig auf ein nichtsedierendes NL umgesetzt werden; bei *Gewichtszunahme* erfolgt Diätberatung, wenn indiziert Umsetzen auf ein atypisches NL mit geringer oder fehlender Gewichtszunahme (Amisulprid, Ziprasidon); bei *sexuellen Funktionsstörungen* genaue Exploration, ob NL die Ursache der Störung sind. Grundsätzlich ist bei Nebenwirkungen vor dem Umsetzen zunächst die niedrigst nötige Medikation herauszufinden, dann sorgfältiges Abwägen der bisher erreichten Therapieziele und der unerwünschten Wirkungen.

3.4 Indikationen

- NL sind nosologieübergreifend wirksam. Primäre Indikation der NL nach *Zielsymptomen.*
- Nach Absicherung der Diagnose ist eine verfeinerte nosologische Indikationsstellung bei folgenden Diagnosen möglich:
  Gesicherte Wirksamkeit für NL bei:
  - Schizophrenie,
  - schizoaffektiven Störungen,
  - Manie,
  - psychotischer Depression,
  - bestimmten neurologischen Erkrankungen.

  Als Begleittherapie in niedriger Dosierung sind NL möglicherweise wirksam bei:
  - Persönlichkeitsstörungen,
  - Zwangsstörung,
  - Angststörungen,
  - Demenz,
  - anderen organischen Psychosen,
  - nichtpsychotischer Depression,
  - Schmerzsyndromen.

3.4.1 Schizophrenie

- *Akutphase/Positiv-Symptomatik*

> Atypische NL sollten als Arzneimittel der ersten Wahl bei der Behandlung der Akutphase erwogen werden.

Begründung: Es gibt viele Studien, in denen eine gleich gute Wirksamkeit von atypischen NL und konventionellen NL bei einem geringeren EPMS-Risiko für atypische NL gefunden wurde. Die Behandlung mit atypischen NL kann wegen deren besseren Verträglichkeit zu einer langfristigen Verbesserung der Compliance führen.

- Bei *unzureichender Wirksamkeit (partielles Ansprechen)* des zuerst verordneten atypischen NL sollte nach spätestens 2 Wochen die Dosis erhöht werden, bei weiterhin ungenügendem Ansprechen sollte dann nach 1–2 Wochen auf ein anderes atypisches NL umgesetzt werden. Bei völligem *Nichtansprechen* (und zwischenzeitlicher Dosiserhöhung) kann bereits nach 2 Wochen umgesetzt werden. Alternativ kann dann auch ein konventionelles „hochpotentes“ NL (z.B. Haloperidol 5–15 mg tgl.) gegeben werden. In Einzelfällen erreicht man auch einen besseren Therapieerfolg durch vorübergehende Kombination eines atypischen NL mit einem konventionellen NL (s. auch S. 162, Umsetzen von NL). Diese Strategie birgt aber das Problem in sich, daß es im weiteren Behandlungsverlauf schwierig werden kann, wieder zu einer Monotherapie zurückzukehren, da oft kaum entscheidbar ist, welche Komponente dann ausgeschlichen werden kann.

Begründung: Es wird beobachtet, daß einige Patienten nur unter der Gabe eines konventionellen „hochpotenten" NL respondieren, ebenso wie andere Patienten nur auf atypische NL im weiteren Sinne oder auf Clozapin ansprechen. Dies rechtfertigt auch eine Gabe von konventionellen NL als Ersttherapie, besonders wenn aus der Anamnese eine positive Response auf diese NL-Gruppe bekannt ist. Es gibt zu der Frage, in welcher Reihenfolge die atypischen NL gewählt werden, keinerlei empirische Daten, ebensowenig wie über die Zahl der Behandlungsversuche mit atypischen NL oder über den Zeitpunkt, an dem ein Versuch mit konventionellen NL durchgeführt werden sollte. Zum Einsatz von *Clozapin* bei Patienten mit unzureichender Wirksamkeit s. S. 164.

- Bei *begleitender psychomotorischer Erregung* in der Akutphase kann zu dem atypischen NL ein Benzodiazepintranquilizer oder -hypnotikum gegeben werden.
- Kommt es im Rahmen der akuten Symptomatik zusätzlich (oft neben der psychomotorischen Erregung) zu einem *aggressiven Verhalten, bzw. zu Eigen- oder Fremdgefährdung*, sind konventionelle „hochpotente" NL (ggf. parenterale Applikation und rasches Aufdosieren) mit einer passageren Zusatzmedikation von Benzodiazepinen angezeigt (s. S. 370, psychiatrische Akutsituationen).

Begründung: Ziel einer solchen Kombinationstherapie ist eine sehr schnelle Verminderung der Erregung und Anspannung und ein rasches Erreichen einer sicheren Response. Dabei nimmt man das Risiko erhöhter Nebenwirkungen, insbesondere das EPMS-Risiko, vorübergehend in Kauf. Es muß aber betont werden, daß sich diese Empfehlung nicht aus kontrollierten Studien ableiten läßt. Es fehlen Studien (wenn sie überhaupt durchführbar sind), in denen auch bei dieser Patientengruppe gezeigt wird, daß die atypischen NL eine vergleichbare und sichere Wirkung wie die konventionellen „hochpotenten" NL haben. Aufgrund des Sicherheitsaspektes wird man in einer solchen Akutsituation auf die oben genannten seit langem bewährten Kombinationstherapien zurückgreifen. Nach Abklingen der Akutsymptomatik ist ein vorsichtiges Umsetzen (s. S. 162) auf ein atypisches NL empfehlenswert.

- *Negativ-Symptomatik*

  Atypische NL sind gegenüber den konventionellen NL zu bevorzugen.

Begründung: Die Ergebnisse einiger prospektiver kontrollierter Studien machen die bessere Wirksamkeit von atypischen NL gegenüber konventionellen NL sehr wahrscheinlich (besonders Amisulprid).

- *Depressive Symptomatik*
  Es sind günstige Effekte, insbesondere für Olanzapin und Amisulprid, aber auch für Risperidon beschrieben. Auch kann nach Remission der Positivsymptomatik und Weiterbestehen oder Neuauftreten eines depressiven Syndroms die vorsichtige zusätzliche Gabe von Antidepressiva zu einem NL vorteilhaft sein. Die zusätzliche Gabe von Antidepressiva bei schizophrenen Patienten mit depressiven Symptomen während gleichzeitig bestehender akuter Positivsymptomatik ist nicht zu empfehlen.
- *Kognitive Störungen*
  Atypische NL sind zu bevorzugen; eine spezifische Therapieempfehlung kann noch nicht gegeben werden.
- *Langzeitmedikation*
  s. Behandlungsdauer und Langzeitmedikation S. 159.
- *Begleitmedikation*
  s. allgemeine Therapieprinzipien S. 132.

Eine Monotherapie ist grundsätzlich anzustreben. Eine Kombination ist immer mit einem erhöhten Nebenwirkungsrisiko verbunden. Sie sollte nur vorübergehend eingesetzt werden.

3.4.2 Schizoaffektive Störungen

- *Schizomanisches Syndrom:* Bei stark erregten Patienten weist die Kombination von Lithium-Basistherapie mit NL in der Akutphase eine bessere Wirksamkeit auf als eine Monotherapie.
- *Schizodepressives Syndrom:* Kombination eines NL mit einem Antidepressivum. Allerdings ist die Datenlage, die für diese Kombinationstherapie spricht, sehr schmal. Es wird in den USA für die Akutphase eine neuroleptische Monotherapie vorgezogen; ein Antidepressivum sollte erst nach Abklingen der Akutphase gegeben werden. Bei Monotherapie sind atypische NL vorzuziehen. Das frühe Ansetzen von Phasenprophylaktika kann durch Studien nicht befriedigend belegt werden.
- *Rezidivprophylaxe:* Die Bedeutung der NL in diesem Zusammenhang ist nicht genügend evaluiert. Zu den Phasenprophylaktika s. bipolare Störungen S. 101.

3.4.3 Manie

- Bei *schwereren manischen Syndromen und Manien mit psychotischen Merkmalen* sind NL *vorübergehend* indiziert (s. aber Einschränkungen S. 96).

3.4.4 Depression

- Bei Depressionen mit psychotischen Merkmalen (*wahnhafte Depression*), die auf Antidepressiva allein nicht ansprechen: vorübergehende Gabe eines NL bis zum Sistieren der psychotischen Symptomatik, danach langsames Absetzen des NL über 3–6 Monate unter Beibehaltung des Antidepressivums.
- Bei nichtpsychotischer Depression sind für Sulpirid (bis ca. 300 mg tgl.) antidepressive Eigenschaften beschrieben. Für Amisulprid (50–100 mg tgl.) ist ein antidepressiver Effekt bei der Dysthymie gezeigt.
- Es gibt die Problematik einer NL-induzierten, als „*pharmakogen*" oder „*akinetisch*" bezeichneten *Depression*. Das Konzept ist aber umstritten, da die NL-bedingte Verursachung depressiver Syndrome im Verlauf schizophrener Störungen nicht zweifelsfrei gesichert ist und diese symptomatisch schwer von einer postpsychotischen Depression oder einem NL-induzierten Parkinsonoid zu unterscheiden ist. Differentialdiagnostisch sollte auch an eine Negativsymptomatik gedacht werden (s. auch S. 130).
- Depression im Rahmen einer Schizophrenie s. Kap. 3.4.1.

3.4.5 Neurologische Erkrankungen

- *Tourette-Syndrom und andere Tic-Störungen:* NL sind unter Abwägung des Nutzen-Risiko-Verhältnisses indiziert, wenn eine schwere psychosoziale Einschränkung im Rahmen der Erkrankung vorliegt; NL sind bei vokalen und motorischen Tics wirksam (*Pimozid* 2–4 mg tgl., *Fluphenazin* 4–6 mg tgl., auch Haloperidol, wobei aber eine neuere placebokontrollierte Doppelblindstudie zeigt, daß Haloperidol nicht besser als Placebo und schlechter als Pimozid in dieser Indikation wirkt). Zu *Ziprasidon* gibt es eine Pilotstudie, die bei Dosen von 10–40 mg tgl. eine Überlegenheit gegenüber Placebo zeigt.
- *Chorea Huntington:* NL sind gegen Bewegungsstörungen und Psychose wirksam.
- *Dyskinesien* unterschiedlicher Genese: Das substituierte Benzamid *Tiaprid* (Antagonist an D_2-artigen Rezeptoren) ist nur für diese In-

dikation zugelassen und kann auch bei Spätdyskinesien zur symptomatischen Besserung eingesetzt werden (300–600 mg tgl., Höchstdosis 1200 mg).
- *EPMS* unter NL: s. S. 145–147.

3.4.6 Persönlichkeitsstörungen

- Placebokontrollierte Studien mit Wirksamkeitsnachweis gibt es für Flupentixol, Haloperidol und Trifluperazin bei Borderline- und/oder schizotypischer Persönlichkeitsstörung (s. S. 344).

3.4.7 Zwangsstörung

- Nur bei Therapieresistenz (v.a. wenn auch gleichzeitig ein Tourette-Syndrom oder eine Chorea vorliegt) sollte die zusätzliche NL-Gabe vorsichtig erwogen werden (z.B. Pimozid 2–8 mg tgl., Risperidon 2–4 mg tgl.). Es gibt jedoch einige Einzelfallberichte über ein Auftreten von Zwangssymptomen bei schizophrenen Patienten unter bestimmten NL, wobei allerdings ein kausaler Zusammenhang nicht gesichert ist.

3.4.8 Angststörungen

- Eine anxiolytische Wirkung ist von niedrig dosiertem Flupentixol, Fluphenazin, Pimozid, Fluspirilen und Thioridazin beschrieben.
  CAVE: EPMS (einschl. Spätdyskinesien) und andere Nebenwirkungen, wie z.B. Blutbildschäden. Sie sind auch unter niedriger Dosierung möglich, weshalb NL *keine* Verwendung als Anxiolytika finden sollten.
- Bei Angststörungen sind Antidepressiva, Benzodiazepine und Buspiron den NL vorzuziehen, außer bei bestimmten Komorbiditäten, wie z.B. bei Borderline-Persönlichkeitsstörung, Alkohol- oder Drogenabhängigkeit, bei denen möglichst auf Benzodiazepine verzichtet werden sollte.

3.4.9 Demenz

- Da eine Demenz häufig mit *psychomotorischer Unruhe* (DD: neuroleptikainduzierte Akathisie), nächtlicher Desorientierung, desorganisiertem Verhalten und paranoidem Erleben assoziiert ist, können NL zumindest zeitweise indiziert sein (Risikofaktoren für Spätdyskinesien s. S. 146). *Atypische Neuroleptika* sind in der Regel vorzuziehen.

- Bei *Schlafstörungen* und *psychomotorischer Erregung* im Rahmen einer Demenz sind NL mit möglichst geringer anticholinerger Komponente zu bevorzugen (z. B. *Pipamperon, Melperon*).
- Bei *M. Parkinson* in Kombination mit einer paranoiden Psychose ist Clozapin indiziert (mit 6,25 mg tgl. beginnen).
- Auf Depot-NL möglichst verzichten (verzögerte Resorption, langsame Elimination, nach Absetzen lang überdauernde Nebenwirkungen möglich).
- Eine niedrige NL-Dosierung ist bei Patienten mit Demenz wegen veränderter Pharmakokinetik und erhöhter Suszeptibilität für Sedierung, Parkinsonoid, anticholinerge Wirkungen und Orthostase älterer Menschen (Haloperidol 3–5 mg tgl., z. B. als einmalige Gabe zur Nacht) vertretbar.

3.4.10 Andere organische Psychosen

- *Alkoholhalluzinose:* bei Akuität vorübergehend Gabe eines NL (z. B. Haloperidol 5–10 mg tgl.), häufig allerdings kommt es zu einer raschen Spontanremission; bei der seltenen Chronifizierung meist schlechtes Ansprechen auf NL.
- *Delir:* Bei psychotischen Zustandsbildern oder starker psychomotorischer Erregung können NL indiziert sein (s. psychiatrische Akutsituationen S. 373).
- Bei *psychomotorischer Erregung* im Rahmen akuter Intoxikationen nach psychotropen Substanzen (s. psychiatrische Akutsituationen S. 370).
- *Drogeninduzierte Psychose* (nach DSM-IV unter „substanzinduzierte psychotische Störung" subsummiert): psychotische Symptome werden als direkte körperliche Wirkung einer Droge angesehen. Bei Akuität vorübergehend Gabe eines NL. Durch Abstinenz von der verursachenden Droge sollte die Störung i. allg. sistieren.

3.4.11 Schmerzsyndrome

- NL spielen in der Schmerztherapie nur eine untergeordnete Rolle.
- In Kombination mit Opiaten kann die Opiatdosis ohne Wirkungsverlust verringert werden, außerdem wird das Ausmaß opiatinduzierter Nebenwirkungen wie *Übelkeit* (mit Erbrechen) reduziert.
- Spezifische Diagnosen, zu denen die Datenlage etwas breiter ist, sind *diabetische Neuropathie* und *postherpetische Neuralgie*, wobei jedoch häufig auch die Kombination mit Antidepressiva versucht wurde, so daß spezifische NL-Effekte nicht sicher bewiesen sind.

3.5 Neuroleptika und Psycho-/Soziotherapie

- Jedes Psychopharmakon sollte im Rahmen eines *Gesamtbehandlungsplans* verordnet werden. Bei Schizophrenien sind neben der NL-Therapie auch psychoedukative und kognitiv-verhaltenstherapeutische Ansätze evaluiert.
- Untersuchungen haben gezeigt, daß es psychotherapeutisch günstig ist, wenn der Behandler bei *jedem* Patienten a priori eine gute Prognose annimmt.

Psycho- und Soziotherapie in 3 Therapiephasen

- In allen Phasen sollten Therapiemotivation, Vermittlung eines Krankheitskonzepts und Festigung der Compliance erfolgen.

Akutphase

- Strukturierende, klare, direktive, stützende Psychotherapie.
- Da der notwendige und sinnvolle Einsatz einer Pharmakotherapie zur Schizophreniebehandlung für viele Patienten nicht von vornherein verständlich ist, erscheint die *Vermittlung eines verständlichen und akzeptablen Krankheitsmodells*, das den Einsatz einer medikamentösen Behandlung bei psychischen Beschwerden erklärt, durch den Arzt unerläßlich. Dies gilt besonders dann, wenn eine langfristige Behandlung mit NL notwendig ist, um die Therapiemotivation und Compliance des Patienten zu erhöhen und Rückfälle zu vermeiden. Selbstverständlich hängt die Zugänglichkeit des Patienten für eine solche Aufklärung in der Akutphase stark von der Ausprägung der aktuellen Symptomatik ab.
- Beschäftigungstherapie als Behandlungsform zur Förderung einer sinnvollen, zweckbezogenen Tätigkeit, wobei Eigeninitiative und Selbstvertrauen des Patienten gestärkt werden sollen.

Stabilisierungsphase

- Fortführung der *Psychoedukation* des Patienten und später der Angehörigen über Art und Verlauf der Erkrankung (s. unten Vulnerabilitäts-Streß-Modell), Bedeutung der Compliance (Nutzen einer Erhaltungstherapie, Umgang mit Nebenwirkungen), Symptomeinschätzung und Selbstbeobachtung.
- Orientierung an aktuellen konkreten Problemen mit rationaler Lösungsstrategie.

- Psychoedukative Angehörigengruppen mit Vermittlung eines Krankheitsmodells führen zu veränderter Attribution von Verhaltensauffälligkeiten mit atmosphärischer Entspannung (Wahrnehmung und Wertung der Symptome nicht mehr als „willentliche Entgleisung").
- Familienbetreuung hat oft eine bessere Prognose als Einzeltherapie (s. unten Bedeutung von HEE in der Familie).

Rezidivprophylaxe/Symptomsuppression

- Förderung vorhandener Bewältigungs- und Kompensationsmechanismen, Verbesserung der verbalen Kommunikationsfähigkeit (Beginn schon in der Stabilisierungsphase).
- Training zur Verbesserung sozialer Kompetenz und Aneignung lebenspraktischer Fertigkeiten mit Übungen im realen Umfeld. Das Erlernen der Vermeidung von Unter- und Überstimulation ist von besonderer Bedeutung für eine möglichst selbständige Belastungsregulation. Unterstimulation kann die Wahrscheinlichkeit für eine Negativ-Symptomatik, Überstimulation für eine Positiv-Symptomatik erhöhen.
- Selbstkontrollansätze mit Früherkennung eines drohenden Rezidivs.
- Symptome, die eine Exazerbation bei Schizophrenien ankündigen können, sollten als Frühwarnzeichen mit den Patienten besprochen werden: Schlafstörungen, Gereiztheit, Aggressivität, Mißtrauen, Angst, affektive Labilität, reduzierte Belastbarkeit, Beziehungsideen, sozialer Rückzug. Konsequenzen vereinbaren und frühzeitige Interventionsmöglichkeiten organisieren: z.B. Vorstellung beim Psychiater, Dosissteigerung der Medikation.
- Soziotherapie (Auswahl bewährter Strategien):
  - Belastungserprobung im Alltag,
  - Arbeitstraining,
  - Berufsfindung z.B. mit Maßnahmen zur Umschulung,
  - Tätigkeit in beschützter Werkstätte,
  - u.U. betreutes Wohnen.
- Psychoedukation und Angehörigengruppen (s. oben).

Vulnerabilitäts-Streß-Modell und „expressed emotions" (EE)

Nach dem *Vulnerabilitäts-Streß-Modell* besteht Erhöhung der Rückfallwahrscheinlichkeit durch ungünstige Umweltbedingungen, die mit der biologisch-genetischen Prädisposition von Patienten mit Schizophrenie interagieren.

Ungünstige Umweltbedingungen sind: belastende Lebensereignisse und überstimulierendes soziales Umfeld einschließlich sog. „high expressed emotions" (HEE) in der Familie.

HEE in der Familie äußern sich in einem vermehrten Ausmaß an Kritik oder in übergroßer emotionaler Anteilnahme. Sie stehen in Zusammenhang mit Krankheitsverlauf und Rückfallhäufigkeit.

Eine von „low expressed emotions" geprägte Familienatmosphäre und ein entsprechender Interaktionsstil führen hingegen zu einer besseren sozialen Anpassung und geringerer Rückfallrate bei durchschnittlich niedrigeren NL-Dosen.

3.6 Nebenwirkungen

- Bei der bei bestimmten Zielsyndromen und Krankheitsbildern unverzichtbaren NL-Therapie ist mit dem Auftreten von Nebenwirkungen, insbesondere bei den älteren NL, in beträchtlichem Umfang zu rechnen. Es gibt eine Untersuchung mit sehr hoher Stichprobenzahl, die bei ca. 60% der mit NL behandelten Patienten Nebenwirkungen gefunden hat. Bei immerhin 42% führten diese auch zu therapeutischen Konsequenzen.
- Dabei spielen bei den älteren NL EPMS eine herausragende Rolle. Allen EPMS ist gemeinsam, daß sie durch psychische Anspannung verstärkt werden und im Schlaf sistieren.

3.6.1 EPMS unter Neuroleptika

- *Tabelle 3.4* gibt einen Überblick über EPMS unter NL und *wichtigste* Behandlungsempfehlungen.
- Weitere Anticholinergika – außer Biperiden – zur Behandlung von NL-induzierten EPMS:
  - Benzatropin (Cogentinol®) (1- bis 3mal 0,5–2 mg),
  - Trihexyphenidyl (Artane®) (3- bis 4mal 1–4 mg).
- Nebenwirkungen der Anticholinergika: Euphorie (mit möglichem Mißbrauchspotential), Sedierung (falls zusätzlicher H_1-Antagonismus), Insomnie, Schwindel, vegetative Nebenwirkungen.

  CAVE: *Zentrales anticholinerges Syndrom* (s. auch S. 383) mit:
  - Desorientierung, Halluzinationen, psychomotorischer Unruhe, Delir;
  - Hyperthermie; heißer, trockener Haut; Flush; Tachykardie;
  - dilatierten, wenig auf Licht reagierenden Pupillen;
  - schwerer Obstipation, Ileus;
  - Harnverhalt.

Tabelle 3.4. NL-induzierte EPMS: Klinik und Behandlungsempfehlungen

	Frühdyskinesie	Parkinsonoid	Akathisie	Spätdyskinesien	Malignes neuroleptisches Syndrom
Wahrscheinlichkeit	2–17%	15–20%	ca. 20% (kann unter *allen* NL auftreten)	15–20%	0,02–0,5% (kann unter *allen* NL auftreten)
Beginn	1. Woche	1.–10. Woche	1.–7. Woche	3 Monate – 3 Jahre	1.–2. Woche
Risikofaktoren	Hochpotente NL, junge Männer, plötzliche Dosiserhöhung	Hochpotente NL, auch nach plötzlicher Dosisreduktion	Hochpotente NL, Auftreten eines Parkinsonoids	Hohes Alter, weibl. Geschlecht, affektive Störung, zerebrale Vorschädigung, Diabetes mellitus	Hochpotente NL, Lithium-Komedikation, junge Männer
Symptome	Hyperkinetisch, dyskinetisch oder dyston: krampfartiges Herausstrecken der Zunge, Blickkrämpfe („okulogyre Krise"), Opisthotonus, Trismus, Hyperkinesien der mimischen Muskulatur; choreoathetotische und torticollisartige Bewegungen	Einschränkung der Feinmotorik, Verlust der Mitbewegungen bis zur Akinese, Hypo- und Amimie, kleinschrittiger Gang, Rigor, selten Tremor, Salbengesicht und Hypersalivation, später (selten): „Rabbit-Syndrom" mit Tremor (5/s) der Lippen	Als *quälend* erlebte Sitz-, aber auch Stehunruhe (Tasikinesie), dabei außer motorischen Auffälligkeiten Reizbarkeit, Angst, Konzentrationsstörung, *wichtig*: DD zur Verschlechterung der Grunderkrankung, *„restless legs"-Syndrom* (dabei im Gegensatz zur Akathisie Auftreten v.a. im Liegen)	Verzögert auftretende hyperkinetische Dauersyndrome, intensive, abnorme, unwillkürliche, oft stereotype Bewegungen, in der Zungen-, Mund- und Gesichtsmuskulatur, auch der distalen Muskulatur; schlechter durch affektive Anspannung, nicht im Schlaf, DD: „Absetzdyskinesien" (treten nach 1–4 Wochen für wenige Monate auf), spontane orofaziale Dyskinesien	Trias: Rigor, quantitative Bewußtseinsstörung und autonome Funktionsstörung (Fieber, Tachykardie, labiler RR, Tachypnoe, Hyperhidrosis, Harninkontinenz), CK-Erhöhung, Leukozytose, auch Transaminasenanstieg, Entwicklung in 1–3 Tagen; renale Komplikationen gefährlich, Letalität: 20%

Therapie (s. auch S. 143)	Anticholinergika per os, bei laryngealen und pharyngealen Spasmen: sofortige i.v.-Injektion von *Biperiden* (2,5–5 mg), danach Umsetzen auf oral, Absetzen sobald wie möglich, *keine* prophylaktische Gabe	Dosisreduktion oder Umsetzen des NL oder Anticholinergika, *keine* prophylaktische Gabe, Erhaltungsdosis von *Biperiden*: 4–12 mg tgl.	Dosisreduktion, Umsetzen des NL, *β*-Blocker (*Propranolol* 30–120 mg tgl.), Benzodiazepine, Anticholinergika oder Kombination; allerdings insgesamt schlechtes Ansprechen der Akathisie auf Medikation; bei Restless-leg-Syndrom: Versuch mit L-Dopa oder Dopaminagonisten	*Potentiell irreversibel*, auch nach Absetzen des NL (30–50%), Umstellversuch auf Clozapin, evtl. *Tiaprid* (s. S. 138); Prophylaxe: möglichst niedrige NL-Dosis, strenge Indikationsstellung, Berücksichtigung der Risikofaktoren, regelmäßige klinische Untersuchungen auf Beginn der Symptomatik; sowohl zur Prophylaxe als auch zur Behandlung scheint bei manchen Patienten Vitamin E (400–1600 IE tgl.) hilfreich zu sein; auch unter atypischen NL sind Spätdyskinesien beschrieben (unter Clozapin nur in extrem seltenen Ausnahmefällen)	Absetzen der NL, Kühlung, (parenterale) Flüssigkeitszufuhr; Intensivüberwachung; Prinzip der Weiterbehandlung s. S. 382; unter Behandlung Besserung innerhalb von 5–15 Tagen

- Eine Alternative zu den Anticholinergika könnte der NMDA-Antagonist Amantadin (100–400 mg tgl.) darstellen.
- Bei Patienten mit einer *Demenz vom Lewy-Körperchen-Typ* ist die Sensitivität für schwere NL-induzierte EPMS-Nebenwirkungen deutlich erhöht.

3.6.2 Weitere Nebenwirkungen unter Neuroleptika

Vegetative Nebenwirkungen (s. auch Tabelle 3.3 S. 132)

- Vegetative Nebenwirkungen kommen unter den NL bei Phenothiazinen am häufigsten vor (bis zu 10%), treten bevorzugt *zu Beginn* der Therapie auf und zeigen dann im allgemeinen Adaptation. Diese Nebenwirkungen sind bei älteren Patienten problematischer als bei jüngeren. Bei stark ausgeprägten *anticholinergen Effekten* kann therapeutisches Eingreifen erforderlich werden (z.B. Miktionsstörungen, ausgeprägte Obstipation; in Einzelfällen bis zum paralytischen Ileus mit Septikämie und Peritonitis). Nach Ab- bzw. Umsetzversuch des NL kann der cholinerge Agonist *Carbachol* (Doryl®; Dosierung 1–4 mg p.o.) oder der lang wirksame periphere Cholinesterasehemmer *Distigmin* (Ubretid®; Dosierung 2,5–5 mg p.o.) gegeben werden. Bei akutem Harnverhalt hat sich die parenterale Gabe von Carbachol (Dosierung: 0,25 mg i.m. oder s.c.) unter Beachtung der Kontraindikationen bewährt. Eine weitere seltene, aber gefährliche anticholinerge Nebenwirkung ist das Auftreten von *Glaukomanfällen* bei entsprechender Prädisposition.
- *Hypotonie* und *orthostatische Dysregulation* mit kompensatorischer Tachykardie können unter allen vorwiegend „niedrigpotenten" klassischen und auch neuen NL (Ausnahme: Amisulprid) auftreten und ein besonderes Risiko für Stürze von Sturzfolgen bei älteren Patienten darstellen. Kreislaufregulationsstörungen erfordern eine Dosisanpassung oder einen Präparatewechsel. Alternativ kann bei *Tachykardie* ein *β*-Rezeptorenblocker (z.B. niedrige Dosen von *Metoprolol* oder *Propranolol*), bei *orthostatischer Hypotonie,* falls Hydrotherapie („Kneipp-Güsse") nicht ausreichend wirksam ist, Dihydroergotamin (bis zu 6 mg täglich) gegeben werden. Ergibt der Schellong-Test eine asympathotone Reaktion kann auch *Etilefrin* (z.B. Effortil®) (20–60 mg tgl.) indiziert sein.
- *Temperatursteigerung* (v.a. unter *Clozapin:* ca. 5% der Patienten), sonst durch hypothalamische Beeinflussung: eher erniedrigte Temperatur. Der Verlust der Temperaturkontrolle wird auch als Ursache für plötzliche Todesfälle unter hohen NL-Dosen angenommen.

- Häufigste vegetative Nebenwirkung: *Hypersalivation* unter *Clozapin* (bei ca. 25% der Patienten), i. allg. folgenlos, falls Therapie notwendig, Versuch mit *Pirenzepin* (Gastrozepin®) (50 mg tgl.). Ansonsten kommt unter trizyklischen NL eher Mundtrockenheit vor.

Hämatopoetisches System (v. a. trizyklische NL)

- Leukozytosen oder Leukopenien v. a. zu Behandlungsbeginn; Eosinophilie mit konsekutiver Monozytose in der 2.–4. Woche: keine Änderung der Therapie nötig.

Agranulozytose (unter *Clozapin* in 1–2% der Fälle, sonst viel seltener) mit toxischer oder allergischer Genese. Risikofaktoren: weibl. Geschlecht, höheres Lebensalter, Auftreten v. a. in der 4.–18. Behandlungswoche; sofortiges Absetzen der Medikation (dann reversibel); falls unter trizyklischem NL aufgetreten: Umsetzen auf ein Butyrophenon unter häufigen BB-Kontrollen.

Patienten müssen angewiesen werden, beim Auftreten von Symptomen wie Fieber, Halsschmerzen, Infektionen der Mundschleimhaut keinen Selbstbehandlungsversuch durchzuführen, sondern den Arzt aufzusuchen.

- *Hämolytische Anämie* und *Thrombozytopenie:* sehr selten.

Allergische Reaktionen (v. a. unter Phenothiazinen)

- Generalisierte *Arzneimittelexantheme*, Photosensibilisierung mit erhöhtem Sonnenbrandrisiko, Pigmentablagerungen (Haut, Linse, Herz) v. a. unter Chlorpromazin; unter Thioridazin (ab 800 mg tgl.) und Chlorpromazin (ab 300 mg tgl.) ist eine *Retinitis pigmentosa* mit Nachtblindheit zu Beginn, transienten Ringskotomen und Visusminderung beschrieben worden (sehr selten!).
- Seltene schwere Reaktionen: angioneurotisches Ödem, nichtthrombozytopenische Purpura, exfoliative Dermatitis und Steven-Johnson-Syndrom.

Leber-Gallengangs-System (Nebenwirkungen v. a. unter trizyklischen NL, aber auch unter Butyrophenonen und nichttrizyklischen atypischen NL)

- Transienter Transaminasen- und γ-GT-Anstieg, 2.–4. Woche auch Anstieg der alkalischen Phosphatase möglich; bei klinisch asymptomatischen Transaminasenanstiegen unter dem 3fachen der Norm Verlauf abwarten (seltener Absetzgrund).
- Selten Cholestase, falls Ikterus: sofortiges Absetzen des NL.

Thrombosen, Thrombophlebitiden

CAVE: Nach i.v.-Injektion von trizyklischen NL (kaum je unter Butyrophenonen!): Thrombophlebitiden (selten: Nekrosen), deshalb: nur in Notfallsituationen langsame i.v.-Injektionen von trizyklischen NL in verdünnter Form.

Generalisierte tonisch-klonische Krampfanfälle

- Bei ca. 7% der mit NL behandelten Patienten können plasmaspiegelabhängig Allgemeinveränderungen im EEG registriert werden, welche jedoch nur selten therapeutische Konsequenzen haben. Die Rate an zerebralen Krampfanfällen liegt, wenn alle NL berücksichtigt werden, bei nur ca. 0,05%. Krampfanfälle kommen häufiger unter trizyklischen NL v.a. mit aliphatischer Seitenkette und unter Clozapin vor (<1%); Risikofaktoren sind: zerebrale Vorschädigung, Behandlungsbeginn mit hohen Dosen, schneller Dosisanstieg. Melperon (wahrscheinlich auch Benzamide) führt zu einer verminderten Krampfbereitschaft (s. auch Einzelpräparate).

Endokrine Begleitwirkungen und sexuelle Funktionsstörungen

- Dosisabhängiger Anstieg der *Prolaktinsekretion.* Unter den *atypischen NL* kommt es unter Amisulprid und Sulprid zu einem relativ hohen Prolaktinanstieg. Unter Risperidon und besonders unter Ziprasidon ist der Prolaktinanstieg deutlich geringer. Olanzapin führt zu einem leichten Anstieg innerhalb des Normbereichs. Unter Clozapin (nur unter sehr hohen Dosen) und Quetiapin wird kein Prolaktinanstieg beobachtet. Klinische Folgen eines hohen Prolaktinspiegels können Galakthorroe, Ammenoerrhoe, Gynäkomastie sein.
  CAVE: Ca. 1/3 der Mammatumoren sind prolaktin-sensitiv.
- *Brustkrebsrisiko* und Risiko eines Hypophysenadenoms nicht erhöht.
- *Sexuelle Funktionsstörungen* kommen unter konventionellen NL bei 30–50% der Patienten vor. Sie treten aber auch bei atypischen NL auf. Wie weit ein hoher Prolaktinspiegel für diese Störungen verantwortlich zu machen ist, ist noch ungeklärt.
- Pathologische *Glukosetoleranz* (korreliert mit Gewichtszunahme), daher Hyperglykämien unter atypischen NL nicht selten.
- *Gewichtszunahme* ist häufig, bei bis zu 40% der Patienten (kann unter allen NL auftreten, aber v.a. unter Clozapin und Olanzapin, seltener unter Risperidon), führt nicht selten zu Non-Compliance. Unter den atypischen Neuroleptika ist die Gewichtszunahme unter Amisulprid und Ziprasidon am geringsten.
- Sehr selten: Syndrom der inadäquaten ADH-Sekretion (*SIADH*, s. S. 26).

Delirante Syndrome

- Vor allem in den ersten Behandlungstagen bei schneller Aufdosierung (trizyklische NL haben ein erhöhtes Risiko, v.a. Clozapin; unter hochpotenten NL vernachlässigbares Risiko).
  CAVE: Kombination verschiedener Medikamente mit anticholinerger Komponente.

Depression

- NL als medikamentöse Ursache für eine Depression wird bei Patienten mit Schizophrenie diskutiert (zur Problematik der *„pharmakogenen" Depression* s. S. 138; zum Vorgehen bei dieser Diagnose s. S. 137).

Müdigkeit und Konzentrationsminderung

- Oft nur vorübergehend.

Kardiale Nebenwirkungen (v.a. unter trizyklischen NL, aber auch unter Fluspirilen, Haloperidol, Pimozid; mögliche Akzentuierung durch Interaktionen).

- EKG-Veränderungen: QT_c-Verlängerung, Abflachung der T-Welle und ST-Streckensenkung. Unter Clozapin in Einzelfällen: Myokarditiden.
  CAVE: Entwicklung maligner Arrhythmien wie Torsades des pointes (z.B. unter Thioridazin) mit möglicherweise letalem Ausgang. Routineuntersuchungen s. S. 154.

3.7 Kontraindikationen

- *Leukopenie* und andere Erkrankungen des hämatopoetischen Systems.
- *Harnverhalten* und *Pylorusstenose.*
- Kontraindiziert sind NL mit anticholinerger Begleitwirkung bei Störungen der Harnentleerung, Engwinkelglaukom, Prostatahyperplasie und Myasthenia gravis.
- Akute Alkohol-, Schlafmittel-, Analgetika- und Psychopharmakaintoxikationen.
- Bei M. Parkinson NL mit hoher EPMS-Wahrscheinlichkeit.
- Bei Phäochromozytom und prolaktinabhängigen Tumoren (Prolaktin erhöhende NL).
- Bei zerebralen Krampfanfällen in der Anamnese ist v.a. bei Clozapin in Dosen >600 mg tgl. und bei anderen mittelpotenten NL Vorsicht geboten (Reduktion der Krampfschwelle unter niedrigpotenten NL

seltener, unter hochpotenten – bei Monotherapie – vernachlässigbar).
- Überempfindlichkeitsreaktion gegen Inhaltsstoffe (z. B. Alkyl-4-hydroxybenzoate in Tropfen).
- Schwangerschaft und Stillzeit s. S. 424.

3.8 Interaktionen Neuroleptika

- Kombinationen von *anticholinerg* wirksamen NL mit Anticholinergika oder anticholinerg wirksamen Antidepressiva können zu Erregungszuständen bis hin zum Delir führen – besonders bei älteren Menschen – und sollten vermieden werden.
- Kombinationen von NL mit Sympathomimetika können zu hypertensiven Krisen führen.
- Kombination von NL mit *α_1-antagonistischer Wirkung* können die Wirkung von Antihypertensiva verstärken (Prazosin, Doxazosin, Terazosin) oder vermindern (Clonidin).
- Trizyklische NL sollen nicht mit Antiarrhythmika vom Chinidin-Typ kombiniert werden.
- Generell sollten NL und *Alkohol* (besonders in größeren Mengen) nicht kombiniert werden (Gefahr der wechselseitigen Wirkungsverstärkung bis hin zum Koma).

CAVE: Kardiovaskuläre Synkopen und/oder Atemstillstand bei gleichzeitiger Clozapin-Einnahme und Benzodiazepin-Gabe (i. v.-Applikation von Benzodiazepinen unbedingt vermeiden!) möglich, aber selten.

Tabelle 3.5. Interaktionen (nach Medikamentengruppen der Beimedikamente geordnet)

Komedikation	Art der Interaktion
Anticholinergika: Biperiden, Benztropin, Trihexyphenidyl, Metixen, Bornaprin	Verstärkte anticholinerge Nebenwirkungen (Mundtrockenheit, Akkommodationsstörungen, Obstipation, Miktionsstörungen etc. bis hin zum Delir). Evtl. verminderte orale Resorption von NL (hier: *Chlorpromazin*) durch Hemmung der Darmmotilität, dadurch fragliche Abschwächung der antipsychotischen Wirkung
Antihistaminika: Terfenadin, Astemizol	Verstärkte QT-Verlängerung im EKG, in Einzelfällen Gefahr von Rhythmusstörungen (Torsades de pointes); Vorsicht v. a. bei trizyklischen NL (*Thioridazin*!), aber auch bei *Fluspirilen, Haloperidol* und *Pimozid*
Diphenhydramin, Doxylamin (Promethazin)	Verstärkte Sedierung und/oder anticholinerge Nebenwirkungen bis hin zu z. B. Delir bei Kombination mit antihistaminisch und/oder anticholinerg wirksamen NL. Vorsicht bei *Clozapin, Levomepromazin, Thioridazin, Chlorprothixen, Prothipendyl* und *Perazin*
Barbiturate	Verstärkte Sedierung bis hin zur Neurotoxizität möglich, verstärkte Blutdrucksenkung beschrieben; durch Enzyminduktion niedrigere NL-Plasmaspiegel, dadurch geringerer antipsychotischer Effekt möglich
Benzodiazepine	Verstärkte Sedierung möglich; pharmakodynamische Wirkverstärkung in vielen Fällen sinnvoll und erwünscht, Besserung einer NL-induzierten Akathisie unter Benzodiazepinen; in sehr seltenen Fällen unter Kombination von Benzodiazpinen mit *Clozapin* Schwindelzustand bzw. Kollaps bis hin zum Atemstillstand
Buspiron	Anstieg von *Haloperidol*-Plasmaspiegeln, vermehrt EPMS möglich
Carbamazepin	Verstärkte Metabolisierung durch Enzyminduktion mit niedrigeren NL-Plasmaspiegeln, fraglich geringerer antipsychotischer Effekt; jedoch pharmakodynamische Wirkverstärkung möglich
Disulfiram	Niedrigere NL-Plasmaspiegel beschrieben (hier: *Fluphenazin*). Wirkungsabschwächung von Disulfiram bei gleichzeitigem Alkoholgenuß (*Benperidol, Thioridazin*)

Tabelle 3.5. Interaktionen (nach Medikamentengruppen der Beimedikamente geordnet) (Fortsetzung)

Komedikation	Art der Interaktion
Lithium	Vermehrte NL- und/oder Lithium-Nebenwirkungen, auch EPMS, in Einzelfällen bis zur Neurotoxizität, evtl. erhöhtes Risiko für malignes neuroleptisches Syndrom unter Lithium-Zugabe; in sehr seltenen Einzelfällen irreversible Bewegungsstörungen mit persistierenden EEG-Veränderungen
MAO-Hemmer	Verstärkte orthostatische Hypotonie möglich; pharmakodynamische Verringerung der antipsychotischen Wirkung möglich
Opiatartige Narkoanalgetika	Vermehrter sedierender und analgetischer Effekt, in Einzelfällen Verstärkung der Nebenwirkungen bis hin zu Atemdepression
Phenytoin	Verstärkte Metabolisierung durch Enzyminduktion, niedrigere NL-Plasmaspiegel, dadurch evtl. geringerer antipsychotischer Effekt
SSRI: Fluoxetin, Fluvoxamin	Höhere NL-Plasmaspiegel, dadurch vermehrt Nebenwirkungen, insbesondere EPMS
Trizyklische Antidepressiva	Antidepressiva- und/oder NL-Plasmaspiegel können ansteigen, vermehrte Nebenwirkungen wie Sedierung, orthostatische Hypotonie und anticholinerge Nebenwirkungen bis hin zu Harnverhalt, Ileus und Delir möglich; QT_c-Verlängerung bis hin zu malignen Arrhythmien möglich
Valproinsäure	Höhere Valproinsäure-Plasmaspiegel unter Phenothiazin-NL beschrieben, dadurch evtl. vermehrt Nebenwirkungen, evtl. auch vermehrt EPMS
Andere Pharmaka	
ACE-Hemmer: Captopril, Enalapril	Verstärkter blutdrucksenkender Effekt beschrieben
Antazida, Adsorbenzien (Kaolin, Pektin, med. Kohle), Cholestyramin, schwarzer Tee, Kaffee, Milch	Verminderte enterale Absorption wegen Komplexbildungen, dadurch Abschwächung der antipsychotischen Wirkung möglich

Tabelle 3.5. Interaktionen (nach Medikamentengruppen der Beimedikamente geordnet) (Fortsetzung)

Komedikation	Art der Interaktion
Antibiotika: Griseofulvin, Rifampizin, Doxycyclin	Beschleunigung der NL-Metabolisierung, dadurch Abschwächung der antipsychotischen Wirkung möglich
Chloramphenicol, Erythromycin, Clarithromycin; Ketoconazol (Antimykotikum)	Hemmung des hepatischen Metabolismus mit Erhöhung der Plasmaspiegel und möglicher Zunahme von Nebenwirkungen
Antikoagulanzien: Warfarin, evtl. auch Phenprocoumon	Verstärkter Antikoagulanzieneffekt mit verlängerter Blutungszeit möglich
Askorbinsäure (Vitamin C)	Erniedrigte *Fluphenazin*-Plasmaspiegel (Einzelfall), dadurch Abschwächung der antipsychotischen Wirkung möglich
Grapefruitsaft	Durch Hemmung des hepatischen Metabolismus möglicher Plasmaspiegelanstieg der NL mit Zunahme der Nebenwirkungen
Chinidin	Vermehrte Arrhythmien unter *Thioridazin*
Cimetidin	Verminderte orale Absorption von *Chlorpromazin*, dadurch Abschwächung der antipsychotischen Wirkung möglich. Hemmung der Metabolisierung von *Clozapin*, dadurch vermehrte Nebenwirkungen möglich
Clonidin	Verstärkter blutdrucksenkender Effekt
Diuretika	Verstärkter blutdrucksenkender Effekt
Guanethidin, Methyldopa	Abschwächung der antihypertensiven Wirkung unter NL möglich, unter Methyldopa jedoch auch vermehrter blutdrucksenkender Effekt sowie paradoxer hypertensiver Effekt beobachtet
Insulin, orale Antidiabetika	Verstärkter blutzuckersenkender Effekt
Orphenadrin	Hypoglykämie bis hin zum Koma unter Kombination mit *Chlorpromazin* und *Trifluoperazin* (Einzelfall), evtl. niedrigere NL-Plasmaspiegel

Tabelle 3.5. Interaktionen (nach Medikamentengruppen der Beimedikamente geordnet) (Fortsetzung)

Komedikation	Art der Interaktion
Ovulationshemmer, Östrogene	Durch Enzymhemmung Abnahme des hepatischen Metabolismus mit möglicher Zunahme der NL-Nebenwirkungen (überproportionaler Anstieg des Prolaktins mitbedingt durch eine östrogenbedingte Synthesesteigerung möglich). Höhere *Phenothiazin*-Plasmaspiegel beschrieben, dadurch evtl. vermehrt Nebenwirkungen
Phenylbutazon, Indomethacin Propranolol	Schwindel, Müdigkeit bzw. Verwirrtheit beschrieben (Einzelfälle) Wechselseitige Hemmung der Metabolisierung (hier: *Chlorpromazin*, evtl. auch *Haloperidol*), dadurch höhere NL- und Propranolol-Plasmaspiegel, Verstärkung der antipsychotischen Wirkung und vermehrte NL-Nebenwirkungen möglich, Verstärkung der blutdrucksenkenden Wirkung möglich
Rauchen, Nikotin	Verstärkte Metabolisierung/niedrigere NL-Plasmaspiegel, geringerer antipsychotischer Effekt möglich
Suxamethonium	Verlängerte neuromuskuläre Blockade (Apnoe) unter *Chlorpromazin* (Einzelfall)

3.9 Routineuntersuchungen und -hinweise

- Unter *allen* NL sind Routineuntersuchungen notwendig.
- Eine Übersicht der empfohlenen Kontrollen gibt Tabelle 3.6. Darüber hinaus empfehlen sich im Einzelfall Kontrollen, wann immer ein untersuchter Parameter pathologisch ausfällt.
- Es müssen die Nieren- und Leberfunktion sowie die Kreislaufsituation (Hypotonie, orthostatische Dysregulation), ggf. mit EKG-Ableitungen, regelmäßig untersucht werden.
- Die Kenntnis des *EEG*, besonders vor Beginn der Therapie, ist für spätere Verlaufsuntersuchungen wichtig. Ein pathologischer Ausgangsbefund muß unter NL-Therapie regelmäßig kontrolliert werden, insbesondere bei bekanntem Anfallsleiden. Bei unauffälligem Ausgangs-EEG ist eine Kontrolle nach 1 Monat empfehlenswert.
- Wegen des möglichen Auftretens von BB-Veränderungen unter trizyklischen NL sind routinemäßige Untersuchungen des BB zur Verhütung der klinischen Manifestation einer Agranulozytose notwendig (bislang

Tabelle 3.6. Empfehlungen für Routineuntersuchungen unter Neuroleptika (nach chemischen Struktureigenschaften)

Untersuchung	Vorher	Monate 1	2	3	4	5	6	Monatlich	Vierteljährlich	Halbjährlich
Trizyklische NL[4]										
Blutbild[1]	X	XX	XX	XX	X	X	X		X	
Blutbild (Clozapin)	X	XXXX	XXXX	XXXX	XXXX	XX	X	X		
RR, Puls	X	X	X	X			X		X	
Harnstoff, Kreatinin	X	X		X			X			X
GOT, GPT, γ-GT	X	X	X	X			X		X	
EKG[2]	X	X					X[3]			X[3]
EKG (Thioridazin)	X	X	X	X			X		X	
EEG	X	X								
EEG (Clozapin)	X	X					X			X
Andere NL										
Blutbild	X	X	X	X			X		X	
RR, Puls	X	X	X	X			X		X	
Harnstoff, Kreatinin	X	X		X			X			X
GOT, GPT, γ-GT	X	X					X			X
EKG	X	X								
EKG (Fluspirilen, Haloperidol, Pimozid)	X	X					X			X
EEG	X	X								

X = Anzahl der Kontrollen; der empfohlene Umfang der notwendigen Routinekontrollen ist bisher nicht im einzelnen empirisch abgesichert.

[1] Für Thioridazin empfehlen die Hersteller in den ersten Behandlungsmonaten wöchentliche BB-Kontrollen.

[2] Unter Clozapin sind toxisch-allergische Myokarditiden beschrieben; daher empfehlen sich unter Clozapin zusätzliche EKG-Kontrollen bei Auftreten von kardialen Beschwerden und Fieber bzw. nach 14 Tagen Behandlungsdauer.

[3] Kontrolle bei allen Patienten über 60 Jahren.

[4] Olanzapin ist strukturchemisch ein trizyklisches NL mit allen Nebenwirkungskonsequenzen bezüglich Blutbild (s. S. 192) etc.

nicht unter der alleinigen Gabe von Butyrophenonen, Diphenylbutylpiperidinen und Benzamiden; zu den neueren NL liegt noch keine breite Erfahrungsbasis vor, so daß z. Z. häufigere Kontrollen empfehlenswert sind).

- Bei anticholinerg wirkenden NL (Mundtrockenheit) sollen nach langfristiger Anwendung gehäuft Zahnkaries und Mundschleimhautveränderungen auftreten. Zahnärztliche Kontrollen können indiziert sein. Außerdem sollte vor der Gabe von anticholinerg wirkenden NL bei älteren Patienten eine Prostatahyperplasie und ein Engwinkelglaukom ausgeschlossen werden.
- Vor Beginn einer Behandlung ist der Ausschluß einer Schwangerschaft wichtig.

Die *Aufklärung* hat bei der NL-Therapie einen besonderen Stellenwert. Sie wird dadurch erschwert, daß der Patient in der Akutphase nicht durch das Aufklärungsgespräch verunsichert werden soll. Zum Aufklärungsmodus wegen möglicher Spätdyskinesien gibt es z. Z. keine einheitliche Vorgehensweise. Die Darlegung des Nutzen-Risiko-Verhältnisses ist empfehlenswert. Das informierte Einverständnis des Patienten sollte dokumentiert werden (bester Zeitpunkt beim Übergang von der Akutphase zur Erhaltungstherapie, spätestens aber vor Aufnahme einer Langzeitrezidivprophylaxe). Auch auf eine mögliche eingeschränkte Fahrtüchtigkeit (s. S. 428) und die Gefahren durch zusätzliche Einnahme von Alkohol und sedierenden Medikamenten muß der Patient deutlich hingewiesen werden.

3.10 Dosierung

- Generelle Dosierungsempfehlungen sind wegen der Heterogenität der Substanzen nicht möglich.
- Die *Wirklatenz* zeigt eine große Bandbreite von einigen Tagen bis zu mehreren Wochen.
- NL haben eine große therapeutische Breite.
- Die Messung der Plasmaspiegel zur Erhöhung der therapeutischen Effizienz ist bei den NL im Gegensatz zu den trizyklischen Antidepressiva nur von untergeordneter Bedeutung (s. S. 37).

- Aufgrund der unterschiedlichen Vorgehensweisen in den Behandlungsphasen werden die Dosierungsempfehlungen in zwei Abschnitte unterteilt.

Akutphase

- Bei akuter, schwerer Symptomatik unverzüglich mit relativ hoher Dosis beginnen (z.B. Haloperidol 10–20 mg tgl., s. psychiatrische Akutsituationen S. 370); eine schrittweise Erhöhung der Dosis (einschleichende Dosierung) ist nur bei NL mit anticholinerger bzw. adrenolytischer Begleitwirkung notwendig (zum Einsatz der atypischen NL in der Akutphase s. auch Kap. 3.4.1).
- Bei leichter bis mäßig schwerer Symptomatik ist eher eine langsame Dosissteigerung zu empfehlen. Der antipsychotische Effekt kann bereits bei relativ niedriger Dosierung erzielt werden, das Einsetzen der Wirkung bei niedriger Dosierung ist aber in der Regel verzögert.
- Anfänglich wird die Dosis über den Tag verteilt gegeben, später die Hauptdosis überwiegend zur Nacht.
- Höhere Dosen verringern aufgrund des möglichen Auftretens von EPMS die Compliance. Deshalb sind niedrigere NL-Dosen in Kombination mit Benzodiazepinen (z.B. *Lorazepam*, im Notfall 1–2 mg i.v.), falls Sedierung und schnellere Desaktualisierung der psychotischen Symptomatik notwendig, vorzuziehen.

Stabilisierungsphase

- Die Medikation, unter der die Besserung aufgetreten ist, sollte in der niedrigsten, noch hinreichend wirksamen Dosis beibehalten werden. Eine zu früh vorgenommene *Dosisreduktion* führt in der Mehrzahl der Fälle zu einem Rückfall, der schon (je nach $t_{1/2}$ des NL und Applikationsform) nach wenigen Tagen auftreten kann.
- Die Dosisfindung folgt schließlich unter Einbeziehung verschiedener Informationsquellen bezüglich des Ansprechens der Symptomatik durch den Patienten, das Pflegepersonal und Angehörige.
- Wenn in der Akutphase ein älteres, typisches NL mit Erfolg verordnet wurde, ist die vorsichtige Umstellung auf ein atypisches NL empfehlenswert (s. Kap. 3.11.2 Umsetzen von NL).
- Innerhalb von 9–12 Monaten nach Absetzen der NL erleiden ca. 70% der Patienten mit Schizophrenie ein akutes Rezidiv im Gegensatz zu 15–30% unter Beibehaltung der Therapie mit NL.
- Dosierung zur Rezidivprophylaxe bzw. Symptomsuppression s. Kap. 3.11.

Pharmakokinetik und Plasmakonzentrationen

- NL werden nach oraler Einnahme in der Regel gut absorbiert, der „First-pass-Metabolismus" ist für eine große interindividuelle Variabilität verantwortlich.
- Nach oraler Applikation wurden für Phenothiazine und Butyrophenone Plasmaspiegel mit sehr großen interindividuellen Schwankungen (um den Faktor 10–30) gefunden; bei i. m.-Gabe waren diese Varianzen deutlich geringer (Faktor 2–3). Bei Thioxanthenen und Benzamiden scheinen die Plasmaspiegel geringeren interindividuellen Unterschieden zu unterliegen (Faktor 2–5).
- Nach i. m.-Gabe kommt es zu einer schnelleren Absorption mit höherer Bioverfügbarkeit (Erhöhung um das 4- bis 10fache) als nach oraler Einnahme.
- NL sind sehr lipophil und weisen eine hohe Plasmaeiweißbindung auf. Sie sind plazentagängig und nicht dialysierbar.
- Bei Depot-NL wird der „Steady state" zumeist in 2–3 Monaten erreicht; nach Absetzen sind Plasmaspiegel noch für 9–24 Wochen nachweisbar.
- Für T_{max} gilt bei NL in der Regel: oral = 1–6 h (Ausnahme: Sulpirid 3–8 h); nach Depot-Gabe wird T_{max} erst nach Tagen erreicht, abhängig von Veresterung und Depotgalenik; Ausnahmen sind: Fluphenazindecanoat, Fluspirilen und Zuclopenthixol (als Ciatyl-Z-Acuphase, s. Tabelle 3.7).
- Für $t_{1/2}$ gilt bei NL in der Regel: oral = 15–35 h (Ausnahmen: Benperidol 5 h, Pimozid 55 h); da bei Depotpräparaten dieser Parameter im wesentlichen von der Freisetzung aus dem öligen Medium abhän-

Tabelle 3.7. Übersicht über Depotpräparate

Depotpräparat	Wirkungsdauer	Dosierung	T_{max}	$t_{1/2}$
Zuclopenthixol-decanoat	2–3 Wochen	200–400 mg	4–7 Tage	ca. 19 Tage
Flupentixol-decanoat	2–4 Wochen	20–100 mg	ca. 7 Tage	ca. 17 Tage
Fluphenazin-decanoat	2–4 Wochen	12,5–100 mg	8–36 h	ca. 14 Tage
Fluspirilen	1 Woche	2–10 mg	ca. 2 Tage	
Haloperidol-decanoat	2–4 Wochen	50–300 mg	3–9 Tage	ca. 21 Tage
Perphenazin-enanthat	2 Wochen	50–200 mg	2–3 Tage	4–6 Tage

gig ist, ergeben sich große Unterschiede zwischen den verschiedenen Depot-NL. Das Injektionsintervall sollte nach der Freisetzungshalbwertszeit gewählt werden (s. Tabelle 3.7).

- Umrechnungsvorschlag von oral auf Depot für Haloperidol s. S. 186.
- Zur Verstoffwechslung von NL durch Cytochrom P450-Enzyme s. Tabellen 14.1–14.5.

Messung von Neuroleptika-Plasmakonzentrationen

- Falls bei gesicherter Compliance der Therapieerfolg ungenügend ist, erfolgt die Dosisanpassung durch Einstellung eines optimalen NL-Plasmaspiegels. Dieser ist jedoch nur für Positivsymptomatik und nur für einige NL definiert (s. unten). Außerdem ist die Gültigkeit oft nicht gewährleistet. So ergaben z. B. Studien für Clozapin verschiedene therapeutische Fenster.
- Ist der NL-Plasmaspiegel optimal eingestellt, bringt eine weitere Dosiserhöhung bei ungenügender Response i. allg. keine Verbesserung. In Einzelfällen wird ein Ansprechen aber erst unter sehr hohen Dosen beobachtet.
- Empfehlenswerte Plasmaspiegel bei ausgewählten NL (jeweils für die Hauptsubstanz ohne Metaboliten):
  - Clozapin: 350–600 ng/ml,
  - Fluphenazin: 0,2–2,0 ng/ml,
  - Haloperidol: 5–12 ng/ml,
  - Perazin: 100–230 ng/ml,
  - Perphenazin: 0,8–2,4 ng/ml.

3.11 Behandlungsdauer und Langzeitmedikation

- Die Langzeitmedikation dient der Rezidivprophylaxe bzw. Symptomsuppression.
- Die Zweckmäßigkeit einer langfristigen medikamentösen Behandlung nach Abklingen der akuten Symptomatik muß sorgfältig mit dem Patienten besprochen werden, um die Compliance zu sichern. Dem Patienten muß ein tragfähiges Krankheitsmodell vermittelt werden, das die Notwendigkeit einer langfristigen Medikamenteneinnahme bei bereits überwundenen psychischen Beschwerden miteinschließt.
- Es bietet sich an, das Krankheitsmodell einer „*Stoffwechselstörung*" zu wählen, die mit dem Auftreten einer Positiv- und/oder Negativsymptomatik einhergeht und den Einsatz von NL zur symptomati-

schen, aber effektiven Therapie erfordert. Gleichzeitig sollte betont werden, daß eine solche Behandlung der wichtigen Psycho- und Soziotherapie nicht widerspricht. Im Gegenteil, die medikamentöse Therapie ermöglicht oft erst den effizienten Einsatz psycho- und soziotherapeutischer Interventionen.

- Durch Langzeitmedikation kann:
  - die Rezidivhäufigkeit und die Wahrscheinlichkeit des Auftretens von Residualzuständen herabgesetzt und
  - die Anzahl stationärer Klinikaufenthalte reduziert und damit ambulant eine optimale Soziotherapie und Rehabilitation ermöglicht werden.

Dauer einer Therapie mit NL bei Schizophrenie:
- mindestens 1 Jahr nach der ersten Akutphase; nach einer kürzlich publizierten Katamnesestudie mindestens 2- (bis 5)jährige NL-Rezidivprophylaxe empfehlenswert,
- mindestens 5 Jahre nach mehrmaligen Episoden.

Immer muß die niedrigste, noch rezidivprophylaktisch wirksame Dosis gesucht werden.

- Die „*Frühinterventionsstrategie*" mit langsamem, aber vollständigem Ausschleichen der NL nach Abklingen der akuten psychotischen Symptomatik, hat sich als riskant herausgestellt. Sie ist mit einer höheren Rezidivrate als die kontinuierliche Langzeitmedikation assoziiert.
- *Hauptanwendungsgebiete für Langzeitmedikation:*
  - Rezidivprophylaxe,
  - floride Psychosen, die bei Absetzen der Medikation exazerbieren,
  - Schizophrenie mit überwiegender Negativsymptomatik,
  - Schizophrenie mit Residualzuständen.
- Aber: 15–30% der Patienten erleiden trotz regelmäßiger zuverlässiger NL-Einnahme ein Rezidiv und 10–20% sind auch ohne Medikation rezidivfrei.
- Möglichst NL mit langer $t_{1/2}$ zur oralen Langzeitmedikation wählen, da dann eine Einnahme nur einmal tgl. nötig ist.
- Falls eine Remission auftritt, sollte das NL unter möglichst niedriger Dosierung beibehalten werden. Vorteil: bei einem Rezidiv besteht eine hohe Wahrscheinlichkeit des Ansprechens durch Dosiserhöhung. Immer ist aber ein Umsetzen auf ein atypisches NL zu erwägen, wenn die Therapie mit einem typischen NL begonnen wurde.

- Falls Antriebsstörungen im Vordergrund stehen, ist i. allg. mit einem schlechten Ansprechen auf NL zu rechnen (möglichst Vermeiden von niedrigpotenten, sedierenden NL; Ausnahme: Clozapin).
- Es gibt jedoch Hinweise, daß im Gegensatz zu den klassischen NL die atypischen NL eine günstigere Wirkung auf die Negativsymptomatik haben.
- Falls ein Absetzen des NL erwogen wird: Wegen möglicher Absetznebenwirkungen (z. B. Dyskinesien, s. S. 144) langsames Ausschleichen über Monate mit engmaschiger Kontrolle der Psychopathologie.
- Bei Langzeittherapie *keine* prophylaktische Anticholinergika-Gabe: Falls diese zu Beginn notwendig war, ist die Indikation immer wieder zu überprüfen.

CAVE: Ein wesentliches Problem der Langzeittherapie unter den älteren, klassischen NL ist das Auftreten von potentiell irreversiblen Spätdyskinesien (s. auch Tabelle 3.4, S. 144). Deshalb ist eine regelmäßige Untersuchung zur Früherkennung von Spätdyskinesien (häufiger Beginn im Zungenbereich) angezeigt.

Vor einem *Absetzversuch* bei allen NL muß geklärt sein:
- Wie wahrscheinlich ist ein Rückfall? (erhöhte Wahrscheinlichkeit bei häufigen früheren Rezidiven, niedrigem prämorbidem psychosozialem Funktionsniveau)
- Sind Prodromalsymptome wahrscheinlich oder beginnt eine Episode ohne Frühwarnzeichen? Wie war es bei früheren Episoden? Wird der Patient Prodromalsymptome erkennen?
- Wie wahrscheinlich ist es, daß der Patient bei einem psychotischen Rückfall Hilfe aufsucht?
- Wie schwierig wird es sein, eine Exazerbation zu behandeln?
- Welche Auswirkungen hätte eine Exazerbation? (z. B. Suizidversuch in der Anamnese bei imperativen Stimmen)

3.11.1 Depotmedikation

- Zur Applikationserleichterung bei Patienten, die nicht in der Lage sind, regelmäßig orale NL einzunehmen, gibt es Depotpräparate als Langzeitmedikation mit Injektionsintervall von 1–4 Wochen. Sie senken das Rückfallrisiko im Vergleich zur oralen Einnahme typischer NL. Weitere Vorteile: Gewährleistung ausreichender Dosierungen und Erleichterung der Überwachung der Compliance. Für atypische NL gibt es noch keine Depotpräparate.

- Wegen des Nachteils der schlechten Steuerbarkeit bei möglicherweise höherer Nebenwirkungsrate (z. B. EPMS, Sedierung) muß erwogen werden, ob nicht die Einstellung auf ein atypisches NL – vorausgesetzt, die Compliance ist gewährleistet – die günstigere Alternative ist.
- Auch bei Depotpräparaten ist eine sorgfältige, individuelle Dosisanpassung nötig.
- Relevante Unterschiede zwischen den einzelnen Depotpräparaten beruhen weniger auf deren Wirkstärke als auf deren Pharmakokinetik. Eine Übersicht gibt Tabelle 3.7, S. 158.
- *Wichtig:* korrekte *Applikationstechnik* mit 5–8 cm langer Nadel und Verschieben der Haut vor Injektion (sonst Verlust von bis zu 1/3 der Dosis durch den Stichkanal).

3.11.2 Umsetzen von Neuroleptika

Empfehlungen zur Reihenfolge der Anwendung von NL bei unzureichender Wirkung s. Kap. 3.4.1., S. 135 in der Indikation Schizophrenie. Das *praktische Vorgehen* beim Umsetzen von NL wird erst seit kurzer Zeit problematisiert. Die Ursache liegt darin, daß trotz Einführung der atypischen NL bei einem größeren Anteil der Patienten keine befriedigende Wirkung gesehen wird; dadurch wird der Arzt gefordert, NL mit verschiedenen Wirkmechanismen nacheinander und manchmal auch in Kombination überlappend zu verordnen.

- Ein Wechsel von einem NL auf ein anderes oder auch ein Umsetzen auf eine andere Darreichungsform ist zu erwägen bei:
  - unzureichender therapeutischer Wirkung bzw. Therapieresistenz (s. S. 163),
  - störenden vorhandenen bzw. potentiellen Nebenwirkungen oder Eintreten von (relativen) Kontraindikationen,
  - vorhandenen oder möglichen störenden Interaktionen (s. S. 150),
  - unzureichender Compliance oder auf Wunsch des Patienten (s. S. 164).
- In der *Akutphase* sollte ein Neuroleptika-Umsetzen duch sukzessives Auf- bzw. Abdosieren über ca. 2 Wochen erfolgen, insbesondere wenn die neu angesetzte Substanz anticholinerge oder blutdrucksenkende Eigenschaften (z. B. bei Clozapin, Olanzapin, Risperidon) aufweist oder Interaktionen zu erwarten sind. Wird ein konventionelles „hochpotentes" NL oder eine atypische Substanz mit selektivem D_2-Antagonismus neu angesetzt, dann kann die Aufdosierung rasch innerhalb von wenigen Tagen vorgenommen werden (z. B. Haloperidol, Amisulprid).

- Ein Umsetzen in der *Stabilisierungsphase* sollte sehr behutsam über Wochen erfolgen. Bei neu hinzugetretenen Nebenwirkungen, Interaktionen, Kontraindikationen etc. und bei akuten Exazerbationen muß ggf. akut gehandelt werden.
  CAVE: Ein Umsetzen unter einer schon bestehenden partiell wirksamen Neuroleptikatherapie ist immer mit dem Risiko einer Exazerbation verbunden.
- Soll im Rahmen einer *Langzeitmedikation* ein Umsetzen bei bisher befriedigender therapeutischer Wirkung erfolgen (z.B. Umsetzen von einem konventionellen auf ein atypisches NL), sollten sehr lange Zeiträume über Monate eingeplant werden (s. unter Clozapin).
- Beim Wechsel von *Clozapin* auf ein atypisches NL im weiteren Sinn muß bei vielen Patienten (bis zu 80%) mit Verschlechterungen gerechnet werden. Wenn unter Clozapin stabilisierte Patienten auf Olanzapin umgestellt werden, erleiden nach den ersten Erfahrungen in einer kleinen Fallbeobachtungsserie ca. 50% der Patienten einen Rückfall. Möglicherweise kann eine zu schnelle Reduktion der Clozapindosis einen Rückfall triggern. Daher sollte bei diesen Patienten das Umsetzen sehr langsam über mehrere Monate vorgenommen werden. Umgekehrt erwiesen sich in einer Studie – ebenfalls mit geringer Fallzahl – 40% der Patienten, die auf Olanzapin primär nicht ansprachen, später unter Clozapin als Responder.

3.12 Therapieresistenz

- Eine einheitliche Definition der Therapieresistenz bei der Behandlung mit NL gibt es bislang nicht. Im klinischen Alltag sollte – in Anlehnung an die Behandlung mit Antidepressiva – erst dann von *Nichtansprechen* auf eine Behandlung mit NL gesprochen werden, wenn ein Patient *nach 4 (besser 6) Wochen Dauer* einer *ausreichend dosierten* Behandlung mit einem NL nicht oder ungenügend respondiert hat. Bei NL-Respondern zeichnet sich in der Regel innerhalb der ersten beiden Behandlungswochen unter NL eine merkliche Besserung ab. Von *Therapieresistenz* kann ausgegangen werden, wenn 2 verschiedene NL nach jeweils 4–6 Wochen Behandlung in ausreichender Dosis wirkungslos waren. Für Clozapin sollten *6 (besser 8) Wochen* Behandlungsdauer abgewartet werden. Die Spezifikationen bezüglich der als ausreichend erachteten NL-Dosierungen beziehen sich in der Regel auf Positivsymptome. Es sollte jeweils eine mittlere bis hohe Dosis über den vorgeschlagenen Behandlungszeitraum verordnet werden.

- Bei Vorliegen einer Therapieresistenz sollte die Compliance des Patienten sowie die gestellte Diagnose überprüft werden.
- Es gibt 10–25% Non-Responder auf das erste NL (alle Patienten, unabhängig von der Anzahl der Vorepisoden und der Erkrankungsdauer); nach einer schizophrenen Erstepisode sind es 7%.

Bekannte Gründe für eine Therapieresistenz

- Non-Compliance: Überprüfung der Plasmakonzentration (s. S. 159), ggf. auch des Prolaktinspiegels. Ausschluß eines Kaffee- und Nikotinmißbrauchs (s. Tabelle S. 152–154). Vorgehen bei Nachweis von Non-Compliance s. S. 134.
- Absorptionsstörung: Plasmakonzentrationsmessung, ggf. auf parenterale Applikationsform überwechseln.
- Verstärkter Metabolismus: Plasmakonzentrationsmessung, ggf. Wechsel auf ein anders metabolisiertes NL.
- Gleichzeitige Drogeneinnahme: z.B. Amphetamine, Halluzinogene.
- Falsche Diagnose.

Maßnahmen bei Therapieresistenz

- Überprüfung der Compliance und ggf. Dosisanpassung des verwendeten NL (s. oben Gründe für Therapieresistenz).
- Bei persistierender Therapieresistenz stellt das Umsetzen auf Clozapin unter individueller Nutzen-Risiko-Abwägung die Maßnahme der ersten Wahl dar (30–60% Erfolgsquote nach 6 Wochen bei primären Non-Respondern).
- Es gibt Hinweise, daß Risperidon bei Therapieresistenz ähnlich wirksam sein könnte wie Clozapin.
- Bei Therapieresistenz gegenüber Clozapin scheint eine Umstellung auf Risperidon aber *nicht* erfolgreich zu sein.
- Olanzapin ist offenbar bei NL-Therapieresistenz einem Standard-NL (hier: Chlorpromazin) nicht überlegen.
- Zu anderen atypischen NL (Amisulprid, Quetiapin, Ziprasidon und Zotepin) fehlen bislang Daten zur Wirksamkeit bei Therapieresistenz.
- Bei Patienten mit schweren EPMS einschl. Spätdyskinesien sollte eine Umstellung auf Clozapin erfolgen.

- Bei unzureichendem Ansprechen auch unter ausreichenden Clozapin-Dosen (Plasmaspiegelkontrollen!) können folgende – empirisch aber nicht gesicherte – *Strategien* angewendet werden:
  - Kombination eines NL mit Benzodiazepinen. Sie ist manchmal bei Negativ- aber auch Positivsymptomatik hilfreich.
  - Kombination eines NL mit Antidepressiva.
  - Kombination eines NL mit Carbamazepin kann bei Schizophrenien mit häufiger Erregung, maniformen oder paranoiden Symptomen und auch bei aggressivem Impulskontrollverlust versucht werden. **CAVE:** Carbamazepin nicht mit Clozapin kombinieren (erhöhtes Agranulozytoserisiko).
  - Kombination eines NL mit Lithium („Augmentation" über 3–4 Wochen, Spiegel: 0,9–1,2 mmol/l). Es gibt Befunde, die eine Besserung der Positivsymptomatik und der psychomotorischen Erregung, aber auch der Negativsymptomatik nahelegen. **CAVE:** Erhöhtes Nebenwirkungsrisiko bei der Kombination NL und Lithium (s. Interaktionen S. 152).
  - Kombination eines NL mit *EKB*: Es liegt aber bisher keine kontrollierte Studie zur Wirksamkeit bei Therapieresistenz vor, allerdings gibt es Einzelfallberichte, die eine Kombination von Clozapin und EKB günstig erscheinen lassen.

3.13 Präparate

Amisulprid Neuroleptikum
Benzamid

Solian (Sanofi-Synthelabo)
Tbl. 50 mg (20, 50, 100 Tbl.)
200 mg (20, 50, 100 Tbl.)
400 mg (20, 50, 100 Tbl.)

Eigenschaften

Pharmakodynamik:

- Selektive Blockade von D_2-artigen Rezeptoren ($D_2=D_3>D_4$) mit überwiegender Anreicherung im mesolimbischen und tuberoinfundibulären, weniger im nigrostriatalen System. Keine nachweisbare Affinität zu D_1- und nichtdopaminergen Rezeptoren.

- Wirkung bei Negativsymptomatik unter niedriger Dosierung durch Blockade präsynaptischer Dopaminrezeptoren mit Steigerung der dopaminergen Transmission.

Pharmakokinetik:

- T_{max} = ca. 2 h mit biphasischem Verlauf bei Dosen über 100 mg; $t_{1/2}$ = 12–20 h; Bioverfügbarkeit 33–45%; Plasmaproteinbindung 17%.
- Keine pharmakologisch aktiven Metaboliten bei linearer Pharmakokinetik ohne Geschlechtsunterschied.
- Der Hauptanteil der Substanz wird unverändert renal ausgeschieden, daher Dosisreduktion bei verminderter Kreatinin-Clearance.

Indikationen und Behandlungshinweise

- *Schizophrene Psychosen mit Positiv- und Negativsymptomatik.*
- Antidepressive Eigenschaften sind bei der Behandlung schizophrener Psychosen beschrieben.
- Routineuntersuchungen s. S. 154.

Dosierung

- Beginn mit 400–800 mg tgl. bei Patienten mit gemischter Positiv- und Negativsymptomatik (max. 1200 mg tgl. in Ausnahmefällen bei überwiegender Positivsymptomatik mit starker psychomotorischer Erregung) auf zwei Einnahmezeitpunkte verteilt.
- Bei primärer oder prädominanter Negativsymptomatik 50–300 mg tgl.; zur Rezidivprophylaxe oder Symptomsuppression bei vorheriger Positivsymptomatik 400 mg tgl.

Nebenwirkungen

- In niedriger Dosierung geringe Nebenwirkungsrate; in 1–10% der Fälle: Erregungszustände, Bewegungsunruhe, Einschlafstörungen, Mundtrockenheit, erhöhte Prolaktinspiegel mit Amenorrhoe und Galaktorrhoe, Hypotension.
- EPMS bei über 400 mg tgl. möglich, aber in Frequenz und Intensität gering ausgeprägt.
- Wahrscheinlich keine oder geringe Kardio- und Hepatotoxizität; keine hämatologischen Veränderungen.
- Im Vergleich zu anderen atypischen NL nur minimale Gewichtszunahme.

Kontraindikationen

- Akute Alkohol-, Schlafmittel-, Analgetika- und Psychopharmakaintoxikationen; prolaktinabhängige Tumoren.

- *Relative Kontraindikationen*: Vorsicht bei schweren Nierenschäden oder schweren organischen Hirnerkrankungen, unter hohen Dosen bei M. Parkinson.

Interaktionen
- Keine spezifischen pharmakokinetischen Interaktionen bekannt.
- Andere Interaktionen s. S. 150.

Bewertung
Wirksames atypisches NL, auch bei Negativsymptomatik; wenig EPMS. Wirksam bei depressiver Symptomatik im Rahmen einer Schizophrenie. Vorteil nicht hepatischer Metabolisierung. Es fehlen Untersuchungen zur Abschätzung des Risikos einer langfristigen Prolaktinerhöhung.

Benperidol — Neuroleptikum
Butyrophenon

Benperidol-neuraxpharm (neuraxpharm)

Tbl.	2 mg (20, 50, 100 Tbl.)
	4 mg (20, 50 Tbl.)
	10 mg (20, 50 Tbl.)
Trpf.	2 mg = 20 Trpf. = 1 ml (30 ml; Pipettenfl. 100 ml)
Amp.	2 mg/2 ml (5 Amp.)

Glianimon (Bayer Vital)

Tbl.	2 mg (20, 50 Tbl.)
	5 mg (20, 50 Tbl.)
	10 mg (20, 50 Tbl.)
Trpf.	2 mg = 20 Trpf. = 1 ml (30 ml; Pipettenfl. 100 ml)
Amp.	2 mg/2 ml (5 Amp.)

Eigenschaften
Pharmakodynamik:
- Antagonisierung D_2-artiger Rezeptoren mit hoher Affinität; ebenso Blockade von 5-HT_2-Rezeptoren; geringe Wirkung auf α_1- und H_1-Rezeptoren.
- Keine anticholinergen Effekte.
- Vornehmlich Wirkung auf Positivsymptomatik, bei hoher Dosis auch Sedierung.

Pharmakokinetik:
- T_{max} = ca. 1 h (Tropfen) bzw. 3 h (Tabletten), $t_{1/2}$ = ca. 5 h, Bioverfügbarkeit ca. 40–50 %. Plasmaproteinbindung >90%.
- Reduziertes Benperidol als Metabolit klinisch vermutlich ohne Bedeutung.

Indikationen und Behandlungshinweise

- *Akut- und Langzeitbehandlung schizophrener Psychosen.* Zur Problematik der Langzeitbehandlung mit nicht-atypischen NL s. Kap. 3.11.
- Sedierung bei psychomotorischen Erregungszuständen, wenn ein NL mit starkem D_2-artigen Antagonismus indiziert ist.
- Routineuntersuchungen s. S. 154.

Dosierung

- Oral: 3–20 mg tgl.; Erhaltungsdosis: 1,5–6 mg tgl.
- 2–4 Einzeldosen, Hauptdosis zur Nacht.
- Parenteral akut: 1- bis 3mal tgl. 0,5–4 mg (1/4–2 Amp.) i. m. oder i. v.

Nebenwirkungen

- Vergleichsweise häufig dosisabhängig EPMS (Benperidol wird meistens in schweren Akutphasen eingesetzt, daher auch oft hohe Dosierung); Sedierung (in Notsituationen nicht selten erwünscht), besonders bei hoher Dosierung.
- Gelegentlich: anfängliche orthostatische Hypotonie, Verminderung von Libido und Potenz, Galaktorrhoe, Gynäkomastie und Amenorrhoe.
- Selten: passagerer Lebertransaminasenanstieg, Leukopenie, Gewichtszunahme.

Kontraindikationen

- Akute Alkohol-, Schlafmittel-, Analgetika- und Psychopharmakaintoxikationen; M. Parkinson.
- Leukopenie und andere Erkrankungen des hämatopoetischen Systems.
- Überempfindlichkeit gegen Inhaltsstoffe (z. B. Alkyl-4-hydroxybenzoate in den Tropfen) oder anderen Butyrophenonen.
- *Relative Kontraindikationen:* Vorsicht bei Leber- und Nierenschäden und kardialer Vorschädigung; bei Epilepsie: Senkung der Krampfschwelle möglich; prolaktinabhängige Tumoren.

Interaktionen

- Erniedrigung der Benperidol-Plasmakonzentration durch Carbamazepin, Phenobarbital, Phenytoin, Rifampizin sowie durch Rauchen möglich.
- Verstärkung der Wirkung von Antihypertensiva möglich, insbesondere von α_1-Adrenozeptor-Antagonisten.
- Polypeptidantibiotika (z. B. Capreomycin, Colistin, Polymyxin B): Verstärkung der Atemdepression.
- Wirkungsabschwächung von Disulfiram bei gleichzeitigem Alkoholgenuß.
- Weitere Interaktionen siehe S. 150.

Bewertung

„Hochpotentes“ NL. Benperidol hat von allen im Handel befindlichen NL die höchste Affinität zu D_2-artigen Rezeptoren.

Bromperidol

Butyrophenon

Neuroleptikum

Impromen (Janssen-Cilag)
Tbl. 5 mg (20, 50 Tbl.)
Trpf. 2 mg=20 Trpf.= 1 ml (30, 100 ml)

Tesoprel (Thiemann)
Tbl. 5 mg (20, 50 Tbl.)
Trpf. 2 mg=20 Trpf.= 1 ml (30, 100 ml)

Eigenschaften

Pharmakodynamik:

- Antagonisierung von D_2-artigen Rezeptoren mit hoher Affinität, mäßige Blockade von 5-HT_2-Rezeptoren, leichte α_1-adrenolytische Eigenschaften.
- Keine antihistaminergen oder anticholinergen Effekte.

Pharmakokinetik:

- T_{max}=2–4 h, $t_{1/2}$= 15–34 h, Bioverfügbarkeit ca. 30%. Plasmaproteinbindung >90%.
- Keine aktiven Metaboliten.

Indikationen und Behandlungshinweise

- *Akut- und Langzeitbehandlung schizophrener Psychosen.* Zur Problematik der Langzeitbehandlung mit typischen NL s. S. 159.
- Bei längerfristiger Behandlung anscheinend geringere sedierende Komponente als bei Haloperidol.
- Nicht zur Sedierung bei Erregungszuständen geeignet.
- Routinehinweise s. S. 154.

Dosierung

- Oral: 5–20 mg tgl.; Erhaltungsdosis 2–10 mg tgl.; bei älteren Patienten ggf. geringere Dosen.
- 1–2 Einzeldosen, Hauptdosis zur Nacht.

Nebenwirkungen

- Dosisabhängige EPMS (wahrscheinlich genauso häufig wie unter Haloperidol).
- Nur geringe vegetative Nebenwirkungen aufgrund der fehlenden anticholinergen Komponente.

Kontraindikationen

- Akute Alkohol-, Schlafmittel-, Analgetika- und Psychopharmakaintoxikationen; M. Parkinson.
- Bekannte Überempfindlichkeit gegen Inhaltsstoffe (z.B. Alkyl-4-hydroxybenzoate) oder andere Butyrophenone.
- *Relative Kontraindikationen:* Vorsicht bei Leber- und Nierenschäden, kardialer Vorschädigung, prolaktinabhängigen Tumoren.

Interaktionen

- Verstärkte Metabolisierung von Benperidol durch Enzyminduktoren wie z.B. Carbamazepin, Phenobarbital, Phenytoin sowie durch Rauchen möglich, d.h. erniedrigter Plasmaspiegel von Benperidol mit möglicherweise reduzierter Wirkung.
- Weitere Interaktionen s. S. 150.

Bewertung

„Hochpotentes" NL. Vorteile gegenüber Haloperidol nicht hinreichend gesichert.

Chlorpromazin

Trizyklisches Neuroleptikum

Phenothiazin
mit aliphatischer Seitenkette

Propaphenin (Rodleben)

Tbl.	25 mg (20, 50, 100 Tbl.)
Trpf.	20 mg = 1 ml (20, 100 ml)
Amp.	50 mg = 2 ml (10 Amp.)

Dosierung

- Einschleichend bis zur oralen Erhaltungsdosis von 300–600 mg tgl., um eine antipsychotische Wirksamkeit zu erhalten (vom Hersteller deutlich niedrigere Angabe: 50–150 mg tgl.); i. m. 75–150 mg; falls überhaupt i.v., nur sehr langsam nach Verdünnung (s. auch Thrombophlebitis-Nebenwirkung S. 148).

Bewertung

„Niedrigpotentes" NL von historischer Bedeutung (neuroleptische Potenz wird auf Chlorpromazin bezogen); heutzutage wegen der Entwicklung wirksamerer Präparate mit weniger Nebenwirkungen in der Psychiatrie *entbehrlich.*

Chlorprothixen Trizyklisches Neuroleptikum
Thioxanthen

Chlorprothixen-neuraxpharm
(neuraxpharm)

Tbl.	15 mg (20, 50, 100 Tbl.)
	50 mg (20, 50, 100 Tbl.)
	100 mg (20, 50, 100 Tbl.)

Truxal (Lundbeck)

Drg.	15 mg (20, 50, 100 Drg.)
	50 mg (20, 50, 100 Drg.)
Amp.	50 mg = 1 ml(5 Amp.)
Saft	20 mg = 1 ml (100 ml Saft)
Trpf.	20 mg = 1 ml (75 ml Pipettenfl.)

Eigenschaften

Pharmakodynamik:

- NL mit mittelstarker Affinität zu D_2-Rezeptoren. Starke Blockade von $5HT_2$- und H_1-, aber auch von $mACh(M_1)$- und α_1-Rezeptoren.

Pharmakokinetik:

- $T_{max}=2–3$ h, $t_{1/2}=8–12$ h; Bioverfügbarkeit: ca. 50% orale und parenterale Form enthalten zu fast 100% das wirksame cis-Isomer.

Indikationen und Behandlungshinweise

- Kann bei allen Formen der *Schizophrenie* gegeben werden (bei akuter Symptomatik z. B. in Kombination mit einem Butyrophenon), auch zur Sedierung.
- Routinehinweise s. S. 154.

Dosierung

- Oral: einschleichend bis zur Erhaltungsdosis von ambulant 150–200 mg tgl. (stationär 150–500 mg tgl.).
- Höchstdosis 800 mg tgl.
- Parenteral: 50–150 mg i.m.

Nebenwirkungen

- Anticholinerge und adrenolytische Nebenwirkungen.
- Im Vergleich zu Haloperidol weniger dosisabhängige EPMS.
- Erhöhung der Krampfbereitschaft möglich.
- Risiken bei i.v.-Injektionen s. Nebenwirkungen S. 148.

Kontraindikationen

- Akute Alkohol-, Schlafmittel-, Analgetika- und Psychopharmakaintoxikationen; Harnverhalt und Engwinkelglaukom.

- *Relative Kontraindikationen:* Prostatahyperplasie. Vorsicht bei Kombination mit anderen psychotropen Pharmaka und Epilepsie in der Anamnese; trotz geringer Toxizität Vorsicht bei Leber- und Nierenschäden, organischen Hirnerkrankungen sowie kardialer Vorschädigung.

Interaktionen

- Siehe S. 150.

Bewertung

„Niedrigpotentes" NL mit anticholinerger und adrenolytischer Komponente.

Clopenthixol, Zuclopenthixol Trizyklische Neuroleptika
Thioxanthene

Clopenthixol

Ciatyl (Bayer Vital)
Tbl. 25 mg (50 Tbl.)
Amp. 25 mg = 1 ml (nur AP)

Eigenschaften

Pharmakodynamik:

- NL mit mittelstarker Blockade von DA-Rezeptoren (D_2- und D_1-Rezeptoren). Außerdem starker Antagonismus an $5HT_2$-, α_1- und H_1-Rezeptoren.
- Ciatyl enthält zu 33% das wirksame cis-Isomer und zu 67% das kaum wirksame trans-Isomer.

Pharmakokinetik:

- Rasche Resorption bei oraler Gabe mit einer Bioverfügbarkeit von ca. 50%.
- T_{max} = 3–6 h; $t_{1/2}$ = ca. 20 h.

Indikationen und Behandlungshinweise

- Zur *Akuttherapie schizophrener Psychosen* insbesondere mit Wahn und Agitation.
- Routineuntersuchungen s. S. 154.

Dosierung
- Einschleichend bis zur Erhaltungsdosis von 20–50 mg tgl. oral.
- In Akutsituationen stationär 75–150 mg i. m.
- Höchstdosis ambulant 100–150 mg, stationär bis 300 mg i. m. tgl.

Nebenwirkungen
- Anfänglich, besonders bei i. m.-Injektionen, orthostatische Hypotonie und Sedierung möglich.
- EPMS seltener als bei Perphenazin.
- Zu Risiken bei i. v.-Injektion s. auch Thrombophlebitis-Nebenwirkung S. 148.

Kontraindikationen
- Akute Alkohol-, Schlafmittel-, Analgetika- und Psychopharmakaintoxikationen; M. Parkinson.
- *Relative Kontraindikationen:* Leber- und Nierenschäden, kardiale Vorschädigung, organische Hirnerkrankungen, prolaktinabhängige Tumoren. Vorsicht bei anamnestisch bekannter Epilepsie.

Interaktionen
- Siehe S. 150.

Bewertung
„Mittelpotentes" NL zur Akuttherapie von Schizophrenien.

Zuclopenthixol

Ciatyl-Z (Bayer Vital)
Tbl. 2 mg (50 Tbl.)
10 mg (50 Tbl.)
25 mg (50 Tbl.)
Trpf. 20 mg = 20 Trpf. = 1 ml (30 ml)

Depotpräparate
Zuclopenthixoldecanoat **(nur i. m.)**
Ciatyl-Z Depot
Zuclopenthoxolazetet **(nur i. m.)**
Ciatyl-Z Acuphase

Ciatyl-Z Depot (Bayer Vital)
Amp. 200 mg = 1 ml (1,5 Amp.)

Ciatyl-Z Acuphase (Bayer Vital)
Amp. 50 mg = 1 ml (1 Amp.)
100 mg = 2 ml (1 Amp.)

Eigenschaften

Pharmakodynamik:

- Zuclopenthixol besteht zu 100% aus dem cis-Isomer des Clopenthixol (Belastung durch unwirksame Substanz entfällt).
- Zuclopenthixol soll weniger sedierend als Clopenthixol sein.

Pharmakokinetik:

- T_{max} und $t_{1/2}$ (orale Gabe) s. Clopenthixol. Bioverfügbarkeit: ca. 45% Metabolisierung über CYP 2D6 (s. S. 434).
- Decanoat: T_{max} = 4–7 Tage, Freisetzungshalbwertszeit = 19 Tage.
- Azetat: T_{max} = 36 h, Freisetzungshalbwertszeit = 36 h.

Indikationen und Behandlungshinweise

- Siehe Clopenthixol.
- Depotform für die Langzeitbehandlung chronischer Psychosen bzw. als Langzeitprophylaktikum. Zur Problematik der bislang verfügbaren Depot-Präparate s. S. 161.
- Zur *Initialbehandlung* akuter Psychosen mit psychomotorischer Erregung ist die Azetatform als kurzwirksames Depotpräparat indiziert.
- Routinehinweise s. S. 154.

Dosierung

- Oral: einschleichend bis zur Erhaltungsdosis von 20–40 mg tgl. (bis über 80 mg tgl. möglich).
- Stationär bis 150 mg tgl.
- Decanoat: 100–400 mg alle 2–3 Wochen i.m. (200 mg Zuclopenthixol entsprechen etwa 25 mg Fluphenazin).
- Azetat: 50–150 mg i. m. 1- bis 2malige Wiederholung alle 2–3 Tage.

Nebenwirkungen, Kontraindikationen, Interaktionen

- Siehe Clopenthixol.

Bewertung

Wie Clopenthixol: „mittelpotentes“ NL zur Akuttherapie von Schizophrenien. Als Azetat mit der Möglichkeit der Applikation eines Depots mit schnellerem Wirkungseintritt und besserer Steuerbarkeit.

Clozapin Trizyklisches Neuroleptikum
Dibenzodiazepin

Leponex (Novartis Pharma)
Tbl. 25 mg (20, 50, 100 Tbl.)
50 mg (20, 50, 100 Tbl.)
100 mg (20, 50, 100 Tbl.)
Amp. 50 mg/2 ml (10 Amp.)
(nur i. m.)

Clozapin-neuraxpharm (neuraxpharm)
Tbl. 25 mg (20, 50, 100 Tbl.)
50 mg (20, 50, 100 Tbl.)
100 mg (20, 50, 100 Tbl.)
200 mg (20, 50, 100 Tbl.)

Eigenschaften

Pharmakodynamik:

- NL mit ausgeprägt initial dämpfender Wirkung und fehlenden EPMS.
- Hohe Affinität zu H_1-, α_1-, 5-HT_{2A}-, 5-HT_{2C}-, mACh(M_1 und M_4) und D_4-Rezeptoren.
- Niedrige Affinität zu D_1-, D_2-, D_3-, D_5-, 5-HT_{1A}-, 5-HT_3-, α_2- und mACh(M_2)-Rezeptoren.

Pharmakokinetik:

- Fast vollständige Resorption bei oraler Applikation, Bioverfügbarkeit: 50–60%.
- T_{max} = 2–4 h; $t_{1/2}$ = 16 h (Clozapin, Metaboliten: 23 h).
- Fast ausschließlich hepatische Verstoffwechslung (CYP 1A2, CYP 3A4 und – in vivo ohne Bedeutung – 2D6) mit 2 Hauptmetaboliten: N-Desmethyl-Clozapin (teilweise pharmakologisch aktiv), Clozapin-N-oxid (s. S. 434, 435).
- „Steady state" nach 6–10 Tagen.

Indikationen und Behandlungshinweise

- Vorwiegend *Langzeittherapie schizophrener Psychosen*. Manchmal ist die vorübergehende oder längerfristige Kombination mit einem hochpotenten NL in niedriger Dosierung zur zusätzlichen Suppression von Positivsymptomen sinnvoll.
- Ein Behandlungsversuch sollte mind. 6 (besser 8) Wochen andauern.
- Bei *Therapieresistenz* besteht Überlegenheit gegenüber typischen NL.
- *Nicht-tolerierbare EPMS* unter anderen NL.
- *Spätdyskinesien* und/oder andere therapierefraktäre EPMS.
- Einsatz als Antimanikum möglich, aber für diese Indikation nicht zugelassen.
- Bei medikamenteninduzierten Psychosen im Rahmen eines *M. Parkinson* in niedriger Dosierung (bis 25 mg) wirksam.

- Sollte eine Indikation zum Umsetzen auf ein anderes atypisches NL bestehen, ist ein sehr langsames überlappendes Umsetzen über ca. 8 Wochen bis 6 Monate durchzuführen (s. S. 162, Kap. 3.11.2).
- Wegen *kontrollierter Anwendung* erhebliche Einschränkung der Verwendung. Verordner von Clozapin müssen Kenntnisnahme der durchzuführenden Kontrolluntersuchungen mit Unterschrift beim Hersteller bestätigen.

Behandlung mit Clozapin setzt – nach Vorgaben des Herstellers – voraus:

- vor Beginn Leukozyten >3500/µl bei normalem Diff-BB (Kontrolle darf nicht länger als 10 Tage zurückliegen),
- Gewährleistung von wöchentlichen Kontrollen der Leukozytenzahl in den ersten 18 Wochen, danach mindestens einmal im Monat, nach Absetzen über 4 Wochen weitere Kontrollen,
- kein Ansprechen auf andere NL,
- Unverträglichkeit anderer NL,
- Diff-BB: 2mal pro Woche kontrollieren, wenn:
  - Abfall der Leukozyten um >3000/µl (zwischen 2 Messungen oder innerhalb von 3 Wochen),
  - Leukozytenzahl 3000–3500/µl.

Clozapin muß *abgesetzt* werden, wenn Leukozyten <3000/µl und/oder neutrophile Granulozyten <1500/µl.

Bei Eosinophilie >3000/µl, Thrombozytopenie <50 000/µl ist ein Absetzen zu empfehlen.

Dosierung

- Einschleichender Beginn mit einer Testdosis von 12,5 mg tgl. oral (bei älteren Patienten oder ambulant nur 6,25 mg tgl.), dann Steigerung um höchstens 25 mg tgl.
- Erhaltungsdosis 100–400 mg; Höchstdosis 600 mg, in Ausnahmefällen stationär auch höher.
- Bei Unwirksamkeit oder starken Nebenwirkungen: Plasmaspiegelkontrollen (anzustrebender Bereich: 350–600 ng/ml).

Nebenwirkungen

- Agranulozytoserisiko ist höher als bei anderen NL (1–2%), Häufigkeitsgipfel in der 6.–14. Behandlungswoche; außerdem möglich: Eosinophilie, Thrombozytopenie, auch Leukozytose.

- Vor Behandlungsbeginn ist auf diese Gefahr der Agranulozytose, die dafür typischen Symptome und die notwendigen Untersuchungen hinzuweisen.
- Clozapin senkt bei hohen Dosen und raschem Dosisanstieg – mehr als andere NL – die Krampfschwelle; aber durch Clozapin induzierte Krampfanfälle, die bei ca. 1% der Patienten vorkommen, und für die es ein erhöhtes Risiko bei Dosen >600 mg tgl. oder Plasmaspiegel >600 ng/ml gibt, sind jedoch keine absolute Kontraindikation gegen die Beibehaltung der Medikation; ggf. kann eine Begleittherapie mit einem Antikonvulsivum erwogen werden (s. Kontraindikationen S. 149 und Interaktionen S. 150).
- Anfängliche Sedierung; orthostatische Dysregulation, so daß in manchen Fällen vorübergehend Bettruhe indiziert ist, Temperaturanstieg (bis 39 °C, Auftreten typischerweise nach ca. 10 Tagen, meist ohne Therapie reversibel, selten Absetzgrund), manchmal auch Übelkeit und Erbrechen sowie Obstipation und allergische Hautreaktionen.
- Passagerer Transaminasenanstieg (in sehr seltenen Fällen sind Lebernekrosen beschrieben worden).
- Blasenentleerungsstörungen (Harnverhalt, aber auch -inkontinenz).
- Häufig persistierende Hypersalivation, wahrscheinlich aufgrund des M_4-Agonismus von Clozapin; Therapieversuch mit *Pirenzepin* (50–100 mg tgl.) möglich.
- Deutliche Gewichtszunahme und Hyperglykämien möglich.
- Vor allem bei schnellem Dosisanstieg Gefahr eines Delirs (Therapie: Dosisreduktion oder Absetzen).
- Selten: Myo- und Endokarditis mit oder ohne Eosinophilie.
- In Einzelfällen: ausgeprägte Hyponatriämie mit Krampfanfällen, malignes neuroleptisches Syndrom, interstitielle Nephritis, Priapismus.

Kontraindikationen

- Früher aufgetretene BB-Schädigung (z. B. Clozapin, andere NL, sonstige Arzneimittel, Ausnahme: Leukopenie durch Zytostatika).
- Hämatologische Erkrankungen, insbesondere falls Leukozyten betroffen sind (Ausnahme: bei ethisch bedingter benigner Neutropenie).
- Akute Alkohol-, Schlafmittel-, Analgetika- und Psychopharmakaintoxikationen.
- Schwere Herz-, Leber- und Nierenschäden.
- Engwinkelglaukom, Prostatahyperplasie (s. S. 149).
- Medikamentös ungenügend kontrollierte Epilepsie.
- Möglichst keine Kombination mit anderen, die Krampfschwelle erniedrigenden, Präparaten (z. B. Maprotilin).
- Keine Kombination mit Carbamazepin wegen des Agranulozytoserisikos.

CAVE: Möglichst keine Kombination mit *trizyklischen* Depot-NL oder anderen sedierenden Medikamenten; insbesondere bei zusätzlicher Gabe von Benzodiazepinen besteht Kollapsgefahr mit möglichem Atemstillstand. Dennoch kann die vorsichtige Komedikation mit Benzodiazepinen zeitweise im Einzelfall indiziert sein.

Interaktionen

- Mit Lithium erhöhte „Neurotoxizität" möglich (Krampfanfall, Delir), erhöhtes Risiko für malignes neuroleptisches Syndrom.
- Konkurrenz um Plasma-Eiweiß-Bindung (z.B. andere NL, Antidepressiva, Antikoagulanzien) mit gegenseitiger Zunahme der Nebenwirkungsrate durch erhöhte „freie" Verfügbarkeit.
- Mit Diphenhydramin, Doxylamin und Promethazin verstärkte Sedierung und anticholinerge Nebenwirkungen.
- Phenytoin und Rifampizin als Enzyminduktoren: Wiederauftreten der psychotischen Symptome wegen Absinkens der Clozapinkonzentration möglich.
- Mit Valproinsäure insignifikanter Clozapin-Plasmaspiegelanstieg um 6%.
- Vorsicht bei Substanzen, die über bestimmte Isoenzyme des Cytochromoxidasesystems (z.B. Fluvoxamin) metabolisiert werden (s. S. 433). Hemmung der Metabolisierung durch Cimetidin.

CAVE: Kombination mit Fluvoxamin führt bis zu einem 10fachen Anstieg der Clozapinkonzentration (Fluoxetin zu einem 2fachen Anstieg, unter Paroxetin kein Anstieg), deshalb Plasmaspiegelkontrollen mit Dosisanpassung.

Bewertung

Einziges atypisches NL im engeren Sinn mit besonderer Bedeutung in der Psychopharmakologie bei schizophrener Therapieresistenz und bei nichttolerierbaren EPMS. Wahrscheinlich auch bei Negativsymptomatik wirksam. Eingeschränkte Verwendbarkeit wegen starker Nebenwirkungen.

Flupentixol
Thioxanthen

Trizyklisches Neuroleptikum

Fluanxol (Bayer Vital)

Drg.	0,5 mg (50 Drg.)
	5 mg (50 Drg.)
Trpf.	50 mg = 50 Trpf. = 1 ml (10 ml)
Amp.	10 mg/0,5 ml (5 Amp.) (**Fuanxol Depot 2%**)
	20 mg/1 ml (1, 5 Amp.; Inj.fl. 3 ml, 10 ml) (**Fluanxol Depot 2%**)
	100 mg/1 ml (1 Amp.) (**Fluanxol Depot 10%**)

Eigenschaften

Pharmakodynamik:

- „Hochpotentes" Neuroleptikum aus der Reihe der Thioxanthene mit etwa gleich starker Blockierung D_1- und D_2-artiger Rezeptoren; leichter Antagonismus an $5HT_2$-, α_1- und H_1-Rezeptoren.

Pharmakokinetik:

- Oral: T_{max} = 3–6 h; $t_{1/2}$ = 20–40 h; Bioverfügbarkeit: 40–50%.
- Depot: T_{max} = ca. 7 Tage; $t_{1/2}$ = 2–3 Wochen.
- Keine pharmakologisch aktiven Metaboliten.
- 50% cis-50% trans-Isomer in Drg. und Trpf.; 100% cis-Isomer in Depotform.

Indikationen und Behandlungshinweise

- *Akut- und Langzeitbehandlung schizophrener Psychosen.* Zur Problematik der Langzeitbehandlung mit typischen NL s. S. 159.
- Depotform für die Langzeitbehandlung chronischer Psychosen bzw. als Langzeitprophylaktikum. Zur Problematik der bislang verfügbaren Depot-Präparate s. S. 161; möglichst keine Anwendung der Depotform zu Beginn der Therapie bei akuten psychotischen Zustandsbildern.
- Bei schizoaffektiven Erkrankungen Versuch der Phasenprophylaxe möglich, wenn unter Lithium oder Carbamazepin kein hinreichender Therapieerfolg erzielt werden konnte.
- Vereinzelt gute Erfahrungen bei Patienten mit Borderline- und/oder schizotypischer Persönlichkeitsstörung.
- Von einer Phasenprophylaxe affektiver Psychosen ist entgegen früheren Empfehlungen abzuraten, ebenso von der Verordnung von Flupentixol als Anxiolytikum in einer Dosis von 3 mg tgl.
- Routineuntersuchungen s. S. 154.

Dosierung

- Dosis 3–15 mg tgl. bei schizophrener Positivsymptomatik. Bei Persönlichkeitsstörungen Versuch mit 3 mg tgl.
- Flupentixoldecanoat zu Beginn: i. m. 20–60 mg im Abstand von 2–3 Wochen. Erhaltungsdosis: 20 mg im Abstand von 3 Wochen für eine gute Langzeitwirkung oft ausreichend; gelegentlich aber auch 40 mg im Abstand von 2 Wochen.

Nebenwirkungen

- EPMS gehäuft bei hochdosierter Depotverabreichung.
- Orthostatische Regulationsstörungen mit Hypotonie und Tachykardie möglich.

Kontraindikationen

- Akute Alkohol-, Schlafmittel-, Analgetika- und Psychopharmakaintoxikationen; M. Parkinson.
- *Relative Kontraindikationen:* Leber- und Nierenschädigung, kardiale Vorschädigung, prolaktinabhängige Tumoren.

Interaktionen

- Siehe S. 150.

Bewertung

„Hochpotentes" NL zur Akut- und Langzeitbehandlung schizophrener Psychosen.

Fluphenazin

Trizyklisches Neuroleptikum

Phenothiazin mit Piperazinylseitenkette

Dapotum (Bristol-Myers Squibb/ Sanofi-Winthrop)
Tbl. 5 mg (20, 50, 100 Tbl.)
Trpf. 4 mg = 1 ml = 20 Trpf. (15 ml)
Amp. 10 mg/1 ml (5 Amp.) (**Dapotum acutum**)

Lyogen (Promonta Lundbeck)
Tbl. 1 mg (20, 50 Tbl.) (**Lyogen 1**)
Drg. 3 mg (20, 50 Drg.) (**Lyogen retard 3**)
Tbl. 4 mg (20, 50 Tbl.) (**Lyogen 4**)
Drg. 6 mg (20, 50 Drg.) (**Lyogen retard 6**)
Trpf. 2,5 mg = 25 Trpf. = 1 ml (30 ml; 100 ml Pipettenfl.) (**Lyogen forte**)
Amp. 5 mg = 1 ml (5 Amp.)

Lyorodin (Rodleben)
Tbl. 1 mg (20, 50 Tbl.)
Tbl. 4 mg (20, 50 Tbl.)

Omca (Bristol-Myers Squibb)
Drg. 1 mg (20, 50 Drg.)

Depotpräparate
Fluphenazindecanoat (**nur i. m.**)
Dapotum D (Bristol-Myers Squibb/ Sanofi-Winthrop)
Amp. 12,5 mg = 0,5 ml (1,5 Amp.) (**Dapotum D 12,5**)
25 mg = 1 ml (1,5 Amp.) (**Dapotum D 25**)
50 mg = 0,5 ml (1,5 Amp.) (**Dapotum D 50**)
100 mg = 1 ml (1,5 Amp.) (**Dapotum D 100**)
250 mg = 10 ml (1 Injfl.) (**Dapotum D 250**)

Fluphenazin-neuraxpharm D (neuraxpharm)
Amp. 12,5 mg = 1 ml (1,5 Amp.)
25 mg = 1 ml (1,5 Amp.)
50 mg = 1 ml (1,5 Amp.)
100 mg = 1 ml (1,5 Amp.)

Lyogen Depot (Promonta)
Amp. 12,5 mg = 0,5 ml (1,5 Amp.)
(Lyogen-Depot 12,5)
25 mg = 1 ml (1,5 Amp.)
(Lyogen-Depot 25)
50 mg = 0,5 ml (1,5 Amp.)
(Lyogen-Depot 50)
100 mg = 1 ml (1,5 Amp.)
(Lyogen-Depot 100)
250 mg = 10 ml (1 Durchstechfl.)
(Lyogen-Depot 250)

Lyorodin-Depot (Rodleben)
Amp. 25 mg = 2 ml (1,5 Amp.)

Eigenschaften

Pharmakodynamik:

- In erster Linie Blockade von D_2-, aber auch $5HT_2$-, α_1- und H_1-, kaum mACh-Rezeptoren.

Pharmakokinetik:

- $T_{max} = 2$ h; $t_{1/2} = 16$ h (oral); beim Decanoat schneller Plasmaspiegelanstieg mit $T_{max} = 8–36$ h, raschem Abfall ab dem 2. Tag mit $t_{1/2} = 7–10$ h (Freisetzungshalbwertszeit); Plasmaproteinbindung 90–95%.
- Metabolisierung über CYP 2D6 (s. S. 434).
- Anstieg von $t_{1/2}$ bei Nachinjektionen.
- Bioverfügbarkeit bei i. m.- im Vergleich zur oralen Gabe (20–50%) deutlich höher.

Indikationen und Behandlungshinweise

- *Akut- und Langzeitbehandlung schizophrener Psychosen.* Zur Problematik der Langzeitbehandlung mit nicht-atypischen NL s. S. 159.
- Parenterale Akutbehandlung i. m. oder i. v. bei psychomotorischen Erregungszuständen möglich, ggf. Langzeitmedikation mit Depotpräparaten zur stationären und ambulanten Dauerbehandlung (zur Problematik der Depotmedikation s. S. 161). Möglichst keine Anwendung der Depotform am Beginn der Therapie bei akuten psychotischen Zustandsbildern.
- Routineuntersuchungen s. S. 154.

Dosierung

- Oral: ambulant mit 2mal 2 mg beginnen; stationäre Erhaltungsdosis: 10–20 mg (Höchstdosis 40 mg tgl.), ambulante Erhaltungsdosis 3–6 mg tgl.
- Parenteral: akut 10–20 mg i. m. (i. v. möglich), Dosis kann nach 30 min wiederholt werden (Tagesdosis bis 40 mg); Dapotum acutum:

i.v. mit 10–20 mg in 250 ml Infusionslösung über 12 h für 7 Tage; Langzeitmedikation mit Depotpräparaten: 6,25 bis 25 mg alle 14 Tage. Alternativ: 25 mg alle 4 Wochen (keine längeren Intervalle!)
- Steigerung der Dosierung bis 100 mg alle 2 Wochen maximal möglich, dann jedoch Zunahme von EPMS.
- Angestrebte Plasmakonzentration: 0,2–2,0 ng/ml.

Nebenwirkungen
- Häufig: EPMS, wegen Plasmaspiegelverlauf mit „early peak" unter Depotpräparat v. a. in den ersten beiden Tagen (Akathisie).
- Anfängliche Sedierung und orthostatische Dysregulation.
- Alle phenothiazintypischen Nebenwirkungen können auch unter Fluphenazin auftreten.
- Problematik der „pharmakogenen" Depression unter Depot-NL: klinisch schwer von primär depressiver oder negativer Symptomatik unterscheidbar (s. S. 140).
- Routineuntersuchungen s. S. 154.

Kontraindikationen
- Akute Alkohol-, Schlafmittel-, Analgetika- und Psychopharmakaintoxikationen; M. Parkinson.
- *Relative Kontraindikationen:* Leber- und Nierenschädigung, kardiale Vorschädigung, prolaktinabhängige Tumoren.

Interaktionen
- Schwangerschaftstests können falsch positiv ausfallen.
- Wirkungsabschwächung von Disulfiram unter gleichzeitiger Einnahme von Vitamin C.
- Evtl. höhere Fluphenazin-Plasmaspiegel unter gleichzeitiger Östrogen-Einnahme.
- Weitere Interaktionen s. S. 150.

Bewertung
„Hochpotentes" NL mit geringen bis mäßiggradigen vegetativen Nebenwirkungen.

Fluspirilen Neuroleptikum
Diphenylbutylpiperidin

Fluspi (Hexal/Neuro Hexal)
Depotpräparat (nur i. m.)
Amp. 1,5 mg/0,75 ml
(3,5, 60 Amp.)
Stechamp. 12 mg/6 ml)
(1,5 Stechamp.)

Imap (Janssen-Cilag)
Depotpräparat (nur i. m.)
Amp. 2 mg/1 ml
(1,5 Stechamp. zu 6 ml)
1,5 mg/0,75 ml (3,5 Amp.)

Kivat (Hormosan)
Depotpräparat (nur i. m.)
Amp. 1,5 mg/0,75 ml
(3,5 Amp.)

Eigenschaften

Pharmakodynamik:

- Strukturverwandtschaft zu Butyrophenonen.
- In erster Linie Blockade von D_2- und D_3-Rezeptoren, weniger starke Affinität zu 5-HT_2-Rezeptoren.
- Schwache Blockade von H_1-Rezeptoren, kaum nachweisbar von α_1- und mACh-Rezeptoren.

Pharmakokinetik:

- T_{max}=bis 48 h (sehr große interindividuelle Variabilität); $t_{1/2}$ = ca. 1 Woche.

Indikationen und Behandlungshinweise

- Bei *chronischen Schizophrenien* zur ambulanten oder stationären Langzeittherapie, falls wöchentliche Injektionsintervalle empfehlenswert und tolerabel. Zur Problematik der Langzeitbehandlung mit typischen NL s. S 159.
- Wird in einer Dosierung von 1,5 mg auch als „Wochentranquilizer" angeboten, aufgrund der EPMS-Nebenwirkungen und vorhandener Alternativen aber nicht empfehlenswert.
- Routinehinweise s. S. 154.

Dosierung

- Stationär 3–12 mg i. m. im Abstand von 7 Tagen.
- Ambulant 2–6 mg i. m. im Abstand von 7 Tagen.
- Wöchentliche Fluspirilendosis sollte der tgl. oralen Haloperidol-Dosis entsprechen.

Nebenwirkungen

- Initiale Müdigkeit über 1–2 Tage (zumindest nach der ersten Injektion).
- Häufig: Akathisie; kardiale Nebenwirkungen (QT_c-Verlängerung).
- Vegetative Nebenwirkungen (Vorsicht insbesondere bei älteren Patienten).

Kontraindikationen

- Akute Alkohol-, Schlafmittel-, Analgetika- und Psychopharmakaintoxikation; M. Parkinson.
- *Relative Kontraindikationen:* Vorsicht bei Leber- und Nierenschäden, kardialer Vorschädigung, organischen Hirnerkrankungen und prolaktinabhängigen Tumoren.

Interaktionen

- In Kombination mit Antihistaminika wie Terfenadin und Astemizol (QT_c-Verlängerung im EKG mit Gefahr von Rhythmusstörungen).
- Weitere Interaktionen s. S. 150.

Bewertung

Depot-NL mit der Besonderheit einwöchiger Injektionsintervalle. Als *„Wochentranquilizer" nicht zu empfehlen.*

Haloperidol
Butyrophenon

Neuroleptikum

Buteridol (Lundbeck)

Tbl.	1 mg (50 Tbl.)
	2 mg (50 Tbl.)
	5 mg (50 Tbl.)
	10 mg (50 Tbl.)
Trpf.	2 mg = 20 Trpf. = 1 ml (30, 100 ml)
	10 mg = 20 Trpf. = 1 ml (30, 100 ml) (**Buteridol forte**)

Haldol-Janssen (Janssen-Cilag)

Tbl.	1 mg (50 Tbl.)
	2 mg (50 Tbl.)
	5 mg (50 Tbl.)
	10 mg (20 Tbl.)
	20 mg (20 Tbl.)
Trpf.	2 mg = 20 Trpf. = 1 ml (30, 100 ml)
	10 mg = 20 Trpf. = 1 ml (30, 100 ml) (**Haldol-Janssen forte**)

Haloneural (Hexal/Neuro Hexal)
Tbl. 2 mg (20, 50, 100 Tbl.)
5 mg (20, 50, 100 Tbl.)
10 mg (20, 50, 100 Tbl.)
Trpf. 2 mg = 20 Trpf. = 1 ml
(30, 50, 100 ml)
10 mg = 20 Trpf. = 1 ml
(30, 50, 100 ml)

Haloperidol Desitin (Desitin)
Tbl. 1 mg (50, 100 Tbl.)
2 mg (50 Tbl.)
5 mg (50 Tbl.)
10 mg (20, 100 Tbl.)
Trpf. 2 mg = 20 Trpf. = 1 ml
(30, 100 ml)
Amp. 5 mg/1 ml (5 Amp.)

Haloperidol-GRY (TEVA Generics)
Tbl. 1 mg (20, 50, 100 Tbl.)
5 mg (20, 50, 100 Tbl.)
Trpf. 2 mg = 20 Trpf. = 1 ml
(30, 100 ml)
10 mg =20 Trpf. = 1 ml
(30, 100 ml)
Amp. 5 mg/1 ml (5 Amp.)

Haloperidol-neuraxpharm
(neuraxpharm)
Tbl. 1 mg (20, 50, 100 Tbl.)
4 mg (20, 50, 100 Tbl.)
12 mg (20, 50 Tbl.)
20 mg (20 Tbl.)
Trpf. 2 mg = 20 Trpf. = 1 ml
(30, 100 ml)
10 mg = 20 Trpf. = 1 ml
(30, 100 ml) (**Haloperidol-neuraxpharm forte**)
Amp. 5 mg/1 ml (5 Amp.)

Haloperidol-ratiopharm (ratiopharm)
Tbl. 1 mg (20, 50 Tbl.)
2 mg (50 Tbl.)
5 mg (20, 50 Tbl.)
10 mg (20 Tbl.)
Trpf. 2 mg = 20 Trpf. = 1 ml
(30, 100 ml)
Amp. 5 mg/1 ml (5 Amp.)

Haloperidol Stada (Stada)
Tbl. 1 mg (50, 100 Tbl.)
Trpf. 2 mg = 20 Trpf. = 1 ml
(30, 100 ml)

haloper von ct (ct-Arzneimittel)
Tbl. 1 mg (50 Tbl.)
2 mg (50 Tbl.)
5 mg (50 Tbl.)
10 mg (20, 100 Tbl.)
Trpf. 2 mg = 20 Trpf. = 1 ml
(30, 100 ml)

Depotpräparat
Haloperidoldecanoat (**nur i. m.**)

Haldol-Janssen Decanoat
(Janssen-Cilag)
Amp. 50 mg/1 ml (1,5 Amp., 10 ml Durchstechfl.)
150 mg/3 ml (1,5 Amp.)

Eigenschaften

Pharmakodynamik:

- Hauptsächlich Blockade von D_2-, aber auch α_1-Rezeptoren, kaum meßbare Blockade von mACh-, H_1- und 5-HT_2-Rezeptoren.

Pharmakokinetik:

- Oral: $T_{max} = 1{,}5$–$3{,}5$ h, $t_{1/2} = 12$–36 h; Bioverfügbarkeit: ca. 60%; Plasmaproteinbindung 92%.
- Hauptmetabolit: reduziertes Haloperidol.
- Depot: $T_{max} = 1$–7 Tage mit $t_{1/2} =$ ca. 3 Wochen.
- Siehe Pharmakokinetik-Tabelle 14.4 S. 158.

Indikationen und Behandlungshinweise

- *Akut- und Langzeitbehandlung schizophrener Psychosen.* Zur Problematik der Langzeitbehandlung mit nicht-atypischen NL s. S. 159.
- Zur Sedierung bei *psychomotorischen Erregungszuständen* im Notfall auch bei Alkohol- oder Schlafmittelintoxikationen möglich, wenn die Gabe von NL mit starker anticholinerger Komponente (z.B. Levomepromazin) wegen Kreislaufnebenwirkungen oder bei älteren Patienten mit Risiken behaftet ist.
- Als Depotform für die Langzeitbehandlung chronischer Psychosen bzw. als Langzeitprophylaktikum verwendet. Zur Problematik der bislang verfügbaren Depot-Präparate s. S. 161.
- Bei nicht-schizophrenen Verhaltensstörungen: z.B. Unruhezustände im Rahmen von dementiellen Syndromen.
- Vereinzelt gute Erfahrungen bei Patienten mit Persönlichkeitsstörungen.
- In der Neurologie bei Hyperkinesien (Tourette-Syndrom: einschränkende Studie s. S. 138, Chorea).
- Innere Medizin: als Antiemetikum.
- Routineuntersuchungen s. S. 154.

Dosierung

- Erhaltungsdosis 5–15 mg tgl. oral (in Ausnahmefällen stationär bis zu 40 mg auch über mehrere Wochen).
- Bei Erregungszuständen können 5–10 mg i. m. oder i. v. injiziert werden; innerhalb der ersten 24 h: keine Überschreitung von 50 mg parenteral oder 100 mg oral (nur in schweren Akutsituationen). Bei älteren Patienten deutlich niedrigere Dosen.
- Neue Untersuchungsergebnisse legen eher niedrigere Dosen zur Behandlung der Positivsymptomatik nahe; bei notwendiger Sedierung ist eine vorübergehende Benzodiazepin-Begleitmedikation zu empfehlen.
- Umrechnung von i. m. auf oral: 1–1,5fache i.m.-Dosis als orale Dosis.
- Decanoat: 100–200 mg i. m. alle 4 Wochen zur Symptomsuppression; Rezidivprophylaxe: 25–150 mg alle 4 Wochen; bei oraler Dosis von 6 mg auf 50–100 mg Depot, von <15 mg auf 150 mg Depot,

von >15 mg auf 200 mg Depot umstellen; bei älteren Patienten 25–50 mg Depot.
- „Faustregel“: 10(–15) × (orale Dosis) = Depotdosis pro 4wöchiges Injektionsintervall.
- Angestrebte Plasmakonzentration: 5–12 ng/ml (Positiv-Symptomatik); bei Negativ-Symptomatik Absenkung auf bis zu 2 ng/ml offenbar vorteilhaft.

Nebenwirkungen
- Häufig dosisabhängige EPMS.
- Im Vergleich zu trizyklischen NL selten vegetative Nebenwirkungen (Hypotonie v. a. nach parenteraler Gabe).
- Kardiale Nebenwirkungen (v. a. QT_c-Verlängerungen).
- Unter Langzeittherapie mögliche Entwicklung eines depressiven Syndroms, aber Manifestation im Rahmen der Grunderkrankung auch ohne NL-Therapie möglich (s. auch Nebenwirkungen S. 149).
- In therapeutischen Dosen: *keine* Leberschäden, *keine* BB-Veränderungen, *keine* Allergien.

Kontraindikationen
- *Relative Kontraindikationen:* Vorsicht bei kardiovaskulären Erkrankungen trotz geringer Kreislaufwirksamkeit, M. Parkinson, prolaktinhaltige Tumoren. Bei akuten Alkohol- oder Schlafmittelintoxikationen, falls sehr starker Erregungszustand oder pathologischer Rausch, kann Haloperidol im Rahmen der Notfallmedikation zur Sedierung indiziert sein (s. S. 371).

Interaktionen
- 20%ige Erhöhung des Plasmaspiegels unter Fluoxetin, auch unter Fluvoxamin; Erhöhungen durch TZA (um 50%), Alprazolam, Buspiron (um 26%), Nefazodon.
- Erniedrigung durch Carbamazepin, Phenytoin, Phenobarbital, Rauchen (10–50%).
- Wechselseitige Hemmung der Metabolisierung mit Propranolol.
- In Kombination mit Antihistaminika wie Terfenandin und Astemizol QT_c-Verlängerung mit Gefahr von Rhythmusstörungen.
- Weitere Interaktionen s. S. 150.

Bewertung
„Hochpotentes“ NL. In der Pharmakotherapie psychiatrischer Notfallsituationen unverzichtbar.

Levomepromazin — Trizyklisches Neuroleptikum
Phenothiazin
mit aliphatischer Seitenkette

Levomepromazin-neuraxpharm (neuraxpharm)

Tbl.	10 mg (20, 50, 100 Tbl.)
	25 mg (20, 50, 100 Tbl.)
	50 mg (20, 50, 100 Tbl.)
	100 mg (20, 50, 100 Tbl.)
Trpf.	40 mg/1 ml (30, 100 ml)
Amp.	25 mg/1 ml (5 Amp.)

Neurocil (Bayer Vital)

Tbl.	25 mg (20, 50 Tbl.)
	100 mg (50 Tbl.)
Trpf.	40 mg = 40 Trp. = 1 ml (30, 50, 100 ml Pipettenfl.)
Amp.	25 mg/1 ml (5 Amp.)

Tisercin (Thiemann)

Tbl.	25 mg (50 Tbl.)
Amp.	25 mg/1 ml (10 Amp.)

Eigenschaften

Pharmakodynamik:

- NL mit starker sedierender Komponente (ab 7,5 mg tgl.), analgetische Wirkung unter 15 mg tgl.
- Starke anticholinerge und adrenolytische Wirkung, aber auch Blokkade von $5HT_2$- und H_1-Rezeptoren.
- Auch antiemetisch durch D_2-Antagonismus und antiallergisch durch H_1-blockierende Wirkung wirksam.

Pharmakokinetik:

- T_{max}=2–3 h (nach i. m.-Injektion 30–90 min), $t_{1/2}$=ca. 24 h (16–78 h); orale Bioverfügbarkeit: ca. 50%; Plasmaproteinbindung >90%.

Indikationen und Behandlungshinweise

- Zur *Sedierung* bei *psychomotorischen Erregungszuständen* im Rahmen von Schizophrenien und anderen Psychosen.
- Vor Behandlungsbeginn sollten kardiovaskuläre Störungen ausgeschlossen sein; bei älteren Patienten nur niedrige Dosierung. Keine Kombination mit Substanzen mit anticholinerger Komponente.
- Routinehinweise s. S. 154.

Dosierung

- In der psychiatrischen Notfallsituation: 50 mg i. m. (ältere Patienten: 25 mg) alle 30 min (2- bis 3mal) bis zu 200 mg tgl. Oral akut: 50% höhere Dosis.

- Bei nicht akuter Situation einschleichend mit 3mal 25 mg beginnen bis zur Erhaltungsdosis von 200 mg tgl. (stationär max. 600 mg tgl.). Auch Tropfen möglich.

Nebenwirkungen
- Vor allem vegetative Nebenwirkungen wie orthostatische Dysregulation.
- Selten dosisabhängige EPMS.
- i. m.-Injektionen können schmerzhafte Infiltrationen hinterlassen.
- Zu Risiken bei i. v.-Injektionen s. Nebenwirkung S. 148.

Kontraindikationen
- Akute Alkohol-, Schlafmittel-, Analgetika- und Psychopharmakaintoxikationen; Harnverhalt und Engwinkelglaukom.
- *Relative Kontraindikationen:* Leber- und Nierenschäden, Prostatahyperplasie; kardiale Vorschädigung und bekannte orthostatische Dysregulation. Vorsicht bei Patienten mit organischen Hirnerkrankungen, M. Parkinson, prolaktinabhängigen Tumoren.

Interaktionen
- Bei Kombination mit anderen zentral dämpfenden Medikamenten: verstärkte Sedierung und Atemdepression.
- Gegenseitige Wirkungsverstärkung mit Alkohol.
- Enzyminduktion durch Carbamazepin und Barbituraten mit Erniedrigung des Levomepromazin-Plasmaspiegels.
- Wechselseitige Beeinflussung des hepatischen Metabolismus bei Kombination mit TZA und bestimmten SSRI.
- Mit Diphenhydramin, Doxylamin und Promethazin verstärkte Sedierung und anticholinerge Nebenwirkungen.
- Unter gleichzeitiger Östrogen-Einnahme evt. höhere Levomepromazin-Plasmaspiegel.
- Weitere Interaktionen s. Tabelle 3.5, S. 150.

Bewertung
„Niedrigpotentes" NL mit starken vegetativen Nebenwirkungen, zur Sedierung bei psychomotorischen Erregungszuständen geeignet. Für diese Indikation haben aber Benzodiazepine und niedrigpotente Butyrophenonderivate (Melperon, Pipamperon) ein günstigeres Nebenwirkungsprofil.

Melperon
Butyrophenon

Neuroleptikum

Eunerpan (Knoll Deutschland)
Drg. 10 mg (20, 50, 100 Drg.)
25 mg (20, 50, 100 Drg.)
50 mg (20, 50, 100 Drg.)
100 mg (20, 50 Drg.)
Lsg. 5 mg = 1 ml (200 ml)
Amp. 50 mg/2 ml (5 Amp.)
(nur i. m.)

Harmosin (Hormosan)
Tbl. 25 mg (20, 50, 100 Tbl.)
100 mg (20, 50, 100 Tbl.)

Melneurin (Hexal/Neuro Hexal)
Tbl. 25 mg (20, 50, 100 Tbl.)
100 mg (20, 50, 100 Tbl.)
Lsg. 5 mg = 1 ml (200 ml)

Melperon beta (betapharm)
Tbl. 25 mg (20, 50, 100 Tbl.)
100 mg (20, 50, 100 Tbl.)
Lsg. 5 mg = 1 ml (200 ml)

Melperon-neuraxpharm
(neuraxpharm)
Tbl. 25 mg (20, 50, 100 Tbl.)
100 mg (20, 50, 100 Tbl.)
Lsg. 5 mg = 1 ml (200 ml)

Melperon Stada (Stada)
Tbl. 25 mg (20, 50, 100 Tbl.)
100 mg (20, 50 Tbl.)
Lsg. 5 mg = 1 ml (200 ml)

Eigenschaften
Pharmakodynamik:
- Blockade von 5-HT_2-, α_1-, deutlich weniger D_2-artigen Rezeptoren.
- Kaum meßbare Wirkung auf H_1- und mACh-Rezeptoren.
- Dosisabhängig erst affektive Entspannung, bei höherer Dosierung antipsychotisch.
- Muskelrelaxierend, antiarrhythmisch.

Pharmakokinetik:
- Rasche Resorption nach oraler Gabe mit starkem „First-pass-Effekt". Bioverfügbarkeit: ca. 60%.
- T_{max} = 1–1,5 h; $t_{1/2}$ = 4–6 h, nach i. m.-Applikation und im „Steady state": 6–8 h; Bioverfügbarkeit: ca. 60%; Plasmaproteinbindung 50%.
- Rasche, nahezu vollständige hepatische Metabolisierung.
CAVE: Nichtlineare Pharmakokinetik, die z. B. bei Hemmung abbauender Enzyme zu überproportionalen Plasmakonzentrationen führen kann.

Indikationen und Behandlungshinweise
- *Schlafstörungen, Sedierung bei psychomotorischen Erregungszuständen* bei Psychosen und Demenz (s. auch S. 139).
- Routineuntersuchungen s. S. 154.

Dosierung

- Einschleichender Beginn mit 50–100 mg tgl. bis zu einer Erhaltungsdosis von 2mal 100 mg tgl. (maximal 600 mg tgl.).
- Langzeitbehandlung in der Geriatrie: 50–150 mg tgl.
- Schlafinduktion: 25–100 mg abends.

Nebenwirkungen

- Vegetative Nebenwirkungen deutlich seltener als unter trizyklischen NL.
- Dosisabhängige EPMS selten (Spätdyskinesien nicht bekannt geworden, theoretisch aber möglich).
- *Keine* Senkung der Krampfschwelle.

Kontraindikationen

- Akute Alkohol-, Schlafmittel-, Analgetika- und Psychopharmakaintoxikationen, hochgradige Leberinsuffizienz.
- *Relative Kontraindikationen:* kardiale Vorschädigung (wegen möglicher Hypotonie), prolaktinabhängige Tumoren, schwere Hypotonie oder orthostatische Dysregulation, M. Parkinson.
  Vorsicht bei Blutbildveränderungen (Hinweis des Herstellers).

Interaktionen

- Vom Hersteller besonderer Hinweis auf mögliche pharmakodynamische Interaktionen mit Anticholinergika, Dopaminagonisten und -antagonisten und auf erniedrigte Plasmaspiegel bei gleichzeitigen Resorptionsbehinderungen.
- Bislang keine über die im Kapitel Wechselwirkungen hinausgehenden *spezifischen* pharmakokinetischen oder pharmakodynamischen Wechselwirkungen bekannt.
- Weitere Interaktionen s. S. 150.

Bewertung

„Niedrigpotentes“ NL, aufgrund der fehlenden anticholinergen Komponente und seltenen EPMS zur Sedierung bei psychomotorischen Erregungszuständen und zur Schlafinduktion insbesondere in der Geriatrie geeignet.

Olanzapin Neuroleptikum
Thienobenzodiazepin

Zyprexa (Lilly)

Tbl.	5 mg (28 Tbl.)	Tabs	5 mg (28 Tbl.)
	7,5 mg (56 Tbl.)		10 mg (28 Tbl.)
	10 mg (7, 28, 56 Tbl.)		

Eigenschaften

Pharmakodynamik:

- In erster Linie Blockade von mACh, 5-HT_2-, D_{1-5}-Rezeptoren; außerdem von $\alpha_{1/2}$- und H_1-Rezeptoren.

Pharmakokinetik:

- T_{max}=5–8 h; $t_{1/2}$=30–60 h (bei älteren Patienten verlängert); Bioverfügbarkeit ca. 80%; Plasmaproteinbindung 93%.
- Hepatische Konjugation und Oxidation, Metabolisierung über CYP 1A2 und 2D6 (s. S. 434).
- „Steady state" nach 5–7 Tagen.

Indikationen und Behandlungshinweise

- *Schizophrene Psychosen mit Positiv- und Negativsymptomatik;* antidepressive Eigenschaften bei der Behandlung schizophrener und schizoaffektiver Psychosen beschrieben.
- Anwendung bei Therapieresistenz noch nicht hinreichend evaluiert.
- Routinehinweise s. S. 154. Es ist noch nicht gesichert, daß Olanzapin-induzierte Blutbildveränderungen (ähnlich den Clozapin-induzierten) auszuschließen sind. Deshalb sind die Empfehlungen zur Blutbildkontrolle auf S. 154 noch zu erweitern: auch über 6 Monate hinaus sollte regelmäßig, mindestens monatlich, das Blutbild untersucht werden; die Patienten müssen auf klinische Agranulozytose-Symptome hingewiesen werden (s. S. 147). In den ersten 4 Wochen ist eine wöchentliche Blutzuckerkontrolle zu empfehlen.

Dosierung

- Anfangsdosis: 10 mg tgl. als Einmalgabe (vorzugsweise zur Nacht); oft allerdings höhere Dosis nötig. Erhaltungsdosis 5–20 mg.

Nebenwirkungen

- Häufig (>10% der Patienten): Sedierung, Gewichtszunahme (beides dosisabhängig).
- Gelegentlich (1–10% der Patienten): Schwindel, orthostatische Dysregulation, anfängliche Obstipation und Mundtrockenheit, periphere

Ödeme, Transaminasenanstieg (ggf. häufigere Kontrollen der Leberenzyme), EPMS, wie z. B. Akathisie.
- Selten (< 1% der Patienten): Photosensibilität, asymptomatische Blutbildveränderungen.
- Einzelfallbeschreibungen von Priapismus.
- Hyperglykämie möglich; ggf. häufigere Blutzuckerkontrollen bei adipösen Patienten; bei Diabetikern ggf. Umstellung.

Kontraindikationen
- Bekannte Leukopenien.
- Vom Hersteller wird die Überempfindlichkeit gegen Inhaltsstoffe (Tbl. enthalten u. a. Lactose) angegeben. Engwinkelglaukom, Harnverhalt.
- *Relative Kontraindikationen:* Prostatahypertrophie, schwere Leber- und Nierenerkrankungen und kardiale Vorschädigungen.
  Bei Adipositas oder Diabetes mellitus sorgfältige Abwägung der Nutzen-Nebenwirkungs-Relation.

Interaktionen
- Verstärkter Metabolismus (CYP 1A2) bei gleichzeitiger Carbamazepin-Einnahme und durch Rauchen.
- Weitere Interaktionen siehe S. 150.

Bewertung
Wirksames atypisches NL, wahrscheinlich auch bei Negativsymptomatik. Bei hochakuter Symptomatik reichen oft auch Dosen bis 30 mg tgl. nicht aus. Wirksamkeit in der Langzeitbehandlung als Rezidivprophylaxe wahrscheinlich. Wirksam bei depressivem Syndrom im Rahmen einer Schizophrenie. Wenig EPMS in Dosierungen unter 20 mg tgl.

Perazin

Trizyklisches Neuroleptikum

Phenothiazin
mit Piperazinylseitenkette

Taxilan (Promonta Lundbeck)

Drg.	25 mg (20, 50, 100 Drg.)
	100 mg (20, 50, 100 Drg.)
Tbl.	100 mg (20, 50, 100 Tbl.)
Trpf.	44 mg = 22 Trpf. = 1 ml (30, 100 ml)
Amp.	50 mg = 2 ml (10 Amp.) **(i. m., nicht i. v.!)**

Perazin-neuraxpharm (neuraxpharm)

Tbl.	25 mg (20, 50, 100 Tbl.)
	100 mg (20, 50, 100 Tbl.)
	200 mg (20, 50, 100 Tbl.)

Eigenschaften

Pharmakodynamik:

- NL aus der Reihe der Phenothiazine mit hoher Affinität zu D_2-artigen Rezeptoren, H_1-, α_1- und mACh-Rezeptoren.

Pharmakokinetik

- Schneller Wirkungseintritt, T_{max} = 1–4 h; $t_{1/2}$ = ca. 35 h; Plasmaproteinbindung 94–97%.
- Metabolit: Desmethylperazin. „Steady state" nach 7–8 Tagen.

Indikationen und Behandlungshinweise

- NL mit sedierender Komponente zur *Akut- und Langzeitbehandlung schizophrener Psychosen.*
- Mittelstellung zwischen initial dämpfenden und in erster Linie antipsychotisch wirkenden NL.
- Sedierung bei psychomotorischen Erregungszuständen psychotischer und nichtpsychotischer Genese (i. m.-Gabe möglich).
- Routineuntersuchungen s. S. 154.

Dosierung

- Orale Therapie: Einschleichender Beginn während der ersten Tage. Erhaltungsdosis 75–600 mg; Höchstdosis stationär 800 mg, ambulant 300 mg.
- Parenterale Therapie: bei Erregungszuständen Beginn mit 3mal 50 mg (im Abstand von 30 min), auch i.m.-Gabe möglich (keine i.v.-Gabe); in den ersten 24 h nicht mehr als 500 mg.
- Optimaler Plasmaspiegel: 100–230 ng/ml.

Nebenwirkungen

- Dosisabhängige EPMS und vegetative Nebenwirkungen (Mundtrockenheit, Akkommodationsstörungen, Obstipation, in Kombination mit Anticholinergika Delirprovokation möglich).

Kontraindikationen

- Akute Alkohol-, Schlafmittel-, Analgetika- und Psychopharmakaintoxikationen; Harnverhalt und Engwinkelglaukom; M. Parkinson.
- *Relative Kontraindikationen:* Prostatahyperplasie; Leber- und Nierenschädigung, kardiale Vorschädigung, prolaktinabhängige Tumoren.

Interaktionen

- Mit Diphenhydramin, Doxylamin und Promethazin verstärkte Sedierung und anticholinerge Nebenwirkungen.

- Unter gleichzeitiger Östrogeneinnahme evtl. höhere Perazin-Plasmaspiegel.
- Weitere Interaktionen s. S. 150.

Bewertung
„Mittelpotentes“ NL mit sedierender Komponente.

Perphenazin

Phenothiazin
mit Piperazinylseitenkette

Trizyklisches Neuroleptikum

Decentan (Merck)
Tbl. 4 mg (20, 50 Tbl.)
8 mg (20, 50 Tbl.)
Trpf. 4 mg = 20 Trpf. = 1 ml
(14 ml Tropffl.,
100 ml Dosierpip.)

Perphenazin (neuraxpharm)
Tbl. 8 mg (20, 50, 100 Tbl.)

Depotpräparat
Perphenazinenanthat (**nur i. m.**)

Decentan-Depot (Merck)
Amp. 100 mg = 1 ml (1,5 Amp.; 10 ml Injfl.) (= 76 ng Perphenazin)

Eigenschaften

Pharmakodynamik:

- In erster Linie Blockade von D_2-Rezeptoren, weitaus geringere Affinität zu $5HT_2$-, H_1- und α_1-Rezeptoren, kaum meßbare Blockade von mACh-Rezeptoren.
- „Hochpotentes“ NL mit starker antiemetischer Komponente.

Pharmakokinetik:

- Oral: T_{max} = 1–4 h, $t_{1/2}$ = 8–12 h; Bioverfügbarkeit ca. 40%. Plasmaproteinbindung 90–95%.
- Nahezu vollständige hepatische Metabolisierung).
- Depot: nach Inj. rascher Anstieg mit T_{max} = 2–3 Tage, $t_{1/2}$ (Freisetzungshalbwertszeit) = 4–6 Tage.
- Wirkungsdauer bei 100 mg i. m.: ca. 14 Tage.

Indikationen und Behandlungshinweise

- *Akut- und Langzeitbehandlung schizophrener Psychosen.* Zur Problematik der Langzeitbehandlung mit typischen NL s. S. 159.
- Depotform für die Langzeitbehandlung chronischer Psychosen bzw. als Langzeitprophylaktikum. Zur Problematik der bislang verfügba-

ren Depot-Präparate s. S. 161, aber keine Anwendung der Depotform am Beginn der Therapie bei akuten psychotischen Zustandsbildern.
- Chorea (major und minor) und Tortikollis.
- Routineuntersuchungen s. S. 154.

Dosierung
- Akute antipsychotische Symptomatik: bis zu 24 mg tgl. oral; Erhaltungsdosis 8–12 mg tgl.
- Langzeitmedikation: 50–200 mg im Abstand von 2–4 Wochen i. m.
- Optimaler Plasmaspiegel: 0,8–2,4 ng/ml.

Nebenwirkungen
- Dosisabhängige EPMS und Prolaktinerhöhung, relativ häufig Gewichtszunahme.
- Depot: anscheinend stärkere sedierende Wirkung als andere Depotpräparate.

Kontraindikationen
- Akute Alkohol-, Schlafmittel-, Analgetika- und Psychopharmakaintoxikationen; M. Parkinson.
- *Relative Kontraindikationen:* Vorsicht bei Leber- und Nierenschäden, kardialer Vorschädigung und schweren organischen Hirnerkrankungen und prolaktinabhängigen Tumoren.

Interaktionen
- Unter gleichzeitiger Östrogeneinnahme evtl. höhere Plasmaspiegel.
- Weitere Interaktionen s. S. 150.

Bewertung
„Hochpotentes" NL.

Pimozid
Neuroleptikum

Diphenylbutylpiperidin

Antalon (ASTA Medica AWD)
Tbl. 2 mg (50 Tbl.)

Orap (Janssen-Cilag)
Tbl. 1 mg (75 Tbl.)
4 mg (20, 50 Tbl.) (**Orap forte**)

Eigenschaften
Pharmakodynamik:
- (Fast) ausschließlich Blockade von D_2-artigen Rezeptoren.

Pharmakokinetik:

- T_{max}=4–8 h; $t_{1/2}$=55 h; Bioverfügbarkeit: ca. 60%; Plasmaproteinbindung >90%.
- Hepatische Metabolisierung überwiegend durch CYP 3A4 (s. S. 435), renale Ausscheidung inaktiver Metaboliten.

Indikationen und Behandlungshinweise

- Langzeitmedikation bei Patienten mit *chronischer Schizophrenie* (bei Gewährleistung der täglichen Einnahme). Zur Problematik der Langzeitbehandlung mit nicht-atypischen NL s. S. 159.
- Aus früheren Beobachtungen werden einige Sonderindikationen abgeleitet (die wahrscheinlich auch für andere, aber nicht alle NL gelten):
  - Versuch bei therapieresistenter Zwangsstörung als Zusatzmedikation (v. a. wenn auch gleichzeitig ein Tourette-Syndrom oder eine Chorea vorliegt).
  - Tic-Störungen.
  - Somatoforme Störung mit körperbezogenem Wahn.
- Routineuntersuchungen s. S. 154.

Dosierung

- Einschleichender Beginn mit 2–4 mg, Erhaltungsdosis 2–8 mg tgl.
- Höchstdosis für die routinemäßige Behandlung 16 mg tgl.; nur bei höherer Dosierung zweimalige Gabe pro Tag.

Nebenwirkungen

- Ähnlich häufige Nebenwirkungen wie unter Haloperidol.
- Kardiale Nebenwirkungen (QT_c-Verlängerung, T-Negativierung).
- Dosisabhängige EPMS.
- Keine sedierenden Eigenschaften. Zu Beginn innere Unruhe und Insomnie beschrieben.

Kontraindikationen

- Akute Alkohol-, Schlafmittel-, Analgetika- und Psychopharmakaintoxikationen; M. Parkinson. **CAVE:** Patienten mit Herz-Kreislauf-Erkrankungen (s. S. 149, 407).
- *Relative Kontraindikationen:* Vorsicht bei Leber- und Nierenschäden und schweren organischen Hirnerkrankungen, prolaktinabhängigen Tumoren.

Interaktionen

- In Kombination mit Antihistaminika wie Terfenadin und Astemizol QT_c-Verlängerung im EKG mit Gefahr von Rhythmusstörungen.
- Weitere Interaktionen s. S. 150.

Bewertung
„Hochpotentes" NL.

Pipamperon Neuroleptikum
Butyrophenon

Dipiperon (Janssen-Cilag)
Tbl. 40 mg (50, 100 Tbl.)
Saft 4 mg = 1 ml (200 ml Saft)

Eigenschaften
Pharmakodynamik:
- Antagonist am 5-HT_2-Rezeptor; deutlich weniger an D_2-, α_1- und H_1-Rezeptoren.
- Keine Wirkung auf mACh-Rezeptoren.

Pharmakokinetik:
- Nach oraler Einnahme nur langsame Resorption.
- $t_{1/2} = 3$ h

Indikationen und Behandlungshinweise
- *Psychomotorische Erregungszustände.*
- *Schlafstörungen* u. a. auch bei geriatrischen Patienten.

Dosierung
- Einschleichender Beginn mit 3mal 40 mg; Erhaltungsdosis 360 mg tgl. (höhere Dosen möglich); in der Geriatrie häufig schon 60–120 mg tgl. ausreichend; bei Schlafstörungen 20–80 mg zur Nacht.

Nebenwirkungen
- Vegetative Nebenwirkungen können auftreten, jedoch wegen der fehlenden anticholinergen Komponente seltener als bei trizyklischen NL.
- Gering ausgeprägte dosisabhängige EPMS.

Kontraindikationen
- Akute Alkohol-, Schlafmittel-, Analgetika- und Psychopharmakaintoxikationen.
- *Relative Kontraindikationen:* Vorsicht bei Blutbildveränderungen (vom Hersteller explizit angegeben), Leber- und Nierenschäden und kardialer Vorschädigung, M. Parkinson, prolaktinabhängigen Tumoren.

Interaktionen

- Siehe S. 150.

Bewertung

Aufgrund der fehlenden anticholinergen Komponente und geringem EPMS-Risiko zur Sedierung bei psychomotorischen Erregungszuständen und zur Schlafinduktion insbesondere in der Geriatrie geeignet.

Promazin

Trizyklisches Neuroleptikum

Phenothiazin
mit aliphatischer Seitenkette

Protactyl (Hexal/Neuro Hexal)

Drg.	25 mg (20, 50 Drg.)
	50 mg (20, 50 Drg.)
	100 mg (20, 50 Drg.)
Susp.	50 mg/5 ml (80 ml)
Amp.	50 mg/1 ml (3 Amp.)
	100 mg/2 ml (3 Amp.)

Sinophenin (Rodleben)

Tbl.	25 mg (20, 50, 100 Tbl.)
Trpf.	20 mg/1 ml (20 ml)
Amp.	250 mg/1 ml (5, 10 Amp.)

Dosierung

- Einschleichend bis 300 mg tgl. (maximal 600 mg tgl.). Parenteral akut: 50–100 mg i. m. tgl. (Wiederholungen bis zu 200 mg tgl. möglich).

Bewertung

Wegen der Vielzahl der auf dem Markt befindlichen Präparate ist das antiemetisch wirkende Promazin für die psychiatrische Pharmakotherapie *entbehrlich.*

Prothipendyl

Trizyklisches Neuroleptikum

Azaphenothiazin

Dominal (Asta Medica AWD)

Drg.	40 mg (20, 50 Drg.) (**Dominal forte**)
Tbl.	80 mg (20, 50 Tbl.) (**Dominal forte**)
Trpf.	50 mg = 20 Trpf. = 1 ml (15, 100 ml)
Amp.	40 mg/2 ml (5 Amp.) (**Dominal forte**)

Dosierung

- Einschleichend bis 240–480 mg tgl. für antipsychotischen Effekt (maximal 1000 mg tgl.). Bei Schlafstörungen 40–80 mg abends. I.m.-Injektionen möglich.

Bewertung

Wegen schwacher antipsychotischer Wirkung als Basisneuroleptikum wenig geeignet. Empfehlenswert allenfalls als Zusatzmedikation bei hartnäckigen Einschlafstörungen.

Quetiapin

Dibenzothiazepin

Neuroleptikum

Seroquel (AstraZeneca)
Tbl. 25 mg (20 Tbl.)
100 mg (20, 50, 100 Tbl.)
200 mg (20, 50, 100 Tbl.)

Eigenschaften

Pharmakodynamik:

- In erster Linie Blockade von $5\text{-}HT_2$-, D_2-artigen und α_1-Rezeptoren; außerdem von $5\text{-}HT_1$-, D_1-, D_3-, α_2- und H_1-Rezeptoren; keine Affinität zu D_4- und mACh-Rezeptoren.

Pharmakokinetik:

- T_{max} = ca. 1,5 h; $t_{1/2}$ = ca. 7 h (bei älteren Patienten verlängert); orale Bioverfügbarkeit nur ca. 9%; Plasmaproteinbindung 83%.
- Extensive hepatische Metabolisierung über CYP 3A4 (s. S. 435) mit 20 zumeist pharmakologisch inaktiven Metaboliten (7-OH-Quetiapin mit möglicher Wirksamkeit).
- „Steady state" nach 1–2 Tagen.

Indikationen und Behandlungshinweise

- Chronische *schizophrene Psychosen* mit *Positiv*- und wahrscheinlich auch Negativsymptomatik.
- Anwendung bei Therapieresistenz noch nicht hinreichend evaluiert.
- Routinehinweise s. Tabelle S. 154.

Dosierung

- Einschleichend mit 50 mg tgl. beginnen, in den ersten 4 Tagen auf 300 mg tgl. steigern. Erhaltungsdosis (auf 2 Einnahmezeitpunkte verteilt) 300–450 mg (maximal 750 mg tgl.). Bei älteren Patienten Dosisanpassung (mit 25 mg tgl. beginnen, langsamere Aufdosierung).

Nebenwirkungen

- Häufig (>10% der Patienten): Sedierung, Schwindel.
- Gelegentlich (1–10% der Patienten): Asthenie, orthostatische Dysregulation, anfängliche Obstipation und Mundtrockenheit, transienter Transaminasenanstieg, Gewichtszunahme, Leukopenie.

Kontraindikationen

- Akute Alkohol-, Schlafmittel-, Analgetika- und Psychopharmakaintoxikationen.
- Gleichzeitige Gabe von Ritonavir, Ketoconazol, Erythromycin, Clarithromycin und Nefazodon.

Interaktionen

- Vorsicht bei gleichzeitiger Gabe von CYP 3A4-Inhibitoren (s. S. 435) und Kontraindikationen, da es dann zu einer wechselseitigen Erhöhung der Plasmaspiegel mit möglicher Zunahme von Nebenwirkungen kommen kann.
- Bei gleichzeitiger Gabe von Thioridazin kommt es zu einem Clearance-Anstieg von Quetiapin und damit zu einer Senkung des Plasmaspiegels.
- Senkung des Plasmaspiegels bei gleichzeitiger Gabe eines Leberenzyminduktors (s. S. 435).
- Weitere Interaktionen s. S. 150.

Bewertung

Atypisches NL mit anfänglich sedierender Wirkung. In großen Vergleichsstudien keine signifikant höheren EPMS-Raten als unter Placebo und deutlich weniger EPMS als unter Haloperidol in den empfohlenen Dosierungen. Wirksamkeit in der Langzeitbehandlung als Rückfallprophylaxe noch nicht abgesichert, aber wahrscheinlich.

Risperidon Neuroleptikum
Benzisoxazol(piperidin)

Risperdal (Janssen-Cilag)
Tbl. 1 mg (20 Tbl.)
2 mg (20, 50 Tbl.)
3 mg (20, 50 Tbl.)
4 mg (20, 50 Tbl.)
Lsg. 1 mg = 1 ml (30, 100 ml)

Eigenschaften

Pharmakodynamik:

- In erster Linie Blockade von $5\text{-}HT_{2A,(C)}$-, $5\text{-}HT_7$, D_2-, α_1- und α_2-Rezeptoren; in geringerem Maße auch H_1-Rezeptoren; mACh-Rezeptoren werden nicht beeinflußt.

Pharmakokinetik:

- Vollständige Resorption nach oraler Gabe.
- T_{max} = 1–2 h (von 9-Hydroxy-Risperidon 3 h); $t_{1/2}$ = ca. 3 h bei extensiven Metabolisierern, bei schwachen Metabolisierern ca. 19 h ($t_{1/2}$ des pharmakologisch aktiven Metaboliten 24 h); orale Bioverfügbarkeit 66–80%; Plasmaproteinbindung 90% (von 9-Hydroxy-Risperidon 70%).
- Extensive hepatische Metabolisierung über CYP 2D6 (und CYP 3A4), pharmakologisch aktiver Metabolit: 9-Hydroxy-Risperidon, der renal ausgeschieden wird (s. S. 434).
- Zur Bedeutung des Metabolisierungsstatus der Patienten s. S. 436.
- „Steady state" nach 4–6 Tagen.

Indikationen und Behandlungshinweise

- *Schizophrene Psychosen* mit *Positiv-* und wahrscheinlich auch Negativsymptomatik.
- Antipsychotische Wirkung im Akutstadium meist mit höheren Dosen als 6 mg tgl.
- Bei psychotischer Depression und schizodepressiver Psychose als alleinige Medikation wahrscheinlich der Kombinationsbehandlung eines Antidepressivums mit einem hochpotenten NL unterlegen.
- Routinehinweise s. S. 154.

Dosierung

- 4–12 mg tgl., optimal wahrscheinlich 6 mg tgl. als Einmaldosis (ggf. auf zwei Einnahmezeitpunkte verteilt); einschleichende Dosierung

über 1 Woche in Schritten von 0,5–2 mg tgl. Langzeitmedikation wahrscheinlich 4–6 mg.
- Bei älteren Patienten und Patienten mit Leber- oder Niereninsuffizienz 4 mg tgl. nicht überschreiten.

Nebenwirkungen
- Dosisabhängige EPMS, unter 6 mg tgl. selten. Risiko für Spätdyskinesien derzeit nicht einschätzbar.
- Selten orthostatische Hypotonie (v. a. zu Beginn und bei höheren Dosierungen); daher langsame Aufdosierung insbesondere bei älteren Patienten und Patienten mit kardiovaskulären Erkrankungen und zu Beginn engmaschige Blutdruckkontrollen.
- Andere vegetative Nebenwirkungen wegen der fehlenden anticholinergen Eigenschaften nicht zu erwarten.
- Einzelfallbeschreibungen von Priapismus.
- Keine Blutbildveränderungen, keine erhöhte Krampfneigung, geringgradige Gewichtszunahme.

Kontraindikationen
- Akute Alkohol-, Schlafmittel-, Analgetika- und Psychopharmakaintoxikationen.
- *Relative Kontraindikationen:* Vorsicht bei Leber- und Nierenschäden, kardialer Vorschädigung und organischen Hirnerkrankungen; bei M. Parkinson und prolaktinabhängigen Tumoren.

Interaktionen
- Möglicherweise erhöhter Risperidonplasmaspiegel durch gleichzeitige Einnahme von Phenothiazinen, SSRI, TZA und verschiedenen β-Blockern; durch verminderten Metabolismus gleichzeitiges Absinken der Konzentration des länger wirksamen, aktiven Metaboliten.
- Wirkungsverstärkung von Antihypertensiva (insbesondere α_1-Blokker) möglich.
- Weitere Interaktionen siehe S. 150.

Bewertung
Wirksames NL, wahrscheinlich auch bei Negativsymptomatik. Selten EPMS in Dosierungen unter 6 mg tgl. Wirksamkeit in der Langzeitbehandlung als Rückfallprophylaxe wahrscheinlich. Bei Therapieresistenz keine einheitliche Datenlage.

Sulpirid Neuroleptikum
Benzamid

Arminol (Krewel Meuselbach)
Kps. 50 mg (20, 50, 100 Kps.)
Tbl. 200 mg (20, 50, 100 Tbl.)
(**Arminol forte**)

Desisulpid (Desitin)
Tbl. 50 mg (20, 50, 100 Tbl.)
200 mg (20, 50, 100 Tbl.)

Dogmatil (Sanofi-Synthelabo)
Kps. 50 mg (20, 50, 100 Kps.)
Tbl. 200 mg (20, 50, 100 Tbl.)
(**Dogmatil forte**)
Lsg. 5 mg = 1 ml (200 ml Lsg.)
Amp. 100 mg/2 ml (5 Amp.)

Meresa (Dolorgiet)
Kps. 50 mg (20, 50, 100 Kps.)
Tbl. 200 mg (20, 50, 100 Tbl.)
(**Meresa forte**)
Amp. 100 mg/3 ml (6 Amp.)

neogama (Hormosam)
Kps. 50 mg (20, 50, 100 Kps.)
Tbl. 200 mg (20, 50, 100 Tbl.)
(**neogama forte**)
Lsg. 50 mg = 10 ml (1 Meßbecher)
(300 ml Lsg.)
Amp. 100 mg/2 ml (5, 10 Amp.)

Sulp (Hexal/Neuro Hexal)
Kps. 50 mg (20, 50, 100 Kps.)
Tbl. 200 mg (20, 50, 100 Tbl.)

sulpirid von ct (ct-Arzneimittel)
Tbl. 50 mg (20, 50, 100 Tbl.)
Tbl. 200 mg (20, 50, 100 Tbl.)

Sulpirid beta (betapharm)
Kps. 50 mg (20, 50, 100 Kps.)
Tbl. 200 mg (20, 50, 100 Tbl.)
(**Sulpirid beta 200**)

Sulpirid-ratiopharm (ratiopharm)
Kps. 50 mg (20, 50, 100 Kps.)
Tbl. 200 mg (20, 50, 100 Tbl.)
(**Sulpirid-ratiopharm forte**)

Sulpivert (Hennig)
Kps. 50 mg (20, 50, 100 Kps.)
Tbl. 200 mg (20, 50, 100 Tbl.)
(**Sulpivert forte**)

Eigenschaften

Pharmakodynamik:

- Selektive Blockade von D_2-artigen Rezeptoren (überwiegende Anreicherung im mesolimbischen und tuberoinfundibulären, weniger im nigrostriatalen System).
- Antidepressive Wirkung bei niedriger Dosierung wahrscheinlich durch Blockade präsynaptischer Dopaminrezeptoren mit Steigerung der dopaminergen Transmission.

Pharmakokinetik:
- Bioverfügbarkeit: 25–35%.
- T_{max} = 3–8 h; $t_{1/2}$ = 8 h.
- Keine pharmakologisch aktiven Metaboliten.
- 95% der Substanz wird unverändert renal ausgeschieden, daher Dosisreduktion bei verminderter Kreatinin-Clearance.

Indikationen und Behandlungshinweise
- *Akut- und Langzeitbehandlung schizophrener Psychosen* mit Positiv- und wahrscheinlich auch Negativsymptomatik. Keine sedierende Wirkung.
- Bei leichten und mittelschweren depressiven Syndromen; nicht als Ersttherapie (wegen Prolaktinerhöhung).
- Als Antiemetikum und Antivertiginosum (relativ niedrige Dosierung).
- Wegen möglicher Insomnie unter niedrigen Dosen sollte Sulpirid (falls bis 400 mg tgl. dosiert) nicht nach 15 Uhr gegeben werden.
- Routineuntersuchungen s. S. 154.

Dosierung
- Einschleichend bis zur Erhaltungsdosis von 300–1200 mg tgl. bei Patienten mit Schizophrenie (max. 1600 mg tgl.).
- Antidepressive Therapie mit 100–300 mg tgl.
- Mögliche i. m.-Injektionen.

Nebenwirkungen
- In niedriger Dosierung geringe Nebenwirkungsrate.
- EPMS bei >300 mg tgl. möglich, aber in Frequenz und Intensität gering ausgeprägt.
- Keine Kardio- oder Hepatotoxizität.
- Bei höherer Dosierung vegetative Nebenwirkungen einschl. Sedierung.
- Erregungszustände, Einschlafstörungen, Änderung der Krampfschwelle bei Epilepsie.
- Hohe Prolaktinspiegel, die mit Amenorrhoe und Galaktorrhoe einhergehen können; Gewichtszunahme möglich.

Kontraindikationen
- Akute Alkohol-, Schlafmittel-, Analgetika- und Psychopharmakaintoxikationen; prolaktinabhängige Tumoren.
- *Relative Kontraindikationen:* Vorsicht bei schweren Leber- und Nierenschäden oder schweren organischen Hirnerkrankungen, M. Parkinson.

Interaktionen

- Keine spezifischen pharmakokinetischen Interaktionen bekannt.
- Andere Interaktionen s. S. 150.

Bewertung

„Niedrigpotentes“ atypisches NL, wahrscheinlich auch bei Negativsymptomatik wirksam, mit wenig EPMS. In niedriger Dosierung Hinweise auf antidepressiven Effekt. Mit der Einführung von Amisulprid ist eine primäre Indikation für Sulpirid bei der Schizophrenie *nicht* mehr gegeben. Auch gibt es keine Untersuchungen zur Beurteilung des Risikos einer langfristigen Prolaktinerhöhung.

Thioridazin

Trizyklisches Neuroleptikum
Phenothiazin mit Piperidylseitenkette

Melleril (Novartis)

Drg.	10 mg (20, 50 Drg.) (**Melleretten**)
	25 mg (20, 50 Drg.)
Tbl.	100 mg (20, 50, 100 Tbl.)
Tbl.	30 mg (20, 50 Drg.) (**Melleril retard 30**)
Drg.	100 mg (20, 50 Drg.)
Tbl.	200 mg (20, 50 Tbl.) (**Melleril retard 200**)
Trpf.	30 mg = 30 Trpf. = 1 ml (25, 50 ml)

Thioridazin-neuraxpharm (neuraxpharm)

Drg.	25 mg (20, 50, 100 Drg.)
Tbl.	50 mg (20, 50, 100 Tbl.)
Tbl.	100 mg (20, 50, 100 Tbl.)
Tbl.	200 mg (20, 50, 100 Tbl.)

Dosierung

- Einschleichend beginnen mit 3mal 25 mg bis ambulant 200 mg (stationär 600 mg tgl.); in den ersten 24 h nicht mehr als 500 mg. Es gibt eine retardierte Form.

Bewertung

„Niedrigpotentes“ NL mit starker anticholinerger Komponente. Wegen des kardiotoxischen Risikos, der damit verbundenen häufigen EKG-Kontrollen und der vorhandenen risikoärmeren Alternativen, *nicht* mehr in der psychiatrischen Pharmakotherapie *empfehlenswert.*

Trifluperidol Neuroleptikum
Butyrophenon

Triperidol (Janssen-Cilag)
Trpf. 2 mg = 20 Trpf. = 1 ml
(100 ml)

Dosierung

- Einschleichend beginnen mit 0,5 mg; Erhaltungsdosis 1,5–3 mg tgl. (max. 6–8 mg tgl.).

Bewertung

„Hochpotentes", aber nebenwirkungsreiches NL; ist wegen der Vielzahl der auf dem Markt befindlichen Präparate für die psychiatrische Pharmakotherapie *entbehrlich*.

Triflupromazin Trizyklisches Neuroleptikum
Phenothiazin
mit aliphatischer Seitenkette

Psyquil (Sanofi-Synthelabo)

Drg.	10 mg (20, 50, 100 Drg.)
	25 mg (20, 50 Drg.)
Supp.	70 mg (10, 25 Supp.)
Amp.	10 mg = 1 ml (5, 100 Amp.)
	20 mg = 1 ml (5, 100 Amp.)

Dosierung

- Einschleichend bis zur Erhaltungsdosis von 50–200 mg tgl. (oral); i.m. 20 mg; i.v. sehr langsam bis zur Maximaldosis von 10 mg (zu den Risiken dieser Applikationsform s. Nebenwirkungen S. 148).

Bewertung

Häufig Einsatz in der inneren Medizin als Antiemetikum und Antivertiginosum. Für die psychiatrische Pharmakotherapie *entbehrlich*.

Ziprasidon* Neuroleptikum
Benzisothiazylpiperazin

Zeldox (Pfizer)
Kps. 20 mg
40 mg
60 mg
80 mg
Trockensubstanz für Inj.-Lsg. 20 mg (**nur i.m.**)

Eigenschaften

Pharmakodynamik:

- In erster Linie Blockade von 5-HT_{2A}-, 5-HT_{2C}- und D_2-artigen Rezeptoren (Affinität zu 5-HT-Rezeptoren viel stärker als zu DA-Rezeptoren, außerdem in wesentlich geringerem Ausmaß H_1- und α_1-Rezeptoren; keine Affinität zu mACh-Rezeptoren.
- 5-HT- und NA-Rückaufnahmehemmung.
- Agonismus an 5-HT_{1A}-Rezeptoren.

Pharmakokinetik:

- T_{max}=6–8 h; $t_{1/2}$ = ca. 6 h; orale Bioverfügbarkeit nur ca. 60% bei Einnahme mit den Mahlzeiten; Plasmaproteinbindung 99%.
- Fast vollständige hepatische Metabolisierung – wahrscheinlich unter Beteiligung von CYP 3A4 und CYP 2D6 (s. S. 434, 435). Hauptstoffwechselprodukte sind S-Methyl-Dihydroziprasidon, Ziprasidonsulfon und Ziprasidonsulfoxid. Ausscheidung zu 20% mit dem Urin, 66% mit den Faeces.

Indikationen und Behandlungshinweise

- *Schizophrene Psychosen* mit *Positiv-* und wahrscheinlich auch Negativsymptomatik, auch im Rahmen der Erhaltungstherapie zur Rezidivprophylaxe.
- Bei *psychomotorischer Erregung* auch i.m.-Gabe mit kurzer Wirklatenz möglich.
- Routineuntersuchungen s. S. 154.

* Bei Drucklegung im Zulassungsprozeß.

Dosierung

- Oral: mit 2mal 40 mg tgl. beginnen, je nach klinischem Ansprechen Erhöhung bis 2mal 80 mg bzw. Reduktion auf 2mal 20 mg tgl.; Steigerung auf maximale Dosis innerhalb von 3 Tagen möglich; i.m.: 20 mg bis zu 4mal tgl.; Umsetzen auf oral innerhalb von 3 Tagen.

Nebenwirkungen

- Gelegentlich (>1% der Patienten): Sedierung, Schwindel, Asthenie, EPMS nur in höheren Dosierungen, Hypotension, asymptomatische QT_c-Verlängerung.
- Selten (0,1–1% der Patienten): Krampfanfälle.

Kontraindikationen

- Akute Alkohol-, Schlafmittel-, Analgetika- und Psychopharmakaintoxikationen.
- Vom Hersteller wird Überempfindlichkeit gegen Inhaltsstoffe (Tbl. enthalten u. a. Lactose) angegeben.
- Bekannte QT_c-Intervallverlängerung; Herzrhythmusstörungen, die mit Klasse-I- oder -III-Antiarrhythmika behandelt werden.
- Akuter Myokardinfarkt, dekompensierte Herzinsuffizienz.

Interaktionen

- Bei gleichzeitiger Gabe von CYP 3A4- und CYP 2D6-Inhibitoren (s. S. 434, 435), sollte auf eine zumindest theoretisch mögliche, wechselseitige Erhöhung der Plasmaspiegel mit Zunahme von Nebenwirkungen geachtet werden. Bislang wurden jedoch in vivo keine derartigen Wechselwirkungen gefunden.
- Die wiederholte Gabe von aluminium- und magnesiumhaltigen Antazida scheint die Pharmakokinetik nicht zu beeinflussen.
- Weitere Interaktionen s. S. 150.

Bewertung

Wahrscheinlich auch bei Negativsymptomatik wirksames atypisches NL. In großen Vergleichsstudien keine signifikant höheren EPMS-Raten als unter Placebo in den empfohlenen Dosierungen. Auch in der Langzeitbehandlung als Rückfallprophylaxe wirksam. Im Vergleich zu anderen atypischen NL nur minimale Gewichtszunahme. Als kurzwirksames i. m.-Präparat verfügbar.

Zotepin Trizyklisches Neuroleptikum
Dibenzothiepin

Nipolept (Aventis Pharma)
Drg. 25 mg (20, 50, 100 Drg.)
50 mg (20, 50, 100 Drg.)
100 mg (20, 50, 100 Drg.)

Eigenschaften

Pharmakodynamik:

- Hauptsächlich 5-$HT_{2A/C}$- und 5-$HT_{6/7}$-, aber auch α_1- und H_1-Antagonist; geringer Antagonismus an D_2-artigen, D_1-artigen, und mACh-Rezeptoren; außerdem Noradrenalin-Rückaufnahmehemmer.

Pharmakokinetik:

- Rasche Resorption, starker „First-pass-Effekt" mit einer Bioverfügbarkeit von nur ca. 10%.
- T_{max} = 2,8–4,5 h; $t_{1/2}$ = 14–16 h.
- Metabolisierung wahrscheinlich hauptsächlich über CYP 3A4 (zu möglichen Interaktionen s. S. 435); Abbauprodukte teilweise pharmakologisch aktiv.

Indikationen und Behandlungshinweise

- Zur *Akut- und Langzeitbehandlung schizophrener Psychosen.* Zur Langzeitbehandlung gibt es neuere Untersuchungsergebnisse, die eine bessere Wirksamkeit im Vergleich zu Chlorpromazin zeigen.
- Einige Hinweise deuten auch auf eine antimanische Wirkung hin.
- Routineuntersuchungen (einschl. BB mit Diff-BB) s. S. 154.

Dosierung

- Beginn mit 50–100 mg tgl., bei akuten Psychosen ggf. auch höher.
- Mittlere Dosierung im stationären Bereich 200–300 mg tgl. (Höchstdosis 450 mg tgl.), verteilt auf mehrere Einnahmezeitpunkte.

Nebenwirkungen

- Vor allem zu Behandlungsbeginn vegetative Nebenwirkungen (z. B. Obstipation, Akkommodationsstörungen, Harnverhalt, Tachykardie).
- Dosisabhängige EPMS seltener als unter Haloperidol.
- Gelegentlich: Störungen des Glukosestoffwechsels; Prolaktinanstieg.
- Gewichtszunahme.

- Selten: Blutbildveränderungen (z. B. Leukopenie, Leukozytose, Thrombozytopenie, Eosinophilie).
- Spätdyskinesien wurden bislang unter Zotepin-Monotherapie nicht beobachtet, sind jedoch nicht auszuschließen.

Kontraindikationen
- Überempfindlichkeit gegenüber Zotepin und verwandten Neuroleptika.
- Akute Alkohol-, Schlafmittel-, Analgetika- und Psychopharmakaintoxikationen.
- Erkrankungen des hämatopoetischen Systems.
- Prostatahyperplasie, Engwinkelglaukom.
- *Relativ kontraindiziert* bei: kardialer Vorschädigung, Leber- und Nierenschäden, Anfallsleiden.

Interaktionen
- Pharmakokinetisch mit Lithium, Propranolol, Diazepam, anderen trizyklischen Substanzen (gegenseitige Plasmaspiegelerhöhung), Phenytoin (Plasmaspiegelanstieg des Phenytoins), Barbituraten, Carbamazepin (Beschleunigung der Metabolisierung von Zotepin) (s. auch S. 150).
- Pharmakodynamisch mit Antihypertonika (verstärkte Blutdrucksenkung), Barbituraten (verstärkte Sedierung), Opiaten (Hemmung des Atemzentrums), anderen Neuroleptika (Senkung der Krampfschwelle), Dopaminagonisten (Wirkungsabschwächung des Zotepins) und -antagonisten (gegenseitige Wirkungsverstärkung).

Bewertung
Wirksames sedierendes „mittelpotentes“ NL mit geringerer Wahrscheinlichkeit des Auftretens von EPMS als Haloperidol. Höhere vegetative Nebenwirkungsrate.

Zuclopenthixol (s. S. 173)

Kapitel 4 Anxiolytika

4.1 Übersicht

- Anxiolytika sind angstlösende Substanzen.
- Innerhalb der Anxiolytika weisen Benzodiazepine die Charakteristika der Angstlösung und Sedierung auf; sie werden deshalb häufig noch als *Tranquilizer* bezeichnet. Anxiolytika wie z.B. Buspiron oder β-Rezeptorenblocker sind in üblicher Dosierung nicht sedierend.
- Viele Anxiolytika (insbesondere Benzodiazepine) sind zusätzlich schlafinduzierend, muskelrelaxierend und antikonvulsiv.
- In der Gruppe der Anxiolytika sind Präparate mit unterschiedlicher Strukturchemie enthalten:
  - Benzodiazepine,
  - Buspiron (Gruppe der Azapirone),
  - Hydroxyzin (Gruppe der Diphenylmethanderivate),
  - Opipramol (Piperazinylderivat),
  - Kavain (Alkaloid des Kavastrauches, pflanzliches Präparat),
  - Andere Substanzgruppen:
    - β-Rezeptorenblocker,
    - Antidepressiva,
    - Neuroleptika,
    - andere pflanzliche Präparate.

4.2 Wirkmechanismen

Benzodiazepine: Benzodiazepine verstärken die hemmende Funktion GABAerger Neurone, indem sie mit spezifischen Benzodiazepinrezeptoren im ZNS interagieren ($GABA_A$-Rezeptorkomplex). GABA (γ-Aminobuttersäure) ist der wichtigste inhibitorische Neurotransmitter.

Buspiron (Azapiron): Partiell agonistische Wirkung an $5\text{-}HT_{1A}$-Rezeptoren. Wirkung vorwiegend über somatodendritische Autorezeptoren mit Hemmung serotonerger Funktionen. Im hippocampalen Bereich soll postsynaptisch eine stimulierende Wirkung an 5-HT_{1A}-Rezeptoren relevant sein.

Hydroxyzin (Diphenylmethanderivat): H_1-antihistaminerge, zudem adrenolytische und anticholinerge Wirkung.

Opipramol (trizyklisches Piperazinylderivat): H_1-antihistaminerge, zudem etwas geringere antidopaminerge und 5-HT_{2A}-antagonistische Wirkung.

Kavain (pflanzliches Präparat): Insgesamt unklarer Wirkmechanismus, Hinweise auf Interaktionen mit $GABA_A$-Rezeptorkomplex vorhanden.

β-Rezeptorenblocker: Blockierung β-adrenerg vermittelter somatischer Symptome (Schwitzen, Tremor, kardiovaskuläre und Magen-Darm-Beschwerden).

Antidepressiva und Neuroleptika: Antidepressiva: s. S. 2, Neuroleptika: s. S. 131.

4.3 Allgemeine Therapieprinzipien

- Alle Benzodiazepine haben anxiolytische, sedative, antiaggressive, muskelrelaxierende und antikonvulsive Wirkungen.
- Benzodiazepine sind hochwirksame Substanzen. Sie wirken schnell und zuverlässig, haben eine gute Verträglichkeit und eine sehr große therapeutische Breite. Die Indikation für Benzodiazepine muß jedoch stets mit größter Sorgfalt gestellt werden, da eine mißbräuchliche Verschreibung diese Medikamentengruppe in Verruf bringt.
- Zielsyndrome: *Angst*, innere *Unruhe*, *motorische Spannung*, *Hypervigilanz*, *Schlafstörungen*. Der therapeutische Effekt von Benzodiazepinen zielt auf eine rasche Beruhigung und Entspannung, ohne in niedrigen Dosierungen gleichzeitig eine nennenswerte Schlafinduktion hervorzurufen.
- Eine *Toleranzentwicklung* gegenüber der anxiolytischen Wirkung der Benzodiazepine tritt gewöhnlich nicht ein, d.h. eine Dosissteigerung zur Wirkungserhaltung der Anxiolyse ist in der Regel nicht notwendig. Bekannt sind hingegen Toleranzentwicklung gegenüber der sedierenden, muskelrelaxierenden und antikonvulsiven Wirkungskomponente, d.h. daß eine Dosissteigerung notwendig werden kann.

- Bei vorherigem regelmäßigem, längerfristigem Anxiolytika- und/ oder Alkoholgebrauch sind zur wirksamen Anxiolyse oder Sedierung häufig höhere Dosierungen notwendig. Eine höhere Dosierung kann ein Hinweis auf eine Kreuztoleranz gegen Alkohol sein.
- Eine depressiogene Wirkung von Benzodiazepinen ist nicht nachgewiesen.
- Es sollte versucht werden, stets nur ein Benzodiazepin zu geben. Benzodiazepine sollten in möglichst *niedrigen*, aber ausreichend wirksamen *Dosen* verabreicht werden. Die Gesamtgabe sollte auf einen möglichst *kurzen Zeitraum* (4–6 Wochen) beschränkt werden. Die Indikation zu einer langfristigen Benzodiazepinverordnung sollte stets durch einen Psychiater gestellt werden (z. B. bei schweren Angsterkrankungen, die durch Antidepressiva und/oder zusätzliche psychotherapeutische Maßnahmen nicht gebessert wurden).

Benzodiazepine im Alter und bei organischen Erkrankungen

- Benzodiazepine können auch im forgeschrittenen Lebensalter generell als sichere und wirksame anxiolytische Substanzen angesehen werden.
- Kurzwirksame Benzodiazepine (Lorazepam, Oxazepam) sind langwirksamen Präparaten wegen deren Neigung zur Akkumulation bei im Alter ohnehin verlängerter Eliminationshalbwertszeit vorzuziehen; langwirksame Benzodiazepine unterliegen darüber hinaus oft einem komplexen Metabolismus (s. Kap. 4.10).
- Wegen des verzögerten Metabolismus, veränderten Verteilungsvolumens und häufig erniedrigter Clearance sind meist niedrigere Dosen als bei jüngeren Patienten notwendig.
- Bei verwirrten oder dementen Patienten oder Patienten mit organischen Veränderungen sollten wegen möglicher paradoxer Benzodiazepinwirkung (Agitiertheit, Euphorisierung, Erregungszustände, Schlaflosigkeit) eher Antidepressiva zur Anxiolyse oder Neuroleptika zur Sedierung verschrieben weren.
- Unerwünschte Wirkungen (s. S. 219) sind im Alter prinzipiell die gleichen wie beim jüngeren Patienten mit z. T. jedoch gravierenderen Konsequenzen (z. B. Atemdepression bei kardiorespiratorischen Erkrankungen, Ataxie mit Sturzneigung und Gefahr von Schenkelhalsbrüchen und Schädel-Hirn-Trauma); zum Problem der Abhängigkeit s. S. 219.
- Zur Pharmakologie im Alter allgemein s. Kap. 14.

4.4 Indikationen

Angst und Unruhezustände

Eine Indikation besteht unabhängig von der zugrundeliegenden Grunderkrankung und nosologischer Zuordnung in der akuten Therapie von Angst und Unruhezuständen.

Panikstörung mit und ohne Agoraphobie

Zur Kupierung von akuten Panikattacken sind Benzodiazepine (z. B. Alprazolam, Lorazepam) sehr gut geeignet, auch i. v.-Gaben sind in dieser Indikation möglich. Antidepressiva haben keinen akut angstlösenden Effekt, deshalb kann zu Beginn der Behandlung einer schweren Panikstörung eine überlappende Therapie mit Benzodiazepinen und Antidepressiva indiziert sein. In der Erhaltungstherapie und zur prophylaktischen Behandlung sind Antidepressiva wegen des fehlenden Abhängigkeitspotentials den Benzodiazepinen vorzuziehen. Benzodiazepine sind in diesen Phasen auch gut wirksam, sollten jedoch zurückhaltend eingesetzt werden.

- Zur speziellen antidepressiven Therapie und der Gewichtung der Psychotherapie im Vergleich zu Antidepressiva und Benzodiazepinen bei Panikstörung mit und ohne Agoraphobie s. S. 11.
- Zur Kombination Anxiolytika und Psychotherapie s. S. 218. Für Alprazolam gibt es Auflagen bei langfristiger Anwendung zur Behandlung von Panikstörungen (s. S. 229).

Generalisierte Angststörung (GAD)

Wegen des raschen Wirkungseintritts haben Benzodiazepine in der Akutbehandlung und zur Krisenintervention einen wichtigen Stellenwert bei der GAD, für die Erhaltungstherapie sind Antidepressiva den Benzodiazepinen aufgrund des fehlenden Abhängigkeitspotentials vorzuziehen. Besonders hilfreich können Benzodiazepine bei im Vordergrund stehenden vegetativen Beschwerden sein, die manchmal durch Antidepressiva noch verstärkt werden können. Zur speziellen Therapie mit Antidepressiva bei GAD s. S. 13.

Somatoforme Störungen

Bei begleitender Anspannung oder Angst ist ein vorübergehender Einsatz von Benzodiazepinen indiziert. Zur längerfristigen Behandlung können Antidepressiva oder Opipramol versucht werden. Erste Therapieoption ist die psychotherapeutische Intervention.

Phobische Störungen

Agoraphobie i. e. S. tritt häufig zusammen mit Panikattacken auf; die Behandlung entspricht dann dem Behandlungskonzept bei der Panikstörung (s. S. 11).

Einfache Phobie: In erster Linie Indikation für eine Verhaltenstherapie.

Soziale Phobie: Benzodiazepine (Clonazepam) scheinen bei sozialer Phobie wirksam zu sein. Z. Zt. am besten untersucht in dieser Indikation ist die Wirksamkeit von MAO-Hemmern (dies gilt in erster Linie für irreversible MAOH wie Tranylcypromin; Moclobemid erbrachte in verschiedenen Studien inkonsistente Ergebnisse). Wirksam scheinen auch SSRI (Paroxetin) zu sein. Bei umschriebenen Formen der sozialen Phobie (*„performance anxiety“*) können *β-Blocker* helfen.

Depression

- Bei Suizidalität im Rahmen depressiver Verstimmungen sind zur Sedierung oft hohe Dosierungen von Benzodiazepinen nötig. Die ängstlich-agitierte Komponente und Schlafstörungen können mit Benzodiazepinen (in Kombination mit antidepressiver Basistherapie) in den ersten 2 Wochen gut gelindert werden. Eine primär antidepressive Wirkung durch Benzodiazepine ist nicht belegt, deshalb ist bei Depressionen ein frühzeitiges Absetzen indiziert.
- Bei gehemmter Depression, Stupor und Mutismus ist Lorazepam zunächst in einmaliger oraler Dosis von 2 mg indiziert (auch als i. v.-Gabe möglich), bei Besserung der Symptome kann Lorazepam für die folgenden Tage in einer Dosis von 2–5 mg täglich zusammen mit einem Antidepressivum verabreicht werden. Bei psychotischen Symptomen im Rahmen der Depression ist die zusätzliche Gabe von Neuroleptika indiziert.
  Gesamtbehandlungsplan depressiver Syndrome s. S. 21.

Manische Syndrome

Bei der Behandlung manischer Syndrome können Benzodiazepine als adjuvante Medikamente eingesetzt werden. Sie eignen sich nicht zur Monotherapie. Neuroleptika werden durch den Einsatz von Benzodiazepinen eingespart. Bei leichten manischen Syndromen kann durch die zusätzliche Gabe von Benzodiazepinen (neben Lithium oder Valproinsäure) auf Neuroleptika oft ganz verzichtet werden. Bisher am besten untersucht sind Clonazepam und Lorazepam; teilweise sind hohe Dosierungen bis zu 15 mg täglich notwendig.

Gesamtbehandlungsplan manischer Syndrome s. S. 95.

Schizophrenie
Bei psychotischen Ängsten sind Benzodiazepine wirksam, eine Kombinationsbehandlung mit einem Neuroleptikum in der akuten Krankheitsphase ist oft indiziert (s. S. 132 ff.).

Eine primär antipsychotische Wirkung ist durch Benzodiazepine nicht beschrieben, deshalb sollten nach Sistieren der akuten Angstsymptomatik Benzodiazepine frühzeitig abgesetzt werden.

- Bei katatonen Symptomen und Mutismus ist zunächst eine einmalige Gabe von Lorazepam indiziert; bei Erfolg ist eine Lorazepam-Gabe in Kombination mit einem Neuroleptikum für die folgenden Tage sinnvoll.

Extrapyramidalmotorische Störungen
Benzodiazepine können kurzfristig zur Linderung von Akathisie und Spätdyskinesien eingesetzt werden (z. B. Clonazepam in niedriger Dosierung).

Psychiatrische Akutsituationen
Siehe S. 369.

Alkoholentzugssyndrom
Siehe S. 312.

Neurologie
Anwendung von Benzodiazepinen als Muskelrelaxanzien und als Antiepileptika.

4.5 Anxiolytika und Psychotherapie

- Bei allen *akuten* Angststörungen sind Benzodiazepine Mittel der ersten Wahl. Ist die Angst leichter ausgeprägt oder handelt es sich um eine über ca. 2 Wochen hinausgehende Behandlung, sind primär Antidepressiva indiziert; das gilt für die Panikstörung und GAD als auch für die Begleitängste, z. B. bei depressiven Störungen, Zwangsstörungen oder Eßstörungen.
- Je nach entsprechender Motivation wird in einem *Gesamtbehandlungsplan* die Richtung der Therapie festgelegt; entweder mit Schwerpunkt auf einer antidepressiven Therapie und/oder einer Verhaltenstherapie. Oftmals kann gerade zu Beginn einer Therapie auf eine Begleitmedikation mit einem Benzodiazepin nicht verzichtet werden (s. S. 11).

- Bei allen Indikationen kann nach Ausschöpfung der anderen Therapieverfahren eine längerfristige Benzodiazepinbehandlung notwendig und hilfreich sein.
- Befindet sich ein Patient in psychotherapeutischer Betreuung – mit oder ohne Antidepressiva – und kommt es zu einer vorübergehenden Verschlimmerung oder gar Suizidalität, kann kurzfristig im Bedarfsfall ein Benzodiazepin bereitgehalten werden. Es besteht in der Regel keine absolute Kontraindikation, auch im Rahmen einer längerfristigen Verhaltenstherapie, Benzodiazepine vorübergehend zu verordnen. Eine Ausnahme mag der Konfrontationsversuch bei einer Verhaltenstherapie sein.

4.6 Nebenwirkungen

Bei der Einnahme von Benzodiazepinen stellt die potentielle Abhängigkeit das größte Risiko dar.

4.6.1 Abhängigkeitsrisiko bei Benzodiazepinen

- Bei Anwendung von Benzodiazepinen kann es zu Abhängigkeitsentwicklungen und bei plötzlichem Absetzen zu Entzugssymptomen kommen. Das Abhängigkeitsrisiko steigt zum einen, wenn höhere Dosen verabreicht werden, zum anderen, wenn Benzodiazepine über längere Zeiträume eingenommen werden. Diskutiert wird zudem, daß innerhalb der Benzodiazepine für kurzwirksame Substanzen wie Alprazolam oder Lorazepam ein erhöhtes Risiko der Abhängigkeitsentwicklung gegenüber lang wirksamen Substanzen wie Diazepam besteht.
- Nach etwa 4monatiger Einnahme einer therapeutischen Benzodiazepindosis muß nach abruptem Absetzen mit Absetz- bzw. Entzugssymptomen (s. unten) gerechnet werden. Bei Einnahme kurzwirksamer Hypnotika können sog. Rebound-Phänomene (s. unten) auch schon nach einigen Tagen beobachtet werden.

Wichtig: Vorbeugung von Abhängigkeitsentwicklungen durch strenge Indikationsstellung, der Wahl der niedrigst notwendigen Dosis und einer Verordnung nicht über 4–6 Wochen hinaus. Bei einer Verordnung über 6 Wochen hinaus sollte immer ein Psychiater hinzugezogen werden, um mögliche Therapiealternativen zu erörtern.

- Epidemiologische Angaben zur Häufigkeit von Abhängigkeitsentwicklungen bei Benzodiazepingebrauch liefern kontroverse Ergebnisse. Zuverlässige Daten aus unselektionierten Stichproben fehlen.
- Vier Patientengruppen sind besonders gefährdet:
  - Drogen- und Alkoholabhängige.
  - Chronisch körperlich Kranke, besonders diejenigen mit Schmerzsyndromen.
  - Patienten mit Persönlichkeitsstörungen.
  - Patienten mit chronischen Schlafstörungen.
- Bei der sog. „*low-dose-dependence*" (oder auch „*therapeutic-dose-dependence*"), d. h. einer Abhängigkeit bei Langzeiteinnahme, üblicher therapeutisch verordneter Dosen, muß nach Absetzen mit protrahiert zunehmenden Entzugserscheinungen über Wochen gerechnet werden.
- Im Alter ist eine solche niedrige Dosierung (wenn sie nicht gesteigert wird) auch über Jahre oft indiziert und auch zu verantworten.

4.6.2 Entzugsproblematik bei Benzodiazepinen

- Nach abruptem Absetzen von Benzodiazepinen finden sich 3 Typen von Absetzsymptomen:
  - *Reboundsymptome* wie Unruhe, Angst und Schlaflosigkeit können zwar akut recht ausgeprägt sein, verschwinden aber in der Regel innerhalb einiger Tage.
  - *Rückfallsymptome* sind als wiederkehrende Angstsymptomatik nur schwer von der Grunderkrankung, die zu der Einnahme des Benzodiazepins geführt hat, unterscheidbar. Halten sie längere Zeit an, müssen sie als primäre Krankheitssymptome betrachtet werden. Um eine Absetzsymptomatik handelt es sich also nur dann, wenn die Beschwerden einige Zeit nach Absetzen des Benzodiazepins verschwinden.
  - Eigentliche *Entzugssymptome* zeichnen sich dadurch aus, daß sie vor Verordnung der Medikation nicht vorhanden waren. Je nach Halbwertszeit des eingenommenen Benzodiazepinpräparates treten sie ca. 2–10 Tage nach Absetzen der Medikation auf, erreichen schnell ein Maximum und dauern gewöhnlich 5–15 Tage. Auch Krampfanfälle sind noch nach einem Zeitraum von 2 Wochen nach Absetzen der Benzodiazepine beobachtet worden.

Leichte Entzugssymptome

- Vermehrte Angst und innere Unruhe
- Schlaflosigkeit
- Erhöhte Irritabilität und Dysphorie
- Übelkeit und Erbrechen
- Schwitzen
- Tremor
- Kopfschmerzen
- Muskelverspannungen

Schwere Entzugssymptome

- Verwirrtheitszustände
- Depersonalisation/ Derealisation
- Psychoseartige Zustände, Delirien
- Ängstlich-depressive Syndrome
- Krampfanfälle
- Oszillopsien, Dysmorphopsien
- Photophobie
- Hyperakusis
- Hypersomnie
- Dysästhesien
- Kinästhetische Störungen
- Muskelzittern und -faszikulationen

4.6.2.1 Vorbeugung von Benzodiazepinentzugssymptomen

Wichtig: Stufenweise Dosisreduktion, kein abruptes Absetzen! Absetzen in der Regel über Wochen notwendig, manchmal über Monate. Die ersten 50% einer Benzodiazepin-Dosis können relativ zügig, die nächsten 25% deutlich langsamer und die letzten 25% sehr langsam abgesetzt werden. Die langsame, stufenweise Dosisreduktion muß insbesondere beim Entzug von hochpotenten kurzwirksamen Benzodiazepinen eingehalten werden, da Entzugssymptome bei diesen Substanzen abrupter auftreten und stärker ausgeprägt sein können als bei Benzodiazepinen mit langer Halbwertszeit.

- Doxepin: kann als adjuvantes Medikament neben der schrittweisen Reduktion von Benzodiazepinen hilfreich sein (s. aber auch S. 340).

4.6.3 Andere Nebenwirkungen von Benzodiazepinen

- Wichtigste unerwünschte Wirkungen sind: Tagesmüdigkeit und Schläfrigkeit mit Beeinträchtigung der Aufmerksamkeit und des Reaktionsvermögens.
  CAVE: Einschränkung der Fahrtüchtigkeit.
- Bei Gabe rasch anflutender Benzodiazepine kann es zu einer *anterograden Amnesie* kommen.
- Bei Gabe langwirksamer Benzodiazepine besteht die Gefahr der Kumulation (vgl. Kap. 4.10 sowie $t_{1/2}$ bei Einzelpräparaten). Kumulation kann zu verstärkten Nebenwirkungen und damit zu möglichen klinsichen Komplikationen führen: Hangover-Phänomene, Verstärkung von Müdigkeit und Sedierung, Ataxie und daraus resultierende Sturzgefahr.
- **CAVE:** Bei schneller *i. v.-Verabreichung* kann es zu vorübergehender *Atemprepression, Blutdruckabfall* und u. U. sogar zum Herzstillstand kommen. Besondere Vorsicht ist in dieser Hinsicht auch bei der Kombination mit Clozapin (s. S. 175) geboten. Nach *i. v.-Verabreichung von Diazepam* sind lokale *Gefäßirritationen* bis hin zu Thrombophlebitiden beschrieben worden, die unter neuen Präparationformen nicht auftreten sollen (s. Präparateteil S. 236).
- Mittels der Gabe von *Flumazenil* (Anexate®) lassen sich Benzodiazepinwirkungen antagonisieren. Dies kann bei der diagnostischen Abklärung eines Intoxikationszustandes hilfreich sein. Zur therapeutischen Anwendung bei Benzodiazepinüberdosierung sind wegen der kurzen Wirkdauer von Flumazenil häufig wiederholte Gaben notwendig.
- Unter Benzodiazepinen sind *paradoxe Disinhibitionsphänomene* möglich: Agitiertheit, Euphorisierung, Erregungszustände, Schlaflosikeit. Sie treten gehäuft unter höherer Dosierung und bei älteren Menschen auf.

Symptome bei Überdosierung von Benzodiazepinen

Nach höherer Dosierung oder akuter Überdosierung besteht die Gefahr von Dysarthrie, Ataxie, Schläfrigkeit, allgemeiner Apathie, Verlangsamung der motorischen Abläufe, muskulärer Schwäche, Doppelbildern, Schwindelzuständen, Übelkeit und Kopfschmerzen. Die Gefahr von anterograder Amnesie und paradoxen Benzodiazepinwirkungen steigt bei Überdosierung noch einmal an.

Symptome bei chronischer Einnahme von Benzodiazepinen

Nach chronischer Einnahme hoher Benzodiazepindosen können zusätzlich auftreten: Dyshporische Verstimmungszustände, Vergeßlichkeit,

Leistungsminderung, extreme muskuläre Schwäche mit Reflexverlust, Appetitstörungen sowie Abnahme der Libido und Menstruationsstörungen.

4.7 Kontraindikationen

- Akute Alkohol-, Schlafmittel-, Analgetika- und Psychopharmakaintoxikation
- Myasthenia gravis aufgrund der muskelrelaxierenden Wirkung der Benzodiazepine
- Akutes Engwinkelglaukom (nach Herstellerangabe für einige Präparate, pharmakologisch aber nicht eindeutig begründbar)
- Vorbestehende Ataxie
- Ambulante Verschreibung bei vorbekannter Abhängigkeitsanamnese
- Erhöhte Vorsicht bei schweren Leber- und Nierenschäden, chronischer Ateminsuffizienz (obstruktive Atemwegserkrankungen), Schlaf-Apnoe-Syndrom

4.8 Interaktionen

Tabelle 4.1. Interaktionen von Benzodiazepinen (BZ) (nach Medikamentgruppen der Komedikation geordnet)

Komedikation	Art der Interaktion
Antidepressiva (allgemein) Fluoxetin, Fluvoxamin, Nefazodon	Verstärkte Sedierung möglich geringere Verstoffwechslung von Phase I-metabolisierten BZ, dadurch höhere Plasmaspiegel möglich
Carbamazepin	Stärkere Verstoffwechslung von Phase I-metabolisierten BZ, dadurch niedrigere Plasmaspiegel und geringere Wirkung möglich
Valproinsäure	Höhere Diazepam- und Lorazepamplasmaspiegel möglich, dadurch vermehrte Nebenwirkungen, besonders vermehrte Sedierung möglich
Neuroleptika, insbesondere Clozapin	Verstärkte Sedierung möglich; pharmakodynamische Wirkverstärkung in vielen Fällen sinnvoll und erwünscht, Besserung einer neuroleptikainduzierten Akathisie unter BZ; in sehr seltenen Einzelfällen unter Kombination von BZ mit Clozapin Schwindelzustände bzw. Kollaps bis hin zum Atemstillstand.
Disulfiram	Geringere Verstoffwechselung von Phase I-metabolisierten BZ, dadurch höhere Plasmaspiegel möglich
Andere Pharmaka	
Anticholinergika	Verzögerte Absorption von BZ
Physostigmin	Starke Abschwächung bis Aufhebung der BZ-Wirkung
Allopurinol	Geringere Verstoffwechselung von Phase I-metabolisierten BZ, dadurch höhere Plasmaspiegel möglich
Antazida	Geringere Absorption der BZ
Cimetidin	Geringere Verstoffwechslung von Phase I-metabolisierten BZ, dadurch höhere Plasmaspiegel möglich.

Tabelle 4.1. Interaktionen von Benzodiazepinen (BZ) (nach Medikamentgruppen der Komedikation geordnet) (Fortsetzung)

Komedikation	Art der Interaktion
Dexamethason	Stärkere Verstoffwechselung von CYP 3A3/4-metabolisierten BZ, dadurch niedrigere Plasmaspiegel möglich (s. CYP 3A3/4-Tabelle, S. 435)
Digoxin	Erhöhung der Digoxin-Plasmaspiegel unter Diazepam oder Alprazolam möglich (Vorsicht bei älteren Patienten!)
Erythromycin (evtl. auch andere Makrolid-Antibiotika)	Geringere Verstoffwechselung von CYP 3A3/4-metabolisierten BZ, dadurch höhere Plasmaspiegel möglich (s. CYP 3A3/4-Tabelle, S. 435)
Isoniazid	Geringere Verstoffwechselung von Phase I-metabolisierten BZ, dadurch höhere Plasmaspiegel möglich
Ketoconazol	Geringere Verstoffwechslung von CYP 3A3/4-metabolisierten BZ, dadurch höhere Plasmaspiegel möglich (s. CYP 3A3/4-Tabelle, S. 435)
Omeprazol	Evtl. geringere Verstoffwechslung von CYP 2C19-metabolisierten BZ wie Diazepam, Nordiazepam und Nordiazepam-Prodrugs, dadurch höhere Plasmaspiegel möglich
Ovulationshemmer, Östrogene	Geringere Verstoffwechselung von Phase I-metabolisierten BZ, dadurch höhere Plasmaspiegel möglich
Rifampizin	Stärkere Verstoffwechselung von Phase I-metabolisierten BZ, dadurch niedrigere Plasmaspiegel und geringere Wirkung möglich
Suxamethonium	Evtl. geringere Suxamethonium-Nebenwirkungen (und -Wirkungen?) unter Diazepam
Verapamil, Diltiazem	Geringere Verstoffwechselung von CYP 3A3/4-metabolisiertem BZ, dadurch höhere Plamaspiegel möglich (s. CYP 3A3/4-Tabelle, S. 435)
Theophyllin, Coffein	Abschwächung der BZ-Wirkung möglich

4.9 Routinehinweise für Benzodiazepine

- Es besteht Potenzierungsgefahr bei gleichzeitiger Einnahme anderer sedierender Pharmaka und Alkohol.
- Hinweis auf Abhängigkeitsrisiko und mögliche Entzugssymptomatik (s. S. 219).
- Routinemäßige Untersuchungen von Leber, EKG, EEG sind nicht notwendig. Bei Leber- und Nierenfunktionsstörungen kann jedoch die Wirkstoffelimination reduziert sein.
- Hinweis auf mögliche Einschränkung der Verkehrstauglichkeit (s. S. 427).
- Hinweis für Risiko in der Schwangerschaft und Stillzeit (s. S. 425).

4.10 Dosierung

- Die Dosierung richtet sich nach dem gewünschten Grad der Anxiolyse bzw. Sedierung (s. Präparateteil).
- Benzodiazepine wirken schnell und zuverlässig und haben eine große therapeutische Breite.
- Die Gesamtgabe sollte auf einen möglichst kurzen Zeitraum (4–6 Wochen) beschränkt werden.
- Bei Benzodiazepinen mit *langen Halbwertszeiten* sind häufig *einmalige Gaben* pro Tag ausreichend. Bei Substanzen mit *kürzeren Halbwertszeiten* sind 2–4 Dosierungen pro Tag zu wählen. Hauptdosierung bei sedierender Wirkung zur Nacht.
- Bei älteren Patienten sind wegen des verzögerten Metabolismus, verändertem Verteilungsvolumen und häufig erniedrigter Clearance meist niedrigere Dosen als bei jüngeren Patienten notwendig.

Pharmakokinetik der Benzodiazepine

- Benzodiazepine werden bei oraler Verabreichung aufgrund ihrer lipophilen Struktur gut und relativ schnell resorbiert. *Sehr schnell:* Diazepam und Dikaliumclorazepat. *Relativ schnell:* Lorazepam und Alprazolam. *Relativ langsam:* Oxazepam und Prazepam.
- Die Plasmaproteinbindung ist in der Regel hoch und beträgt 80–99%. Ausnahmen: Bromazepam 70% Plasmaproteinbindung, Lorazepam ca. 60% Plasmaproteinbindung.

Zwei Hauptmetabolisierungswege

Phase-I-Metabolismus. Oxidativ hepatische Biotransformation durch Demethylierung sowie Hydroxylierung. Verläuft langsam und führt zu pharmakologisch meist wirksamen Metaboliten, die wiederum lange Eliminationshalbwertszeiten haben, wie z. B. Nordazepam; Kumulationsgefahr! (Tabelle 4.2). Benzodiazepine, wie z. B. Diazepam, werden erst zu Nordazepam demethyliert, anschließend zu Oxazepam hydroxyliert und erst dann als Konjugat ausgeschieden.

Phase-II-Metabolismus. Konjugatbildung mit Glukuronsäure an einer ursprünglich vorhandenen oder in einem vorhergehenden Hydroxylierungsschritt angehängten Hydroxylgruppe. Geschieht schnell und führt unmittelbar zu renal eliminierbaren Produkten (Kumulationsgefahr gering). Benzodiazepine wie z. B. Lorazepam, Lormetazepam und Oxazepam, die bereits eine Hydroxylgruppe besitzen, können sofort glukuronidiert werden, so daß deren Eliminationshalbwertszeit mit ungefähr 10 h relativ kurz ist.

- Demethylierung und Hydroxylierung sind abhängig von der allgemeinen *Leberfunktion* und *Alter*, in der Regel aber nicht von der Glukuronidierung. Hohes Alter oder Leberzirrhose können die Eli-

Tabelle 4.2. Einteilung der Benzodiazepine nach ihren Eliminationshalbwertszeiten. Rechte Spalte: Metaboliten.

Benzodiazepine mit *langer* Halbwertszeit und lang wirksamen aktiven Metaboliten:	
Diazepam (20–40 h)	Nordazepam (36–200 h)
	Oxazepam (4–15 h)
Chlordiazepoxid (5–30 h)	Demoxepam (ca. 45 h)
	Nordazepam (36–200 h)
	Oxazepam (4–15 h)
Dikaliumclorazepat (1–2 h)	Nordazepam (36–200 h)
	Oxazepam (4–15 h)
Prazepam (ca. 1,5 h)	Nordazepam (36–200 h)
	Oxazepam (4–15 h)
Clobazam (12–60 h)	Desmethylclobazam (50–100 h)
Benzodiazepine mit *mittlerer bis kurzer* Halbwertszeit und aktiven Metaboliten:	
Alprazolam (10–15 h)	(Hydroxylalprazolam: 12–15 h)
Bromazepam (10–20 h)	Hydroxybromazepam (kurz)
Clotiazepam (3–15 h)	Desmethylclotiazepam
	Hydroxyclotiazepam (ca. 18 h)
Benzodiazepine mit *mittlerer bis kurzer* Halbwertszeit *ohne* aktive Metaboliten:	
Lorazepam (8–24 h)	
Oxazepam (4–15 h)	

minationshalbwertszeit von Phase-I-metabolisierten Benzodiazepinen verlängern.
- Neben der Halbwertszeit ist die Dauer und das Ausmaß der Verteilung eines Benzodiazepins im Organismus wichtig: z. B. haben Diazepam und Nordazepam ein großes *Verteilungsvolumen*, das bedeutet, daß Diazepam nach einmaliger Applikation trotz relativ langer Halbwertszeit nur eine kurze Wirkungsdauer aufweist, da durch Rückdiffusion der Substanzen aus dem zentralen Kompartiment in die peripheren Gewebe wirksame Konzentrationen im Gehirn nur relativ kurze Zeit aufrechterhalten werden können. Oxazepam, Lorazepam, Clobazam und Alprazolam weisen einen geringen Verteilungsgrad auf.
- Zur Pharmakokinetik und Arzneimittelinteraktionen mit anderen Pharmaka durch verstoffwechselnde Enzyme (CYP-Enzmye) s. Kapitel 17.

4.11 Präparate

Alprazolam Anxiolytikum
Triazolobenzodiazepin

Alprazolam-ratiopharm (ratiopharm)
Tbl. 0,25 mg (10, 20, 50 Tbl.)
0,5 mg (10, 20, 50 Tbl.)

Cassadan (ASTA Medica AWD)
Tbl. 0,25 mg (10, 20, 50 Tbl.)
0,5 mg (10, 20, 50 Tbl.)
1 mg (10, 20, 50 Tbl.)

Esparon (Orion Pharma)
Tbl. 0,5 mg (10, 20, 50 Tbl.)
1 mg (10, 20, 50 Tbl.)

Tafil (Pharmacia & Upjohn)
Tbl. 0,5 mg (10, 20, 50 Tbl.)
1 mg (10, 20, 50 Tbl.)

Xanax (Pharmacia & Upjohn)
Tbl. 0,5 mg (20, 50 Tbl.)
1 mg (20, 50 Tbl.)

Eigenschaften

Pharmakodynamik:
- Verstärkung der Hemmung GABAerger Neurone über spezifische Benzodiazepinrezeptoren ($GABA_A$-Rezeptor-Komplex).

Pharmakokinetik:
- Mittelschnelle Resorption, $t_{1/2}$ = 10–15 h
- Wirksame Metaboliten sind für die klinische Wirkung kaum von Bedeutung.

Indikationen und Behandlungshinweise

- *Angstzustände.* Bei Angstzuständen im Rahmen von Psychosen kann Alprazolam vorübergehend als Adjuvans verordnet werden.
- Vom BfArM ist aufgrund großangelegter Studien eine spezielle Zulassung für Panikstörungen und deren langfristige Behandlung erteilt worden, allerdings mit folgenden Auflagen:
  „Panikstörungen mit und ohne Agoraphobie, sofern therapeutische Alternativen nicht erfolgreich waren oder nicht geeignet sind.“
  „Die längerfristige Behandlung und die Verordnung höherer Dosierungen (über 4 mg täglich hinaus) darf nur durch einen Psychiater erfolgen.“

Dosierung

- 2- bis 4mal 0,25–0,5 mg tgl.; maximal 4 mg tgl. Aufgrund der kurzen bis mittellangen Halbwertszeit ist eine 2- bis 4malige Verabreichung über den Tag verteilt zu empfehlen.

Nebenwirkungen

- Siehe S. 219.

Kontraindikationen

- Siehe S. 223.

Interaktionen

- Siehe S. 224, zusätzlich von Bedeutung: bei Gabe von Dextropropoxyphen evtl. höhere Alprazolam-Plasmaspiegel.

Bewertung

Sicheres Anxiolytikum. Möglicherweise höheres Abhängigkeitspotential gegenüber Vergleichspräparaten. Langzeituntersuchungen zum Abhängigkeitsrisiko bei Panikstörungen fehlen noch.

Bromazepam Anxiolytikum
1,4-Benzodiazepin

Bromazanil (Hexal)
Tbl. 3 mg (10, 20, 50 Tbl.)
6 mg (10, 20, 50 Tbl.)

Bromazep ct (ct-Arzneimittel)
Tbl. 6 mg (10, 20, 50 Tbl.)

Bromazepam Atid (Atid Pharma)
Tbl. 6 mg (10, 20, 50 Tbl.)

Bromazepam beta (betapharm)
Tbl. 6 mg (10, 20, 50 Tbl.)

Bromazepam neuraxpharm (neuraxpharm)
Tbl. 6 mg (20, 50 Tbl.)

durazanil (durachemie)
Tbl. 6 mg (10, 20, 50 Tbl.)

Gityl (Krewel Meuselbach)
Tbl. 6 mg (10, 20, 50 Tbl.)

Lexostad (Stada)
Tbl. 6 mg (10, 20, 50 Tbl.)

Lexotanil (Roche)
Tbl. 6 mg (10, 20, 50 Tbl.)

neo OPT (Optimed)
Tbl. 6 mg (10, 20, 50 Tbl.)

Normoc (Merckle)
Tbl. 6 mg (10, 20, 50 Tbl.)

Eigenschaften

Pharmakodynamik:

- Verstärkung der Hemmung GABAerger Neurone über spezifische Benzodiazepinrezeptoren ($GABA_A$-Rezeptor-Komplex).

Pharmakokinetik:

- Schnelle Resorption, $T_{max}=1$ h, $t_{1/2}=10–20$ h. Pharmakologisch aktive Metaboliten klinisch nicht von Bedeutung.

Indikationen und Behandlungshinweise

- *Angstzustände.* Bei psychotischen Angstzuständen kann Bromazepam vorübergehend als Adjuvans verordnet werden.

Dosierung

- 3–6 mg tgl. in 2–4 Einzeldosen. In der Klinik bis 24 mg tgl.

Nebenwirkungen

- Siehe S. 219.

Kontraindikationen

- Siehe S. 223.

Interaktionen

- Siehe S. 224.

Bewertung

Sicheres Anxiolytikum.

Buspiron Anxiolytikum
Azapiron

Bespar (Bristol-Myers Squibb)
Tbl. 5 mg (20, 50, 100 Tbl.)
10 mg (20, 50, 100 Tbl.)

Eigenschaften

Pharmakodynamik:

- Partieller Agonist an 5-HT-$_{1A}$-Rezeptoren.

Pharmakokinetik:

- Rasche Resorption, hoher First-pass-Effekt, $t_{1/2}=2–3$ h. Anxiolytisch teilweise wirksamer Metabolit: 1-Pyrimidylpiperazin (1-PP).

Indikationen und Behandlungshinweise

- *Angstzustände.* Besonders generalisierte Angststörung leichter bis mittlerer Ausprägung.
- Buspiron hat keine sedierenden, muskelrelaxierenden oder antikonvulsiven Eigenschaften. Abhängigkeitsentwicklungen sind nicht bekannt. Keine Interaktion mit Alkohol. Keine paradoxen Disinhibitionsphänomene beschrieben.
- Wegen bestehender Wirklatenz von 10–14 Tagen und fehlenden sedierenden Eigenschaften als Adjuvans bei Unruhezuständen oder psychotischen Angstzuständen nicht geeignet; in diesen Indikationen sind Benzodiazepine vorzuziehen.
- Buspiron ist bei Panikstörung mit und ohne Agoraphobie nicht effektiv, ebensowenig bei sozialer Phobie.

Dosierung

- 15–30 mg tgl., Höchstdosis 60 mg tgl. Dosis langsam steigern. Verteilung der Tagesdosis auf 3–4 Einzelgaben.

Nebenwirkungen

- Schwindel, Magenbeschwerden, Übelkeit, Durchfall, Kopfschmerzen, Nervosität, Erregung, Schlaflosigkeit, bei höheren Dosen Dysphorie möglich.

Kontraindikationen

- Myasthenie, akutes Engwinkelglaukom, schwere Leber- und Nierenfunktionsstörungen.

Interaktionen

- Bei gleichzeitiger Einnahme von Haloperidol erhöhte Plasmaspiegel des Neuroleptikums möglich.
- Bei gleichzeitiger Einnahme von Rifampizin erniedrigte Plasmaspiegel von Buspiron möglich.
- Verstärkte Blutdruckanstiege bei gleichzeitiger Einnahme von MAO-Hemmern möglich.

Bewertung

Wirksam bei generalisierter Angststörung mit Vorteil des fehlenden Abhängigkeitspotentials und Nachteil der langen Wirklatenz. Gleichwirksamkeit gegenüber Benzodiazepinen und Antidepressiva muß noch belegt werden, bisher nur eine Studie gegenüber Benzodiazepinen.

Chlordiazepoxid

1,4-Benzodiazepin

Anxiolytikum

Librium (JCN)
Tbl. 25 mg (10, 20, 50 Tbl.)

Multum (Rosen Pharma)
Tbl. 5 mg (20, 50 Tbl.)
10 mg (20, 50 Tbl.)
25 mg (50 Tbl.)

Radepur 10 (ASTA Medica AWD)
Drgs. 10 mg (20, 50 Drgs.)

Kombinationspräparat
Limbatril (Roche)
Chlordiazepoxid + Amitriptylin
(s. Amitriptylin)

Eigenschaften

Pharmakodynamik:

- Verstärkung der Hemmung GABAerger Neurone über spezifische Benzodiazepinrezeptoren ($GABA_A$-Rezeptor-Komplex).

Pharmakokinetik:

- Schnelle bis mittelschnelle Resorption, T_{max}=0,5–3,3 h (altersabhängig). $T_{1/2}$=5–30 h, Abbau zu langwirksamen Metaboliten Demoxepam ($t_{1/2}$=ca. 45 h) und Nordazepam ($t_{1/2}$=36–200 h) (Kumulationsgefahr).

Indikationen und Behandlungshinweise

- *Angstzustände.* Bei psychotischen Angstzuständen kann Chlordiazepoxid vorübergehend als Adjuvans verordnet werden.
- Das Kombinationspräparat Chlordiazepoxid + Amitriptylin ist nicht empfehlenswert. Bei depressiven Syndromen wird häufig der Anteil des Antidepressivums zu gering gewählt. Auch wird das Kombinationspräparat oft langfristig verordnet; damit steigt die Abhängigkeitsgefährdung durch Einnahme des Benzodiazepinanteils.

Dosierung

- Ambulant 5–50 mg, stationär 15 bis maximal 150 mg tgl.

Nebenwirkungen

- Siehe S. 219.

Kontraindikationen

- Siehe S. 223.

Interaktionen

- Siehe S. 224.

Bewertung

Sicheres Anxiolytikum. Kumulationsgefahr.

Clobazam
Anxiolytikum

1,5-Benzodiazepin

Frisium 10/20 Tabs (Aventis Pharma)
Tbl. 10 mg (10, 20, 50 Tbl.)
20 mg (10, 20, 50 Tbl.)

Eigenschaften

Pharmakodynamik:

- Verstärkung der Hemmung GABAerger Neurone über spezifische Benzodiazepinrezeptoren ($GABA_A$-Rezeptor-Komplex).

Pharmakokinetik:
- Mittelschnelle Resorption, $t_{1/2}=12–60$ h, Eliminationshalbwertszeit des aktiven Metaboliten Desmethylclobazam etwa doppelt so lang wie die der Muttersubstanz (Desmethylclobazam: $t_{1/2}=50–100$ h). Wirkstoffkumulation aufgrund langer Eliminationshalbwertszeit des Metaboliten bei längerdauernder regelmäßiger Applikation möglich.

Indikationen und Behandlungshinweise
- *Angstzustände.* Adjuvante Gabe bei psychotischen Angstzuständen vorübergehend möglich. Sedierender Effekt i. allg. nur zu Beginn der Therapie.

Dosierung
- 20–30 mg tgl., Höchstdosis 60 mg.

Nebenwirkungen
- Siehe S. 219.

Kontraindikationen
- Siehe S. 223.

Interaktionen
- Siehe S. 224.

Bewertung
Sicheres Anxiolytikum. Kumulationsgefahr.

Clonazepam
1,4-Benzodiazepin

Antikonvulsivum, Anxiolytikum

Antelepsin
(ASTA Medica AWD)
Tbl. 0,25 mg (50, 100 Tbl.)
1 mg (50, 100 Tbl.)

Rivotril (Roche)
Tbl. 0,5 mg (50, 100 Tbl.)
2 mg (50, 100 Tbl.)
Trpf. 2,5 mg = 25 Trpf. = 1 ml
(10, 50 ml) (**Rivotril Lösung**)
Amp. 1 mg/1 ml (5 Amp.)

Eigenschaften
Pharmakodynamik:
- Verstärkung der Hemmung GABAerger Neurone über spezifische Benzodiazepinrezeptoren ($GABA_A$-Rezeptor-Komplex).

Pharmakokinetik:
- Schnelle Resorption. $T_{1/2}=39–40$ h.

Indikationen und Behandlungshinweise
- *Angstzustände.*
- Zum Gebrauch bei manischen Syndromen s. S. 97.
- Epilepsien, insbesondere altersgebundene Petit-mal-Epilepsien und fokal (partielle) Anfälle. Zur Unterbrechung bei Status epilepticus bewährt, bei Epilepsien vorwiegend im Rahmen einer Kombinationstherapie.

Dosierung
- Zur Anxiolyse 2–5 mg. Bei Erregungszuständen oder manischen Syndromen bis zu 15 mg tgl. möglich. Vor i.v.-Gabe Lösung verdünnen.

Nebenwirkungen
- Siehe S. 219, zusätzlich vermehrter Speichelfluß und Bronchialhypersekretion (insbesondere bei Kindern) zu beachten.

Kontraindikationen
- Siehe S. 223.

Interaktionen
- Siehe S. 224.

Bewertung
Sicheres Anxiolytikum.

Clotiazepam
Anxiolytikum

1,4 Thionodiazepin

Trecalmo (Bayer Vital)
Tbl. 5 mg (10, 20, 50 Tbl.)
10 mg (10, 20, 50 Tbl.)
20 mg (20 Tbl.) (**Trecalmo Tabs**)

Eigenschaften
Pharmakodynamik:
- Verstärkung der Hemmung GABAerger Neurone über spezifische Benzodiazepinrezeptoren ($GABA_A$-Rezeptor-Komplex).

Pharmakokinetik:

- Schnelle Resorption, $t_{1/2}=3–15$ h. Ein Teil der Metaboliten ist mittellang pharmakologisch wirksam (Hydroxyclotiazepam: $t_{1/2}=18$ h).

Indikationen und Behandlungshinweise

- *Angstzustände.* Bei psychotischen Angstzuständen kann Clotiazepam als Adjuvans vorübergehend verordnet werden.

Dosierung

- 10–30 mg tgl. Höchstdosis 60 mg tgl. Wegen der relativ kurzen Halbwertszeit Tagesdosis auf 2–4 Einzeldosen verteilen.

Nebenwirkungen

- Siehe S. 219.

Kontraindikationen

- Siehe S. 223.

Interaktionen

- Siehe S. 224.

Bewertung

Sicheres Anxiolytikum.

Diazepam

1,4-Benzodiazepin

Anxiolytikum

diazep ct (ct-Arzneimittel)
Tbl. 2 mg (20, 50 Tbl.)
5 mg (20, 50 Tbl.)
10 mg (20, 50 Tbl.)
Amp. 10 mg/2 ml (5 Amp.)

Diazep Abz (Abz-Pharma)
Tbl. 5 mg (10, 20, 50 Tbl.)
10 mg (10, 20, 50 Tbl.)
Trpf. 10 mg = 20 Trpf. = 1 ml (25 ml)
Amp. 10 mg/2 ml (5, 10 Amp.)

Diazepam Desitin (Desitin)
Tube 5 mg/2,5 ml (5 Mikroklistiere)
10 mg/2,5 ml (5 Mikroklistiere)
Amp. 10 mg/2 ml (5, 25 Amp.)

Diazepam-Lipuro (Braun Melsungen)
Amp. 10 mg/2 ml (10 Amp.)

Diazepam-ratiopharm (ratiopharm)
Tbl. 2 mg (10, 20, 50 Tbl.)
5 mg (10, 20, 50 Tbl.)
10 mg (10, 20, 50 Tbl.)
Trpf. 10 mg = 20 Trpf. = 1 ml (25 ml)
Supp. 5 mg (5 Supp.)
10 mg (10 Supp.)
Amp. 10 mg/2 ml (5, 25 Amp.)

Diazepam Stada (Stada)
Tbl. 5 mg (50 Tbl.)
10 mg (50 Tbl.)

Faustan (ASTA Medica AWD)
Tbl. 5 mg (10, 20, 50 Tbl.)
Supp. 10 mg (10 Supp.)
Amp. 10 mg/2 ml (5 Amp.)

Lamra (Merckle)
Tbl. 10 mg (20, 50 Tbl.)

Stesolid (Dumex)
Tube 5 mg/2,5 ml (5 Mikroklistiere)
10 mg/2,5 ml (5 Mikroklistiere)
Amp. 10 mg/2 ml (10 Amp.)

Tranquase (Azupharma)
Tbl. 5 mg (20, 50 Tbl.)
10 mg (20, 50 Tbl.)

Valium (Roche)
Tbl. 5 mg (10, 20, 50 Tbl.)
10 mg (10, 20, 50 Tbl.)
Trpf. 10 mg = 30 Trpf. = 1 ml
(25 ml) (**Valiquid 0,3**)
Amp. 10 mg/2 ml (5 Amp.)
(**Valium 10**)
10 mg/2 ml (5 Amp.)
(**Valium MM**)

Valocordin-Diazepam
(Krewel Meuselbach)
Trpf. 10 mg = 30 Trpf. = 1 ml (25 ml)

Eigenschaften

Pharmakodynamik:

- Verstärkung der Hemmung GABAerger Neurone über spezifische Benzodiazepinrezeptoren ($GABA_A$-Rezeptor-Komplex).

Pharmakokinetik:

- Schnelle Resorption (bei oraler Gabe schnellster Wirkungseintritt aller Benzodiazepine), $T_{max} = 1$ h, $t_{1/2} = 20–40$ h.
- Aufgrund des großen Verteilungsvolumens bei Einmaldosierung allerdings nur eine kurzdauernde Wirkung.
- Pharmakologisch aktive Metaboliten: Nordazepam ($t_{1/2}$ = 36–200 h), Oxazepam ($t_{1/2}$ = 4–15 h) (Kumulationsgefahr!).
- Rektale Resorption ähnlich schnell wie bei oraler Gabe, jedoch unzuverlässiger.

Indikationen und Behandlungshinweise

- *Angstzustände.*
- *Erregungszustände* (s. auch psychiatrische Akutsituationen S. 369).
- Einsatz als Hypnotikum möglich, jedoch Hangover-Phänomene.
- Alkoholentzugssyndrom s. S. 312.
- Einsatz in der Neurologie als Muskelrelaxans und Antikonvulsivum zur Unterbrechung eines Status epilepticus.

Dosierung

- Ambulant 2–15 mg oral, stationär 5–60 mg tgl. oral. Bei Einschlafstörungen 5–20 mg abends. Bei ängstlich-agitierten Erregungszuständen 10 mg oral, i. v. oder i. m. (1- bis 2malige Wiederholung im

Abstand von jeweils 30 min möglich, allerdings sollten 40 mg in den ersten 24 h nur in Ausnahmefällen überschritten werden).

Nebenwirkungen

- Siehe S. 219.

  CAVE: Bei schneller i.v.-Injektion kann es zu Atemdepression kommen; die intravenöse Gabe muß daher langsam erfolgen. Nach i.v.-Verabreichung von Diazepam sind lokale Gefäßirritationen bis hin zu Thrombophlebitiden beobachtet worden, die unter den neuen Präparationsformen (Diazepam-Lipuro, Stesolid, Valium MM) nicht auftreten sollen.

Kontraindikationen

- Siehe S. 223.

Interaktionen

- Siehe S. 224.

Bewertung

Sicheres Anxiolytikum mit zugleich sehr guter sedierender Eigenschaft. Kumulationsgefahr.

Dikaliumclorazepat — Anxiolytikum

1,4-Benzodiazepin

Tranxilium (Sanofi-Synthelabo)

Kps.	5 mg (10, 20, 50 Kps.)
	10 mg (10, 20, 50 Kps.)
	20 mg (10, 20, 50 Kps.)
Tbl.	20 mg (10, 20, 50 Tbl.) (**Tranxilium Tabs**)
	50 mg (10 Tbl.)
Amp.	50 mg (5 × 5 Trockenamp. mit Lösungsmittelamp. 2,5 ml) (**Tranxilium injizierbar**)
	100 mg (5 Trockenamp. mit Lösungsmittelamp. 5 ml) (**Tranxilium injizierbar**)

Eigenschaften

Pharmakodynamik:

- Verstärkung der Hemmung GABAerger Neurone über spezifische Benzodiazepinrezeptoren ($GABA_A$-Rezeptor-Komplex).

Pharmakokinetik:

- Dikaliumclorazepat ($t_{1/2}$=1–2 h) stellt eine Prodrug dar und wird im sauren Magenmilieu pH-abhängig rasch zur eigentlichen Wirksubstanz Nordazepam ($t_{1/2}$=36–200 h) hydrolysiert.

Indikationen und Behandlungshinweise

- *Angstzustände.* Bei psychotischen Angstzuständen kann Dikaliumclorazepat vorübergehend als Adjuvans verordnet werden.

Dosierung

- Empfohlene Höchstdosis ambulant 20 mg in abendlicher Einzelgabe. Stationär können höhere Dosen gegeben werden. Eine i. v.-Injektion sollte langsam vorgenommen werden (nicht mehr als 100 mg pro Injektion).

Nebenwirkungen

- Siehe S. 219.

Kontraindikationen

- Siehe S. 223.

Interaktionen

- Siehe S. 224.

Bewertung

Sicheres Anxiolytikum. Kumulationsgefahr.

Hydroxyzin Anxiolytikum, Antihistaminikum
Diphenylmethanderivat

AH 3 N Tabletten (Rodleben)
Tbl. 25 mg (20, 50, 100 Tbl.)

Atarax (UCB/Rodleben/Vedim)
Tbl. 25 mg (20, 50, 100 Tbl.)
Saft 20 mg = 10 ml (200 ml)
(**Atarax liquidum**)

Elroquil N (Rodleben)
Tbl. 25 mg (10, 20, 50 Tbl.)

Eigenschaften

Pharmakodynamik:

- Blockierende Wirkung an H_1-Histaminrezeptoren, außerdem adrenolytische und anticholinerge Aktivität. Neben anxiolytischen und sedierenden auch antiemetische Wirkungen beschrieben.

Pharmakokinetik:

- Rasche und nahezu vollständige Resorption nach oraler Einnahme, $T_{max} = 2$ h, Eliminationshalbwertszeit bei Erwachsenen ca. 20 h, bei Kindern ca. 7 h.

Indikationen und Behandlungshinweise

- *Generalisierte Angststörung.*
- Innere Medizin/Dermatologie: Antiallergikum, z.B. bei Urtikaria und Neurodermitis.
- Keine Hinweise auf Abhängigkeit oder Absetzphänomene.

Dosierung

- 30–75 mg tgl. ambulant, stationär bis zu 200 mg tgl.; aufgeteilt in 2–3 Einzelgaben.

Nebenwirkungen

- Schwindelgefühle, Benommenheit, Konzentrationsstörungen, verlängerte Reaktionszeit. „Paradoxe" Reaktionen wie Unruhe, Erregung und Anspannung sind möglich, jedoch sehr selten. Anticholinerge Nebenwirkungen vergleichbar denen der trizyklischen Antidepressiva können auftreten (s. S. 22).

Kontraindikationen

- Überempfindlichkeit gegenüber Antihistaminika; akutes Engwinkelglaukom, Prostataadenom; Einsatz bei eingeschränkter Leberfunktion und Phäochromozytom unter besonderer Vorsicht.

Interaktionen

- Absenkung von Phenytoin-Spiegeln bei gleichzeitiger Gabe von Hydroxyzin möglich.
- Verstärkung anticholinerger Nebenwirkungen durch gleichzeitige Gabe von anderen Substanzen mit anticholinergen Wirkungen (z.B. Atropin, Biperiden, TZA) möglich.
- Bei gleichzeitiger Gabe von MAO-Hemmern und Hydroxyzin verstärkte Hypotension möglich.

Bewertung
Wirksam bei generalisierter Angststörung; Gleichwirksamkeit gegenüber Benzodiazepinen und Antidepressiva muß noch belegt werden.

Kava-Kava Anxiolytikum

Wegen der Vielzahl der im Handel befindlichen Präparate werden die Darreichungsformen nicht aufgelistet.

Aigin Kava-Hevert (Hevert)

Antares (Krewell Meuselbach)

Cefakava (Cefak)

Eukavan (Duopharm)

Kavacur (Biocur)

Kavaform (Klinge)

Kava-Phyton (Merckle)

Kava-ratiopharm (ratiopharm)

Kavasedon (Harras)

Kavatino (Bionorica)

Kavosporal (Müller)

Kytta-Kava (Merck)

Laitan 100 (Schwabe)

Limbao 120 (Kanoldt)

Nervonocton (Pflüger)

Neuronika (Klinge)

Sedalint Kava (Sanofi-Synthelabo)

Eigenschaften
Pharmakodynamik:
- Wirkmechanismus noch nicht geklärt, Hinweis auf Effekte am $GABA_A$-Rezeptorkomplex. Die anxiolytische Wirkung wird Extrakten aus der Kava-Kava-Wurzel zugeschrieben.
- Das Maß für die Qualität des Kava-Extraktes stellt ihr Gehalt an Kava-Lactonen dar. Der Kava-Extrakt WS 1490 (Laitan® 100) enthält 70% Kava-Lactone. Die übrigen Handelspräparate enthalten Kava-Extrakte mit zumeist deutlich niedrigerem prozentualen Gehalt an Kava-Lactonen.

Pharmakokinetik:
- T_{max} = ca. 1,7 h, $t_{1/2}$ = ca. 6 h.

Indikationen und Behandlungshinweise

- Anwendung bei *leichter* generalisierter *Angststörung* möglich. Gute Verträglichkeit, sehr geringe Toxizität, bisher kein Abhängigkeitspotential beschrieben.

Dosierung

- 200–400 mg tgl., verteilt auf 1–3 Einzeldosen. Eine Dosierung in diesem Bereich, für den Wirksamkeitsevidenzen vorliegen, erscheint sinnvoll, obwohl vom BfArM nur 100 mg tgl. empfohlen werden.

Nebenwirkungen

- *Vereinzelt* sind Kopfschmerzen, Unkonzentriertheit, Bewegungs- und Rededrang, Müdigkeit, verminderter Appetit, Übelkeit, Magenbeschwerden, Diarrhoe beschrieben worden. Bei längerer Einnahme kann es zu vorübergehender Gelbfärbung von Haut und Nägeln kommen.

Kontraindikationen

- 1. Schwangerschaftsdrittel und Stillzeit.

Interaktionen

- Verstärkung der Wirkung von Alkohol, Barbituraten oder sonstigen Medikamenten mit zentralen Effekten bei gleichzeitiger Einnahme von Kava-Kava möglich.

Bewertung

Möglicher Einsatz als Anxiolytikum bei leichten Angststörungen. Ein hoher Gehalt an Kava-Lactonen ist anzustreben. Bisher nur eine Wirksamkeitsstudie (WS 1490, Laitan® 100) gegen Placebo. Gleichwirksamkeit gegenüber anderen Anxiolytika muß weiter belegt werden.

Lorazepam

1,4-Benzodiazepin

Anxiolytikum

Duralozam (durachemie)
Tbl. 1 mg (20, 50 Tbl.)
2,5 mg (20, 50 Tbl.)

Laubeel (Desitin)
Tbl. 1 mg (10, 20, 50 Tbl.)
2,5 mg (10, 20, 50 Tbl.)

Lorazepam-neuraxpharm (neuraxpharm)
Tbl. 1 mg (20, 50 Tbl.)
2,5 mg (20, 50 Tbl.)

Pro Dorm (Synthelabo)
Tbl. 1 mg (10, 20 Tbl.)
2,5 mg (10, 20 Tbl.)

Punktyl (Krewel Meuselbach)
Tbl. 1 mg (50 Tbl.)
2,5 mg (50 Tbl.)

Somagerol (Brenner-Efeka)
Tbl. 1 mg (10, 20, 50 Tbl.)
2,5 mg (10, 20, 50 Tbl.)

Tavor (Wyeth)
Tbl. 0,5 mg (10, 20, 50 Tbl.)
1 mg (10, 20, 50 Tbl.)
2 mg (10, 20, 50 Tbl.)
(**Tavor Tabs**)
2,5 mg (10, 20, 50 Tbl.)
Plättchen 1 mg (50 Plättchen)
(**Tavor Expidet**)
2,5 mg (50 Plättchen)
(**Tavor Expidet**)
Amp. 2 mg/1 ml (10, 50 Amp.)

Tolid (Dolorgiet)
Tbl. 1 mg (10, 20, 50 Tbl.)
2,5 mg (10, 20, 50 Tbl.)

Eigenschaften

Pharmakodynamik:

- Verstärkung der Hemmung GABAerger Neurone über spezifische Benzodiazepinrezeptoren ($GABA_A$-Rezeptor-Komplex).
- Nach klinischer Beobachtung ausgeprägtere Angstlösung gegenüber Vergleichssubstanzen, in kontrollierten Untersuchungen dafür jedoch bisher kein Hinweis.

Pharmakokinetik:

- Relativ schnelle Resorption, $t_{1/2}$ = 8–24 h, keine aktiven Metaboliten.

Indikationen und Behandlungshinweise

- *Angstzustände.* Bei psychotischen Angstzuständen kann Lorazepam vorübergehend als Adjuvans verordnet werden.
- Lorazepam hat eine stupor- und mutismuslösende Wirkung.
- Für psychiatrische Notfälle steht eine parenterale Applikationsform zur Verfügung (Tavor i.v.- oder i.m.-Präparat).

- Für Patienten, die unzureichend schlucken können, liegen mit Tavor Expidet lyophilisierte Plättchen vor, die sich in wenigen Sekunden auf der Zunge lösen. Die Sofortlöslichkeit von Tavor® Expidet verhindert bei Non-Compliance des Patienten auch ein Zurückhalten im Mund. Tavor® Expidet wird aber nicht schneller resobiert als herkömmliche Tavor®-Tabletten.

Dosierung
- Ambulant 0,25–5 mg meist in 2–4 Einzeldosen, stationär bis 10 mg tgl.; vor dem Schlafengehen 1–2,5 mg. Im Vergleich zu Diazepam wird etwa 1/4 der Dosis für die gleiche Wirkung benötigt.
- Psychiatrische Notfälle: Initial 2–2,5 mg p.o. oder in parenteraler Applikationsform (wegen möglicher Atemdepression langsame i.v.-Applikation, Injektionsgeschwindigkeit für die i.v.-Verarbreichung soll 2 mg Lorazepam/min nicht überschreiten). Aufdosierung bis 10 mg tgl. möglich.

Nebenwirkungen
- Siehe S. 219.

Kontraindikationen
- Siehe S. 223.

Interaktionen
- Siehe S. 224.

Bewertung
Hochwirksames Anxiolytikum mit stupor- und mutismuslösender Wirkung. Möglicherweise höheres Abhängigkeitspotential gegenüber Vergleichspräparaten.

Medazepam Anxiolytikum
1,4-Benzodiazepin

Medazepam AWD
(ASTA Medica AWD)
Tbl. 10 mg (10, 20, 50 Tbl.)

Rudotel (OPW)
Tbl. 10 mg (50 Tbl.)

Eigenschaften

Pharmakodynamik:

- Verstärkung der Hemmung GABAerger Neurone über spezifische Benzodiazepinrezeptoren ($GABA_A$-Rezeptor-Komplex).

Pharmakokinetik:

- T_{max} = 1–2 h. Rasche Verstoffwechslung u. a. zu Diazepam und Oxazepam (Kumulationsgefahr), Medazepam hat somit Prodrug-Charakter.

Indikationen und Behandlungshinweise

- *Angstzustände.*

Dosierung

- Tagesdosis 10–30 mg, verteilt auf 2–3 Einzeldosen. Höchstdosis 60 mg.

Nebenwirkungen

- Siehe S. 219.

Kontraindikationen

- Siehe S. 223.

Interaktionen

- Siehe S. 224.

Bewertung

Sicheres Anxiolytikum. Kumulationsgefahr.

Nordazepam Anxiolytikum
1,4-Benzodiazepin

Tranxilium N (Sanofi-Synthelabo)
Lsg. 5 mg = 24 Trpf. = 1 g Lsg. (30 g)

Eigenschaften

Pharmakodynamik:

- Verstärkung der Hemmung GABAerger Neurone über spezifische Benzodiazepinrezeptoren ($GABA_A$-Rezeptor-Komplex).

Pharmakokinetik:

- $T_{max} = 1$ h, $t_{1/2} =$ ca. 50–100 h (Kumulationsgefahr). Nach i.m.-Injektion verläuft die Absorption langsamer und die Bioverfügbarkeit scheint etwas geringer zu sein als nach oraler Gabe.

Indikationen und Behandlungshinweise

- *Angstzustände.* Bei psychotischen Angstzuständen kann Nordazepam vorübergehend als Adjuvans verordnet werden.

Dosierung

- Empfohlen werden 2,5–15 mg tgl. in einer abendlichen Einzelgabe.

Nebenwirkungen

- Siehe S. 219.

Kontraindikationen

- Siehe S. 223.

Interaktionen

- Siehe S. 224, zusätzlich zu beachten ist, daß orale Antikonzeptiva die Eliminationshalbwertszeit von Nordazepam beträchtlich verlängern können.

Bewertung

Sicheres Anxiolytikum. Kumulationsgefahr.

Opipramol Anxiolytikum
Trizyklisches Piperazinyl-Derivat

Insidon (Novartis Pharma)
Drg. 50 mg (20, 50, 100 Drg.)

Eigenschaften

Pharmakodynamik:

- Vorwiegend H_1-antihistaminerge Wirkkomponente, zusätzlich etwas geringere antidopaminerge und 5-HT_{2a}-antagonistische Wirkung.

Pharmakokinetik:

- Vollständige Resorption nach oraler Gabe, $t_{1/2}=6–9$ h.

Indikationen und Behandlungshinweise

- *Generalisierte Angststörung.*
- Keine Hinweise auf Abhängigkeit oder Absetzphänomene.

Dosierung

- 50–300 mg tgl. nach Schwere der Erkrankung, verteilt auf 1–3 Einzelgaben, Hauptdosierung abends.

Nebenwirkungen

- Gelegentlich Benommenheit, Müdigkeit, Schwindel, Mundtrockenheit, selten sexuelle Funktionsstörungen.

Kontraindikationen

- Als trizyklische Substanz Anwendung bei akutem Engwinkelglaukom, Prostataadenom nur unter besonderer Vorsicht; schwere Leber- und Nierenerkrankungen.

Interaktionen

- Die Wirkungen von Anticholinergika können verstärkt werden.

Bewertung

Wirksam bei generalisierter Angststörung. Bei Somatisierungsstörungen gibt es z. Z. eine Studie, in der eine Wirksamkeit gegenüber Placebo gezeigt wurde.

Oxazepam Anxiolytikum
1,4-Benzodiazepin

Adumbran
(Boehringer Ingelheim)
Tbl. 10 mg (10, 20, 50 Tbl.)
50 mg (20, 50 Tbl.)
(**Adumbran forte**)

Azutranquil (Azupharma)
Tbl. 10 mg (20, 50 Tbl.)

Durazepam (durachemie)
Tbl. 10 mg (20, 50 Tbl.)
50 mg (20, 50 Tbl.)
(**durazepam forte**)

Mirfudorm (Merckle)
Tbl. 10 mg (20, 50 Tbl.)

Noctazepam (Brenner-Efeka)
Tbl. 10 mg (10, 20, 50 Tbl.)

Oxa von ct (ct-Arzneimittel)
Tbl. 10 mg (10, 20, 50 Tbl.)
50 mg (20, 50 Tbl.)

Oxazepam AL 10 (Aluid Pharma)
Tbl. 10 mg (20, 50 Tbl.)

Oxazepam-neuraxpharm
(neuraxpharm)
Tbl. 10 mg (20, 50 Tbl.)
50 mg (20, 50 Tbl.)

Oxazepam-ratiopharm (ratiopharm)
Tbl. 10 mg (10, 20, 50 Tbl.)
50 mg (20, 50 Tbl.)
Kps. 30 mg (10, 20, 50 Kps.)
(**Oxazepam retard-ratiopharm**)

Oxazepam 10 stada (Stada)
Tbl. 10 mg (20, 50 Tbl.)

Praxiten (Wyeth)
Tbl. 10 mg (10, 20, 50 Tbl.)
15 mg (10, 20, 50 Tbl.)
50 mg (10, 20, 50 Tbl.)
(**Praxiten forte**)

Uskan (Desitin)
Tbl. 10 mg (10, 20, 50 Tbl.)
20 mg (10, 20, 50 Tbl.)

Eigenschaften

Pharmakodynamik:

- Verstärkung der Hemmung GABAerger Neurone über spezifische Benzodiazepinrezeptoren ($GABA_A$-Rezeptor-Komplex).

Pharmakokinetik:

- Langsame Absorption, $T_{max}=1–3$ h, $t_{1/2}=4–15$ h, keine aktiven Metaboliten.

Indikationen und Behandlungshinweise

- *Angstzustände.*

Dosierung
- 10–60 mg tgl. oral, meist in 2–4 Einzeldosen. Stationär in Ausnahmefällen bis zu 150 mg.

Nebenwirkungen
- Siehe S. 219.

Kontraindikationen
- Siehe S. 223.

Interaktionen
- Siehe S. 224.

Bewertung
Sicheres Anxiolytikum.

Prazepam
Anxiolytikum

1,4-Benzodiazepin

Demetrin (Gödecke/Parke-Davis)

Tbl. 10 mg (10, 20, 50 Tbl.)
20 mg (10, 20, 50 Tbl.) (**Mono Demetrin**)

Eigenschaften
Pharmakodynamik:
- Verstärkung der Hemmung GABAerger Neurone über spezifische Benzodiazepinrezeptoren ($GABA_A$-Rezeptor-Komplex).

Pharmakokinetik:
- Relativ langsame Resorption. Prazepam ist eine Prodrug und wird langsam zur eigentlichen Wirksubstanz Nordazepam umgewandelt, die mit einer Eliminationshalbwertszeit von ca. 50–100 h kumuliert. Aufgrund des verzögerten Wirkungseintritts von ca. 3–7 h nach Einnahme ist Prazepam zur Akuttherapie und als Hypnotikum weniger geeignet.

Indikationen und Behandlungshinweise
- *Angstzustände.*

Dosierung
- 10–30 mg tgl. Einmaldosierung ist möglich.

Nebenwirkungen

- Siehe S. 219.

Kontraindikationen

- Siehe S. 223.

Interaktionen

- Siehe S. 224.

Bewertung

Sicheres Anxiolytikum. Kumulationsgefahr.

Andere Substanzgruppen:	β-Rezeptorenblocker, Antidepressiva, Neuroleptika, pflanzliche Präparate

β-Rezeptorenblocker

- Bei Überwiegen von somatischen Symptomen, wie funktionellen kardiovaskulären Symptomen, Magen-Darm-Beschwerden, Schwitzen und Tremor bei bestehender Angststörung, sind β-Rezeptorenblocker indiziert (z. B. *Propranolol*, 30–120 mg, ggf. bis 240 mg).
- Bei psychischen Streßsituationen (z. B. *Rednerangst, Prüfungsangst*) sind Einmalgaben hilfreich. Vorteil: keine sedierenden Eigenschaften.
- *Kontraindikationen:* obstruktive Lungenerkrankungen, Herzinsuffizienz, AV-Überleitungsstörungen, Bradykardie, insulinpflichtiger Diabetes, Sinusknotensyndrom, Hypotonie, periphere Durchblutungsstörungen.

Antidepressiva

- Antidepressiva sind wirksame Medikamente gegen Angststörungen. Die Indikationen, besonders von Imipramin, Clomipramin, Tranylcypromin, SSRI bei der Panikstörung mit und ohne Agoraphobie, der generalisierten Angststörung und sozialer Phobie, sind in Kapitel 1 beschrieben. Der Vorteil von Antidepressiva gegenüber Benzodiazepinen in der Behandlung von Angstsyndromen liegt in dem fehlenden Abhängigkeitsrisiko.

Neuroleptika

- Grundsätzlich sind Antidepressiva und Benzodiazepine den Neuroleptika zur Behandlung von Angststörungen vorzuziehen, weil auch niedrige Dosierungen typischer Neuroleptika zu EPMS führen können.
- Bei bestehenden Kontraindikationen gegen Benzodiazepine oder Antidepressiva können Neuroleptika vorübergehend eingesetzt werden, z. B. Melperon oder Pipamperon (sedierend!).
- **CAVE:** Die Gabe von hochpotenten, nicht oder kaum sedierenden Neuroleptika wie Fluspirilen, Flupentixol oder Fluphenazin als sog. „Minor-Tranquilizer" sollte auch in geringer Dosis vermieden werden (Gefahr von EPMS und Spätdyskinesien).

Pflanzliche Präparate

- Kava-Kava: s. S. 241.
- Baldrian: wird eher als Hypnotikum empfohlen (s. S. 285).

Kapitel 5 Hypnotika (Antiinsomnika)

5.1 Übersicht

- Hypnotika sind schlaferzeugende Pharmaka (Synonyma: Schlafmittel, Antiinsomnika). Klassische Präparate (z. B. Barbiturate) wirken dosisabhängig sedativ, hypnotisch oder narkotisch. Moderne Präparate (z. B. Benzodiazepin-Hypnotika) führen bei oraler Verabreichung auch in hoher Dosierung zu keiner vollständigen Narkose.
- Benzodiazepin-Hypnotika haben – wie alle Benzodiazepine – ein einheitliches pharmakologisches Profil: dosisabhängig anxiolytisch, sedativ-hypnotisch, muskelrelaxierend, antikonvulsiv. Eine strenge Abgrenzung von den Benzodiazepin-Anxiolytika ist nicht möglich. Pharmakokinetische Unterschiede erlauben jedoch eine differenzierte klinische Anwendung (s. auch S. 263).
- Schlafmittel sollen schnell und zuverlässig resorbiert werden sowie rasch im ZNS anfluten.
- Ideale Anforderungen an Hypnotika: Keine Veränderung des physiologischen Schlafs, keine Kumulation, keine Toleranzentwicklung, kein Abhängigkeitspotential, keine Lähmung des Atemzentrums bei Überdosierung.
- Die Gruppe der Hypnotika enthält Präparate mit unterschiedlicher Strukturchemie:
  - Benzodiazepin-Hypnotika,
  - Chloralhydrat (Aldehyd),
  - Diphenhydramin, Doxylamin (Dimethylethylamine), Promethazin (Phenothiazinderivat),
  - Zaleplon (Pyrazolopyrimidin),
  - Zolpidem (Imidazopyridin),
  - Zopiclon (Zyklopyrrolon).
- Andere Substanzen, die bei Schlafstörungen angewandt oder diskutiert werden:
  - Antidepressiva,
  - Neuroleptika,
  - Clomethiazol,
  - Melatonin,
  - Tryptophan,
  - pflanzliche Präparate.

- Barbiturate, Methyprylon, Methaqualon sowie Monoureide (Carbromal, Bromisoval) sind als Hypnotika nicht mehr gebräuchlich.

5.2 Wirkmechanismen

Benzodiazepin-Hypnotika: Benzodiazepine verstärken die hemmende Funktion GABAerger Neurone, indem sie mit spezifischen Benzodiazepinrezeptoren im ZNS interagieren ($GABA_A$-Rezeptorkomplex).

Chloralhydrat (Aldehyd): Wirksamer Metabolit ist Trichlorethanol. Angriffspunkt am $GABA_A$-Rezeptorkomplex, evtl. auch am NMDA-Rezeptor.

Diphenhydramin, Doxylamin (Dimethylethylamine), Promethazin (Phenothiazinderivat): Diphenhydramin und Doxylamin mit H_1-antihistaminerger und anticholinerger Wirkung. Promethazin zusätzlich mit adrenolytischen und schwach antiserotonergen Eigenschaften.

Zaleplon (Pyrazolopyrimidin), Zolpidem (Imidazopyridin), Zopiclon (Zyklopyrrolon): Angriffspunkt ist wie bei den Benzodiazepinen der $GABA_A$-Rezeptorkomplex mit einer Verstärkung der GABAergen Signalübertragung. Die Bindungsstellen für Benzodiazepine bzw. Zaleplon/Zolpidem/Zopiclon sind überlappend, jedoch nicht identisch.

Die Bezeichnung „Non-Benzodiazepin-Hypnotika" für Zaleplon, Zolpidem und Zopiclon bezieht sich daher vorwiegend auf die strukturchemischen Charakteristika, nicht auf den Wirkmechanismus. Diese Substanzen können Benzodiazepine von ihren Bindungsstellen verdrängen. Ihre Wirkungen können durch den Benzodiazepinantagonisten *Flumazenil* aufgehoben werden.

Antidepressiva und Neuroleptika: Antidepressiva: s. S. 2, Neuroleptika: s. S. 131.

Clomethiazol: s. S. 324.

Melatonin: Melatonin entsteht im Organismus aus L-Tryptophan und wird von der Pinealdrüse sezerniert. Die Sezernierung erfolgt unter Einfluß des Tageslichtes in einem zirkadianen Rhythmus.

Tryptophan: L-Tryptophan gehört zu den Aminpräkursoren des Serotonin. Die Gabe von L-Tryptophan führt zur verbesserten Aktivität des für die Serotoninsynthese unerläßlichen Enzyms L-Tryptophan-Hydroxylase.

Pflanzliche Präparate (Baldrian, Hopfen): Der Wirkmechanismus ist unklar. Valepotriate (chemisch: unstabile Triester-Verbindungen) als wirksame Baldrianinhaltsstoffe mancher Präparate interagieren mit dem $GABA_A$-Rezeptorkomplex.

Veränderungen von Schlaf-EEG-Parametern unter Hypnotika

Benzodiazepine
- Einschlaflatenz verkürzt, Gesamtschlafzeit verlängert.
- Zunahme von Stadium 2 und Schlafspindeln, zugleich Abnahme des Tiefschlafes (Stadien 3 und 4) und des Stadium 1.
- REM-Suppression mit Abnahme des REM-Anteils und Verlängerung der REM-Latenz.
- Nach Absetzen oft REM-Reboundphänomene.

Zaleplon, Zolpidem, Zopiclon
- Einschlaflatenz verkürzt, Gesamtschlafzeit verlängert.
- Polysomnographisch wurde sowohl vermehrter als auch verminderter Tiefschlaf gefunden.
- REM-Schlaf ähnlich beeinflußt wie durch kurzwirksame Benzodiazepin-Hypnotika.
- Nach Absetzen bisher nur wenig Hinweise auf REM-Reboundphänomene.
- Für Zaleplon bisher zu wenig gesicherte Erkenntnisse.

Chloralhydrat
- Kaum Beeinflussung der Schlafphasen, insbesondere der REM-Phasen bei Dosen bis zu 1000 mg, bei höherer Dosierung deutliche Beeinflussung des normalen Schlafmusters.

5.3 Allgemeine Therapieprinzipien

- Insomnie, der Mangel an Schlafqualität und/oder Schlafquantität, gehört mit Prävalenzraten von fast 25% in der Bevölkerung zu den häufigsten Erkrankungen in Deutschland.
- Vor der Hypnotikaverordnung ist die genaue *Schlafanalyse* nötig: Beschreibung der Ein- und Durchschlafstörung, von Früherwachen, der Schlaflänge und der Häufigkeit der Schlafunterbrechungen.

- Vor Verordnung eines Schlafmittels oder Anwendung eines nichtpharmakologischen Therapieverfahrens sind die Ursachen der Schlafstörungen herauszufinden, um ggf. eine kausale Therapie zu versuchen. Häufige *Ursachen* der Schlafstörung sind:
  - primär nicht zentral bedingte Erkrankungen (z. B. Asthma bronchiale, Herzinsuffizienz, Schmerzsyndrome),
  - umweltbedingte oder situative Faktoren (z. B. Lärm, Schichtarbeit),
  - Medikamentenwirkungen (z. B. Sympathomimetika, Schilddrüsenhormonpräparate, Psychostimulanzien).
- Hypnotika sollten prinzipiell erst nach Ausschöpfen anderer Therapiemöglichkeiten gegeben werden.
- Bei Suizidalität oder Schlafstörungen im Rahmen von akuten Psychosen oder anderen schweren psychischen Erkrankungen sind Hypnotika durchaus vorübergehend auch in höheren Dosierungen indiziert.

Wichtig: Schlafmittel sollten möglichst nicht für längere Zeiträume, d. h. für nicht mehr als 4 Wochen, verordnet werden. Bei *intermittierenden Schlafstörungen* ist die Einnahme von Hypnotika in 4–6 Nächten/Monat vertretbar. Es sollte möglichst mit einer niedrigen Dosis begonnen werden. Diese Richtlinien gelten unabhängig von der Wahl des Hypnotikums.

- Bei der sog. „low-dose-dependence“ (oder auch *„therapeutic-dose-dependence“*), d. h. einer Abhängigkeit bei Langzeiteinnahme üblicher, therapeutisch verordneter Dosen, die auch bei der Verordnung von Benzodiazepin-Anxiolytika bekannt ist, muß nach Absetzen mit protrahiert zunehmenden Entzugserscheinungen über Wochen gerechnet werden.
- Im ***Alter*** ist aber im Einzelfall eine niedrige Dosierung (wenn sie nicht gesteigert wird) auch über Jahre zu verantworten. Bei verwirrten oder dementen Patienten oder Patienten mit organischen Veränderungen sollten wegen paradoxer Benzodiazepin-Wirkungen eher Neuroleptika eingesetzt werden. Wegen des verzögerten Metabolismus, veränderten Verteilungsvolumens und häufig erniedrigter Clearance sind i. allg. niedrigere Dosen als bei jüngeren Patienten notwendig (s. auch Kap. 14).
- Bei *langfristiger Anwendung* von Hypnotika können ausgeprägte Antriebsstörungen, Initiativ- und Interesseverlust und mangelnde emotionale Spontaneität auftreten. Eine depressiogene Wirkung von Benzodiazepinen ist nicht nachgewiesen.

- Wechsel von Hypnotika und Kombinationspräparate vermeiden.
- Vorteile der Benzodiazepin-Hypnotika:
  - große therapeutische Breite (als Suizidmittel untauglich),
  - geringe Toleranzentwicklung.
- Nachteile der Benzodiazepin-Hypnotika:
  - Abhängigkeitsrisiko s. S. 219,
  - Entzugsrisiko s. S. 220,
  - Reboundinsomnie (vermehrte Schlaflosigkeit oder durch REM-Rebound verursachte Alpträume) nach plötzlichem Absetzen einer langfristigen Therapie.

Beurteilung der „Non-Benzodiazepin-Hypnotika" (Zaleplon, Zolpidem, Zopiclon)

Im Vergleich zu den Benzodiazepin-Hypnotika sind bei den „Non-Benzodiazepin-Hypnotika" keine grundsätzlichen qualitativen pharmakologischen Unterschiede zu erwarten, da beide Gruppen einen ähnlichen Angriffspunkt am $GABA_A$-Rezeptor-Komplex haben. Zolpidem weist eine gewisse Präferenz für $GABA_A$-Rezeptoren mit α_1-Ketten auf.

Klinisch werden bei Zolpidem und Zopiclon seltener als bei den Benzodiazepin-Hypnotika Hangover-Effekte und Reboundphänomene gesehen. Bei Gabe von Zolpidem und Zopiclon wurden zudem bisher relativ selten Toleranz- und Abhängigkeitsentwicklungen beobachtet; die Gefahr ist jedoch grundsätzlich gegeben. Tierexperimentelle Daten weisen auf eine fehlende Sensitivitätsänderung am $GABA_A$-Rezeptor selbst nach längerer, hochdosierter Gabe von Zolpidem oder Zopiclon hin. Möglicherweise besteht hierin eine Erklärung für die bisher beobachteten differenten Effekte gegenüber den Benzodiazepinen.

Mögliche Toleranz- und Abhängigkeitsentwicklungen von Zaleplon können noch nicht beurteilt werden.

5.4 Indikationen

- Gemäß ihrem Wirkungsspektrum werden Hypnotika nahezu ausschließlich als Schlafmittel eingesetzt.
- Steht bei Angst- und Erregungszuständen kein Anxiolytikum (s. Kap. 4) zur Verfügung, kann ein Benzodiazepin Hypnotikum gewählt werden, da es dosisabhängig ebenfalls anxiolytisch wirkt.
- Die parenteralen Applikationsformen von Flunitrazepam und Midazolam werden zur Prämedikation und Narkoseeinleitung gegeben.

5.5 Hypnotika und Psychotherapie

- Jede medikamentöse Therapie der Insomnie sollte mit einem nichtmedikamentösen Therapieansatz kombiniert werden. Kontrovers wird diskutiert, inwieweit ein primär nichtmedikamentöser Therapieansatz mit einer Schlafmitteleinnahme kombiniert werden kann.
- Das Grundprinzip jeglicher nichtpharmakologischer Therapieverfahren zur Verbesserung des Schlafes ist die aktive Einbeziehung des Patienten in die Behandlung.
- Die nichtpharmakologischen Therapieverfahren umfassen neben der Aufklärung und Beratung des Patienten allgemeine verhaltenstherapeutische Techniken und Entspannungsverfahren.

Allgemeine verhaltenstherapeutische Techniken

- Schlafhygiene (s. S. 259)
- Stimuluskontrolle
- Schlafrestriktion
- Paradoxe Intention
- Kognitive Fokussierung
- Gedankenstopp

Entspannungsverfahren

- Progressive Muskelrelaxation
- Autogenes Training
- Biofeedback
- Yoga, Meditation

- Zu den spezifischen Psychotherapieformen bei Schlafstörungen gehören die Verhaltenstherapie im engeren Sinne und die interpersonelle Psychotherapie.

Elementarer Baustein der Insomnietherapie sind die Regeln der **Schlafhygiene**, die vom Patienten allein durchzuführen sind:

- Einhalten der individuellen notwendigen Schlafmenge,
- Einhalten regelmäßiger Schlafzeiten,
- Verzicht auf Tagesschlafepisoden,
- angenehme Schlafbedingungen,
- ausgeglichene Ernährung,
- abendliche Alkohol- und Koffeinkarenz,
- körperliches Training,
- entspannende Abendgestaltung.

- Die Wirksamkeit sowohl von pharmakologischen als auch nicht-pharmakologischen Therapieverfahren ist unbestritten. Bei der Kombinationsbehandlung besteht die Gefahr, daß die psychotherapeutisch ausgerichtete Behandlung gegenüber der Pharmakotherapie in den Hintergrund tritt, da der Erfolg im Vergleich zur Hypnotikaeinnahme verzögert auftritt und der Zeitaufwand für Patient und Therapeut größer ist.

5.6 Nebenwirkungen

Nebenwirkungen von Benzodiazepin- und „Non-Benzodiazepin"-Hypnotika

- Bei hohen Dosen, besonders bei älteren Patienten, Hangover-Effekte mit verminderter psychomotorischer Leistungsfähigkeit und Reaktionsbereitschaft (eingeschränkte Verkehrstüchtigkeit).
- Müdigkeit, Schwindel, Koordinationsstörungen (Sturzgefahr, auch wegen Muskelrelaxation).
- Selten paradoxe Reaktionen mit gesteigerter Aktivität, Reizbarkeit und Wutreaktionen, häufiger bei älteren Patienten zu beobachten.
- Vorwiegend nach längerem Gebrauch Symptome wie Ataxie, Dysarthrie und allgemeine muskuläre Schwäche.
- Selten Gewichtszunahme und Libidominderung.

5.7 Kontraindikationen

Kontraindikationen von Benzodiazepin- und „Non-Benzodiazepin"-Hypnotika

- Akute Alkohol-, Schlafmittel-, Analgetika- und Psychopharmakaintoxikation, Myasthenie.
- Akutes Engwinkelglaukom (nach Herstellerangabe für einige Präparate, pharmakologisch nicht eindeutig begründbar).
- *Relative Kontraindikationen:* Ataxie, gleichzeitiger Alkoholgenuß, Alkoholmißbrauch oder -abhängigkeit, schwere Leber- und Nierenschäden. Chronische Ateminsuffizienz (obstruktive Atemwegserkrankungen), Schlaf-Apnoe-Syndrom.

5.8 Interaktionen

- **Benzodiazepin-Hypnotika:** s. Tabelle 4.1, S. 224.
- **Zaleplon, Zolpidem, Zopiclon:**
  Pharmakodynamische Interaktionen wie bei Benzodiazepinen, s. Tabelle 4.1, S. 224.
  Wegen CYP 3A3/4-Metabolisierung Interaktionen mit CYP 3A3/4-Inhibitoren/Induktoren zu erwarten, s. Tabelle S. 435.
  Hinweis: Gleichzeitige Gabe von Atropin kann zu einer verzögerten Absorption von Zopiclon führen, gleichzeitige Gabe von Metoclopramid kann zu einer verstärkten Absorption von Zopiclon führen.

- **Chloralhydrat**

Komedikation	Art der Interaktion
SSRI: Fluoxetin, Fluvoxamin	Verstärkte Sedierung bzw. Nebenwirkungen durch Chloralhydrat möglich
Antikoagulanzien: Warfarin, Phenprocoumon	Verstärkung der Antikoagulanzien-Wirkung durch Chloralhydrat möglich (Verdrängung aus der Plasmaeiweißbindung)
Furosemid	Bei i.v.-Gabe von Furosemid Nebenwirkungen wie Schwitzen, Hitzewallungen, in Einzelfällen auch erhöhte Blutdruckwerte unter Chloralhydrat möglich
Antidiabetika (Sulfonylharnstoffe)	Verstärkung der Antidiabetika-Wirkung durch Chloralhydrat möglich (Verdrängung aus der Plasmaeiweißbindung)

- **Diphenhydramin, Doxylamin**

Komedikation	Art der Interaktion
Trizyklische Antidepressiva	Vermehrte Nebenwirkungen, insbesondere Müdigkeit und evtl. anticholinerge Begleiteffekte
MAOH	Verstärkung der anticholinergen Nebenwirkungen möglich
Neuroleptika	Verstärkte Sedierung und/oder anticholinerge Nebenwirkungen bis hin zu Delir möglich (besondere Vorsicht bei Kombination mit Clozapin, Levomepromazin, Thioridazin, Chlorprothixen, Perazin)
Anticholinergika	Verstärkung der anticholinergen Nebenwirkungen möglich

- **Promethazin**

Komedikation	Art der Interaktion
Anticholinergika	Verstärkung der anticholinergen Nebenwirkungen möglich
Antihypertonika	Verstärkung der blutdrucksenkenden Wirkungen möglich
Adrenalin	Abschwächung der α-adrenergen Wirkungen von Adrenalin

5.9 Routinehinweise

- Es soll auf die Potenzierungsgefahr durch gleichzeitige Einnahme anderer sedierender Pharmaka und Alkohol hingewiesen werden.
- Routinemäßige Untersuchungen von Labor, EKG, EEG sind nicht notwendig. Bei Leber- und Nierenfunktionsstörungen kann die Wirkstoffelimination reduziert sein.
- Hinweis auf Abhängigkeitsrisiko und mögliche Entzugssymptomatik (s. S. 219).
- Hinweis auf mögliche Einschränkung der Verkehrstauglichkeit (s. S. 427).
- Hinweis für Risiko in der Schwangerschaft und Stillzeit (s. S. 425).

5.10 Dosierung

- Schlafmittel sollten nicht für längere Zeiträume, d.h. möglichst nicht für mehr als 4 Wochen, verordnet werden. Im Alter ist im Einzelfall eine niedrige Dosierung (wenn sie nicht gesteigert wird) auch über Jahre zu verantworten.

- Bei intermittierenden Schlafstörungen ist die Einnahme von Hypnotika in 4–6 Nächten/Monat vertretbar.
- Es sollte möglichst mit einer niedrigen Dosis begonnen werden.

Pharmakokinetik

- Für die Kinetik eines Hypnotikums sind eine schnelle und vollständige Resorption, ein rasches Einsetzen der zentralnervösen Wirkung, ein Wiederausscheiden innerhalb einiger Stunden und eine geringe Kumulationsneigung von Bedeutung.
- Alle Benzodiazepin-Hypnotika werden rasch im Magen-Darm-Trakt absorbiert und fluten ausreichend schnell mit wirksamer Konzentration im ZNS an.
- Zu Metabolisierungsschritten von Benzodiazepinen s. S. 226 sowie Präparateteil.
- Tabelle 5.1 teilt die Benzodiazepin-Hypnotika nach ihren Eliminationshalbwertszeiten ein.

Hinweise zu den Benzodiazepin-Hypnotika-Gruppen I–IV
(s. Tabelle 5.1)

- *Gruppe I und II:* Bei zusätzlicher Angstsymptomatik kann ein länger wirksames Benzodiazepin mit tagsüber persistierenden Plasmaspiegeln sinnvoll sein. Entzugssymptome wie Reboundinsomnie sind bei Benzodiazepinen mit längerer Halbwertszeit nicht direkt nach Absetzen, aber dosisabhängig später zu erwarten.

  CAVE: Benzodiazepin-Hypnotika mit langer oder mittellanger Halbwertszeit und aktiven Metaboliten können nach abendlicher Einnahme zu *Hangover-Effekten* mit Müdigkeit, Konzentrationsschwäche und Einschränkungen der Aufmerksamkeit mit verminderter Verkehrstauglichkeit aufgrund herabgesetzter Reaktionsfähigkeit führen. *Kumulationsgefahr* besonders bei älteren Patienten und Patienten mit Leber- und Nierenschädigung, vermehrte Nebenwirkungen, besonders Muskelrelaxation und ataktische Störungen (Unfallgefahr mit möglichen Frakturen!).
- *Gruppe III:* Hinreichend lange sedativ-hypnotische Wirkung, keine Kumulation bei einmaliger nächtlicher Verabreichung, nur geringe Überhangwirkungen, keine Rebound-Symptomatik in Form von Angstzuständen am nächsten Tag (zu Reboundphänomenen nach Absetzen von Benzodiazepin-Hypnotika s. S. 220).
- *Gruppe IV:* Für Durchschlafstörungen weniger geeignet.

Tabelle 5.1. Einteilung der Benzodiazepin-Hypnotika nach ihren Eliminationshalbwertszeiten. *Rechte Spalte:* Metaboliten

I. Benzodiazepin-Hypnotika mit *langer* Halbwertszeit bzw. mit lang wirksamen aktiven Metaboliten:	
Flurazepam (1–2 h)	Desalkylflurazepam (40–250 h)
„Prodrug"	Hydroxyethylflurazepam (ca. 1–3 h)
IIa. Benzodiazepin-Hypnotika mit *mittellanger* Halbwertszeit und aktiven Metaboliten:	
Flunitrazepam (10–30 h)	Desmethylflunitrazepam (20–30 h)
	Desmethylhydroxyflunitrazepam
IIb. Benzodiazepin-Hypnotika mit *mittellanger* Halbwertszeit *ohne* aktiven Metaboliten:	
Nitrazepam (15–30 h)	
III. Benzodiazepin-Hypnotika mit *kurzer* Halbwertszeit und pharmakologisch aktiven, aber kaum relevanten Metaboliten:	
Brotizolam (4–7 h)	9-Hydroxymethylbrotizolam (ca. 4–7 h)
	(6-Hydroxymethylbrotizolam)
Loprazolam (6–8 h)	Loprazolam-N-Oxid (4–8 h)
Lormetazepam (8–14 h)	[Lorazepam (8–24 h)]
Temazepam (5–14 h)	[Oxazepam (4–15 h)]
IV. Benzodiazepin-Hypnotika mit *ultrakurzer* Halbwertszeit und ohne pharmakologisch relevante aktive Metaboliten:	
Triazolam (1,5–5 h)	(Hydroxytriazolam (2–4 h))

„Non-Benzodiazepin-Hypnotika" (s. Tabelle 5.2)

- Zaleplon, Zolpidem und Zopiclon werden schnell resorbiert und erreichen nach ca. 1 h (Zaleplon, Zopiclon) bzw. 2 h (Zolpidem) nach oraler Einnahme maximale Plasmaspiegel.
- Beurteilung „Non-Benzodiazepin-Hypnotika" s. S. 257.

Pharmakokinetik der übrigen Hypnotika s. jeweils Präparateteil.

Tabelle 5.2. Einteilung der „Non-Benzodiazepin-Hypnotika" nach ihren Eliminationshalbwertszeiten analog zu den Gruppen der Benzodiazepin-Hypnotika

ad III. „Non-Benzodiazepin-Hypnotikum" mit *kurzer* Halbwertszeit ohne pharmakologisch relevante aktive Metaboliten:	
Zopiclon (4–7 h)	(Zopiclon-N-Oxid: 3,5–6 h)
ad IV. „Non-Benzodiazepin-Hypnotikum" mit *ultrakurzer* Halbwertszeit ohne pharmakologisch aktive Metaboliten:	
Zaleplon (1 h), Zolpidem (1–3,5 h)	

5.11 Präparate

Brotizolam Hypnotikum
Thieno-triazolo-1,4-Benzodiazepin

Lendormin (Boehringer Ingelheim)
Tbl. 0,25 mg (10, 20 Tbl.)

Eigenschaften

Pharmakodynamik:

- Verstärkung der Hemmung GABAerger Neurone über spezifische Benzodiazepinrezeptoren ($GABA_A$-Rezeptor-Komplex).

Pharmakokinetik:

- Schnelle Resorption, $T_{max}=0{,}8–1$ h, $t_{1/2}=4–7$ h, bei älteren Patienten 6–9 h. Die Hauptmetaboliten 9-Hydroxymethylbrotizolam und 6-Hydroxybrotizolam haben der Muttersubstanz vergleichbare Affinitäten zum Rezeptor und Eliminationshalbwertszeiten. Keine Kumulationsgefahr.

Indikationen und Behandlungshinweise

- *Ein- und Durchschlafstörungen.*

Dosierung

- Regeldosis 0,25 mg. Es können auch, vor allem bei älteren Patienten, 0,125 mg ausreichend sein.

Nebenwirkungen

- Siehe S. 259.

Kontraindikationen
- Siehe S. 260.

Interaktionen
- Siehe S. 260.

Bewertung
Wirksames Hypnotikum. Keine Kumulationsneigung.

Chloralhydrat
Trichlor-Ethandiol

Hypnotikum

Chloraldurat 500 (Pohl-Boskamp)
Kps. 500 mg (15, 30 Kps.)

Chloraldurat rot (Pohl-Boskamp)
Kps. 250 mg (30 Kps.)

Chloraldurat blau (Pohl-Boskamp)
Kps. 250 mg (30 Kps.)

Eigenschaften
Pharmakodynamik:
- Angriffspunkt am $GABA_A$-Rezeptor-Komplex, evtl. auch am NMDA-Rezeptor.

Pharmakokinetik:
- Schnelle Resorption, T_{max}= 30 min, rasche Umwandlung hauptsächlich in der Leber zum eigentlich aktiven Metaboliten Trichlorethanol (Trichlorethanol, $t_{1/2}$=7–9 h), nach Glukuronidierung renale Eliminierung.

Indikationen und Behandlungshinweise
- *Einschlafstörungen.* Chloraldurat blau Kapseln haben eine verzögerte Auflösung, so daß sie auch bei *Durchschlafstörungen* gegeben werden können.
- Bei wiederholter Einnahme zeigt Chloralhydrat oft schon nach etwa einer Woche u.a. aufgrund einer Enzyminduktion einen deutlichen Wirkungsverlust.
- Therapeutische Breite von Chloralhydrat gering. Letale Dosis 6–10 g.
- Kreuztoleranz und Kreuzabhängigkeit u.a. mit Alkohol, Benzodiazepinen und Barbituraten.

- Abhängigkeitsentwicklungen sind bekannt. Bei plötzlichem Entzug nach längerer Anwendung Auftreten typischer Entzugssyndrome wie bei Benzodiazepinen.

Dosierung
- 250–1000 mg, maximale Tagesdosis 2 g.

Nebenwirkungen
- Übelkeit, Verwirrtheit, allergische Reaktionen. Wegen der schleimhautreizenden Wirkung wird Chloralhydrat in Kapselform verabreicht.

Kontraindikationen
- Akute Alkohol-, Schlafmittel-, Analgetika- und Psychopharmakaintoxikation; Lebererkrankungen, Magen-Darm-Erkrankungen (Gastritis, Ulkusleiden) sowie Nieren- und Herzinsuffizienz, da halogenierte Kohlenwasserstoffe leberschädigend wirken, bei Niereninsuffizienz kumulieren und das Herz bzw. dessen Reizleitungssystem gegen Katecholamine sensibilisieren können. Abhängigkeitserkrankungen.

Interaktionen
- Siehe S. 260. Insbesondere zu beobachten: Verstärkung von Antikoagulanzien- und Antidiabetika-Wirkungen durch Chloralhydrat.

Bewertung
Traditionell bewährtes Einschlafmittel, aber Mittel der zweiten Wahl. Bei wiederholter Einnahme Abnahme der Wirksamkeit.

Diphenhydramin
Dimethylethylamin

Antihistaminikum/Hypnotikum

Dolestan (Whitehall-Much)
Tbl. 25 mg (10, 20 Tbl.)

Dormigoa N (Scheurich)
Tbl. 50 mg (10, 20 Tbl.)

Dormutil N (Isis Pharma)
Tbl. 50 mg (20 Tbl.)

Halbmond (Whitehall-Much)
Tbl. 50 mg (10, 20 Tbl.)
Lsg. 25 mg = 5 ml (100 ml)

Hevert-Dorm (Hevert)
Tbl. 25 mg (10, 20 Tbl.)

Lupovalin (Pharma Selz)
Tbl. 50 mg (20 Tbl.)

nervo OPT N (Optimed)
Tbl. 50 mg (20 Tbl.)

Nytol (Block Drug Company)
Tbl. 25 mg (20 Tbl.)

Palmicol Schlaftabletten (Riemser)
Tbl. 50 mg (20 Tbl.)

S. 8 (Chefaro)
Tbl. 50 mg (20 Tbl.)

Sediat (Pfleger)
Tbl. 50 mg (20 Tbl.)

Sedopretten (Schöning-Berlin)
Tbl. 50 mg (20 Tbl.)

Sedovegan Novo (Wolff)
Tbl. 25 mg (20 Tbl.)
50 mg (20 Tbl.)

Eigenschaften

Pharmakodynamik:

- Vorwiegend H_1-antihistaminerge Wirkkomponente, zudem anticholinerge Eigenschaften.

Pharmakokinetik:

- Gute und schnelle Resorption $t_{1/2}=4–6$ h. Überwiegende Metabolisierung in der Leber, hauptsächlich renale Elimination. Längere Anflutungsdauer als bei Benzodiazepinen.

Indikationen und Behandlungshinweise

- *Ein- und Durchschlafstörungen.* Schlafinduzierende Wirkung geringer als bei Benzodiazepinhypnotika.

Dosierung

- Einzeldosis 50 mg, Tageshöchstdosis 100 mg.

Nebenwirkungen

- Anticholinerge Wirkungskomponenten erhöhen die Toxizität und komplizieren das Vergiftungsbild.
- Gastrointestinale Beschwerden, Photosensibilität, selten Blutbildveränderungen.

Kontraindikationen

- Akute Alkohol-, Schlafmittel-, Analgetika- und Psychopharmakaintoxikation, Engwinkelglaukom, Harnverhalten.

Interaktionen

- Siehe S. 261.

Bewertung

Wirksames Schlafmittel, aber geringer wirksam als Benzodiazepin-Hypnotika. Hohe Nebenwirkungsquote. Keine Abhängigkeit i. e. Sinne bekannt. Freiverkäuflich im Handel. Gefahr bei Überdosierung und Intoxikationen in suizidaler Absicht.

Doxylamin — Antihistaminikum/Hypnotikum

Dimethylethylamin

doxylamin von ct (ct-Arzneimittel)
Tbl. 25 mg (10, 20 Tbl.)

Gittalun Trinktabletten
(Boehringer Ingelheim)
Brausetbl. 25 mg (10, 20 Tbl.)

Hoggar N (Stada)
Tbl. 25 mg (10, 20 Tbl.)

Schlaf Tabs ratiopharm (ratiopharm)
Tbl. 25 mg (20 Tbl.)

Sedaplus Filmtabletten (Rosen Pharma)
Tbl. 25 mg (10, 20 Tbl.)

Sedaplus Saft (Chephasaar)
Saft 25 mg = 10 ml Saft (100 ml)

Eigenschaften

Pharmakodynamik:

- Vorwiegend H_1-antihistaminerge Wirkkomponente, zudem anticholinerge Eigenschaften (etwas geringer ausgeprägt als bei Diphenhydramin).

Pharmakokinetik:

- Gute und schnelle Resorption. T_{max} = ca. 1 h, $t_{1/2}$ = 8–10 h. Überwiegende Metabolisierung in der Leber, hauptsächlich renale Elimination.

Indikationen und Behandlungshinweise

- *Ein- und Durchschlafstörungen.* Schlafinduzierende Wirkung geringer als bei Benzodiazepin-Hypnotika.

Dosierung

- Einzeldosis 25 mg, Tageshöchstdosis 50 mg.

Nebenwirkungen

- Anticholinerge Wirkkomponente etwas geringer ausgeprägt als bei Diphenhydramin.
- In Einzelfällen Magen-Darm-Beschwerden, Schwindelgefühl.

Kontraindikationen

- Akute Alkohol-, Schlafmittel-, Analgetika- und Psychopharmakaintoxikation, Engwinkelglaukom, Harnverhalten.

Interaktionen

- Siehe S. 261.

Bewertung

Wirksames Schlafmittel, aber geringer wirksam als Benzodiazepin-Hypnotika. Hohe Nebenwirkungsquote. Keine Abhängigkeit i.e. Sinne bekannt. Freiverkäuflich im Handel. Gefahr bei Überdosierung und Intoxikationen in suizidaler Absicht.

Flunitrazepam
1,4-Benzodiazepin

Hypnotikum

Flunimerck (Merck dura)
Tbl. 1 mg (10, 20 Tbl.)

Fluninoc (Neuro Hexal)
Tbl. 1 mg (10, 20 Tbl.)

Flunitrazepam-neuraxpharm (neuraxpharm)
Tbl. 1 mg (10, 20 Tbl.)

Flunitrazepam-ratiopharm (ratiopharm)
Tbl. 1 mg (10, 20 Tbl.)

Rohypnol (Roche)
Tbl. 1 mg (10, 20 Tbl.)
Amp. 2 mg/1 ml (5 Amp.) *BtmVV*

Eigenschaften

Pharmakodynamik:

- Verstärkung der Hemmung GABAerger Neurone über spezifische Benzodiazepinrezeptoren ($GABA_A$-Rezeptor-Komplex). Flunitrazepam ist die fluorierte und N-methylierte Analogsubstanz zu Nitrazepam. Durch die Substituenten wird eine Wirkungsverstärkung mittels einer erhöhten Affinität der Substanz zum Rezeptor erreicht.

Pharmakokinetik:

- Rasche und fast vollständige Resorption, $t_{1/2}$ = 10–30 h, der aktive Metabolit Desmethylflunitrazepam hat eine Eliminationshalbwertszeit von 20–30 h.

Indikationen und Behandlungshinweise

- *Ein- und Durchschlafstörungen.*
- Aufgrund der langen Halbwertszeiten sind Kumulationsentwicklungen und Hangover-Effekte insbesondere bei älteren Patienten möglich.
- Die parenterale Applikationsform findet v.a. in der Anästhesiologie Verwendung und darf i.v. nur langsam unter Kontrolle der kardiorespiratven Funktionen injiziert werden.

- Die parenterale Applikationsform wurde wegen Mißbrauchs durch (meist Opiat-)Abhängige der BtmVV unterstellt. Gründe für den vermehrten Gebrauch von Flunitrazepam im Vergleich zu anderen Benzodiazepin-Hypnotika unter Opiatabhängigen gibt es nicht. Eine mögliche Erklärung liegt in der hohen und rasch eintretenden Wirksamkeit.

Dosierung
- Ambulant 0,5–2 mg; stationär höchstens 4 mg.

Nebenwirkungen
- Siehe S. 259.

Kontraindikationen
- Siehe S. 260.

Interaktionen
- Siehe S. 260.

Bewertung
Hochwirksames, jedoch aufgrund langer Halbwertszeit und erhöhtem Risiko für Hangover-Effekte und Kumulationsgefahr nur eingeschränkt empfehlenswertes Hypnotikum.

Flurazepam — Hypnotikum
1,4-Benzodiazepin

Dalmadorm (Roche)
Tbl. 30 mg (10, 20 Tbl.)

Flurazepam Riker (3 M Medica)
Kps. 15 mg (20 Kps.)
30 mg (20 Kps.)

Staurodorm Neu (Dolorgiet)
Tbl. 27,42 mg (20 Tbl.)

Eigenschaften
Pharmakodynamik:
- Verstärkung der Hemmung GABAerger Neurone über spezifische Benzodiazepinrezeptoren ($GABA_A$-Rezeptor-Komplex).

Pharmakokinetik:
- Flurazepam ist eine Prodrug und wird rasch zu den aktiven Metaboliten Hydroxyethylflurazepam und Flurazepamaldehyd und mittel-

schnell zu Desalkylflurazepam verstoffwechselt. Hydroxyethyl- oder Aldehydmetaboliten akkumulieren nicht. Desalkylflurazepam akkumuliert jedoch entsprechend seiner langen Halbwertszeit von 40–250 h langsam und erreicht nach mehreren Tagen „Steady state“-Konzentrationen.

Indikationen und Behandlungshinweise

- *Ein- und Durchschlafstörungen.* Aufgrund der ausgeprägten Kumulation der aktiven Substanz Desalkylflurazepam können nach wiederholter Gabe Sedierungseffekte und andere Benzodiazepin-Nebenwirkungen während des Tages auftreten.

Dosierung

- Ambulant 15–30 mg; stationär bis zu 60 mg.

Nebenwirkungen

- Siehe S. 259.

Kontraindikationen

- Siehe S. 260.

Interaktionen

- Siehe S. 260.

Bewertung

Hochwirksames Hypnotikum; aufgrund langer Halbwertszeit erhöhtes Risiko für Hangover-Effekte und Kumulationsgefahr, deshalb nur eingeschränkt empfehlenswert.

Loprazolam — Hypnotikum

Imidazolo-1,4-Benzodiazepin

Sonin (Lipha)
Tbl. 1 mg (10, 20 Tbl.)

Eigenschaften

Pharmakodynamik:

- Verstärkung der Hemmung GABAerger Neurone über spezifische Benzodiazepinrezeptoren ($GABA_A$-Rezeptor-Komplex).

Pharmakokinetik:

- T_{max} = ca. 2,5 h, $t_{1/2}$ = 6–8 h, bei älteren Patienten kann sie bis zu 20 h ansteigen. Piperazin-N-Oxid als Hauptmetabolit des Loprazolam hat etwa die Hälfte der pharmakologischen Aktivität der Muttersubstanz.

Indikationen und Behandlungshinweise

- *Ein- und Durchschlafstörungen.*

Dosierung

- 1–2 mg. Bei älteren Patienten Beginn mit 0,5 mg.

Nebenwirkungen

- Siehe S. 259.

Kontraindikationen

- Siehe S. 260.

Interaktionen

- Siehe S. 260.

Bewertung

Wirksames Hypnotikum. Kumulationsneigung bei älteren Patienten.

Lormetazepam — Hypnotikum

1,4-Benzodiazepin

Ergocalm (Brenner-Efeka)
Tbl. 1 mg (10, 20 Tbl.)
2 mg (10, 20 Tbl.)
(**Ergocalm Tabs**)

Lormetazepam AL (Aliud Pharma)
Tbl. 1 mg (10, 20 Tbl.)
2 mg (10, 20 Tbl.)

Loretam (Wyeth)
Kps. 0,5 mg (10 Kps.)
1 mg (10, 20 Kps.)
2 mg (10, 20 Kps.)

Noctamid (Schering/Asche)
Tbl. 0,5 mg (10, 20 Tbl.)
1 mg (10, 20 Tbl.)
2 mg (10, 20 Tbl.)

Eigenschaften

Pharmakodynamik:

- Verstärkung der Hemmung GABAerger Neurone über spezifische Benzodiazepinrezeptoren ($GABA_A$-Rezeptor-Komplex). Sehr hohe

Affinität zum Benzodiazepinrezeptor, vergleichbar mit der von Lorazepam oder Flunitrazepam.

Pharmakokinetik:

- $T_{max} = 2$ h, $t_{1/2} = 8–15$ h. Lormetazepam hat keine klinisch relevanten aktiven Metaboliten.

Indikationen und Behandlungshinweise

- *Ein- und Durchschlafstörungen.*
- Aufgrund relativ kurzer Halbwertszeit kaum Kumulationsneigung, Hangover-Effekte bei höherer Dosierung verstärkt möglich.

Dosierung

- Ambulant 0,5–1 mg; stationär 1–2 mg.

Nebenwirkungen

- Siehe S. 259.

Kontraindikationen

- Siehe S. 260.

Interaktionen

- Siehe S. 260.

Bewertung

Wirksames Hypnotikum. Keine Kumulationsneigung.

Nitrazepam

1,4-Benzodiazepin

Hypnotikum

Dormalon Nitrazepam (Pharma Wernigerode)
Tbl. 5 mg (10, 20 Tbl.)
Trpf. 5 mg = 35 Tropfen (20 ml)

Dormo-Puren (Isis Puren)
Tbl. 5 mg (20 Tbl.)

Eatan N (Desitin)
Tbl. 10 mg (10, 20 Tbl.)

imeson (Desitin)
Tbl. 5 mg (10, 20 Tbl.)

Mogadan Roche (Roche)
Tbl. 5 mg (10, 20 Tbl.)

Nitrazepam AL (Aliud Pharma)
Tbl. 5 mg (10, 20 Tbl.)
10 mg (20 Tbl.)

Nitrazepam neuraxpharm (neuraxpharm)
Tbl. 5 mg (20 Tbl.)
10 mg (20 Tbl.)

Novanox (Pfleger)
Tbl. 5 mg (20 Tbl.)
10 mg (20 Tbl.) (**Novanox forte**)

Radedorm (ASTA Medica AWD)
Tbl. 5 mg (10, 20 Tbl.)

Eigenschaften

Pharmakodynamik:

- Verstärkung der Hemmung GABAerger Neurone über spezifische Benzodiazepinrezeptoren ($GABA_A$-Rezeptor-Komplex).

Pharmakokinetik:

- T_{max} = 0,5–2 h, $t_{1/2}$ = 15–30 h, beide Metaboliten weisen keine nennenswerte pharmakologische Aktivität auf.

Indikationen und Behandlungshinweise

- *Ein- und Durchschlafstörungen.*
- Aufgrund mittellanger Halbwertszeit muß mit Hangover-Effekten und Kumulationsneigung nach wiederholter Gabe gerechnet werden.
- Nitrazepam wird teilweise auch als Antiepileptikum (z. B. bei BNS-Krämpfen) eingesetzt.

Dosierung

- Ambulant 2,5–10 mg; stationär bis höchstens 20 mg. Bei älteren Patienten sollte eine Dosis von 5 mg möglichst nicht überschritten werden.

Nebenwirkungen

- Siehe S. 259.

Kontraindikationen

- Siehe S. 260.

Interaktionen

- Siehe S. 260.

Bewertung

Wirksames Hypnotikum, im Vergleich zu Flunitrazepam und Flurazepam kürzere Halbwertszeit, jedoch bei höherer Dosierung Risiko von Hangover-Effekten.

Promethazin Antihistaminikum, Hypnotikum
Phenothiazinderivat

Atosil (Bayer Vital)
Tbl. 25 mg (20, 50, 100 Tbl.)
Trpf. 20 mg = 20 Trpf. = 1 ml (30, 50, 100 ml)
Sirup 1 mg = 1 ml (100 ml)
Amp. 50 mg/2 ml (5 Amp.)

Eusedon (Krewel Meuselbach)
Lsg. 5 mg = 1 ml (200 ml)

Promethawern (Pharma Wernigerode)
Tbl. 25 mg (20, 100 Tbl.)

Promethazin-neuraxpharm (neuraxpharm)
Drg. 10 mg (20, 50, 100 Drg.)
25 mg (20, 50, 100 Drg.)
100 mg (20, 50, 100 Drg.)
Lsg. 20 mg = 20 Trpf. = 1 ml (30, 50, 100 ml)
Amp. 50 mg/2 ml (5 Amp.)

Prothazin (Rodleben)
Tbl. 25 mg (25, 50, 100 Tbl.)
Amp. 50 mg/2 ml (5, 10 Amp.)

Prothazin liquidum (Pharma Wernigerode)
Lsg. 20 mg = 1 ml (30, 50 ml)

Eigenschaften

Pharmakodynamik:

- Vorwiegend H_1-antihistaminerge Wirkkomponente, zusätzlich anticholinerge, adrenolytische und schwach antiserotonerge Eigenschaften. Keine antipsychotischen Eigenschaften.

Pharmakokinetik:

- Schnelle und nahezu vollständige Resorption. $T_{max} = 1{,}5–3$ h, $t_{1/2} = 10–12$ h. Keine pharmakologisch aktiven Metaboliten.

Indikationen und Behandlungshinweise

- *Ein- und Durchschlafstörungen.* Zur Sedierung bei Erregungs- und Unruhezuständen.
- Bei i.v.-Injektion sind Venenwandreizungen, Thrombophlebitiden bis hin zu Nekrosen möglich.

Dosierung

- Bei Schlafstörungen abends bis 100 mg in Tabletten- oder Tropfenform. Falls eine längere orale Medikation vorgesehen ist, liegt die tägliche orale Dosis bei 25–150 mg.

Nebenwirkungen

- Anticholinerge Eigenschaften führen zu vegetativen Nebenwirkungen. Häufig orthostatische Kreislaufprobleme. EPMS sehr selten.

Kontraindikationen

- Akute Alkohol-, Schlafmittel-, Analgetika- und Psychopharmakaintoxikationen, Harnverhalt, Engwinkelglaukom.
- *Relative Kontraindikationen:* Prostatahypertrophie; Leber- und Nierenschäden.

Routineuntersuchungen

- Siehe S. 154.

Interaktionen

- Siehe S. 261.

Bewertung

Wirksames Hypnotikum, schwächer wirksam als Benzodiazepin-Hypnotika. Therapeutische Breite geringer als bei Benzodiazepin-Hypnotika. Keine antipsychotische Wirksamkeit.

Temazepam
1,4-Benzodiazepin — Hypnotikum

Norkotral Tema (Desitin)
Kps. 20 mg (10, 20 Kps.)

Planum (Pharmacia & Upjohn)
Kps. 20 mg (10, 20, 30 Kps.)
(**Planum mite**)
20 mg (10, 20, 30 Kps.)

Pronervon T 10/ T 20
(Produpharm Lappe)
Kps. 10 mg (10, 20 Kps.)
20 mg (10, 20 Kps.)

Remestan (Wyeth)
Kps. 10 mg (10, 20 Kps.)
(**Remestan mite**)
20 mg (10, 20 Kps.)

temazep von ct (ct-Arzneimittel)
Kps. 10 mg (10, 20, 30 Kps.)
20 mg (10, 20, 30 Kps.)

Eigenschaften

Pharmakodynamik:

- Verstärkung der Hemmung GABAerger Neurone über spezifische Benzodiazepinrezeptoren ($GABA_A$-Rezeptor-Komplex).

Pharmakokinetik:

- T_{max} = ca. 1 h, $t_{1/2}$ = 5–14 h. Temazepan hat keine klinisch relevanten aktiven Metaboliten. Kaum Kumulationsrisiko.

Indikationen und Behandlungshinweise

- *Ein- und Durchschlafstörungen.*
- Hangover-Effekte nur bei höherer Dosierung.
- Temazepam kann bei mehrmaliger Gabe in geringer Dosierung auch als Anxiolytikum verwendet werden.

Dosierung

- Ambulant 10 bis höchstens 40 mg; stationär bis 60 mg. Als Anxiolytikum kann Temazepam in einer Dosis von 2–3mal 10 mg gegeben werden.

Nebenwirkungen

- Siehe S. 259.

Kontraindikationen

- Siehe S. 260.

Interaktionen

- Siehe S. 260.

Bewertung

Wirksames Hypnotikum. Keine Kumulationsneigung.

Triazolam Hypnotikum
Triazolobenzodiazepin

Halcion (Pharmacia & Upjohn)
Tbl. 0,125 mg (7, 10, 14 Tbl.) (**Halcion mite**)
0,25 mg (7, 10, 14 Tbl.)

Eigenschaften

Pharmakodynamik:

- Verstärkung der Hemmung GABAerger Neurone über spezifische Benzodiazepinrezeptoren ($GABA_A$-Rezeptor-Komplex).

Pharmakokinetik:

- $T_{max}=0{,}7–2{,}4$ h, $t_{1/2}=1{,}5–5$ h. Metaboliten tragen kaum zur klinischen Wirkung bei. Keine Kumulationsgefahr.

Indikationen und Behandlungshinweise

- *Einschlafstörungen.*
- Hangover-Effekte nur bei höheren Dosen.
- Am Morgen kann nach abendlicher Gabe erhöhte Ängstlichkeit und Unruhe als Rebound-Phänomen beobachtet werden.

Dosierung

- 0,125–0,25 mg.

Nebenwirkungen

- Siehe S. 259.
- Verwirrtheitszustände, Ängstlichkeit, anterograde Amnesie wurden beobachtet. Nutzen-Risiko-Verhältnis daher ungünstiger als bei anderen Benzodiazepin-Hypnotika.

Kontraindikationen

- Siehe S. 260.

Interaktionen

- Siehe S. 260.

Bewertung

Wirksames Hypnotikum. Einschlafmittel. Als Durchschlafmittel nicht geeignet. Höhere Nebenwirkungsrate als andere Benzodiazepin-Hypnotika, daher nur bedingt empfehlenswert.

Zaleplon Hypnotikum
Pyrazolopyrimidin

Sonata (Wyeth)
Kps. 5 mg (14 Kps.)
10 mg (14 Kps.)

Eigenschaften

Pharmakodynamik:

- Verstärkung der Hemmung GABAerger Neurone über spezifische Benzodiazepinrezeptoren ($GABA_A$-Rezeptor-Komplex). Zaleplon ist ein selektiver Agonist an $GABA_A$-Rezeptoren, die eine α_1-Untereinheit enthalten.

Pharmakokinetik:

- Rasche Resorption. $T_{max} = 1{,}1$ h, $t_{1/2} = 1$ h. Vorwiegend hepatische Metabolisierung, daher bei Leberinsuffizienz Verlängerung der Halbwertszeit möglich. Die beiden Hauptmetaboliten 5-Oxo-Zaleplon und 5-Oxo-Desethylzaleplon sind vermutlich pharmakologisch inaktiv.

Indikationen und Behandlungshinweise

- *Einschlafsstörungen.*

Dosierung

Empfohlene Dosis für Erwachsene 10 mg, für ältere Patienten 5 mg tgl. Die tägliche Gesamtdosis sollte 10 mg nicht überschreiten.

Nebenwirkungen

- Prinzipiell können unter Zaleplon alle die den Benzodiazepinen eigengen Nebenwirkungen auftreten (s. S. 219).
- Kopfschmerzen, Schwäche, Schwindel.
- Tagessedierung mit Benommenheit, Müdigkeit, eingeschränktem Reaktionsvermögen und Gedächtnisstörungen sind aufgrund der pharmakokinetischen Daten nur selten zu erwarten.
- Mögliche Hangover-Effekte, Rebound-Phänomene und Abhängigkeitsentwicklungen sind bisher aufgrund der wenigen Daten nur eingeschränkt beurteilbar. Ähnlich wie bei Zolpidem und Zopiclon sind diese Phänomene bisher seltener beobachtet worden als bei den Benzodiazepin-Hypnotika.

Kontraindikationen

- Akute Alkohol-, Schlafmittel-, Analgetika- und Psychopharmakaintoxikation. Myasthenie.
- *Relative Kontraindikationen:* Alkoholabhängigkeit oder -mißbrauch, Suchtgefährdung, schwere Leberschädigung, chronische Ateminsuffizienz (obstruktive Atemwegserkrankungen), Schlaf-Apnoe-Syndrom, Personen unter 18 Jahren.

Interaktionen

- Änderungen der Plasmakonzentration sind zu erwarten bei gleichzeitiger Verabreichung von Arzneimitteln, die das Leberenzym CYP 3A3/4 beinflussen (s. S. 435).

Bewertung

- Für eine Bewertung bisher noch kein ausreichend langer Beobachtungszeitraum vorhanden. Bei der Kürze der Eliminationshalbwertszeit von 1 h und einer Dauer der sedierenden Wirkung von ca. 4 h ist eine Indikation nur für Einschlafstörungen gegeben.

Zolpidem — Hypnotikum

Imidazopyridin

Bikalm (Byk Gulden)
Tbl. 10 mg (10, 20 Tbl.)

Stilnox (Sanofi-Synthelabo)
Tbl. 10 mg (10, 20 Tbl.)

Eigenschaften

Pharmakodynamik:

- Verstärkung der Hemmung GABAerger Neurone über spezifische Benzodiazepinrezeptoren ($GABA_A$-Rezeptor-Komplex).

Pharmakokinetik:

- T_{max} = ca. 2 h, $t_{1/2}$ = 1–3,5 h, bei Leberinsuffizienz deutlich verlängert auf ca. 10 h. Extensiver Abbau zu pharmakologisch nicht aktiven Metaboliten. Kein Kumulationsrisiko.

Indikationen und Behandlungshinweise

- *Ein- und Durchschlafstörungen.*

Dosierung

- Regeldosis 10 mg, Gaben bis zu 20 mg tgl. sind möglich. Bei eingeschränkter Leber- und Nierenfunktion und bei alten Patienten 5–10 mg.

Nebenwirkungen

- Prinzipiell können unter Zolpidem alle die den Benzodiazepinen eigenen Nebenwirkungen auftreten (s. S. 219).
- Bei hoher Dosierung: Tagessedierung, Benommenheit und eingeschränktes Reaktionsvermögen. In höherer Dosierung (20 mg zur Nacht) anterograde Amnesie in Einzelfällen beschrieben.
- Kopfschmerzen, Übelkeit und Schwindel.
- Hangover-Effekte, Rebound-Phänomene und Abhängigkeitsentwicklungen bisher seltener beobachtet als bei Benzodiazepin-Hypnotika.

Kontraindikationen

- Akute Alkohol-, Schlafmittel-, Analgetika- und Psychopharmakaintoxikationen. Myasthenie.
- *Relative Kontraindikationen:* Alkoholabhängigkeit oder -mißbrauch, Suchtgefährdung, schwere Leber- und Nierenschäden, chronische Ateminsuffizienz (obstruktive Atemwegserkrankungen), Schlaf-Apnoe-Syndrom.

Interaktionen

- Siehe S. 260.

Bewertung

Wirksames Hypnotikum. Alternative zu Benzodiazepin-Hypnotika, Abhängigkeitsentwicklungen bisher seltener beobachtet, jedoch grundsätzlich Risiko vorhanden (s. auch Bewertung S. 257).

Zopiclon Hypnotikum

Zyklopyrrolon

Ximovan (Aventis Pharma)
Tbl. 7,5 mg (10, 20 Tbl.)

Eigenschaften

Pharmakodynamik:

- Verstärkung der Hemmung GABAerger Neurone über spezifische Benzodiazepinrezeptoren ($GABA_A$-Rezeptor-Komplex).

Pharmakokinetik:

- Rasche Resorption. T_{max} = ca. 1 h, $t_{1/2}$ = ca. 5 h, bei Leberinsuffizienz Verlängerung der Eliminationshalbwertszeit auf 8–11 h möglich. Der Hauptmetabolit Zopiclon-N-Oxid ist nur wenig pharmakologisch aktiv. Keine Kumulationsneigung.

Indikationen und Behandlungshinweise

- *Ein- und Durchschlafstörungen.*

Dosierung

- Regeldosis 7,5 mg, bis zu 15 mg tgl. möglich. Bei älteren Patienten mit Leberschädigung oder Patienten mit obstruktiven Atemwegserkrankungen nur bis 3,75 mg.

Nebenwirkungen

- Prinzipiell können unter Zopiclon alle die den Benzodiazepinen eigenen Nebenwirkungen auftreten (s. S. 219).
- Besonders bei hoher Dosierung kann es zu Tagessedierung mit Benommenheit, Müdigkeit, eingeschränktem Reaktionsvermögen und Gedächtnisstörungen kommen.
- Häufig bitterer bis metallischer Geschmack.
- Hangover-Effekte, Rebound-Phänomene und Abhängigkeitsentwicklungen bisher seltener beobachtet als bei Benzodiazepin-Hypnotika.

Kontraindikationen

- Akute Alkohol-, Schlafmittel-, Analgetika- und Psychopharmakaintoxikationen. Myasthenie.
- *Relative Kontraindikationen:* Alkoholabhängigkeit oder -mißbrauch, Suchtgefährdung, schwere Leber- und Nierenschädigung, chronische Ateminsuffizienz (obstruktive Atemwegserkrankungen), Schlaf-Apoe-Syndrom.

Interaktionen

- Siehe S. 260.

Bewertung

Wirksames Hypnotikum. Alternative zu Benzodiazepin-Hypnotika, Abhängigkeitsentwicklungen seltener beobachtet, jedoch grundsätzlich Risiko vorhanden (s. auch Bewertung S. 257).

Andere Substanzgruppen:	Antidepressiva, Neuroleptika, Clomethiazol, Barbiturate, Tryptophan, Melatonin, pflanzliche Präparate

Antidepressiva

- Antidepressiva mit antihistaminischen und/oder 5-HT_2-antagonistischen Eigenschaften, z. B. *Amitriptylin*, *Doxepin*, *Maprotilin*, *Mianserin*, *Mirtazapin*, *Nefazodon*, *Trazodon* und *Trimipramin* wirken schlaffördernd und können als Hypnotika eingesetzt werden.
- Bei bestehender Therapie mit einem dieser dämpfenden Antidepressiva kann die abendliche Dosis erhöht werden, bei zusätzlicher Verordnung dieser Substanzen zu anderen Antidepressiva ist besonders auf die anticholinergen Nebenwirkungen zu achten.
- Bei abhängigkeitsgefährdeten Patienten sind Antidepressiva den Benzodiazepinen vorzuziehen, alternativ ist auch an Neuroleptika zu denken.

Neuroleptika

- Initial sedierende Neuroleptika, z.B. *Melperon*, *Pipamperon*, *Chlorprothixen* und *Levomepromazin*, haben eine schlafinduzierende Wirkung (Vermittlung vorwiegend über 5-HT_2- und H_1-antagonistische Eigenschaften).
- Bei Patienten, die an einer psychotischen Störung und begleitenden Schlafstörungen leiden, soll zunächst die abendliche Gabe von Neuroleptika erhöht werden. Erst bei Nichtansprechen der Dosierungsumverteilung soll zusätzlich ein herkömmliches Hypnotikum gegeben werden.
- Erhalten Patienten ein Neuroleptikum nicht zur antipsychotischen Behandlung, sondern als Hypnotikum, muß immer berücksichtigt werden, daß Neuroleptika auch in niedrigen Dosen EPMS verursachen können. Bei den genannten Neuroleptika ist aber das Risiko bei den empfohlenen Dosierungen gering. Melperon oder Pipamperon sind aufgrund ihrer geringen antidopaminergen und anticholinergen Wirkung vorzuziehen.
- Bei älteren Patienten häufigeres Auftreten von paradoxen Wirkungen auf Benzodiazepine, dann eher Neuroleptika geben.
- *Clozapin* kann bei schweren Schlafstörungen in einer Dosierung von 12,5–50 mg als „Hypnotikum“ gegeben werden, auch wenn keine schizophrene Grunderkrankung vorliegt. Für diese Indikation be-

steht *keine Zulassung* und kein Versicherungsschutz. Innerhalb der Neuroleptika sollte jedoch zunächst ein Versuch mit den oben genannten Präparaten erfolgen.

- Bei abhängigkeitsgefährdeten Patienten sind Neuroleptika den Benzodiazepinen vorzuziehen, alternativ ist auch an Antidepressiva zu denken, besonders wenn ein Risiko für EPMS besteht.

Clomethiazol (s. auch S. 324)
- Grundsätzlich soll Clomethiazol aufgrund des Abhängigkeitsrisikos nicht als Hypnotikum eingesetzt werden.
- Allenfalls bei sehr schweren, anders nicht behandelbaren Schlafstörungen (z.B. bei geriatrischen Patienten) kann Clomethiazol unter Abwägung der Nutzen-Risiko-Relation gegeben werden.

Barbiturate
- Vom BfArM wurde für Barbiturate als Hypnotika eine Negativmonographie erstellt.
- Barbiturate sind heute als Hypnotika wegen der Gefahr der Abhängigkeitsentwicklung und gravierender Nebenwirkungen obsolet.
- Lang wirksame Barbiturate finden als Antikonvulsiva Verwendung.

Melatonin
- Exogen zugeführtes Melatonin soll Phasenverschiebungen des Schlafes, Resynchronisierung und Stabilisierung des Schlafes nach Zeitzonenverschiebungen (jet lag) bewirken.
- Bisher zu wenig gesicherte Daten zu Wirkprofil, Dosierung, Nebenwirkungen und Langzeiteffekten, daher als Schlafmittel noch nicht empfehlenswert.

Tryptophan (s. auch S. 88)
- Hypnotische Wirksamkeit ist gering, teilweise jedoch gute Erfahrungen bei chronisch schlafgestörten Patienten.
- Hinweis: Nachdem als Ursache für das Auftreten eines sog. Eosinophilie-Myalgie-Syndroms (Krankheitsbild mit z.T. schwersten Myalgien und Arthralgien) eine Verunreinigung in Präparaten (nicht des Wirkstoffes) erkannt wurde, ist Tryptophan wieder in den Handel genommen worden.

CAVE: Bei gleichzeitiger Gabe von MAOH kann ein zentrales Serotonin-Syndrom auftreten.

Pflanzliche Präparate (Baldrian, Hopfen)

- Wirksame Inhaltsstoffe vieler Baldrianpräparate sind die Valepotriate. Einzelne Autoren warnen mit Hinweis auf deren geringe Bioverfügbarkeit und die in vitro zytotoxischen Eigenschaften vor der Anwendung dieser Substanzen. Insbesondere fehlen Studien zur Langzeittoxizität dieser Präparate.
- Sedierende Eigenschaften sind bekannt, die hypnotische Wirksamkeit ist jedoch gering.
- Vorteil des fehlenden Abhängigkeitsrisikos.
- Anwendung nur bei leichten Schlafstörungen empfehlenswert.
- Therapiestudien fehlen.
- Nicht empfehlenswert sind Kombinationspräparate aus pflanzlichen Grundstoffen und herkömmlichen Hypnotika.

Kapitel 6 Antidementiva

6.1 Übersicht

- Antidementiva (Synonym: Nootropika) sind zentral wirkende Substanzen, die die Hirnleistung, insbesondere Gedächtnis, Konzentrations- und Auffassungsfähigkeit, Aufmerksamkeit, Urteilsvermögen und Orientierung verbessern und die Beeinträchtigung sozialer Alltagsaktivitäten beheben können.
- Bei der Beurteilung der Wirksamkeit von Antidementiva ist zu berücksichtigen, daß neben der Besserung der Symptomatik (im Durchschnitt heute erst 10–20%) auch eine Minderung der Progredienz im Verlauf der Erkrankung wichtig ist. Für den Wirksamkeitsnachweis sollte auf *jeder* der drei Beobachtungsebenen „Psychopathologie", „objektivierende Leistungsverfahren" und „Verhalten" eine signifikante Verbesserung gefordert werden.
- Es können nach pharmakotherapeutischen Gesichtspunkten folgende Zielgruppen unterschieden werden (s. auch Indikationen, Kap. 6.4):
  - Demenz bei Alzheimer-Krankheit (Bezeichnung nach ICD-10, nach DSM-IV: „Demenz vom Alzheimer-Typ", DAT),
  - vaskuläre (VD) und gemischte Demenz,
  - Demenz vom Lewy-Körperchen-Typ,
  - Demenz bei anderen Erkrankungen,
  - „leichte kognitive Störung" (*minimal cognitive impairment,* MCI).
- Z. Z. stehen folgende Antidementiva zur Verfügung:
  - Substanzen mit nachgewiesener Wirksamkeit nach den oben genannten Kriterien: *Donepezil, Rivastigmin, Tacrin;*
  - eine vom BfArM schon nach den neuen strengeren Richtlinien zugelassene Substanz: *Nimodipin;*
  - in den 80er Jahren zugelassene Nootropika: *Ginkgo biloba, Nicergolin;*
  - Substanzen ohne ausreichend nachgewiesene Wirksamkeit, aber mit „positiver Aufbereitungsmonographie" (BfArM): *Co-dergocrin* (Dihydroergotoxin), *Pyritinol* und *Piracetam;*

  - weitere Substanzen, bei denen nootrope Effekte beschrieben werden: *α-Tocopherol* (Vitamin E), *Desferrioxamin, Indomethacin, Memantin, (retardiertes) Physostigmin, Selegilin.*
- *Pathogenetische Befunde:* Die DAT zeichnet sich durch unspezifische *neuropathologische* (neurofibrilläre Bündel, senile Plaque aus β-Amyloid, Neuronenverlust mit reaktiver Gliose) und *neurobiochemische* (verminderter Aktivität der Azetylcholintransferase, aber auch vieler anderer Neurotransmittersysteme wie Somatostatin und Glutamat) Veränderungen aus. Diskutiert werden bei der DAT auch Veränderungen des Glukosestoffwechsels und immunologische Störungen. Des weiteren wurden Risikofaktoren gefunden, die auf eine genetische Komponente (erhöhtes Risiko für DAT bei Angehörigen ersten Grades mit DAT, bei familiärer Belastung mit Down-Syndrom, bei Vorliegen eines sog. Apo-E4-Alleles) hinweisen. Hierbei kommt den Chromosomen 21, 14, 1 und 19 besondere Bedeutung zu.

6.2 Wirkmechanismen

Substanzgruppen

Co-dergocrin, Nicergolin: Mischwirkung aus partiellem α-Adrenorezeptor- und 5-HT-Agonismus.

Desferrioxamin: Chelatbildner.

Donepezil, Physostigmin, Rivastigmin, Tacrin: Azetylcholinesterasehemmer (bei Rivastigmin auch Hemmung der Butyrylcholinesterase).

Ginkgo biloba: Kein einheitlicher Wirkmechanismus, u. a. Hemmung des plättchenaktivierenden Faktors durch Ginkgolid B (Inhaltsstoff von Ginkgo biloba), auch antioxidative Eigenschaften der Flavoglykoside werden diskutiert.

Indomethacin: Antiphlogistikum (Cyclooxygenase-Hemmer).

Memantin: NMDA(Glutamat)-Antagonist.

Nimodipin: Calciumkanal-Hemmer.

Piracetam: Kein einheitlicher Wirkmechanismus; erhöht u. a. zelluläre Calcium- und Natriumfluxe, beeinflußt GABAerges System.

Selegilin: MAO-B-Hemmer und Antioxidans.

α-Tocopherol (Vitamin E): Antioxidans.

6.3 Allgemeine Therapieprinzipien

- Es ist ein multimodaler individueller Behandlungsplan anzuwenden, da Patienten mit Demenz neben den vielgestaltigen kognitiven Leistungseinbußen, auch depressive Syndrome, paranoide Syndrome, organische Persönlichkeitsänderungen, psychomotorische Unruhe und hartnäckige Schlafstörungen zeigen können.
- Nur ca. 10 % der Demenzen sind kausal therapierbar (z.B. durch Hormon- bzw. Vitaminsubstitution bei Hypothyreose bzw. Vit. B_{12}-Mangel) und auch dann nicht immer reversibel.
- Zwei Behandlungsprinzipien müssen in einen *Gesamtbehandlungsplan* integriert werden: die Pharmakotherapie und die Psycho- bzw. Soziotherapie.

Medikamentöse Therapie der Demenz

Die medikamentöse Therapie der Demenzen erfolgt in drei Stufen. Sie werden schematisch in Tabelle 6.1 dargestellt. Es verdichten sich zusätzlich die Hinweie, daß Azetylcholinesterasehemmer auch die im folgenden erwähnten psychopathologischen Zusatzsyndrome verbessern.

CAVE: Ältere Menschen haben eine erhöhte Suszeptibilität für Sedierung, Parkinsonoid, anticholinerge Wirkungen und Orthostase. Oft ist die *renale Clearance* vermindert und der *hepatische Metabolismus* verzögert.

- Bei zusätzlichem *depressivem Syndrom* sollten möglichst keine trizyklischen Antidepressiva mit starker anticholinerger Komponente verordnet werden; vorzuziehen sind: Nortriptylin, Desipramin, Mirtazapin, SSRI und Venlafaxin.
- Bei zusätzlichem *paranoidem Syndrom* sollten Neuroleptika ohne (oder mit nur gering ausgeprägter) anticholinerger Komponente in niedriger Dosierung (z.B. Haloperidol 0,5 bis 3 mg tgl.) ausgewählt werden. Auch niedrig dosierte atypische Neuroleptika (z.B. Risperidon 0,5–2 mg tgl.) sind wirksam und verträglich.
- Bei *organischen Persönlichkeitsänderungen* mit erhöhter Aggressivität kann Carbamazepin, aber auch Valproinsäure, in phasenprophylaktischer Dosierung, sinnvoll sein.
- Bei psychomotorischer Unruhe und bei zusätzlichen *Schlafstörungen* können sedierende Neuroleptika ohne (oder mit nur gering ausgeprägter) anticholinerger Komponente, z.B. Melperon oder Pipamperon, verordnet werden. Zur Verordnung von Benzodiazepinen bei Patienten mit Demenz und Schlafstörungen s. S. 256.

Tabelle 6.1. Stufen der medikamentösen Therapie bei Demenz

A.

Alle medikamentösen Ansätze zur Behandlung
- internistischer (z. B. Hypovitaminosen, Herzinsuffizienz, Endokrinopathien),
- neurologischer (z. B. M. Parkinson) und/oder
- psychiatrischer (z. B. Depression, Alkoholabhängigkeit)

Erkrankungen nutzen

Falls dementielles Syndrom nach 4–12 Wochen (abhängig von der Erkrankung) unter A gebessert, Beibehaltung von **A**	Falls keine Therapie nach **A** nötig oder falls dementielles Syndrom nach 4–12 Wochen unter A unverändert, zusätzlich **B** (falls die Kriterien unter B erfüllt werden)

Bei vaskulärer Demenz aller Schweregrade (neben Basistherapie und ggf. ASS, Präparat aus C mit Bevorzugung von Ginkgo biloba, Vitamin E, Nicergolin, Nimodipin und besonders Memantin: Versuch für 12 Wochen)

B.

Azetylcholinesterasehemmer (Donepezil, Rivastigmin) bei „wahrscheinlicher" leichter bis mittelschwerer DAT nach gemeinsamer Besprechung mit dem Patienten und den Angehörigen: Versuch für 3–6 Monate

Falls DAT nach 3–6 Monaten gebessert oder merklich geringere Progredienz, Beibehaltung von **B**	Falls Kontraindikationen gegen **B** oder B nach 3–6 Monaten ohne Wirkung, dann **C**

C.

Übrige Antidementiva (s. S. 287)

Falls ein Präparat aus **C** nach 12 Wochen keine Wirkung (Besserung oder merklich geringere Progredienz) zeigt, Absetzen und ggf. anderes Präparat aus C

Mehr als 2 Versuche mit Substanzen aus den verschiedenen Wirkgruppen der Antidementiva der Gruppe C sollten nicht gemacht werden. (Der Wirksamkeitsnachweis für die Gruppe C ist noch nicht gelungen.)

6.4 Indikationen

- Das Zielsyndrom für Antidementiva ist die Demenz.
- Das differentialdiagnostische Vorgehen spielt beim klinischen Syndrom Demenz eine wichtige Rolle.

Diagnostisches und differentialdiagnostisches Vorgehen

- Prüfung einer Verminderung der früher höheren Leistungsfähigkeit unter Berücksichtigung der Fremdanamnese.
- Prüfung der Beeinträchtigung des Alltagslebens (ggf. mit ADL).
- Klinische Untersuchungen mit Labor, EEG, EKG, Bildgebung und neuropsychologischer Testung. Zur Absicherung der Diagnose eignen sich die Instrumente SIDAM, CERAD und TFDD. Der Verlauf, mit den kognitiven Leistungseinbußen, kann mit ADAS Cog. oder SKT dargestellt werden.
  Schließlich kommt man in der Regel zu einer *wahrscheinlichen* Diagnose von einer DAT, VD oder einer gemischten Demenz, einer Demenz vom Lewy-Körperchen-Typ, einer Demenz bei einer anderen Erkrankung oder einer „leichten kognitiven Störung".
- Zur Beurteilung des Schweregrades der Demenz hat sich die Mini-Mental State Examination (MMSE) bewährt. Sie wird eingesetzt, um sich nach Art einer Screening-Methode einen Eindruck über die kognitiven Fähigkeiten (Gedächtnis, Aufmerksamkeit und sprachliche Leistungen) eines Patienten zu verschaffen. Schweregrad nach MMSE:
  - leicht (18–24 Punkte),
  - mittelschwer (10–17 Punkte),
  - schwer (<10 Punkte).
- Die komplexeren neuropsychologischen Instrumente können bei der *schweren* Demenz nicht ohne weiteres eingesetzt werden.

Demenz bei Alzheimer-Krankheit

- Die DAT ist eine primär degenerative zerebrale Erkrankung. Sie beginnt meist schleichend und entwickelt sich langsam, aber stetig; nach erster Diagnosenstellung führt sie im Durchschnitt nach 8 Jahren zum Tode.
- Für eine sichere, wahrscheinliche oder mögliche DAT gibt es die in Tabelle 6.2 gezeigten Kriterien.
- Azetylcholinesterasehemmer sind insbesondere bei DAT evaluiert.

Vaskuläre Demenz

- Die VD entwickelt sich meist schnell nach einer Reihe von Schlaganfällen als Folge von zerebrovaskulärer Thrombose, Embolie oder Blu-

Tabelle 6.2. Modifizierte NINCDS-ADRDA Kriterien für eine sichere, wahrscheinliche oder mögliche DAT

Sichere DAT	• Klinische Kriterien für eine wahrscheinliche DAT • Histopathologischer Beweis (Biopsie oder Autopsie)
Wahrscheinliche DAT	• Klinische Untersuchung und MMSE für Demenz positiv • Demenz bestätigt durch neuropsychologische Testung • Defizite auf 2 oder mehr Teilgebieten der kognitiven Leistungsfähigkeit • Progrediente Verschlechterung des Gedächtnisses oder anderer kognitiver Leistungen • Keine quantitative Bewußtseinsstörung • Ausschluß einer Hirn- oder sonstigen Erkrankung, die zu einer Demenz führen kann
Mögliche DAT	• Atypischer Beginn oder atypischer Verlauf einer Demenz unklarer Ätiologie • Eine Hirn- oder sonstige Erkrankung, die zwar zu einer Demenz führen kann, liegt vor, wird aber nicht für die vorliegende Demenz verantwortlich gemacht • Progrediente Leistungsminderung in einem einzigen kognitiven Teilgebiet
Unwahrscheinliche DAT	• Plötzlicher Beginn • Fokal-neurologische Ausfälle • Krampfanfälle oder Gangstörung früh im Laufe der Erkrankung

tung. In seltenen Fällen kann ein einziger ausgedehnter Infarkt die Ursache sein. Die VD kann weiter in *vaskuläre Demenz mit akutem Beginn, Multiinfarktdemenz* (vorwiegend kortikale Demenz) und *subkortikale vaskuläre Demenz* (mit arterieller Hypertonie assoziiert, ischämische Läsionen überwiegend im Marklager) eingeteilt werden.

- Für die Symptome, die die Diagnose einer *VD*, insbesondere im Sinne einer *Multiinfarktdemenz* nahelegen, wird in Studien häufig der Hachinski-Ischämie-Score bzw. modifizierte Versionen, obwohl nicht unumstritten, eingesetzt (Tabelle 6.3).
- ASS (300 mg tgl.) soll eine Wirkung bei vaskulärer Demenz haben.

Tabelle 6.3. Hachinski-Ischämie-Score

	Summe der Punktewerte
Primäre degenerative Demenz	0–4
Mischformen, nicht eindeutig	5–6
Vaskuläre Demenz	7–18

Zusammensetzung der Punktwerte: je 2 bei plötzlichem Beginn, fluktuierendem Verlauf, Krampfanfällen in der Anamnese, neurologischen Herdsymptomen und neurologischen Herdzeichen, je 1 bei: schrittweiser Verschlechterung, nächtlichem „Verwirrtheitszustand", eher erhaltener Primärpersönlichkeit, Depression, somatischen Beschwerden, Affektdurchlässigkeit, Hypertonie in der Anamnese, anderen arterioskleroseassoziierten Erkrankungen.

Demenz vom Lewy-Körperchen-Typ

- Als Unterscheidungshilfe zwischen *DAT* und der *Demenz vom Lewy-Körperchen-Typ* nach klinischen Gesichtspunkten dienen z.B. die CDLB-Kriterien (Consortium on dementia with Lewy-bodies, Tabelle 6.4).
- Hochgradige neuroleptikainduzierte Nebenwirkungen sind bei dieser Demenzform typisch.
- Es gibt positive Ergebnisse mit Azetylcholinesterasehemmern.

„Leichte kognitive Störung" („minimal cognitive impairment")

- Häufig werden schon bei der „leichten kognitiven Störung", die zumindest noch nicht einmal die Kriterien einer leichten DAT erfüllen, Antidementiva verordnet. Für die Wirksamkeit dieser Strategie gibt es keine Belege. Man hofft jedoch, daß durch neuroprotektive Substanzen wie Antiphlogistika, Antioxidantien, Östrogene oder auch Azetylcholinesterasehemmer die zu einer Demenz konvertierende Rate von 15% gesenkt werden kann.

Tabelle 6.4. CDLB-Kriterien (allgemeine Demenz-Kriterien müssen erfüllt sein)

Wahrscheinliche Demenz vom Lewy-Körperchen-Typ (mindestens 2 Kriterien erforderlich)	• Fluktuierende kognitive Leistungsfähigkeit und Aufmerksamkeitsfokussierung • Optische Halluzinationen • EPMS
Akzessorische Symptome	Wiederholte Stürze, Synkopen, erhöhte Suszeptibilität für neuroleptische Wirkungen und Nebenwirkungen, systematischer Wahn, Halluzinationen anderer Sinnesmodalitäten

6.5 Antidementiva, Psycho-/Soziotherapie und pflegerische Maßnahmen

Beratungsmaßnahmen, Verhaltenstraining und Kompensationsprogramme

- Die Information, Motivation und Psychoedukation des Patienten und der Angehörigen bzw. des Betreuers ist die Basis der Behandlung und sollte sich auch auf die Einnahme von Antidementiva beziehen. Es sollte besonders betont werden, daß ein vorübergehender Stillstand des Leistungsabbaus bereits ein Erfolg ist.
- Ein kompensatorisches Vorgehen mit dem Ziel, daß der Patient trotz Einbußen im Alltag zurechtkommt, ist anzustreben.
- Es ist zweifelhaft, ob klassisches Gedächtnistraining („brain jogging") bei Demenzen wirksam ist. Sinnvoller, da emotional entlastend, scheint die „Erinnerungstherapie", bei der auf alte Gedächtnisinhalte zurückgegriffen wird.
- Spezielle Fertigkeiten und verbliebene Fähigkeiten sind zu fördern („Selbsterhaltungstherapie").
- Einfache interne Strategien („Mnemotechniken") wie Gesichter-Namen-Assoziationslernen und einfache externe Strategien (Listen, Kalender, aktive Hinweisreize wie Wecker) zur vereinfachten Umfeldstrukturierung können geübt werden. Informationen zu Personen, Zeit und Ort werden in der „Realitätsorientierungstherapie" gestärkt.
- Interaktionelle Strategien (Verhaltensregeln für die Betreuungspersonen) sind zu besprechen. Weiterhin ist für eine psychosoziale Entlastung der Angehörigen zu sorgen, bei denen sich sonst in über 80% der Fälle depressive Störungen entwickeln.

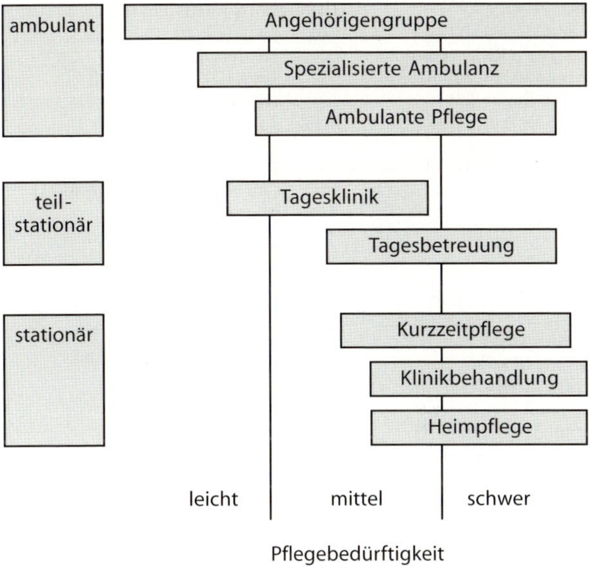

Abb. 6.1. Versorgungsstrukturen bei verschiedenen Graden der Pflegebedürftigkeit. (Nach Kurz 1997)

6.6 Präparate

Co-dergocrin Antidementivum

Circanol (3 M Medica)
Tbl. 1 mg (20, 50, 100 Tbl.)
4,5 mg (50, 100 Tbl.)
(**Circanol spezial**)
Lsg. 1 mg = 25 Trpf. = 1 ml
(25, 50, 100 ml)
2 mg = 4 Pumpstöße = 1 ml
(50, 100 ml) (**Circanol forte**)

Dacoren (Rhône-Poulenc Rorer)
Tbl. 4,5 mg (50, 100 Tbl.)
(**Dacoren special**)
Pastillen 4,5 mg (20, 50, 100 Pastillen)
(**Dacoren special Tabs**)
Lsg. 1 mg = 20 Trpf. = 1 ml
(25, 50, 100 ml)
3 mg = 20 Trpf. = 1 ml
(25, 50, 100 ml)
(**Dacoren special**)

DCCK (FUISZ PHARMA)
Ret.kps. 2,5 mg (30, 60, 100 Ret.kps.) (**DCCK retard 2.5**)
4,5 mg (30, 60, 100 Ret.kps.) (**DCCK Depot 4.5**)
Lsg. 1 mg = 25 Trpf. = 1 ml (25, 50, 100 ml)
Amp. 0,3 mg/1 ml (5 Amp.)

Defluina N (Rhône-Poulenc Rorer)
Tbl. 1,5 mg (50, 100 Tbl.)
Lsg. 1 mg = 20 Trpf. = 1 ml (50, 100 ml)

Enirant N (gepepharm)
Tbl. 5 mg (50, 100 Tbl.) (**Enirant retard N**)
Lsg. 2 mg = 1 ml (50, 100 ml) (**Enirant Tropflösung N**)

Ergodesit (Desitin)
Tbl. 2 mg (20, 50, 100 Tbl.) (**Ergodesit forte**)
Ret.tbl. 5 mg (20, 50, 100 Ret.tbl.) (**Ergodesit spezial**)
Lsg. 2 mg = 1 ml (50, 100 ml) (**Ergodesit forte**)

ergoplus (Hormosan)
Tbl. 3 mg (20, 50, 100 Tbl.) (**ergoplus spezial**)
Ret.kps. 2,5 mg (50, 100 Ret.kps.) (**ergoplus retard**)
Lsg. 2 mg = 2 Hübe = 1 ml (30, 100 ml) (**ergoplus spezial**)

ergotox 2,5 (ct-Arzneimittel)
Ret.kps. 2,5 mg (20, 50, 100 Ret.kps.)

Hydergin (Novartis Pharma)
Tbl. 2 mg (20, 50, 100 Tbl.) (**Hydergin forte**)
4 mg (20, 50, 100 Tbl.) (**Hydergin spezial**)
Trpf. 1 mg = 20 Trpf. = 1 ml (50, 100 ml)
2 mg = 20 Trpf. = 1 ml (30, 100 ml) (**Hydergin forte**)
Amp. 0,3 mg/1 ml (5 Amp.)
1,5 mg/5 ml (5 Amp.)

Hydro-Cebral-ratiopharm (ratiopharm)
Ret.kps. 2,5 mg (20, 50, 100 Ret.kps.)
5 mg (20, 50, 100 Ret.kps)
Trpf. 1 mg = 25 Trpf. = 1 ml (50, 100 ml)

Nehydrin N (TAD Pharma)
Tbl. 1 mg (50, 100 Tbl.)
Ret.kps. 2,5 mg (50, 100 Ret.kps.)
5 mg (50, 100 Ret.kps)
Lsg. 1 mg = 1 ml (50, 100 ml)

Orphol (Opfermann)
Tbl. 1,5 mg (30, 50, 100 Tbl.)
Lsg. 1 mg = 20 Trpf. = 1 ml (50, 100 ml)

Sponsin (Farmasan)
Ret.kps. 2,5 mg (50, 100 Ret.kps.) (**Sponsin forte**)
4,5 mg (50, 100 Ret.kps.) (**Sponsin spezial**)
Lsg. 1 mg = 20 Trpf. = 1 ml (50, 100 ml)

Dosierung

- Empfehlungen sind den Produktinformationen des Herstellers zu entnehmen, da die Bioverfügbarkeit stark von der Galenik abhängt.
- Üblicherweise werden 3–6 mg tgl. gegeben.

Bewertung

Kein gesicherter Wirksamkeitsnachweis.

Donepezil Antidementivum
Azetylcholinesterasehemmer

Aricept (Eisai, Pfizer)
Tbl. 5 mg (28, 56 Tbl.)
10 mg (28, 56 Tbl.)

Eigenschaften

Pharmakodynamik:

- Reversibler Azetylcholinesterasehemmer.

Pharmakokinetik:

- T_{max}= 4 h, $t_{1/2}$ = 70–80 h, Bioverfügbarkeit ca. 43%. Plasmaproteinbindung >90%.
- Ein wirksamer Metabolit (6-O-Desmethyldonepezil), mehrere weitere unwirksame Metabolite.
- Metabolisierung über CYP 3A4 und CYP 2D6.
- „Steady state“ nach ca. 3 Wochen.

Indikation und Behandlungshinweise

- Symptomatische Behandlung einer *leichten bis mittelschweren „wahrscheinlichen“ DAT* mit Absicherung der Diagnose durch einen in der Behandlung von Demenzen erfahrenen Arzt.
- **CAVE:** vor Operationen wegen langer $t_{1/2}$.
- Für die anderen Demenzformen bisher kein Wirksamkeitsnachweis.

Dosierung

- Beginn mit 5 mg tgl. (Einmalgabe zur Nacht), nach einem Monat ggf. Steigerung auf 10 mg tgl. Absetzen, falls keine Besserung oder keine merklich verringerte Progredienz nach 3–6 Monaten Behandlung unter Zieldosis eintritt.

Nebenwirkungen

- Anfängliche cholinerge Begleiteffekte (10–20% der Patienten): Übelkeit/Erbrechen, Diarrhöe, Dyspepsie, Bradykardie mit Schwindel, Hypotonie; auch Obstipation.

Kontraindikationen

- Unbehandelte Ulzera (ventriculi et duodeni).

- **CAVE:** Verstärkung des Vagotonus bei Sick-sinus-Syndrom, Verschlechterung eines Asthma bronchiale.

Interaktionen

- Bislang keine pharmakokinetischen Interaktionen bekannt; diese können jedoch nicht ausgeschlossen werden (s. oben, vgl. Tabelle 17.4 und Tabelle 17.5). Pharmakodynamische Interaktionen wie bei Tacrin (mit Cholinomimetika, Verstärkung neuroleptikainduzierter EPMS).

Bewertung

Erfüllt die oben genannten Kriterien des BfArM zum Wirksamkeitsnachweis bei DAT; verhindert Progredienz mind. 40 Wochen lang. Wesentlich bessere Veträglichkeit als Tacrin.

Ginkgo biloba — Antidementivum

Wegen der Vielzahl der im Handel befindlichen Präparate werden die Darreichungsformen nicht aufgelistet.

Dougink 3000 (Duopharm)

Gingiloba (Biocur)

Gingium (Hexal)

Gingobeta (betapharm)

Gingopret (Bionorica)

Ginkgo 405 Duopharm (Duopharm)

Ginkgo von ct (ct-Arzneimittel)

Ginkgo Heumann (Heumann)

Ginkgo Stada (Stada)

Ginkgobil ratiopharm (ratiopharm)

Ginkgodilat (Azupharma)

Ginkgopur (Isis Puren)

Isoginkgo (durachemie)

Kaveri forte (Lichtwer)

Rökan (Intersan)

SX Ginkgo (Schwabe Extracta)

Tebonin (Schwabe)

Dosierung

- Hängt von der Art des verwendeten Präparates ab. Da die Präparate in ihrer genauen Zusammensetzung sehr unterschiedlich sind, gleichzeitig aber unklar ist, welche Einzelsubstanz der Ginkgoflavonglykoside und Terpinoide für die Wirkung verantwortlich sein soll, wurde auf die genaue Präparatecharakterisierung an dieser Stelle verzichtet. Das Extrakt aus Ginkgo biloba wird „Egb 761“ genannt, seine über 60 Bestandteile sind zu ca. 95% bekannt, Dosierung zwischen 120 und 240 mg tgl.

Bewertung

Es ist eine positive plazebokontrollierte Studie aus Deutschland bei DAT und VD mit Beachtung aller drei o. g. Beobachtungsebenen veröffentlicht worden, allerdings mit nachträglich geänderter Forderung zugunsten einer Besserung in mind. 2 Meßebenen; daher nicht vollständig überzeugend. Eine weitere neue Untersuchung aus den USA weist auf die Wirksamkeit des gleichen Extrakts von Ginkgo biloba gegenüber Plazebo bei DAT und VD hin, wiederum aber mit methodischen Einschränkungen.

Memantin — Antidementivum

Akatinol-Memantine (Merz & Co.)
Tbl. 10 mg (50, 100 Tbl.)
Trpf. 10 mg = 20 Trpf. = 1 ml (50, 100 ml)
Amp. 10 mg/2 ml (10 Amp.)

Dosierung

- Empfohlene Dosis 5 mg tgl. in der ersten Woche, dann 10 mg tgl. (Höchstdosis: 3mal 10 mg tgl.). Parenterale Applikation möglich.

Bewertung

Es gibt eine doppelblinde, placebokontrollierte 12wöchige Studie bei *schwerer* DAT und VD mit positiver Wirkung, wobei die oben genannten strengen Beurteilungskriterien angewandt wurden. Weitere Studien über einen längeren Beobachtungszeitraum sind notwendig, um Memantin gleichwertig neben Donepezil und Rivastigmin als Antidementivum zu empfehlen. Außerdem gibt es Hinweise für die Wirksamkeit bei vaskulärer Demenz.

Nicergolin

Antidementivum

Crico-Maren (Krewel Meuselbach)
Tbl. 10 mg (60, 100 Tbl.)
20 mg (60, 100 Tbl.)
(**Circo Maren forte**)
Amp. 4 mg Trockensubst.
(je 8 Fl. Trockensubst. + Lösungsmittel)

duracebrol (Merck dura)
Kps. 5 mg (50, 100 Kps.)
10 mg (50, 100 Kps.)

ergobel (Hormosan)
Tbl. 10 mg (20, 50, 100 Tbl.)
20 mg (28, 84 Tbl. Kalenderpackung) (**ergobel long**)

Memoq (Parke-Davis)
Kps. 5 mg (100 Kps.) (**Memoq mite**)
10 mg (50, 100 Kps.)

nicergolin von ct (ct-Arzneimittel)
Tbl. 5 mg (30, 60, 100 Tbl.)
10 mg (30, 60, 100 Tbl.)

Nicergolin Atid (Atid Pharma)
Tbl. 5 mg (50, 100 Tbl.)
10 mg (50, 100 Tbl.)

Nicergolin-neuraxpharm (neuraxpharm)
Tbl. 5 mg (30, 60, 100 Tbl.)
10 mg (30, 60, 100 Tbl.)

Nicergolin ratiopharm (ratiopharm)
Kps. 5 mg (20, 50, 100 Kps.)
10 mg (20, 50, 100 Kps.)

Nicerium uno (Hexal/Neuro Hexal)
Drg. 5 mg (25, 50, 100 Drg.)
10 mg (25, 50, 100 Drg.)
Kps. 15 mg (30, 60, 100 Kps.)
30 mg (30, 60, 100 Kps.)

Sermion (Pharmacia & Upjohn)
Tbl. 30 mg (30, 60, 100 Tbl.)
Brausetbl. 30 mg
(30, 60, 100 Brausetbl.)
Amp. 4 mg (je 10 Fl. Trockensubst. + Lösungsmittel)

Dosierung

- 20–60 mg tgl., bei Besserungstendenz Reduktion auf die Zieldosis von 15–20 mg tgl. Falls Serum-Kreatinin >2 mg/dl, einschleichender Beginn mit 5–10 mg tgl. auf 2–3 Einnahmezeitpunkte verteilt. Parenterale Gabe möglich.

Bewertung

Es gibt z.Z. eine Studie mit Erfüllung der Wirksamkeitskriterien für VD. Weitere Studien zum Wirksamkeitsnachweis sind nötig.

Nimodipin — Antidementivum

Nimotop (Bayer Vital)
Tbl. 30 mg (30, 60, 100 Tbl.)

Dosierung

- Standarddosierung für psychiatrische Indikationen 3mal 30 mg tgl.; einschleichender Beginn.

Bewertung

Im Tierverhaltensexperiment Verbesserung der Lern- und Gedächtnisleistung besonders beim alten Tier. Bei DAT und VD gibt es eine Multicenter-Studie ohne Überlegenheitsnachweis in den primären Effizienz-Parametern; erst nach Stratifikation nach Schwere ist Nimodipin bei *schweren* Demenzen Placebo überlegen. Studie zum Wirksamkeitsnachweis nicht überzeugend.

Piracetam — Antidementivum

Avigilen (Brenner-Efeka)
Tbl. 800 mg (30, 60, 90 Tbl.)
Amp. 1000 mg/5 ml (10 Amp.)

Cerebroforte (Azupharma)
Tbl. 800 mg (30, 60, 90 Tbl.)
Lsg. 416 mg = 1,25 ml (150 ml)

Cerepar N (Merckle)
Tbl. 1200 mg (50, 100 Tbl.)

Cuxabrain (TAD)
Tbl. 800 mg (30, 60, 90 Tbl.)
1200 mg (20, 50, 100 Tbl.)

durapitrop (durachemie)
Tbl. 800 mg (50, 100 Tbl.)
1200 mg (20, 50, 100 Tbl.)
Lsg. 333 mg = 1 ml (100 ml)

Encetrop (Kytta-Siegfried)
Tbl. 800 mg (30, 50, 100 Tbl.)
Lsg. 333 mg = 1 ml (100 ml)

MEMO PUREN (Isis Puren)
Tbl. 800 mg (20, 50, 100 Tbl.)

Nootrop (UCB)
Tbl. 800 mg (30, 60, 90 Tbl.)
(Nootrop 800)
1200 mg (30, 60, 100 Tbl.)
(Nootrop 1200)
Lsg. 333,33 mg = 1 ml
(100, 200, 300; 30, 60, 90 Trinkamp. 3,6 ml)
(Nootrop liquidum)
Granulat 1200 mg = 1 Btl.
(60, 100 Btl.)
Amp. 1000 mg/5 ml (12 Amp.)
3000 mg/15 ml (5, 20 Amp.)
Inf.fl. 12 g/60 ml (10 Inf.fl.)

Normabrain (Aventis)
Tbl. 800 mg (30, 60, 100 Tbl.) **(Normabrain 800)**
1200 mg (20, 50, 100 Tbl.) **(Normabrain 1200)**
Lsg. 333,33 mg = 1 ml (36, 72 Trinkamp. 3,6 ml) **(Normabranin liquidum)**
Granulat 1200 mg = 1 Btl. (50, 100 Btl.)
Amp. 1000 mg/5 ml (10 Amp.)
3000 mg/15 ml (4 Amp.)
Inf.fl. 12 g/60 ml (5, 10 Inf.fl.)

Novocetam 800 (Beiersdorf-Lilly)
Tbl. 800 mg (30, 60, 90 Tbl.)

Piracebral (Hexal)
Tbl. 800 mg (30, 60 Tbl.)
1200 mg (30, 60, 100 Tbl.)

piracetam von ct (ct-Arzneimittel)
Tbl. 800 mg (30, 50, 100 Tbl.) **(piracetam 800 von ct)**
1200 mg (30, 50, 100 Tbl.) **(piracetam 1200 von ct)**

Piracetam 800 Heumann (Heumann)
Tbl. 800 mg (30, 60, 100 Tbl.)
Lsg. 333,33 mg = 1 ml (100, 200 ml Lösung) **(Piracetam Heumann Lösung)**

Piracetam 800 Verla (Verla)
Tbl. 800 mg (30, 50, 100 Tbl.)

Piracetam AbZ (AbZ-Pharma)
Tbl. 1200 mg (50, 100 Tbl.)

Piracetam AL (Aliud Pharma)
Tbl. 800 mg (30, 60, 120 Tbl.)
1200 mg (30, 60, 120 Tbl.)

Piracetam-neuraxpharm (neuraxpharm)
Tbl. 800 mg (30, 60, 100 Tbl.)
1200 mg (30, 60, 100 Tbl.)
Lsg. 333,33 mg = 1 ml (150 ml Lösung)
Inf.fl. 12 g/60 ml (5, 10 Inf.fl.)

Piracetam-ratiopharm (ratiopharm)
Kps. 400 mg (30, 50, 100 Kps.) **(Piracetam-ratiopharm 400)**
Tbl. 800 mg (30, 50, 100 Tbl.) **(Piracetam-ratiopharm 800)**
1200 mg (20, 30, 50, 100 Tbl.) **(Piracetam-ratiopharm 1200)**
Lsg. 332,8 mg = 1 ml (75, 150 ml) **(Piracetam-ratiopharm Liquidum)**
Amp. 1000 mg/5 ml (10 Amp.)

Piracetrop 1200 (Holsten Pharma)
Tbl. 1200 mg (20, 50, 100 Tbl.)

Sinapsan (Rodleben/Vedim)
Tbl. 1200 mg (30, 60, 100 Tbl.) **(Sinapsan-1200)**
Granulat 1200 mg = 1 Btl. (60, 100 Btl.) **(Sinapsan-1,2 g Granulat)**
Inf.fl. 12 g/60 ml (5, 10 Inf.fl.)

Dosierung

- Beginn mit 3mal 800 mg tgl. oral. Höchstdosis 4,8 g tgl. Bei leichter Niereninsuffizienz (Serum-Kreatinin bis 3 mg/dl) Dosishalbierung, bei schwerer (Serum-Kreatinin >3 mg/dl) Viertelung der Dosis.

Bewertung

Kein gesicherter Wirksamkeitsnachweis zur Behandlung von Demenzen. Bei Myoklonien unterschiedlicher Genese auch i.v. in Dosen bis zu 16 g tgl. wirksam.

Pyritinol

Antidementivum

Ardeyceryl P (Ardeypharm)
Drg. 100 mg (20, 50, 100 Drg.)

Encephabol (Merck)
Drg. 100 mg (50, 100 Drg.)
200 mg (50, 100 Drg.)
(**Encephabol-forte 200**)

Logomed Neuro-Aktiv-Tabletten (Logomed)
Tbl. 100 mg (50, 100 Tbl.)
200 mg (50, 100 Tbl.)
(**Logomed-Neuro-Aktiv-Tabletten-Stark**)

Dosierung

- Empfohlene Dosis 3mal 200 mg tgl. oral. Parenterale Applikation möglich.

Bewertung

Kein gesicherter Wirksamkeitsnachweis.

Rivastigmin

Azetylcholinesterasehemmer

Antidementivum

Exelon (Novartis)
Kps. 1,5 mg (28, 56, 112 Kps.)
3 mg (28, 56, 112 Kps.)
4,5 mg (28, 56, 112 Kps.)
6 mg (28, 56, 112 Kps.)

Eigenschaften

Pharmakodynamik:

- „Pseudoirreversibler" Azetylcholinesterasehemmer mit hirnregionaler Selektivität (Cortex und Hippocampus). Bedeutung der Butyrylcholinesterasehemmung noch unklar.

Pharmakokinetik:

- $T_{max} = 1$ h; $t_{1/2} = 0{,}6–2$ h; Bioverfügbarkeit ca. 36%; Wirkdauer im Gehirn ca. 10 h.
- Metabolisierung durch die Azetylcholinesterase. Das Enzym wird carbamyliert und mit einer $t_{1/2}$ von Stunden wieder hydrolysiert, so daß es ohne Neusynthese regeneriert („pseudoirreversible" Hemmung). Der decarbamylierte Metabolit des Rivastigmins wird schnell und fast vollständig über die Niere ausgeschieden (95% innerhalb von 24 h).

- Nahezu keine Beteiligung des CYP-Systems.

Indikationen und Behandlungshinweise
- Symptomatische Behandlung einer *leichten bis mittelschweren „wahrscheinlichen" DAT* mit Absicherung der Diagnose durch einen in der Behandlung von Demenzen erfahrenen Arzt.
- Für die anderen Demenzformen bisher kein Wirksamkeitsnachweis.

Dosierung
- Beginn mit 1,5 mg zweimal tgl. Dosissteigerung alle 2 Wochen bis auf 6–12 mg tgl. Absetzen, falls keine Besserung oder keine merklich verringerte Progredienz nach 3–6 Monaten.

Nebenwirkungen
- Anfängliche cholinerge Begleiteffekte: Übelkeit/Erbrechen, Diarrhö, Dyspepsie, Schwindel.
- Asthenie und Anorexie.

Kontraindikationen
- Überempfindlichkeit gegen das Präparat selbst oder sonstige Bestandteile des Arzneimittels.
- **CAVE:** bei Bradykardie, Reiz- bzw. Erregungsleitungsstörungen.
- Schwere Leberinsuffizienz.
- *Relative Kontraindikationen.*

Interaktionen
- Bislang keine pharmakokinetischen Interaktionen bekannt, pharmakodynamisch wie bei Tacrin (mit Cholinomimetika, Verstärkung neuroleptikainduzierter EPMS).

Bewertung
Erfüllt die oben genannten Kriterien der BfArM zum Wirksamkeitsnachweis bei DAT; verhindert Progredienz um mind. 6 Monate. Wesentlich bessere Verträglichkeit als Tacrin; keine pharmakokinetischen Interaktionen zu erwarten. Vorteil gegenüber Donepezil: kurze $t_{1/2}$ (vor Operationen wichtig). Nachteil: keine Einmalgabe.

Tacrin Antidementivum
Azetylcholinesterasehemmer

Cognex (Parke-Davis)
Kps. 10 mg (56, 112 Kps.)
20 mg (56, 112 Kps.)

30 mg (56, 112 Kps.)
40 mg (56, 112 Kps.)

Eigenschaften

Pharmakodynamik:

- Reversibler Azetylcholinesterasehemmer ohne Subtyp-Spezifität.
- Konzentrationsabhängig: nichtkompetitive, geringfügige Dopamin- und Serotoninrückaufnahmehemmung.

Pharmakokinetik:

- Extensiver First-pass-Metabolismus.
- Abbau über CYP 1A2, hydroxylierte Metaboliten teilweise pharmakologisch aktiv; bei Rauchern und Männern niedrigere Plasmaspiegel, bei Frauen höhere; Sättigung der Metabolisierung möglich, daher ist ein überproportionaler Anstieg des Plasmaspiegels denkbar.
- Abhängigkeit der Absorption von der Nahrungsaufnahme (deshalb: mind. 1 Stunde vor oder nach dem Essen einnehmen).
- T_{max} = 0,5–3 h, $t_{1/2}$ = 4 h; Bioverfügbarkeit 6–36%.

Indikationen und Behandlungshinweise

- Symptomatische Behandlung einer *leichten bis mittelschweren „wahrscheinlichen" DAT* mit fachärztlicher Absicherung der Diagnose.
- Für die anderen Demenzformen bisher kein Wirksamkeitsnachweis.
- Bei weiblichen Patienten: Hinweise für bessere Wirkung bei Nicht-Vorliegen eines ApoE4-Status, Hinweise für bessere Wirkung bei gleichzeitiger Östrogen-Substitution.
- Wöchentliche Kontrollen von GPT, auch GOT, γ-GT, Bilirubin über 30 Wochen, danach in 3monatigen Abständen (Empfehlung des Herstellers: 1.–12. Woche wöchentlich GPT, 13.–24. Woche 14tägig GPT, danach vierteljährlich GPT). Absetzen bei einem Anstieg der Transaminasen auf mehr als das Fünffache; wöchentliche Kontrolle bei einem Anstieg auf mehr als das Doppelte der Norm.
- Abwägung der Nutzen-Risiko-Relation im Einzelfall mit Beratung des Patienten und seiner Angehörigen bzw. Betreuer.

Dosierung

- Einschleichender Beginn mit 4mal (wegen kurzer $t_{1/2}$!) 10 mg tgl.; alle 6 Wochen nach Verträglichkeit um 40 mg – oder weniger – auf 120–160 mg tgl. erhöhen. Absetzen, falls keine Besserung oder keine merklich geringere Progredienz nach 3–6 Monaten.

Nebenwirkungen

- GPT- und/oder GOT-Anstieg (bei 30% der Patienten GPT auf das Dreifache, bei 5% auf das Zehnfache); seltener: Anstieg der alkalischen Phosphatase und/oder des Bilirubins. Risikogruppen: Frauen/jüngere Patienten.
- Leberenzymerhöhungen meist klinisch asymptomatisch und reversibel (innerhalb 4–6 Wochen), Reexposition – falls kein Ikterus vorlag – für ca. 80% der Patienten bei langsamer Aufdosierung verträglich; endgültiges Absetzen, falls erneuter Anstieg der Transaminasen auf mehr als das Dreifache der Norm.
- Anfängliche cholinerge Begleiteffekte (ca. 30% der Patienten): Übelkeit/Erbrechen, Dyspepsie, Diarrhöe, Bradykardie, Hypotonie, Hyperhidrosis, Hypersalivation.

CAVE: cholinerge Krise mit Atemstörungen durch Muskelschwäche, Bronchokonstriktion und vermehrte Bronchialsekretion (Therapie: Atropin 2 mg i. v., ggf. Absaugen, Intubation und Beatmung).

Kontraindikationen

- Hepatopathien und Folgeerkrankungen, Ikterus bei vorhergehender Tacrintherapie, unbehandelte Ulzera (ventriculi et duodeni), *schwere* Demenz vom Alzheimer-Typ und andere Demenzen, prämenopausale Frauen (wegen Teratogenität).

CAVE: Verstärkung des Vagotonus bei Sick-Sinus-Syndrom, Verschlechterung eines Asthma-Leidens.

Interaktionen

- Interaktionen mit Fluvoxamin, Cimetidin (beides: Erhöhung des Tacrin-Plasmaspiegels) und Theophyllin (Verminderung der Theophyllin-Clearance) bekannt (s. auch Tabelle 14.1).
- Verstärkung neuroleptikainduzierter EPMS, Erhöhung der Tacrin-Plasmaspiegel durch Erythromycin.
- Cholinerge Krise theoretisch möglich durch wechselseitige Verstärkung mit Cholinomimetika.

Bewertung

Erfüllt die Wirksamkeitskriterien bei DAT; verlangsamt die Progredienz um 6–12 Monate. Substanz mit geringer therapeutischer Breite. Im

Vergleich zu anderen Azetylcholinesterasehemmern wesentlich ungünstigeres Nebenwirkungsprofil. Daher *weniger empfehlenswert* als Donepezil und Rivastigmin.

α-Tocopherol (Vitamin E) — Antidementivum

Wegen der Vielzahl der im Handel befindlichen Präparate werden die Darreichungsformen nicht aufgelistet.

Antioxidans E-Hevert (Hevert)

Biogenis ONE-A-DAY (Bayer-Vital)

Biopto-E (Jenapharm)

BIOSAN E 400 (Hexal)

Detulin 400 (Woelm Pharma)

E-Mulsin (Mucos)

E-Vicotrat (Heyl)

E-Vitamin-ratiopharm 400 (ratiopharm)

E-Vitamin-ratiopharm 600 (ratiopharm)

E-Wied 600 (Wiedemann)

Embial 600 (Merck Produkte)

Eplonat (Rodisma-Med)

EUNOVA Vitamin E 400 (Smith Kline Beecham OTC Medicines)

Eusovit 300/600 (Strathmann)

Evion 100 (Merck)

Evit 200/400 (Chefaro)

Kneipp Vitamin E (Kneipp)

Malton E (Sertümer)

MOWIVIT Vitamin E 600 (Rodisma-Med)

Optovit (Hermes)

Pexan E 200/600 (Wörwag)

Puncto E400 (ASTA Media AWD)

SanavitanS (Böttger)

Spondyvit (Brenner-Efeka/LAW)

Tocorell Vit. E (Sanorell)

Tocovital (Steigerwald)

TOGASAN Vit. E (Togal)

Vibolex E/E800 (MIP Pharma)

Vit. E Stada (Stada)

Vitagutt Vitamin E 1000 (Schwarzhaupt)

Vitamin E – mp 100 (medphano)

Vitamin E Sanum (Sanum-Kehlbeck)

Vitamin E (Wiedemann)

Vitamin-E-300 (Twardy)

Dosierung

In der „antidementiven" Indikation scheinen nur hohe Dosen von ca. 2000 IE tgl. wirksam zu sein. Überdosierungen sind nicht bekannt. Um dennoch eine Dosiseinsparung zu erreichen, kann zur besseren Passage der Blut-Hirn-Schranke VitC (500 mg) hinzugegeben werden.

Bewertung

Es gibt eine große Studie, die Vitamin E mit Placebo bei DAT unter Beachtung aller 3 oben genannten Beobachtungsebenen verglichen hat und zu einem positiven Ergebnis gekommen ist. Diese Studie hat den Nachteil, daß sich trotz randomisierter Zuteilung der Patienten die Ausgangsschwere der Demenz in den Gruppen signifikant unterschieddet. Zur Empfehlung als Antidementivum (wie Donepezil und Rivastigmin) fehlen weitere Studien.

Kapitel 7 Medikamente zur Behandlung von Entzugssyndromen und Abhängigkeit

7.1 Übersicht

In diesem Kapitel werden die Suchtmittel mit ihren Substanzcharakteristika, Entzugssyndromen, Entwöhnungsmaßnahmen und Intoxikationssymptomatik bzw. -therapie im Hinblick auf die verschiedenen spezifischen klinischen Syndrome der Suchtkrankheiten abgehandelt (Tabelle 7.1).

7.2 Definitionen

Abhängigkeit: Periodische oder chronische Einnahme einer psychotropen Substanz, durch die der Abhängige und/oder die Gemeinschaft geschädigt werden. Charakteristisch sind übermächtiges Verlangen nach der Substanz mit Kontrollverlust, körperliche Entzugserscheinungen (Entzugssyndrom bei sistierendem Konsum), Toleranzentwicklung (Dosissteigerung), Konsum trotz nachweislicher Schädigung.

Mißbrauch: Kriterien für Abhängigkeit werden nicht erfüllt, jedoch besteht Konsum trotz des Wissens um ein ständiges oder wiederholtes soziales, psychisches oder körperliches Problem, das durch den Gebrauch der Substanz verursacht oder verstärkt wird bzw. in Situationen, in denen ihr Gebrauch eine körperliche Gefährdung darstellt.

Polytoxikomanie: Wiederholter Konsum psychotroper Substanzen aus wenigstens drei Substanzkategorien über einen Zeitraum von sechs Monaten, ohne daß eine psychotrope Substanz dominierte.

- Unterschieden werden:
  - *Körperliche Abhängigkeit*: Toleranzentwicklung, substanzspezifisches Entzugssyndrom.
  - *Psychische Abhängigkeit*: Ständiges, zwanghaftes Beschäftigtsein mit dem Drogenkonsum bzw. der Sicherung der Versorgung mit der Droge; hohes Rückfallrisiko nach durchgeführtem Entzug.

Tabelle 7.1. Übersicht über die Pharmakotherapie von Abhängigkeitserkrankungen

Suchtmittel	Entzugsmedikation	Entwöhnungsmedikation	Medikation bei Intoxikation bzw. Antidot
Alkohol	Clomethiazol (S. 324), Benzodiazepine (Kap. 4), Clonidin (S. 326), Carbamazepin (Kap. 2), Neuroleptika (Kap. 3)	Acamprosat (S. 322)	Neuroleptika (z. B. Haloperidol)
Benzodiazepine	–	–	Flumazenil (Antidot) (Kap. 13)
Opiate (z. B. Codein, Heroin, Methadon)	Clonidin (S. 326), Benzodiazepine	Naltrexon (S. 336) ggf. Substitution mit Methadon, LAAM (S. 330)	Naloxon (Antidot) (Kap. 13)
Kokain, Amphetamine, „synthetische Drogen" („Ecstasy", MDMA, MDA)	Benzodiazepine	Antidepressiva (Kap. 1)	Benzodiazepine, Neuroleptika, ggf. Ca-Antagonist
Psychotomimetika (LSD, Meskalin, Psilocybin u. a.)	–	–	Benzodiazepine, Neuroleptika
Cannabis	–	–	Benzodiazepine, Neuroleptika
Nikotin	Nikotinpflaster (S. 338)	–	–

7.3 Allgemeine Therapieprinzipien

Therapie von Abhängigkeit und Sucht (3 Phasen):

Entgiftung: Symptomatische und protektive medikamentöse Behandlung des (körperlichen) Entzugssyndroms bis zu dessen Beendigung. Unter *qualifizierter Entgiftung* versteht man die zusätzliche Anwendung psychotherapeutischer, insbesondere motivationsfördernder Maßnahmen.

Entwöhnung: Psycho- und soziotherapeutische sowie rehabilitative Maßnahmen zur Behandlung insbesondere der psychischen Abhängigkeit (z. B. stationäre oder ambulante Kurz- oder Langzeittherapie mit unterschiedlichem Behandlungsansatz, insbesondere verhaltenstherapeutische Interventionsstrategien), unterstützend eventuell medikamentöse Rückfallprophylaxe bzw. Substitution.

Nachsorge: Eventuell stufenweise soziale und berufliche Wiedereingliederung, Neustrukturierung des sozialen Umfelds, Teilnahme an Selbsthilfegruppen.

7.4 Suchtmittel

7.4.1 Alkohol (Ethanol)

Substanzcharakteristika

Ethanol ist eines der potentesten Psychopharmaka und entfaltet eine Vielzahl von Wirkungen im ZNS. Bekannt sind:

- Interaktion mit rezeptorgekoppelten Ionenkanälen: $GABA_A$-Benzodiazepin-Rezeptorkomplex, $5\text{-}HT_3$-Rezeptor (stimulatorisch); NMDA-Rezeptorkomplex (inhibitorisch).
- Interaktion mit G-Protein-gekoppelten Rezeptoren: z. B. Dopamin-, Opioid-, $5\text{-}HT_{1A}$-Rezeptor(en).
- Erhöhte Aktivität von CYP 2E1.

Alkoholintoxikation

Symptomatik

- Akute Alkoholintoxikation (bei schwerer Ausprägung internistische Notfallsituation)
  - Enthemmung, Euphorisierung, seltener depressive Verstimmung.

  - Konzentrations- und Merkfähigkeitsstörungen, Desorientiertheit, Bewußtseinsstörungen.
  - Neurologisch (zerebellär): Ataxie, Dysarthrie, Koordinationsstörungen.
  - Akute Alkoholeffekte stellen in der Regel keine Indikation für pharmakotherapeutische Interventionen dar.
- Pathologischer (paradoxer) Rausch
  - Agitiertheit, Dämmerzustand, retrograde Amnesie; Auslösung bereits durch geringe Alkoholmengen bei zerebraler Vorschädigung;
  - *Therapie:* Neuroleptika, z.B. Haloperidol (s. S. 371); Benzodiazepine wegen synergistischer Wirkung am $GABA_A$-Rezeptorkomplex kontraindiziert.

Alkoholentzugssyndrom und Delirium tremens

Es wird u.a. eine sympathoadrenerge Hyperaktivität durch Disinhibition des noradrenergen Locus coeruleus postuliert. Wichtig scheint auch der plötzliche Wegfall inhibierender (GABAerger) Einflüsse, wodurch exzitatorische Einflüsse (NMDA) überwiegen.

- *Symptomatik des unkomplizierten Alkoholentzugssyndroms:* Blutdruckerhöhung, Tachykardie, Hyperhidrosis, Tremor, Ängste, innere Unruhe, Übelkeit, Erbrechen, Diarrhoe sind in unterschiedlicher Ausprägung.
- Das *Alkoholentzugsdelir* (*Delirium tremens*) kann sich als eine akute organische Psychose primär oder aus einem Entzugssyndrom heraus entwickeln. Symptome sind optische Halluzinationen, Orientierungsstörungen, Merk- und Auffassungsstörungen, psychomotorische Erregung, Störungen des Schlaf-Wach-Rhythmus. Unbehandelt kann es letal enden.
- Ein *Grand-Mal-Entzugsanfall* kann in beiden Fällen auftreten, als Komplikation kann sich ein Status epilepticus ausbilden.

Therapie:

- *Clomethiazol* (Mittel der 1. Wahl; s. S. 324) ist insbesondere bei schwerem Entzugssyndrom bzw. Delirien oder Entzugsanfällen in der Vorgeschichte indiziert.
- *Benzodiazepine* (s. Kap. 4) sind eine gleichwertige Alternative zu Clomethiazol. Sie sind aber in Deutschland nicht in dieser Indikation zugelassen; in den USA Mittel der 1. Wahl, da dort Clomethiazol nicht zugelassen ist.
- *Carbamazepin* (s. Kap. 2) wird bei leichten bis mittelschweren Entzugssyndromen häufiger verordnet, ist aber nur zur Anfallsprophylaxe im Alkoholentzug sinnvoll und zugelassen; es hat offenbar keine delirverhütende Wirkung.

- *Neuroleptika* werden bei halluzinatorischen Zustandsbildern als *Komedikation verordnet.* Tiaprid als selektiver D2-Antagonist scheint bei der Behandlung leichterer vegetativer Enzugssyndrome wirksam zu sein. Im direkten Vergleich zu Chlordiazepoxid war Tiaprid jedoch signifikant weniger wirksam.
- Gegebenenfalls zusätzlich Vitamin B_1, Substitution von Kalium oder Magnesium; Streßulkusprophylaxe z. B. mit Ranitidin.
- *Clonidin* (s. S. 326) als *Komedikation* bei hypertoner bzw. tachykarder Herz-Kreislauf-Situation im Alkoholentzug; es hat aber weder antikonvulsive noch delirverhütende Eigenschaften.

Alkoholfolgekrankheiten

Alkoholhalluzinose

- *Symptomatik:* akustische Halluzinationen (dialogisierende, beschimpfende Stimmen), Angst, Verfolgungswahn.
- *Therapie:* bevorzugt hochpotente Neuroleptika (z. B. Haloperidol 5–10 mg tgl., s. S. 371); bei Remission ist die neuroleptische Therapie zu beenden.

Eifersuchtswahn

- *Symptomatik:* Wahnhafte Überzeugungen, vom Geschlechtspartner betrogen zu werden; fast ausschließlich bei Männern.
- *Therapie:* „hochpotente Neuroleptika“ (z. B. Haloperidol 5–10 mg tgl.; Pimozid 4 mg tgl.). Insgesamt scheint aber der alkoholbedingte Eifersuchtswahn schlechter als der Wahn bei schizophrenen Störungen auf eine neuroleptische Behandlung anzusprechen.

Wernicke-Korsakow-Syndrom

- *Symptomatik:* Verwirrtheit bis zur Desorientierung, Vigilanzschwankungen, Augenmuskelparesen, Ataxie (Wernicke-Enzephalopathie) bzw. Desorientiertheit, mnestischen Störungen und Konfabulationen (Korsakow-Syndrom).
- *Therapie*: hochdosiert *Thiamin* (Vitamin B1) 100 mg tgl. i. m. oder langsam i. v. (**CAVE:** anaphylaktische Zwischenfälle. Der Thiaminbedarf ist bei gleichzeitiger Applikation glukosehaltiger Infusionen erhöht).

Hepatische Enzephalopathie

- *Symptomatik:* Bewußtseinsstörungen bis hin zu Stupor und Koma; psychomotorische Unruhe (jedoch auch stuporöse Zustandsbilder); zusätzlich „flapping tremor“ der ausgestreckten Hände; Intensivüberwachung notwendig.

- *Therapie:* Wirksamkeit der Behandlung mit *Flumazenil* ist umstritten. Beschränkung der Proteinzufuhr. Benzodiazepine meiden.

Allgemeine Hinweise zur Rückfallprophylaxe der Alkoholabhängigkeit

- Voraussetzung für die Vermeidung von Alkoholrückfällen ist die Berücksichtigung neurobiologischer *und* psychosozialer Faktoren.
- „*Craving*" (unstillbares zwanghaftes Verlangen nach Alkohol) wird als Zeichen der psychischen Abhängigkeit mit erhöhter Auftrittswahrscheinlichkeit von Rückfällen angesehen.
- Bei der Alkoholabhängigkeit besteht eine erhöhte Komorbidität mit anderen psychiatrischen Erkrankungen (insbesondere Depression und Angststörungen). Ein sekundärer Alkoholabusus gilt oft primär der „Selbstmedikation". Ein großer Anteil von Alkoholabhängigen weist auch eine Nikotinabhängigkeit auf.
- Für *Tiaprid* gibt es Hinweise, daß die Gabe von 3mal 100 mg im Anschluß an die Entgiftung günstige Effekte auf die Entwöhnungsbehandlung hatte. Die Gabe von 10 mg Flupenthixoldecanoat alle 14 Tage erbrachte signifikant schlechtere Ergebnisse als Placebo bezüglich der Rückfallhäufigkeit und kann daher nicht empfohlen werden.
- Die Gabe des D2-Dopamin-Agonisten und D1-Antagonisten Lisurid in der Rückfallprophylaxe der Alkoholabhängigkeit erbrachte signifikant schlechtere Ergebnisse gegenüber der Behandlung mit Placebo und kann daher nicht empfohlen werden.
- Ritanserin als spezifischer 5-HT_2-Antagonist zeigte in einer großen kontrollierten Multicenterstudie keine Überlegenheit gegenüber Placebo.

Therapieprinzipien in der Behandlung der Alkoholabhängigkeit

- Die Behandlung alkoholabhängiger Patienten sollte im Rahmen eines individuell erstellten *Gesamtbehandlungsplanes* erfolgen.
- Tabelle 7.2 gibt einen Überblick über prognostisch günstige Faktoren bei der Behandlung von Alkoholabhängigkeit.
- Die *Entgiftung* ist i. allg. stationär als *„qualifizierter" Entzug* mit psychoedukativen Maßnahmen und Motivationsförderung vorzunehmen.
- Die *Entwöhnungstherapie* findet in anderen Ländern überwiegend ambulant, in Deutschland noch überwiegend stationär über 2–3 Monate statt. Nur ein geringer Teil der Alkoholabhängigen (ca. 1%) unterziehen sich einer Langzeitentwöhnung. Die Entwöhnung ist – wie auch die Entgiftung – Bestandteil der Aktionsphase im „motivationalen Verlaufsmodell" der Alkoholabhängigkeit, während sich die *Rückfallprophylaxe* im weiteren über die Phase der Aufrechterhaltung der Abstinenz erstreckt.

Tabelle 7.2. Prognostisch eher günstige Faktoren bei der Behandlung der Alkoholabhängigkeit

Persönlichkeitsabhängige und genetische Variablen:	Späterer Beginn der Alkoholproblematik, schwächer ausgeprägte Abhängigkeit, weniger psychopathologische Symptome, keine Impulskontrollstörung, keine antisozialen Persönlichkeitszüge, geringe familiäre Belastung (Typ A [Babor] bzw. Typ I [Cloninger]
Verhaltenstherapeutische Variablen:	Erfolgreiche Bewältigungsstrategien mit hoher Selbstwirksamkeitserwartung, geringe Alkoholeffekterwartung, Entkatastrophisierung möglicher Rückfälle („Abstinenzverletzungseffekt")
Soziodemographische Variablen (bei Männern):	Feste Partnerschaft, kein Arbeitsplatzwechsel in den letzten 2 Jahren, Wohneigentum, kein Arbeitsplatzverlust wegen Alkohol, keine Suizidversuche

- *Gruppen-* und *Einzeltherapien* unterscheiden sich bezüglich der Effizienz in der Entwöhnungsbehandlung offenbar nicht grundsätzlich voneinander.
- Die aktive Teilnahme an Selbsthilfegruppen (z. B. Anonyme Alkoholiker mit einem strukturierten 12-Stufen-Programm) ist für viele Patienten in der Nachsorgephase zur Abstinenzerhaltung offenbar hilfreich.
- Zunehmend werden *kombinierte psychotherapeutische und -pharmakologische Verfahren* mit Medikamenten ohne eigenes Abhängigkeitspotential und guter Verträglichkeit (z. B. Acamprosat, Naltrexon) in der Rückfallprophylaxe eingesetzt.
- Eine psychopharmakologische Behandlung mit Antidepressiva bei primärer Depression oder Angststörungen senkt die Rückfallhäufigkeit signifikant.
- Hinsichtlich der optimalen Behandlungsdauer in der Entwöhnungsphase liegen bislang allerdings keine prospektiven, randomisierten Studien vor. Mit vielen Einschränkungen wird derzeit auf der Basis von Metaanalysen am ehesten eine 4wöchige stationäre Therapie für günstig gehalten. Es existieren bisher nur wenige empirische Daten über den Vergleich von Behandlungsprogrammen und -komponenten. Weiterhin ist z. Z. noch keine empirisch gesicherte Differentialtherapie möglich. Schwierigkeiten bei der Beurteilung von Behandlungserfolgen tragen zur Evaluationsproblematik bei.

7.4.2 Benzodiazepine/Barbiturate

- Zu Intoxikation, Entzugssymptomen und „Entwöhnung“ s. Kap. 4

7.4.3 Opiate

Substanzcharakteristika

- Zur Substanzgruppe der Opiate gehören Morphin und seine synthetischen und halbsynthetischen Derivaten. Wichtigster Vertreter ist das Heroin (Diazetylmorphin).
  Opiate binden an spezifische Rezeptoren; bislang sind vier unterschiedliche Rezeptortypen bekannt. Endogene Liganden sind z. B. Endorphine, Enkephaline und Dynorphine.
- Den Opiaten gemeinsam sind euphorisierende, tranquillisierende und analgetische Wirkungen sowie eine Dämpfung des Atem- und Hustenzentrums, Obstipation, weiterhin ausgeprägte periphere parasympathomimetische Eigenschaften wie z. B. Miosis.
- Durch Opiate kommt es zu einer starken physischen und psychischen Abhängigkeit.
- Die Toleranzentwicklung bezüglich der verschiedenen Opiatwirkungen vollzieht sich unterschiedlich rasch, es besteht eine Kreuztoleranz gegen Substanzen mit Hauptwirkort am gleichen Rezeptor.

Intoxikation

- Siehe Kap. 13.

Entzugssyndrom

- *Symptomatik:* Das Opiatentzugssyndrom ist charakterisiert durch eine zentrale noradrenerge (Sympathikus-)Überaktivität („Noradrenalinsturm“ als Folge einer Enthemmung des pontinen Locus coeruleus), wobei eine Einteilung in Stadien nach Schweregrad erfolgt (Tabelle 7.3). Dauer: ca. 1–3 Tage. In der Regel zwar subjektiv massive Beeinträchtigung durch Entzugssymptome, aber objektiv meist kein vital bedrohliches Syndrom (im Gegensatz zum Delirium tremens).
- *Therapie*: Clonidin (gegen zentrale noradrenerge Hyperaktivität, genaues Vorgehen s. S. 326 f.); Benzodiazepine (unter stationären Bedingungen, auf wenige Tage beschränkte Anwendung), symptomatische Therapie (z. B. bei Diarrhoe zusätzlich Loperamid, Flüssigkeits- und Elektrolytausgleich etc.).
- Zur Entgiftung opiatabhängiger Patienten wurde in den letzten Jahren die Strategie der forcierten narkosebegleiteten *Kurzzeitentgiftung („Turbo-Entzug“)* vorgeschlagen. Das Prinzip hierbei stellt die Gabe

Tabelle 7.3. Stadien des Opiatentzugssyndroms nach letzter Opiatdosis (modifiziert nach Blachly 1966, Goodwin u. Guze 1989)

Entzugsstadium	Symptomatik
Stadium 0	Verlangen nach Opiaten, Angst und Unruhe
Stadium I	Gähnen, Hyperhidrosis, Tränenfluß, Rhinorrhoe
Stadium II	Zusätzlich Mydriasis, Piloerektion, Tremor, Muskelzucken, Hitze- und Kälteschauer, Knochen- und Muskelschmerzen, Anorexie
Stadium III	Zusätzlich Schlaflosigkeit, Blutdruck- und Temperatursteigerung, Tachykardie, Tachypnoe, Übelkeit
Stadium IV	Zusätzlich Fieber, Diarrhoe, Übelkeit, Erbrechen, Muskelkrämpfe, Spontanejakulation und -orgasmus; laborchemisch Hämokonzentration mit Leukozytose; Eosinopenie, Anstieg von Blutzucker und Lactat

von hohen Dosen opiatantagonistischer Substanzen (Naloxon, Naltrexon) dar, die eine akute Verdrängung opiatagonistischer Substanzen von den (μ-)Opiatrezeptoren bewirken. Die dadurch induzierten Entzugssyndrome werden durch eine gleichzeitige medikamentös herbeigeführte ausgeprägte Sedierung oder Anästhesie des Patienten subjektiv nicht wahrgenommen. Ziel des Verfahrens ist es – durch Verkürzung der Dauer und der Intensität der Entzugssymptomatik – die Rate erfolgreicher Entgiftungen und anschließender Entwöhnungsbehandlungen mit dem Ziel langfristiger Abstinenz zu erhöhen. Die Wertigkeit dieses Verfahrens sowie die zu bevorzugende Vorgehensweise können derzeit aus wissenschaftlicher Sicht noch nicht abschließend bewertet werden. Zu beachten ist bei einigen Verfahren der hohe Aufwand (intensivmedizinische Behandlung), die entgegen der Erwartung dennoch aufgetretenen prolongierten Enzugssymptome sowie die Gefahr schwerwiegender Komplikationen.

Entwöhnung

- Die Grundlage bildet die psychotherapeutisch geführte Entwöhnungsbehandlung.
- *Medikamentös: Substitutionsbehandlung* mit dem Opiatagonisten *Methadon* (s. S. 332); Vorteile sind u.a. die Ermöglichung der sozialen Reintegration, die Distanzierung von der „Szene“ sowie eine Eindämmung der Beschaffungskriminalität und ein Wegfall des Infektionsrisikos. Die Methadonsubstitution ist jedoch aufgrund des Weiterbestehens der Abhängigkeit keine eigentliche Entwöhnungsmaßnahme und bedarf derzeit einer engen Indikationsstellung.
  Eine Alternative ist jetzt die *Substitutionsbehandlung* mit *LAAM* (s. S. 330).

- Unterstützung der *Rückfallprophylaxe* mit dem Opiatantagonisten Naltrexon (s. S. 336).

Allgemeine Hinweise zur Rückfallprophylaxe der Opiatabhängigkeit

- Die Entwöhnungsbehandlung erfolgt in der Regel stationär in speziellen Einrichtungen über 6–24 Monate.
- Hierbei wird häufig ein Prinzip der „therapeutischen Gemeinschaft" mit definierten sozialen Grundregeln („Ersatzfamilie"; „Nachreifung") mit verschiedenen psychoedukativen, verhaltenstherapeutischen und rehabilitativen Maßnahmen angestrebt (z. B. Arbeitstherapie, berufliche und soziale Reintegration).
- Problematisch ist die oft unzureichende Abstinenzwilligkeit und Motivation zur Entwöhnungsbehandlung, wobei Therapien unter richterlicher Auflage prognostisch eher ungünstig sind. Generell sind die Abbruch- und Rückfallquoten hoch.

7.4.4 Kokain, Amphetamine und andere Substanzen aus der Gruppe der Psychostimulanzien

Substanzcharakteristika

- Die Wirkung dieser Substanzgruppe entsteht durch Hemmung der neuronalen Wiederaufnahme von Dopamin, Noradrenalin und Serotonin; Amphetamine führen zusätzlich zur Freisetzung neusynthetisierter Transmitter aus den synaptischen Vesikeln.
- Als Konsequenz tritt eine vermehrte Neurotransmission in mesolimbischen und mesokortikalen Projektionen des dopaminergen Systems (sog. „Reward-System") auf.
- Initial erfolgt eine Stimulation mit euphorischen Zuständen, Aktivitätssteigerung, erhöhter Aufmerksamkeit, vermindertem Schlafbedürfnis, subjektiv erhöhter Leistungsfähigkeit.
- Die rasch auftretende Toleranzentwicklung ist wahrscheinlich durch eine Empfindlichkeitsverminderung von Katecholaminrezeptoren („down regulation") mitbedingt. Sie hängt auch von der Applikationsart (oral, nasal, geraucht) sowie dem Konsummuster ab.

Intoxikation

- Siehe Kap. 13.

Entzugssyndrom

- *Symptomatik:* Zeichen der verminderten katecholaminergen Transmission: depressive Verstimmung, Erschöpfung; Rebound-Hypersomnie, Hyperphagie; Angst- und Erregungszustände (v.a. initial möglich). Die genannten Symptome halten nicht selten i. S. e. protrahierten Entzugssyndroms mehrere Wochen (selten Monate) an.

- *Therapie*: Therapeutische Effekte von Desipramin und Imipramin sind beschrieben, aber noch nicht gesichert; günstige Wirkungen offenbar bei konkomitierendem depressivem Syndrom, nach vorausgehender nur intranasaler Kokainapplikation und Fehlen antisozialer Persönlichkeitszüge. Bei Angst- und Erregungszuständen können Benzodiazepine eingesetzt werden. Der Nutzen von Dopaminagonisten (z. B. Bromocriptin) oder Amantadin ist fraglich.

7.4.5 „Ecstasy" (MDMA, 3,4-Methylendioxymetamphetamin) und „Eve" (MDA, 3,4-Methylendioxyamphetamin)

Substanzcharakteristika

- Es handelt sich um synthetische (sog. „Designer"-) Drogen. Gelegentlich wird der Begriff „Entactogene" für diese Substanzen verwandt. MDMA wird im Körper u. a. zu MDA umgewandelt.
- Es wird keine physische, jedoch möglicherweise eine psychische Abhängigkeit induziert.
- Die Wirkung entsteht durch Förderung der Freisetzung von 5-HT aus präsynaptischen Vesikeln bei gleichzeitiger 5-HT-Rückaufnahmehemmung, die Ausschüttung von Dopamin sowie eine reversible Hemmung der Monoaminooxidase Typ A (MAO-A).
- Bei chronischer Anwendung zeigen sich neurotoxische Effekte mit degenerativen Veränderungen serotonerger Neuronen u. a. im Neocortex und im Hippocampus.
- Psychotrope Akuteffekte sind zentrale Stimulation und Euphorie. Typisch sind erhöhte Kontaktbereitschaft und Empathiegefühle, verminderte Ich-Abgrenzung sowie erhöhte Emotionalität. Im Gegensatz zu Halluzinogenen zeigen sich offenbar deutlich seltener halluzinatorische Effekte, Wahrnehmungsverschärfungen sind jedoch häufig.
- Subakut treten Schlaf- und Appetitminderung, Konzentrationsstörungen, Gereiztheit sowie Erschöpfungszustände auf. Therapeutisch können dann ggf. nichtsedierende Antidepressiva, z. B. Desipramin, eingesetzt werden, bei Angst- und Erregungszuständen Benzodiazepine.
- Im Verlauf ist das Auftreten von Depressionen, paranoiden Syndromen, Depersonalisationssyndromen und insbesondere Panikstörungen beschrieben. Eine SSRI-Gabe verhindert offenbar viele psychotrope Effekte von MDMA.

Intoxikation

- Siehe Kap. 13.
- Bei Todesfällen, die mit Ecstasykonsum in Zusammenhang gebracht werden, fand sich gehäuft eine Trias aus Hyperthermie, Rhabdomyolyse und disseminierter intravasaler Koagulation. Die Symptome werden auf Überhitzung des Körpers und hohe Flüssigkeitsverluste bezogen. Allerdings ist der Effekt nicht notwendigerweise davon abhängig, da MDMA die zentrale Temperaturregulation beeinflußt. Zusätzlich sind hepatotoxische Wirkungen von MDMA belegt. Beschrieben sind auch kardiale Arrhythmien, Kammerflimmern, plötzlicher Herztod, intrakranielle Blutungen, zerebrovaskuläre Infarkte und Anfallsereignisse.

7.4.6 Psychotomimetika (LSD, Meskalin, Psilocybin und ähnliche Substanzen)

Substanzcharakteristika

- Die Substanzen dieser Gruppe charakterisiert eine vorwiegend zentral-serotonerge Wirksamkeit (u.a. dorsaler Raphekern) durch einen partiellen Agonismus an 5-HT-Rezeptoren (insbesondere 5-HT_2- und 5-HT_{1A}-Rezeptoren).
- Bereits in peripher unwirksamen Dosen (z.B. im Fall der hochaktiven Droge Lysergsäurediethylamid: 75 μg) kommt es zur Manifestation psychotischer Phänomene (Störungen von Stimmung, Denken, Wahrnehmung, Ich-Erleben, Zeit- und Raumerleben, rauschartige Bewußtseinsveränderungen sowie insbesondere optische und akustische Illusionen bzw. Halluzinationen), wobei für die Ausgestaltung des Rauschzustandes neben Art, Dosis und Applikation insbesondere Umgebungsfaktoren („setting") bedeutsam sind.
- Es resultiert eine schnelle Toleranzentwicklung (bei Kreuztoleranz gegen verwandte serotonerge Substanzen) mit rascher Rückbildung bei Absetzen; physische und psychische Abhängigkeit treten selten auf.
- Gefährlich sind „Horrortrips" mit suizidalen bzw. fremdaggressiven Impulsen sowie „Flashback-Psychosen" (noch nach Monaten). Deren Behandlung erfolgt durch Neuroleptika bzw. Benzodiazepine.

Intoxikation

- Siehe Kap. 13.

7.4.7 Cannabis (THC, δ-9-Tetrahydrocannabinol)

Substanzcharakteristika

- Cannabis ist der wichtigste psychoaktive Bestandteil von *Haschisch* und *Marihuana* (Gewinnung aus indischem Hanf: Haschisch = Harz der Pflanze, Marihuana = getrocknete Blätter und Blüten).
- Als psychotroper Akuteffekt zeigt sich dosisabhängig eine anregende bzw. dämpfende Wirkung mit Zunahme der Dämpfung bei höheren Dosen. Verzerrung von Sinneseindrücken, Euphorie, Entspannung und verändertes Zeitgefühl sind typisch, gefolgt von Sedierung. In höheren Dosen treten auch Halluzinationen auf. „*Horrortrips*" bzw. „*Flashback-Psychosen*" sind beschrieben.
- Die Substanz besitzt ein Abhängigkeitspotential; es tritt eine Toleranzentwicklung ein.
- Langzeitmißbrauch kann zu schweren Persönlichkeitsveränderungen (amotivationales Syndrom mit Konzentrations- und Gedächtnisstörungen, Apathie, Desorganisiertheit) führen.

Intoxikation

- Siehe Kap. 13.

7.4.8 Nikotin

Substanzcharakteristika

- Die Substanz besitzt eine dosisabhängige Wirkung auf nikotinische Acetylcholinrezeptoren (in niedrigen Dosen als Agonist, in höheren Dosen als Antagonist). Die Wirkungen entfalten sich sowohl über den Sympathikus als auch den Parasympathikus.
- Charakteristische biphasische Wirkung mit initialer Stimulation sowie Dämpfung in höheren Dosen.
- Psychische und (geringer) physische Abhängigkeit mit Toleranzentwicklung treten auf.

Intoxikation

- *Symptomatik:* Tachykardie, Blutdrucksteigerung, periphere Vasokonstriktion (in sehr hohen Dosen auch Bradykardie und Hypotonie), weiterhin Übelkeit und Erbrechen (v. a. zu Beginn).
- Sehr hohe Dosen können zu Atemdepression führen, während niedrige Dosen zunächst eine Steigerung des Atemantriebs bewirken.

Entzugssyndrom

- *Symptomatik* (in der Ausprägung sehr unterschiedlich): Übelkeit und Erbrechen; Kopfschmerzen; Obstipation, jedoch auch Diarrhoe und Appetitsteigerung mit Gewichtszunahme, weiterhin Benommenheit, Müdigkeit; Dysphorie, depressive Verstimmungen (u.U. für mehrere Wochen); Schlafstörungen, Angstzustände.
- *Therapie*: Nikotinpflaster (schrittweise Dosisreduktion).

Entwöhnung

- *Therapie zur Raucherentwöhnung*: ambulante Verhaltenstherapie – ggf. in Gruppen – wird empfohlen; zusätzlich finden Nikotinpflaster Verwendung.

7.5 Präparate

Acamprosat Entwöhnungsmittel

Campral (Lipha)
Tbl. 333 mg (48, 84, 168 Tbl.)

Eigenschaften

Pharmakodynamik:

- Indirekter antagonistischer Effekt auf postsynaptische Wirkungen exzitatorischer Aminosäuren, besonders das glutamaterge System (NMDA-Rezeptorkomplex).

Pharmakokinetik:

- $t_{1/2}$=ca. 13 h („Steady state" nach etwa 7 Tagen regelmäßiger Einnahme), orale Bioverfügbarkeit ca. 11 %, langsame Resorption mit erheblichen interindividuellen Schwankungen, keine Plasmaproteinbindung.
- Ausschließlich renale Elimination (zu etwa 50% in unveränderter Form), keine Metabolisierung durch die Leber.

Indikationen und Behandlungshinweise

- Zur Unterstützung der Aufrechterhaltung der *Abstinenz bei alkoholabhängigen Patienten* im Rahmen eines therapeutischen Gesamtkonzepts, das auch begleitende psycho- und soziotherapeutische Maßnahmen einschließt (rückfallverhütender Effekt in Kombination mit begleitender Psychotherapie belegt).

- Beginn der Behandlung unmittelbar nach der Entgiftung; empfohlene Behandlungsdauer: 1 Jahr, wobei die Therapie im Fall eines Rezidivs nicht unterbrochen werden sollte.
- Ein rückfallverhütender Effekt besteht in der Regel nur, solange die Substanz eingenommen wird.
- Acamprosat ist *nicht* zur Behandlung des Alkoholentzugs geeignet.
- Nach derzeitigem Kenntnisstand kein Abhängigkeitspotential. Nach abruptem Absetzen entstehen keine Entzugssymptome.

Dosierung
- Patienten mit einem Körpergewicht bis 60 kg: 4 Tbl. (1332 mg) tgl., über 60 kg 6 Tbl. (1998 mg) tgl; Einnahme 3mal täglich zu den Mahlzeiten.

Nebenwirkungen
- Durchfall, seltener Übelkeit, Erbrechen, Bauchschmerzen; Juckreiz, selten makulo-papulöse Erytheme.
- Selten: Verwirrtheit, Schlafstörungen.
- Selten leicht erhöhte Werte für Kreatinin, Harnsäure, Cholesterin, Hämatokrit.

Kontraindikationen
- Bekannte Überempfindlichkeit gegen Acamprosat.
- Niereninsuffizienz und schwere Leberinsuffizienz; Schwangerschaft und Stillzeit (tritt in die Muttermilch über).

Interaktionen
- Keine Wirkungsverstärkung von Alkohol.
- Keine Wechselwirkungen mit Disulfiram, Diazepam, Imipramin.

Bewertung
Sinnvoll in der Anwendung im Rahmen eines Gesamtbehandlungsplanes mit begleitenden psycho- und soziotherapeutischen Maßnahmen, wofür der rückfallverhütende Effekt belegt ist.

Buprenorphin — Substitutionsmittel

s. Nachtrag Präparate S. 461

Bupropion — Entwöhnungsmittel

s. Nachtrag Präparate S. 464

Clomethiazol — Entgiftungsmittel

Distraneurin (Astrazeneca)

Kps.	192 mg (25, 100 Kps.)
Tbl.	500 mg (25, 100 Tbl.)
Mixtur:	5 g/100 ml (300 ml)
Injfl.:	0,8 g/100 ml (100, 500 ml)

Eigenschaften

Pharmakodynamik:

- Verstärkung der Wirkung der inhibitorischen Neurotransmitter GABA und Glycin, insbesondere am $GABA_A$-abhängigen Chloridionenkanal.

Pharmakokinetik:

- $t_{1/2}$ = 3–6 h (bei Leberfunktionsstörungen ca. 8 h), rasche und fast vollständige Metabolisierung in der Leber zu inaktiven Metaboliten, schnelle Absorption (nach Tablettengabe langsamer).
- Renale Elimination.

Indikationen und Behandlungshinweise

- *Alkoholentzugssyndrom* und *Alkoholentzugsdelir*, mit und ohne Krampfanfälle.
- Medikamentös induziertes *Delir.*
- Clomethiazol wirkt sedierend, hypnotisch und antikonvulsiv.
- In den USA ist Clomethiazol nicht zugelassen; dort erfolgt die Behandlung von Alkoholentzugssyndromen bzw. -delir u. a. mit Benzodiazepinen (z. B. Diazepam).
- Clomethiazol sollte *nicht* als Hypnotikum eingesetzt werden. Allenfalls bei schweren, anders nicht behandelbaren Schlafstörungen kann Clomethiazol unter sorgfältiger Abwägung der Nutzen-Risiko-Relation angewandt werden.
- Wegen der antikonvulsiven Eigenschaften kann Clomethiazol beim Status epilepticus indiziert sein, wenn Benzodiazepine, Hydantoine und Barbiturate keine Wirkung zeigen.

Dosierung

- Verschiedene Applikationsformen, wobei Kapseln die Clomethiazolbase, Tabletten, Mixtur und Injektionslösung das Ethandisulfonatsalz enthalten; 1 Kps. (192 mg), 1 Tbl. (500 mg) und 5 ml Mixtur (250 mg) sind einander therapeutisch äquivalent.

- Dosierung sollte nicht schematisch, sondern flexibel je nach Sedierungsgrad des Patienten erfolgen.
- *Orientierungshilfe*: initial 2–4 Kps. bzw. Tbl. oder 10–15 ml Mixtur, in den ersten 2 h bis zu 6–8 Kps. bzw. Tbl., dann in ca. 2stündigem Abstand jeweils weitere 2 Kps. oder Tbl. bis zu einer Höchstdosis von ca. 20 Kps. oder Tbl. täglich; in Ausnahmefällen auch höher; nach Plateauphase von ca. 3 Tagen dann Clomethiazol ausschleichend absetzen.
- Nur in sehr schweren Fällen parenterale Applikation (i.v.-Injektion oder Tropfinfusion) unter Intensiv-Überwachungsbedingungen mit Kontrolle von Atmung, Schlaftiefe, Blutdruck und Puls und Möglichkeit zur künstlichen Beatmung in den ersten 24 h.
- Bei Leberinsuffizienz geringere Dosierung.

CAVE: Absinken in Bewußtlosigkeit, Atemdepression, schwer beherrschbare hypotone Blutdruckreaktionen jederzeit bei *i.v.-Applikation* möglich; Dosierung 12 bis höchstens 20 g (d.h. 1500–2500 ml der 0,8%igen Infusionslösung).

Nebenwirkungen

- Selten: gesteigerte Bronchialsekretion, Blutdruckabfall, Exantheme, Nies- und Hustenreiz, Tränen der Augen, Magenbeschwerden.

CAVE: bei *i.v.-Gabe* u.U. *Atemdepression* (s. unten „Dosierung").

CAVE: Bereits nach relativ kurzfristiger Clomethiazolverordnung ist eine *Abhängigkeitsentwicklung* möglich.

Kontraindikationen

- Akute Alkohol-, Schlafmittel-, Analgetika-, Psychopharmakaintoxikation. Zur Frage der Behhandlung eines medikamentös induzierten Delirs siehe S. 373.
- *Relative Kontraindikation:* respiratorische Insuffizienz bzw. obstruktive Lungenerkrankungen (Gefahr einer Atemdepression).
- Grundsätzlich sollte Clomethiazol nur kurzfristig zur Entzugsbehandlung (maximal 14 Tage) und *nicht ambulant* verordnet werden.

Interaktionen

- Bei gleichzeitiger Einnahme von anderen psychotrop wirkenden Substanzen, besonders von Anxiolytika, Hypnotika oder Alkohol, schwer abschätzbare, u.U. massive Wirkungsverstärkung.
- Unter Cimetidin: Wirkungsverstärkung und -verlängerung.

Bewertung

Wirksame und gut steuerbare Substanz zur Unterdrückung und Vorbeugung des gesamten Spektrums von Alkoholentzugssymptomen, insbesondere des Alkoholentzugsdelirs. Clomethiazol sollte wegen des Abhängigkeitspotentials nur unter stationären Bedingungen und nur kurzfristig eingesetzt werden.

Clonidin „Entgiftungsmittel“ (Adjuvans)

Catapresan (Boehringer Ingelheim)
Tbl. 0,075 mg (20, 50, 100 Tbl.)
Tbl. 0,15 mg (20, 50, 100 Tbl.)
Tbl. 0,3 mg (20, 50, 100 Tbl.)
Kps. 0,25 mg (30, 60, 100 Kps.) (Catapresan Depot Perlongetten)
Amp. 0,15 mg/ml (5 Amp.)

Clonidin-ratiopharm (ratiopharm)
Kps. 0,075 mg (20, 50, 100 Kps.)
Kps. 0,15 mg (20, 50, 100 Kps.)
Kps. 0,3 mg (20, 50, 100 Kps.)
Kps. 0,25 mg (20, 50, 100 Kps.) (Clonidin retard-ratiopharm)
Amp. 0,15 mg/ml (5 Amp.)

Clonidin 150/300 Riker (3 M Medica)
Tbl. 0,15 mg (20, 50, 100 Tbl.)
Tbl. 0,3 mg (20, 50, 100 Tbl.)

Clonistada 0,15/0,3 (Stada)
Tbl. 0,15 mg (20, 50, 100 Tbl.)
Tbl. 0,3 mg (50, 100 Tbl.)
Kps. 0,25 mg (50, 100 Kps.) (Clonistada retard)

Haemiton 0,075/0,15/0,25/0,3 (ASTA Medica AWD)
Tbl. 0,075 mg (30, 100 Tbl.)
Tbl. 0,15 mg (30, 100 Tbl.)
Tbl. 0,3 mg
Kps. 0,25 mg (20, 50, 100 Kps.) (Haemiton uno Retard)
Amp. 0,15 mg/ml (5 Amp.)

Mirfat 150/300 (Merckle)
Kps. 0,15 mg (20 Kps.)
Kps. 0,3 mg (20 Kps.)

Paracefan (Boehringer Ingelheim)
Tbl. 0,1 mg (50 Tbl.)
Amp. 0,15 mg/ml (5 Amp.)

Eigenschaften

Pharmakodynamik:

- Zentraler α_2-Agonist, dadurch v.a. Aktivitätshemmung noradrenerger Neurone im Locus coeruleus (wichtigstes noradrenerges Kerngebiet im ZNS mit hoher Opiatrezeptordichte, Dämpfung durch Opiate). Eingeführt als Antihypertensivum.

Pharmakokinetik:

- $t_{1/2}$ = 10–20 h (nach Nierenfunktion); T_{max} = 1,5–2 h (oral) bzw. 10–15 min (parenteral).
- Keine pharmakologisch aktiven Metaboliten
- Nahezu vollständige Resorption, renale Elimination.

Indikationen und Behandlungshinweise

Oral:

- *Opiatentzugssyndrom* (Mittel der ersten Wahl).
- *Komedikation* (z. B. mit Chlomethiazol) beim *Alkoholentzugssyndrom* bei im Vordergrund stehender (hypertoner bzw. tachykarder) Herz-Kreislauf-Symptomatik. **CAVE:** Clonidin besitzt weder antikonvulsive noch delirverhütende Eigenschaften und ist daher in dieser Indikation nicht zur Monotherapie geeignet und vom BfArM *nicht* zugelassen.

Parenteral:

- Schweres Alkoholentzugssyndrom (jedoch nur unter kontinuierlicher intensivmedizinischer Überwachung und mit antikonvulsiver und delirverhütender Komedikation).

Dosierung

Oral:

- Beginn mit $3 \times 0{,}075$ mg tgl.; Steigerung bis 0,9 mg tgl., in Ausnahmefällen auch höhere Dosen.
- Nach Abklingen der Entzugssymptome (Heroin 4–7 Tage, Methadon bis 14 Tage) stufenweise Reduktion innerhalb von 3–5 Tagen.

Parenteral:

- Initial Injektion von 0,15–0,6 mg *langsam* i. v.
- Tagesdosis nach klinischen Erfordernissen 0,3–4 mg.
- Wenn notwendig: fortsetzende Applikation über Perfusor.

CAVE: bei schlagartigem Absetzen überschießende Sympathikusreaktionen möglich.

Nebenwirkungen

- Initial Blutdruckanstieg bei parenteraler Gabe, später Blutdruckabfall und Pulsverlangsamung, daher sind häufige Blutdruck- und Pulskontrollen notwendig (Dosisreduktion bei Blutdruckabfall unter 90 mm Hg systolisch bzw. Pulsfrequenz unter 55/min).
- Gelegentlich: Sedierung, Mundtrockenheit, Obstipation, Schlafstörungen mit Alpträumen, sexuelle Funktionsstörungen, Parästhesien, Raynaud-Phänomene, Verminderung des Tränenflusses.
- Selten: depressive Zustandsbilder, Halluzinationen, Gynäkomastie, allergische Reaktionen.
- Bei Intoxikation: α_2-Antagonisten (z. B. Tolazolin), bei Bradykardien Atropin.

Interaktionen

- Abschwächung der blutdrucksenkenden Wirkung durch Tolazolin, TZA oder Neuroleptika möglich.
- Erhöhte Gefahr von (bradykarden) Herzrhythmusstörungen bei gleichzeitiger Therapie mit Herzglykosiden oder *β*-Blockern.
- Verstärkung der antihypertensiven Wirkung von Antihypertensiva.
- Verstärkung der sedierenden Wirkung von zentral dämpfenden Pharmaka und Alkohol.

Kontraindikationen

- Bekannte Allergie gegen Clonidin, Sick-Sinus-Syndrom, ausgeprägte (auch asymptomatische) Bradykardie oder Hypotonie.
- *Relative Kontraindikationen:* kardiale Vorschädigung, zerebrale Durchblutungsstörungen, (insbesondere höhergradige) AV-Blockierungen.

Bewertung

Mittel der ersten Wahl beim Opiatentzug; sinnvolle Komedikation bei im Vordergrund stehender Herz-Kreislauf-Symptomatik beim Alkoholentzug.

Disulfiram — Entwöhnungsmittel

Antabus 0,1 Dispergetten
Antabus 0,5 Dispergetten (Byk Gulden/Byk Tosse)
Tbl. 100 mg (50 Tbl.)
Tbl. 500 mg (50 Tbl.)

Eigenschaften

Pharmakodynamik:

- Irreversible Hemmung der Aldehyd-Dehydrogenase (weniger der Dopamin-*β*-Hydroxylase) durch wirksamen Metaboliten Diethyldithiocarbamat (DDC); Anstieg des Alkoholabbauprodukts Acetaldehyd auf das 10fache, dadurch im Falle eines Alkoholkonsums: sog. „*Disulfiram-Alkohol-Reaktion*“ (DAR, s. unten).

Pharmakokinetik:

- Mäßig schnelle Aufnahme nach oraler Gabe (T_{max}: ca. 8–10 h).
- Im allgemeinen rascher Wirkungseintritt (10–30 min) nach Einnahme eines einzigen alkoholhaltigen Getränks.

Indikationen und Behandlungshinweise

- Adjuvans zur Rückfallprophylaxe bei Alkoholabhängigen im Sinn einer „Aversivbehandlung".
- Symptome bei „Disulfiram-Alkohol-Reaktion" (DAR): Übelkeit/Erbrechen, pochender Kopfschmerz, „Flush", Durst, Tachypnoe/Dyspnoe, Angst, Herzrasen, Brustschmerz, Schwindel; Intensität mit starken interindividuellen Schwankungen von der Disulfiram- und Alkoholkonzentration abhängig; in Extremfällen: Atemdepression, massive Hypotonie, Arrhythmien, Krampfanfälle, Exitus.
- Sorgfältige Aufklärung über eine mögliche DAR; kontrollierte Einnahme.
- Wirkungsdauer einer DAR ca. 60–180 min mit den oben beschriebenen Symptomen.
- Eine DAR kann noch 1–2 Wochen nach der letzten Einnahme auftreten.
- Bei schwerer DAR: Trendelenburg-Position, parenterale Flüssigkeits- und Sauerstoffzufuhr, Antihistaminika (z. B. 50 mg Promethazin i. v.).

Dosierung

- Orale Zieldosis nach Aufdosierung: 200–500 mg tgl.; ggf. Probetrunk (2–3 Schlucke eines 40%igen alkoholhaltigen Getränks) nach 5–7 Tagen.

Nebenwirkungen

- Ohne gleichzeitigen Alkoholkonsum: Sedierung, allergische Reaktionen, Sehstörungen, sexuelle Funktionsstörungen, selten: Hepatotoxizität (Kontrollen der Leberenzyme notwendig).

Kontraindikationen

- Schwere Hepatopathien, floride Ulzera, kardiale Vorerkrankungen, Epilepsien, psychotische Störungen.
- Kombination mit Metronidazol, einigen Antibiotika (Cephalosporine, Chloramphenicol), MAO-Hemmern und Isoniazid (schwere toxische ZNS-Symptomatik).

Interaktionen

- Reduzierte Clearance von Chlordiazepoxid, Diazepam, Phenytoin, Desipramin, Imipramin (nicht aber von Oxazepam und Lorazepam) mit entsprechender Wirkungsverstärkung.
- Azetaldehydsyndrom unter Paraldehyd.

Bewertung

Aufgrund des Risikos möglicher Komplikationen einer DAR stellt Disulfiram *keine Standardtherapie* in der Alkoholrückfallprophylaxe dar, kann jedoch im Einzelfall bei complianten, motivierten, sozial stabilen Patienten hilfreich sein; im Vergleich zu Placebo kein positiver Effekt auf Zielparameter wie durchgängige Abstinenz oder Rückfallquote, jedoch mehr alkoholfreie Tage bei nichtabstinenten Patienten. Die Erfolgsrate bei supervidierter Einnahme erscheint günstiger.

Levo-alpha-acetylmethadol (LAAM) — Substitutionsmittel

Orlaam (Sipako)
Trpf. 10 mg /1 ml (500 ml)

Eigenschaften

Pharmakodynamik:

- μ-Opiatrezeptoragonist (Metaboliten Nor-LAAM und Dinor-LAAM sind potentere μ-Opiatrezeptoragonisten als die Muttersubstanz).

Pharmakokinetik:

- $t_{1/2}$ = ca. 48–72 h.
- Rasche orale Resorption, verzögerter Wirkungseintritt nach 2–4 h, Steady state nach 14–18 Tagen.
- First-pass-Metabolisierung in der Leber durch N-Demethylierung über CYP 3A4 zu Nor-LAAM und Dinor-LAAM.
- Ausscheidung im Urin als LAAM, Methadol, Nor-Methadol und Dinor-Methadol.

Indikationen und Behandlungshinweise

- *Substitutionsbehandlung* bei *Opiatabhängigkeit* (offizielle Zulassung). Diese erfolgt nach den gleichen Regeln, wie sie für die Substitutionsbehandlung mit Methadon gelten (s. S. 332).
- Vorteil der Substanz besteht in der Möglichkeit, die Substitutionsbehandlung ohne die Notwendigkeit täglicher Patientenkontakte durchzuführen (Überbrückung von Feiertagen und Wochenenden). Durch die lange HWZ der Substanz können gleichmäßigere Serumkonzentrationen erreicht werden; damit weniger tägliche Entzugserscheinungen. Geringe euphorisierende Wirkung („kick") bei oraler Einnahme.

- Umstellung von Patienten, die bereits auf Methadon/Levomethadon stabil eingestellt sind, gut möglich. Heroinkonsumenten sollten wegen der rascheren Titriermöglichkeit zunächst auf Methadon eingestellt werden; nach 2 Wochen ist eine Umstellung auf LAAM möglich.
- Eine „Take-home-Vergabe" sollte nicht erfolgen; durch die lange HWZ der Substanz ist die Überbrückung des Wochenendes gut möglich.

Dosierung

- Am günstigsten 3mal wöchentliche Vergabe (Montag, Mittwoch, Freitag). Tägliche Dosis Methadon in mg × ca. 1,2 = Dosis LAAM für Montag und Mittwoch, zum Wochenende mehr. Beispiele:

Tagesdosis Methadon [mg]	LAAM-Dosis [mg]: Mo	Mi	Fr
40	48	48	56
60	72	72	84
80	96	96	112

- Der Übergang von Methadon auf LAAM sollte mit einer einzigen Dosis erreicht werden. Die Initialdosis von LAAM sollte 120 mg nicht überschreiten. Die Maximaldosis sollte 140-140-140 mg oder 130-130-180 mg nicht überschreiten.
- LAAM darf nicht täglich verabreicht werden (Gefahr der Kumulation mit letalem Ausgang).

Nebenwirkungen

- Abhängigkeitsentwicklung vom Opiattyp.
- Obstipation, Hyperhidrosis, sexuelle Funktionsstörungen, Menstruationsstörungen.
- Sedierung, Übelkeit, Erbrechen, Mundtrockenheit, Miosis, Spasmen der glatten Muskulatur (Bronchialspasmen, Blasenentleerungsstörungen).
- Grippeartiges Gefühl, Kopfschmerzen, Asthenie, Muskel- und Gelenkschmerzen, Rhinitis.
- Selten: Orthostatische Hypotonie, Verlängerung des QT-Intervalls mit Gefahr einer Arrhythmie („Torsade de pointes").
- Das genotoxische, kanzerogene und teratogene Potential von LAAM ist noch nicht ausreichend untersucht (im Tierversuch Induktion von Uterus-, Schilddrüsentumoren, Leukämie; embryotoxisch, Beeinträchtigung der Fertilität männlicher Ratten).

Kontraindikationen

- Bekannte Überempfindlichkeit gegen LAAM.
- Kinder unter 15 Jahren.

- Schwangerschaft und Stillzeit.
- Moderate oder schwere Nieren- oder Leberfunktionsstörungen.
- Verlängertes QT-Intervall, Bradykardie, Hypokaliämie.
- Behandlung mit MAO-Hemmern und Antiarrhythmika Klasse I–III.
- Behandlung mit Narkotikaantagonisten oder Opiatagonisten/-antagonisten (Ausnahme: Behandlung einer Überdosierung).
- *Relative Kontraindikationen:* besondere Vorsicht ist geboten bei suizidalen Patienten, nach Schädel-Hirn-Traumata, bei erhöhtem intrakraniellen Druck, Erkrankungen der Atemorgane, Diabetes mellitus, Prostatahypertrophie, abdominalen Erkrankungen oder im höheren Lebensalter.

Interaktionen
- Gleichzeitige Einnahme von psychotropen Substanzen (Medikamente, Alkohol, andere Drogen) kann zu wechselseitiger Wirkungsverstärkung mit dem Risiko einer letalen Überdosierung führen.
- Kombinationen mit Narkotikaantagonisten, Opiatagonisten/-antagonisten, partiellen und vollen Agonisten sind zu vermeiden.
- Erniedrigte Serumkonzentrationen möglich bei gleichzeitiger Einnahme von : Rifampicin, Carbamazepin, Phenobarbital, Spironolacton, Rifabutin, Indinavir, Saquinavir.
- Erhöhte Serumkonzentrationen möglich bei gleichzeitiger Einnahme von: Erythromycin, Clarithromycin, Cimetidin, Proteaseinhibitoren, Ketoconazol, Itroconazol, Fluconazol, Fluvoxamin.

Bewertung
Sinnvolle Alternative zur Substitution mit Methadon/Levomethadon; offizielle Zulassung; Überbrückung von Feiertagen und Wochenenden ohne tägliche Kontakte möglich.

Methadon bzw. Levomethadon — Substitutionsmittel

L-Polamidon (Hoechst)
Trpf. 5 mg /1 ml (10, 100 ml)

Methaddict 5
Methaddict 10 (addi Care)
Tbl. 5, 10 mg (20, 50, 100 Tbl.)
Methadicct 40
Tbl. 40 mg (20, 50, 75 Tbl.)

Eigenschaften
Pharmakodynamik:
- μ-Opioidrezeptor-Agonist.

Pharmakokinetik:

- $t_{1/2}$=ca. 24–48 h (kann bei Opiatabhängigen deutlich verlängert sein).
- Relativ schnelle Absorption, extensive hepatische Metabolisierung, Ausscheidung sowohl renal als auch biliär.
- Zu ca. 2% aktive Metaboliten (Methadol und Normethadol).
- Hohe Gewebebindung (Methadon kann noch Wochen nach letzter Einnahme im Gewebe nachweisbar sein).
- Analgetische Wirkdauer: 4–6 h; eine methadoninduzierte Atemdepression kann bis zu 75 h anhalten.
- Levomethadon (linksdrehende Form) besitzt die doppelte effektive und analgetische Potenz wie das Razemat aus Levomethadon und rechtsdrehendem D-Methadon. Bei Dosierungsangaben ist stets darauf zu achten, ob diese sich auf das Razemat oder Levomethadon beziehen!

Indikationen und Behandlungshinweise

- *Substitutionsbehandlung* bei *Opiatabhängigkeit.* Eine Methadon-Substitution ist nach der Neufassung der Richtlinien des Bundesausschusses der Ärzte und Krankenkassen für die Einführung neuer Untersuchungs- und Behandlungsmethoden (NUB) vom 26.4.1999 nach folgenden Voraussetzungen möglich:
  - *Unbefristete Substitution:* Opiatabhängigkeit bei malignen Tumoren, HIV-Infektion, chronischer Hepatitis (B und C).
  - *Zunächst auf 12 Monate befristete Substitution:* Opiatabhängigkeit bei rezidivierender Abszeßerkrankung, wiederholten (Broncho-) Pneumonien, behandlungsbedürftiger Tuberkulose, vergleichbar schweren behandlungsbedürftigen Suchtbegleit- oder Suchtfolgeerkrankungen (auch psychiatrische Erkrankungen), in der Schwangerschaft und bis zu 6 Monaten nach der Geburt.
  - *Bis zu 6 Monate befristete Substitution:* Herstellung einer stationären Behandlungsfähigkeit bei Opiatabhängigkeit, Überbrückung (auch nach stationärer Behandlung unter Substitution) bei zugesagtem Therapieplatz zur Entgiftung und anschließender Entwöhnung bei Opiatabhängigkeit.
  - Darüber hinaus ist eine Substitutionsbehandlung auch dann zulässig (zunächst auf 12 Monate befristet), wenn eine drogenfreie Therapie aus medizinischen Gründen nicht durchgeführt werden kann oder Aussichten bestehen, daß durch die Substitution eine Stabilisierung und Besserung des Gesundheitszustandes sowie durch allmähliches Herunterdosieren schrittweise eine Drogenfreiheit erreicht werden kann.

- Bei manchen Patienten kann eine intermittierende Substitution sinnvoll sein.
- *Gesetzliche Grundlage für die Methadon-Substitutionsbehandlung* nach der Betäubungsmittel-Verschreibungsverordnung (BtMVV):
  - kassenrechtliche Grundlage: Richtlinien des Bundesausschusses der Ärzte und Krankenkassen für die Einführung neuer Untersuchungs- und Behandlungsmethoden (NUB);
  - Levomethadon und Methadon sind zwar vom BfArM für die Substitutionsbehandlung von Opiatabhängigen nicht zugelassen, da kein Hersteller eine Zulassung für diese Indikation verlangt. Dennoch sind sowohl Levomethadon als auch Methadon verschreibungsfähig und nach §2a BtMVV zur Substitutionsbehandlung gesetzlich zugelassen.
- Klinische Wirkungen: Analgesie, Hemmung der Darmmotilität, Atemdepression; Methadon soll weniger euphorisierende Wirkungen als andere Opiate haben; gelegentlich Dysphorie.
- Zur Überwachung eines möglichen Drogenbeigebrauchs sind Urinkontrollen notwendig.

Dosierung

- Für jeden Patienten individuell zu bestimmen; Bandbreite der verordneten Dosen: Methadon: 5–100 mg tgl.; Levomethadon: 2,5–50 mg tgl.
- Ausreichend hohe Dosierung. Methadon: ≥60 mg tgl., Levomethadon: ≥30 mg tgl.; sonst vermehrt Beigebrauch anderer Opiate oder anderer Drogen oder Suchtmittel wie z. B. Kokain. Als Faustregel zur Ermittlung der täglichen Levomethadondosis hat sich in der Praxis bewährt:

$$\frac{\text{täglich konsumierte Heroinmenge in mg}}{30} = \text{mg Levomethadon/Tag}$$

- Initial 15 mg Levomethadon bzw. 30 mg Methadon tgl. in zwei Tagesdosen, unabhängig von bisher eingenommener Heroindosis; langsame Dosiserhöhung alle 1–2 Tage in 2,5–5 mg- (Levomethadon) bzw. 5–10 mg-Schritten (Methadon) bis zur Erhaltungsdosis (einmal täglich).
- Spätere Dosisänderungen nur sukzessiv: wöchentlich 2,5–5 mg Levomethadon bzw. 5–10 mg Methadon.
- Pro Patient bzw. pro BtM-Rezept dürfen höchstens 1500 mg Levomethadon bzw. 3000 mg Methadon innerhalb von 30 Tagen verschrieben werden (je Anwendungstag nicht mehr als 150 mg Levomethadon bzw. 300 mg Methadon).

- Die Einstellung sollte in der Regel stationär erfolgen.
- Täglich kontrollierte Abgabe an den Patienten mit supervidierter Einnahme; „Take-home-Verfahren" nur bei längerfristig stabilen Patienten ohne Beigebrauch (Gefahr des Mißbrauchs und des illegalen Handelns).

Nebenwirkungen
- Obstipation, Hyperhidrosis, Libidominderung sowie Menstruationsstörungen (kaum Toleranzentwicklung).
- Sedierung, Übelkeit bis zum Erbrechen, Mundtrockenheit, Miosis, Spasmen der glatten Muskulatur mit Bronchospasmen und Blasenentleerungsstörungen.
- Selten: Blutdruck- und Herzfrequenzabfall, EEG-Veränderungen.

Kontraindikationen
- Überempfindlichkeit gegen Methadon, Bewußtseinsstörungen, insbesondere mit Atemdepression (z.B. im Rahmen von Psychopharmakaintoxikationen).
- Polytoxikomanie, Kombination mit opioidhaltigen Analgetika.
- Alter unter 18 Jahren, Heroinabhängigkeit unter 2 Jahren Dauer, intermittierende Heroinabhängigkeit mit längeren drogenfreien Intervallen.
- Behandlung mit MAO-Hemmern.
- Behandlung mit Narkotikaantagonisten oder Opiatagonisten/-antagonisten.
- *Relative Kontraindikationen:* erhöhter Hirndruck, Hypotension bei Hypovolämie, Prostatahypertrophie mit Restharnbildung, Gallenwegserkrankungen, obstruktive und entzündliche Darmerkrankungen, Phäochromozytom; erhöhte Vorsicht bei Lebererkrankungen (Störung der Biotransformation von Methadon möglich).

Interaktionen
- Erniedrigte Methadon-Plasmaspiegel unter Rifampizin, Phenobarbital und Phenytoin (Enzyminduktion; s. Tabelle 14.6) oder Antacida (Resorptionshemmung); Erhöhung der Methadon-Plasmakonzentration unter Erythromycin oder Fluvoxamin.
- Erhöhte Desipramin-Plasmaspiegel unter Methadon.
- Effekte einiger Antihypertensiva (z.B. Reserpin, Prazosin, Clonidin) können durch Methadon verstärkt werden.
- Vorsicht bei Kombination mit anderen stark wirksamen Analgetika.

Bewertung
Sinnvoll als medikamentöse Unterstützung bei Opiatabhängigen, für die eine drogenfreie Behandlung nicht in Frage kommt oder die mehr-

mals erfolglos behandelt worden sind; bisher sind keine Leitlinien zur Dauer einer Methadon-Substitution bekannt; das Rückfallrisiko ist nach Absetzen von Methadon hoch.

Naltrexon — Entwöhnungsmittel

Nemexin (DuPont Pharma)
Filmtabletten à 50 mg
oral:
Tbl. 50 mg (50 Tbl.)

Eigenschaften

Pharmakodynamik:

- Kompetitiver μ-Opioid-Rezeptor-Antagonist (etwa zweifache Wirkstärke von Naloxon).
- Keine klinisch relevante intrinsische Wirkung.

Pharmakokinetik:

- Hauptmetabolit 6β-Naltrexol ebenfalls opiatantagonistisch wirksam.
- $t_{1/2}$=ca. 4 h (Naltrexon) bzw. 13 h (Metabolit) (aber: Dissoziationshalbwertszeit aus der Opioidrezeptorblockade: 3–4 Tage!); orale Bioverfügbarkeit ca. 20%; hoher First-pass-Metabolismus.
- Rasche Absorption nach oraler Gabe (im Gegensatz zu Naloxon).

Indikationen und Behandlungshinweise

- Medikamentöse Unterstützung der psychotherapeutisch geführten *Entwöhnungsbehandlung bei Opiatabhängigkeit* (nach erfolgter Entgiftung).
- Kein eigenes Abhängigkeitspotential.
- Vor Behandlungsbeginn sollte ein Intervall von 7–10 Tagen ohne Opiateinnahme gesichert sein (Drogenscreening im Urin; im Zweifel fraktionierte Testinjektion von Naloxon).
- Bislang vom BfArM noch nicht zur Rückfallprophylaxe der Alkoholabhängigkeit zugelassen.

Dosierung

- Initiale Dosis: 1/2 Tablette; falls nach 1 h keine Entzugssymptome auftreten, kann die restliche 1/2 Tablette verabreicht werden.
- Übliche Tagesdosis: 1 Tablette (50 mg) tgl., Einnahme durch Patienten selbst oder supervidiert

- Wegen der langen Rezeptor-Dissoziationshalbwertszeit sind Variationen des Dosierungsschemas möglich, z. B. montags 2 Tbl., mittwochs 2 Tbl. und freitags 3 Tbl. als Einmalgabe.

Nebenwirkungen
- Selten: Kopfschmerzen, Müdigkeit, Antriebsschwäche, Nervosität, Angstzustände, Schlafstörungen, Niedergeschlagenheit, Exantheme (reversible idiopathische thrombozytopenische Purpura), Gelenk- und Muskelschmerzen.
- Gelegentlich reversible Transaminasenerhöhungen.

Kontraindikationen
- Bekannte Überempfindlichkeit gegenüber Naltrexon; akute Hepatitis, schwere Leberfunktionsstörungen.
- Noch nicht erfolgte Opiatentgiftung, Entzugssymptome im Naloxon-Test; gleichzeitige Behandlung mit Opiatanalgetika.

Interaktionen
- Verminderte Wirkung von opiathaltigen Medikamenten (Hustenmittel, Medikamente gegen Durchfall, opioiderge Analgetika) durch Naltrexon, daher sollte die gleichzeitige Gabe vermieden werden.
- Bei Opiatabhängigen kann ein Entzugssyndrom ausgelöst werden.
- Benötigt ein Patient in Notfallsituationen Opiatanalgetika, kann die zur Analgesie erforderliche Dosis höher sein.

Wichtig: Patienten müssen über folgende Gefährdungen eingehend aufgeklärt werden:
- Es besteht Lebensgefahr bei der Selbstverabreichung hoher Dosen von Opiaten *unter* Naltrexon-Gabe, da die opiatantagonistische Wirkung von Naltrexon durchbrochen werden kann: Gefahr einer lebensgefährlichen opiatinduzierten Atemdepression mit Herz-Kreislauf-Stillstand.
- Es besteht Lebensgefahr bei der Selbstverabreichung auch relativ niedriger Dosen von Opiaten *nach Absetzen* von Naltrexon, da aufgrund einer Supersensitivität von Opiatrezeptoren Opiatwirkungen stärker ausgeprägt sein können (bis hin zur Gefahr einer lebensgefährlichen opiatinduzierten Atemdepression mit Herz-Kreislauf-Stillstand).

Bewertung
Sinnvoll als medikamentöse Unterstützung bei der Entwöhnungsbehandlung von Opiatabhängigen nach erfolgter Opiatentgiftung bei hochmotivierten Patienten mit guter Compliance und ausreichender sozialer Integration.

Nikotin

Nicorette (Pharmacia)

Nicorette Membranpflaster (Pharmacia)

Nicorette Nasal Spray (Pharmacia)

Nicorette Nikotin-Kaugummi (Pharmacia)

Nicotinell TTS (Zyma)

Nicotinell Kaugummi (Zyma)

Nicotin-Pflaster-ratiopharm (ratiopharm)

nikrofenon (Hefa Pharma)

Eigenschaften
Pharmakodynamik:
- Agonist (niedrige Dosen) bzw. Antagonist (höhere Dosen) an nikotinischen ACh-Rezeptoren.

Pharmakokinetik:
- $t_{1/2}$ = ca. 2 h.
- Keine pharmakologisch aktiven Metaboliten, vorwiegend hepatische Metabolisierung.
- Resorption über Haut bzw. Mundschleimhaut.
- Bei Applikationsform Kaugummi starke Schwankungen der Plasmakonzentration, bei Pflasterapplikation gleichmäßige Nikotinplasmaspiegel.

Indikationen und Behandlungshinweise
- Unterstützung der *Raucherentwöhnung* im Rahmen von Raucherentwöhnungsprogrammen; außerhalb von (z.B. verhaltenstherapeutischen) Raucherentwöhnungsprogrammen sollten Nikotinkaugummi bzw. -pflaster nicht angewendet werden, da ihr therapeutischer Wert dann zweifelhaft ist.
- Klinische Wirkung biphasisch: zunächst stimulierend, bei höheren Dosierungen aber sedierend; niedrigere Dosen steigern den Atemantrieb, hohe Dosen können zur Atemdepression führen.

Dosierung

- *Kaugummi:* Raucher mit einem Konsum bis zu 20 Zigaretten tgl.: ein 2-mg-Kaugummi/h. Stärkere Raucher: ein 4-mg-Kaugummi/h, jedoch nicht mehr als 16 Kaugummi tgl.; nach 4–6 Wochen Dosisreduktion.
- *Pflaster:* Raucher bis zu 20 Zigaretten/tgl. ein 20 cm^2-Pflaster täglich, stärkere Raucher: zunächst Pflaster mit größerer Wirkstofffreigabe; nach 4–6 Wochen Übergang auf ein kleineres Pflaster.
- Kaugummi bzw. Pflaster sind abzusetzen, wenn nicht innerhalb von 4 Wochen der Anwendung das Rauchen eingestellt werden kann.

Nebenwirkungen

- Beide Applikationsformen: Alle beim Rauchen auftretenden Nebenwirkungen wie z.B. Schwindel, Kopfschmerzen, Schlafstörungen, Nervosität, Angst, Übelkeit, Erbrechen, weiterhin Obstipation oder Diarrhöe möglich; Nebenwirkungen bzw. Wirkungen von Nikotin können Entzugssymptomen gleichen.
- Tachykardie, Blutdrucksteigerung und periphere Vasokonstriktion, jedoch auch Bradykardie und Blutdruckabfall möglich.
- *Pflaster:* Hautreaktionen (Exantheme und Erytheme, Pruritus, Ödeme, Blasenbildung).
- *Kaugummi:* Reizungen im Rachenraum, vermehrter Speichelfluß, gastrointestinale Störungen.

Kontraindikationen

- Instabile Angina pectoris, Z.n. frischem Myokard- oder Hirninfarkt, schwere Herzrhythmusstörungen; Überempfindlichkeitsreaktionen der Haut.
- *Relative Kontraindikationen:* stabile Angina pectoris, älterer Myokardinfarkt, Herzinsuffizienz; Arteriosklerose; Hypertonie; Nieren- und Leberinsuffizienz; Hyperthyreose; Diabetes mellitus; Gastritis und akute Magen- und Duodenalulzera.

Interaktionen

- Durch im Rauch enthaltene polyzyklische Kohlenwasserstoffe kann es durch eine Enzyminduktion (CYP 1A2, s. Tabelle 14.1) zu verstärktem Metabolismus verschiedener Pharmaka (z.B. Imipramin, Clomipramin, Clozapin) kommen.
- Nach Aufgeben des Rauchens und Umstellung auf Entwöhnungsmittel ist mit einem Ansteigen der Plasmaspiegel verschiedener über CYP 1A2 verstoffwechselter Psychopharmaka zu rechnen.

Bewertung

Anwendung nur sinnvoll im Zusammenhang mit erweitertem, verhaltenstherapeutisch orientiertem Entwöhnungsprogramm.

Weitere Substanzen in der Behandlung von Entzugssyndromen und Abhängigkeit

Antidepressiva

- Indikation für Antidepressiva bei Entzugssyndromen nach Absetzen von Stimulanzien wie Kokain und Amphetaminen mit Auftreten depressiver Verstimmung: *Desipramin* (100 – 200 mg tgl.), *Imipramin* (150 – 250 mg tgl.).
- *Doxepin* findet eine weitverbreitete Anwendung bei leichten Alkohol- und Opiatentzugssymptomen und soll auch bei Benzodiazepinentzügen hilfreich sein, die Wirkung ist nicht sicher belegt.
- Antidepressiva können zur Abstinenzerhaltung bei Alkoholabhängigen mit primärer affektiver (depressiver) Störung oder Angststörungen eingesetzt werden.

Neuroleptika

- Behandlung von Erregungszuständen im pathologischen Rausch (z. B. Haloperidol 5–10 mg).
- Alkoholhalluzinose, alkoholischer Eifersuchtswahn: z. B. Haloperidol; Therapie unter Alkoholkarenz nach den Prinzipien der Psychosenbehandlung.
- Paranoide Psychosen durch Stimulanzien, *Flashback*-Psychosen nach Halluzinogenen.
- Komplizierte Alkoholentzugssyndrome mit halluzinatorischen Zustandsbildern.

Die Therapieempfehlungen zu Antidepressiva und Neuroleptika basieren zumeist auf langjährigen Erfahrungen und nicht auf kontrollierten Therapieevaluationsstudien.

Phasenprophylaktika/Antikonvulsiva

Therapieempfehlungen – aber kaum kontrollierte Studien – liegen vor für:

- *Lithium:* Rückfallprophylaxe der sekundären Alkoholabhängigkeit bei primärer affektiver Störung.

- *Carbamazepin:* Anfallsprophylaxe beim Alkoholentzug, empfohlen unter stationären Bedingungen (rasche Aufdosierung, keine Retardpräparate, Dosierung am 1. Tag zwischen 600 und 1200 mg, Gabe bis 5. Tag nach Absetzen von Alkohol, in der Regel dann wieder Ausschleichen möglich); Einsatz in der Behandlung von leichten bis mittelschweren vegetativen Entzugssyndromen, jedoch nicht Mittel der ersten Wahl; offenbar keine delirverhütende Wirkung.
- Positive Effekte von Carbamazepin im Benzodiazepin-Entzug sind beschrieben worden.

Benzodiazepine

- Alkoholentzugssyndrom mit und ohne Komplikationen (in den USA meisteingesetzt, da dort Clomethiazol zur Alkoholentzugsbehandlung nicht zugelassen ist); insbesondere langwirkende Benzodiazepinen wie z. B. Chlordiazepoxid und Diazepam finden Verwendung (Verabreichung in fraktionierten Dosen in kurzen Zeitabständen, „loading", z. B. 5 mg Diazepam stündlich, ggf. auch i. v.; bei ausreichender Sedierung langsame Dosisreduktion).
- Angst- und Erregungszustände beim Entzug von Kokain, Amphetaminen und Psychostimulanzien.

Azapirone

- *Buspiron:* Wirkung auf Craving und Angstsymptome bei Alkoholabhängigen ist beschrieben; Wirksamkeit beim Einsatz zur Alkoholrückfallprophylaxe ist noch nicht hinreichend gesichert.

Kapitel 8 Medikamente zur Behandlung von Persönlichkeitsstörungen

- Die Therapie von Persönlichkeitsstörungen war lange Zeit ausschließlich eine Domäne psychotherapeutischer Interventionen. Mittlerweile existieren einige kontrollierte Studien auch zum Einsatz von Psychopharmaka bei Persönlichkeitsstörungen Die Ergebnisse sind aber für allgemeine Empfehlungen noch zu wenig abgesichert.
- Die Diagnose von Persönlichkeitsstörungen (z. B. Achse-II-Störungen nach DSM-IV) ist fehleranfällig. Die diagnostischen Kategorien sind uneinheitlich und derzeit noch im Fluß; selbst strukturierte Interviews erfahrener Untersucher zeigen nur begrenzte Verläßlichkeit.
- Wichtig ist die Erfassung und – wenn möglich – Abgrenzung von gleichzeitig vorhandenen Achse-I-Störungen nach DSM-IV (diese sollten vordringlich behandelt werden).
- Eine Psychopharmakotherapie wird nur in Kombination mit psychotherapeutischen Behandlungsverfahren empfohlen, auch wenn deren Wirksamkeit – von Ausnahmen abgesehen – ebenfalls nicht empirisch abgesichert ist.
- Empfehlungen zur *Dauer* einer Psychopharmakotherapie von Persönlichkeitsstörungen können nicht gegeben werden; aufgrund der klinischen Charakteristik der Störungsgruppe werden oft langfristige Behandlungen erforderlich sein. Nutzen und Risiken einzelner Substanzgruppen sind abzuwägen.
- Die psychopharmakologische Therapie von Persönlichkeitsstörungen erfolgt *symptomorientiert*.

Antidepressiva

Placebokontrollierte Studien gibt es für Amitriptylin, Mianserin, Tranylcypromin bei Borderline-, schizotypischer und histrionischer Persönlichkeitsstörung. Für Amitriptylin und Mianserin ist die Wirksamkeit nicht zweifelsfrei gesichert. Relativ konsistente Besserung sind unter Tranylcypromin beschrieben. Die Dosierung erfolgt wie bei der Behandlung von Achse-I-Störungen. Positive Erfahrungen gibt es aus offenen Studien mit SSRI. In einer kleinen kontrollierten Studie bei impulsivem Verhalten und Reizbarkeit hatten 20–60 mg *Fluoxetin* tgl. eine deutlich bessere Wirkung als Placebo.

Zielsymptome für Antidepressiva sind bei Persönlichkeitsstörungen vorherrschende depressive Stimmung, Angst-/Panikzustände und Zwangssymptome; bei *MAO-Hemmern* auch histrionische Persönlichkeitsmerkmale, „atypische" depressive Symptome sowie Wut und Feindseligkeit.

Neuroleptika

Placebokontrollierte Studien gibt es für Flupentixol, Haloperidol und Trifluperazin bei Borderline - und/oder schizotypischer Persönlichkeitsstörung. Niedrige bis mittelhohe Dosen *Flupentixol* und *Trifluperazin* erwiesen sich als wirksam. Interessanterweise bessern sich gerade affektive Symptome bei Borderline-Patienten unter Neuroleptika.
CAVE: Risiko der Spätdyskinesien bei längerfristiger Anwendung.

Zielsymptome für Neuroleptika sind bei Persönlichkeitsstörungen primär generalisiertes Mißtrauen, Beziehungsideen, Derealisations- und Depersonalisationserleben. Aber auch Angst, Zwangssymptome und affektive Instabilität, Impulsivität und depressive Stimmung lassen sich im Rahmen von Persönlichkeitsstörungen manchmal beeinflussen.

Lithium/Carbamazepin

Bislang noch ungenügende empirische Basis (kleine placebokontrollierte Studien zu Carbamazepin, nur Fallbeobachtungen zu Lithium).

Zielsymptome bei Persönlichkeitsstörungen sind emotionale Instabilität, Impulsivität, episodischer Kontrollverlust und Aggressivität.

Benzodiazepine

In einer placebokontrollierten Studie ist *Alprazolam* bei Borderline-Persönlichkeitsstörung bei Angst und phobischem Verhalten wirksam.
CAVE: Mögliche Bahnung von impulsivem Kontrollverlust; Abhängigkeitsrisiko.

Kapitel 9 Medikamente zur Behandlung von sexuellen Störungen

9.1 Übersicht

Sexuelle Funktionsstörungen erfordern immer eine eingehende interdisziplinäre Diagnostik. Die Behandlung besteht indikationsabhängig – mit unterschiedlicher Schwerpunktsetzung – zumeist aus einer Kombination aus Psychotherapie (vorwiegend Verhaltenstherapie) und medikamentösen Maßnahmen. Es werden hier die überwiegend pharmakotherapeutischen Ansätze beschrieben.

9.2 Sexuelle Störungen

Erektile Dysfunktion

Vor Beginn einer Therapie der erektilen Dysfunktion ist ausführlich die Sexualanamnese zu erheben. Eine *medikamentöse* Therapie setzt die Abklärung organischer und psychiatrischer Erkrankungen und den Ausschluß medikamentöser Ursachen (s. unten) zwingend voraus. Der Stellenwert einer begleitenden Psychotherapie muß mit dem Patienten besprochen werden. Diese Voraussetzungen weisen darauf hin, daß ein Therapieplan mit Einschluß medikamentöser Therapie in enger Zusammenarbeit zwischen Psychiater und Urologen bzw. einem auf dem Gebiet der Sexualtherapie erfahrenen Spezialisten erfolgen muß.

Durch die Einführung von *Sildenafil* haben sich völlig neue Möglichkeiten in der Therapie der erektilen Dysfunktion ergeben. Damit haben die bisherigen pharmakotherapeutischen Behandlungsmaßnahmen nur noch eine untergeordnete Bedeutung.

- Die intrakavernöse Injektion von vasoaktiven Substanzen (SKAT) wie *Papaverin* oder *Prostaglandin E1* erfolgte bisher durch den Urologen; der Patient erlernte die spätere Selbstapplikation. Diese invasive Therapie mit dem Risiko von Priapismus und Fibrosen ist nach Einführung von Sildenafil nur noch selten indiziert.
- Es gibt einige Studien zur Wirksamkeit von *Yohimbin* (Yocon-Glenwood®, Yohimbin-Spiegel®) bei erektiler Dysfunktion. Yohimbin ist

ein selektiver Antagonist an präsynaptischen α_2-Rezeptoren mit der Folge vermehrter Noradrenalin-Freisetzung. Durch die Neueinführung von Sildenafil ist, zumal der Wirksamkeitsnachweis von Yohimbin noch nicht erbracht worden ist, ein Therapieversuch mit Yohimbin überholt.

Orgasmusstörungen

Es ist keine symptomatische oder kausale psychopharmakologische Behandlung bekannt. Orgasmusstörungen als unerwünschte Wirkung einer Pharmakotherapie sollten aber immer ausgeschlossen werden (z. B. bei Neuroleptika, Antidepressiva, insbesondere SSRI).

Ejakulationsverzögerung

Es ist keine symptomatische oder kausale psychopharmakologische Behandlung bekannt. Ejakulationsverzögerungen als unerwünschte Wirkung einer Pharmakotherapie sind auszuschließen (z. B. bei SRI und SSRI).

Ejakulatio praecox

Die unter SSRI beobachtbare Nebenwirkung einer Ejakulationsverzögerung kann versuchsweise therapeutisch genutzt werden. Verhaltenstherapeutische Verfahren (z. B. „Squeeze"-Technik) können alternativ oder in Kombination angewandt werden.

Paraphilien

Bei pathologischem hypersexuellem Verhalten kann *Cyproteronazetat* (Androcur®) indiziert sein. Eine solche Therapie sollte aber nur in Zusammenarbeit mit Andrologen und einer psychotherapeutischer Basistherapie erfolgen.

Wegen der phänomenologischen Verwandtschaft mancher Paraphilien zum Spektrum der obsessiven Störungen kann ein Therapieversuch mit Clomipramin oder SSRI in Verbindung mit einer psychotherapeutischen Behandlung sinnvoll sein.

Substanzinduzierte sexuelle Funktionsstörung

Grundsätzlich sollte bei Vorliegen einer sexuellen Funktionsstörung die Möglichkeit ausgeschlossen werden, daß sie Folge einer medikamentösen Therapie ist, z. B. ACE-Hemmer, *Betablocker, Cimetidin, Clonidin, Kalziumantagonisten, Kortikosteroide, Methyldopa, Metoclopramind, Reserpin, Spironolacton, Thiazide* oder anderer psychotroper Substanzen. Hier können besonders klassische *Neuroleptika* (Erfahrungen mit atypischen Neuroleptika werden noch gesammelt), *Antidepressiva, Benzodiazepine, Carbamazepin* und *Lithium* für Erektionsstörungen verantwortlich gemacht werden. Als Ursache wird bei trizyklischen Neuroleptika und Antidepressiva die anticholinerge Komponente diskutiert.

Unter *SRI* und *SSRI* können Ejakulationsverzögerungen unter erhaltener sexueller Appetenz und Erektionsfähigkeit auftreten; diese scheinen dosisabhängig zu sein. Falls unter Dosisreduktion keine Besserung eintritt, sollte auf einen MAO-Hemmer oder ein Antidepressivum mit anderem Wirkprofil gewechselt werden (s. unter Mirtazepin und Nefazodon). Unter SSRI werden auch (relativ selten) Störungen der Erektionsfähigkeit beschrieben. *Alkohol* und *Nikotin* führen auch – dosisabhängig – zur erektilen Dysfunktion.

Priapismus kommt unter α-adrenolytischen Substanzen vor, besonders unter Trazodon, selten aber auch unter TZA und (noch seltener) unter Neuroleptika und Sildenafil.

CAVE: Bei anhaltender Erektion über 4 h sofort den Arzt aufsuchen.

9.3 Präparate

Sildenafil	Mittel gegen erektile Dysfunktion

Viagra (Pfizer)

Tbl.	25 mg (4, 12 Tbl.)
Tbl.	50 mg (4, 12 Tbl.)
Tbl.	100 mg (4, 12 Tbl.)

Eigenschaften

Pharmakodynamik:

- Förderung der Erektion durch Hemmung des Abbaus von zyklischem Guanosinmonophosphat (cGMP) über Blockade der Phosphodiesterase Typ 5 (PDE5). Die sexuelle Stimulation bewirkt eine neurale Freisetzung von Stickstoffoxid (NO) im Corpus cavernosum des Penis → NO stimuliert die Guanylatzyklase, dadurch vermehrte Bildung von cGMP → cGMP bewirkt mittelbar eine Relaxation der glatten Muskulatur im Corpus cavernosum, dadurch vermehrter Bluteinstrom mit Erektion des Penis. Sildenafil verursacht eine selektive Inhibition der PDE5 mit cGMP-Anstieg und verstärkt dadurch die Erektion.

Pharmakokinetik:

- $t_{1/2}$ = ca. 4 h, T_{max} = ca. 1 h, Bioverfügbarkeit ca. 40%, hohe Plasmaproteinbindung (96%).

- Metabolisierung hauptsächlich über CYP 3A4, geringer auch über CYP 2C9.
- Wirksamer Metabolit: N-Desmethyl-Sildenafil (ca. 50% der pharmakologischen Aktivität der Muttersubstanz, trägt mit ca. 20% zur Gesamtwirkung bei; $t_{1/2}$ ebenfalls ca. 4 h).
- Absorptionsminderung und -verzögerung durch – insbesondere fettreiche – Mahlzeiten.
- Erhöhte Sildenafil-Plasmakonzentrationen bei Patienten über 65 Jahren, bei Niereninsuffizienz (Creatinin-Clearance <30 ml/min), Leberinsuffizienz und in Kombination mit CYP3A4-Hemmstoffen.

Indikationen und Behandlungshinweise

- *Erektile Dysfunktion* jeglicher Genese, insbesondere auch bei gesicherter organischer Ursache (z.B. bei Diabetes mellitus, Rückenmarksverletzungen). Es gibt positive Erfahrungsberichte auch bei substanzinduzierter erektiler Dysfunktion.
- Einnahme bei Bedarf ca. 1 h vor sexueller Aktivität; höchstens eine Bedarfsanwendung pro Tag.
- Psychotherapeutische Begleitung auch der Partnerin ist anzustreben.
- Indikationsstellung sollte bei besonderen Fragestellungen zusammen mit Urologen, Kardiologen und Psychiater erfolgen.

Dosierung

- Beginn mit 50 mg oral pro Bedarfsanwendung, abhängig von Wirkung und Nebenwirkungen ggf. Dosisreduktion auf 25 mg bzw. Dosissteigerung auf bis zu 100 mg (Höchstdosis).
- Dosisreduktion bei Patienten über 65 Jahre und bei Nieren- oder Leberinsuffizienz.

Nebenwirkungen

- I. allg. gute Verträglichkeit.
- Dosisabhängig leichte Blutdrucksenkung, Kopfschmerzen, Flush-Phänomene, gastrointestinale Beschwerden, Gefühl einer verstopften Nase, Sehstörungen (vermehrte Lichtempfindlichkeit, veränderte Farbwahrnehmung bzgl. Blau-Grün-Diskrimination), Schwindel.
- In sehr seltenen Fällen ist unter Sildenafil Priapismus beschrieben (Risikofaktoren hierfür: Sichelzell-Anämie, Plasmozytom, Leukämie; Anwendung von α_1-Adrenozeptorantagonisten).

Kontraindikationen

- Gleichzeitige Anwendung von Nitraten (z. B. Glyceroltrinitrat) oder anderen NO-Donatoren (z. B. Molsidomin, Nitroprussid-Natrium): Potenzierung hypotensiver Effekte, in seltenen Ausnahmefällen offenbar bis hin zum Herz-Kreislauf-Versagen mit letalem Ausgang.
- Patienten, denen von sexueller Aktivität abzuraten ist (z. B. mit schweren Herz-Kreislauferkrankungen, instabiler Angina pectoris, schwerer Herzinsuffizienz).
- Hypotonie (RR < 90/50).
- Patienten mit kürzlich erlittenem Schlaganfall oder Herzinfarkt.
- Bekannte erblich bedingte Retinaerkrankung (z. B. Retinitis pigmentosa).
- Schwere Leberinsuffizienz.
- Kombination mit Ritonavir.
- Kombination mit anderen Pharmaka gegen Erektionsstörungen.

Interaktionen

- Addition des blutdrucksenkenden Effektes von Antihypertensiva oder anderen Substanzen mit blutdrucksenkenden Eigenschaften möglich.
- Erhöhung der Sildenafil-Plasmakonzentration durch Cimetidin und Erythromycin; weitere pharmakokinetische Interaktionen durch Inhibitoren bzw. Induktoren von CYP 3A4 wahrscheinlich (s. Tabelle 17.5) und Kontraindikation.
- Erhöhung der N-Desmethyl-Sildenafil-Plasmakonzentration durch Schleifen- und kaliumsparende Diuretika sowie β-Rezeptorenblocker.
- Keine klinisch relevanten Sildenafil-Wechselwirkungen mit Acetylsalicylsäure, Alkohol, Amlodipin, Antazida, Atorvastin, Azithromycin, Tolbutamid, Warfarin.

Bewertung

Effektivstes gut verträgliches und am besten untersuchtes Medikament gegen erektile Dysfunktion mit neuem Wirkprinzip.

Kapitel 10 Medikamente zur Behandlung von Eßstörungen

10.1 Übersicht

- Unter Eßstörungen versteht man persistierende Störungen des Eßverhaltens, die zu einem veränderten Konsum oder einer Malabsorption von Nahrung führen und damit die körperliche Gesundheit und die psychosoziale Funktionsfähigkeit beeinträchtigen. Ein Maß für das Körpergewicht ist der sog. *Body-mass-Index* (BMI, Quotient aus: Körpergewicht in kg zu Quadrat der Körpergröße in m^2).
- Es gibt 4 Eßstörungen, die neben der internistischen Basistherapie auch im Rahmen der psychiatrischen Pharmakotherapie behandelt werden können:
  - Anorexia nervosa,
  - Bulimia nervosa,
  - „Binge-eating-Störung“,
  - Adipositas.
- Die Behandlung der Anorexia nervosa, Bulimia nervosa und der „Binge-eating-Störung“ besteht indikationsabhängig mit unterschiedlicher Schwerpunktsetzung zumeist aus einer Kombination von Psychotherapie (vorwiegend kognitive Verhaltenstherapie, aber auch interpersonelle Therapie) und der Behandlung mit Antidepressiva. Die Adipositas ist eine primär internistische Erkrankung, die jedoch zentralnervös mitreguliert wird und mit psychischen Problemen einhergehen kann (z. B. Anpassungsstörungen). Deshalb erfordern die für die Adipositas neu zugelassenen Präparate jetzt auch eine Besprechnung in der psychiatrischen Pharmakotherapie. Sie müssen im Rahmen eines *Gesamtbehandlungsplans* verordnet werden.
- Gewichtszunahme ist auch eine häufige Nebenwirkung von verschiedenen Psychopharmaka (s. S. 356).
- Es gibt eine Vielzahl von körperlichen Störungen und Verhaltensauffälligkeiten, die auf eine unerkannte Eßstörung hinweisen: Wachstumsstörungen, große Schwankungen des Körpergewichts, Unfähigkeit zur Gewichtszunahme, rasche Erschöpfbarkeit, Obstipation oder Diarrhoe, Neigung zu Knochenbrüchen, verspätete Menar-

che, Hypokaliämie, Hyperphosphatämie, metabolische Azidose oder Alkalose, hohe Amylaseserumkonzentrationen, veränderte Essensgewohnheiten, Schwierigkeiten der Nahrungsaufnahme im sozialen Kontext, Abneigung gegen Messung des Gewichts, Drogenabusus, exzessive körperliche Betätigung, häufiges Durchführen von Diäten bereits in frühem Alter. Deshalb erfordern Eßstörungen immer eine *interdisziplinäre Diagnostik* und *Therapie.*

- Die Nahrungsaufnahme wird auf vielfältige Weise und unterschiedlichen Ebenen gesteuert. Die Tabelle 10.1 gibt eine Übersicht über Inhibitoren und Stimulatoren der Nahrungsaufnahme.

Tabelle 10.1. Inhibitoren und Stimulatoren der Nahrungsaufnahme

	Inhibitoren	Stimulatoren
Hormone, die auf die Zufuhr von Nahrungsbestandteilen reagieren → ihre Rezeptoren → „second messengers“	CRH, ADH, Calcitonin, Neurotensin, Östrogene, Leptin	GH und GHRH spezifische Agouti Protein, „Agouti-related protein“ (hypothalamisch), Progesteron, Insulin, Corticosteron
Enzyme, die für die Aufnahme/Distribution der Nährstoffe verantwortlich sind	Gastrointestinale Hormone (z. B. Sustanz P, Gastrin, Sekretin, CCK, pankreatisches Polypeptid) inhibieren übergeordnet die Aufnahme im Sinne eines negativen Feedbackmechanismus	
Neurotransmitter, die an der Appetitregulation beteiligt sind	Serotonin (verschiebt Nährstoffaufnahme von Kohlenhydraten zu Proteinen) über 5-HT$_{2A/C}$-, aber auch 5-HT$_{1B}$-Rezeptoren, anscheinend für das „Sättigungsgefühl“ verantwortlich	Neuropeptid Y (präferentiell für Kohlenhydrate), Galanin (präferentiell für Fett), Dopamin (mesolimbisch, v. a. „streß-bezogene“ Nahrungsaufnahme), NA (selektiv für Kohlenhydrate, eher Zunahme des Mahlzeitenumfangs als der -frequenz), Endorphine (selektiv für Fett)

10.2 Eßstörungen

10.2.1 Anorexia nervosa („Magersucht")

- Anorexia nervosa tritt bei ca. 0,5% der Bevölkerung auf, wobei Frauen etwa 10mal häufiger betroffen sind (der Altersgipfel liegt bei Mädchen bei 17–18 Jahren, bei Jungen bei 12 Jahren). Die Mortalitätsrate ist mit 0,56% pro Jahr sehr hoch. Es besteht eine hohe Komorbidität mit depressiven Störungen (Major Depression, Dysthymie). Die monomorphe Stymptomatik bereitet differentialdiagnostisch kaum Schwierigkeiten, zur Ätiopathogenese existieren nur Hypothesen. Die Anorexia nervosa ist eine oft chronische, rezidivierende Erkrankung. Wahrscheinlich spielt für die Entstehung und Aufrechterhaltung der Störung die „psychobiosoziale" Interaktion (genetische, neurochemische, psychosoziale Faktoren) eine wichtige Rolle.
- Hauptkriterien für die Diagnose sind:
  - Körpergewicht unter 85% der Norm (bzw. ein BMI <17,5),
  - intensive Furcht vor einer Gewichtszunahme,
  - gestörte Körperwahrnehmung,
  - Amenorrhoe (primär oder sekundär).
- Die multiplen hormonellen Veränderungen werden als Adaptationen an das geringe Körpergewicht gesehen.
- Es werden 2 Typen unterschieden:
  - der „restriktive" und
  - der „bulimische" Typ (mit „Freßattacken" und/oder selbstinduziertem Erbrechen).
- Die empirisch sicherste Aussage zur Behandlung läßt sich zu Patienten machen, deren Erkrankung vor dem 18. Lebensjahr und nicht länger als vor 3 Jahren begann. In diesen Fällen ist Familientherapie primär indiziert. Sonst haben sich zur Gewichtsregulierung und zur Besserung der psychosozialen Anpassung psychoedukative und kognitiv-verhaltenstherapeutische Maßnahmen als bedingt erfolgreich herausgestellt.

Therapieziele zur Behandlung der Anorexia nervosa.
(Nach Fichter 1998)

- Gewichtsnormalisierung
- Vermittlung eines normalen Eßverhaltens
- Behandlung körperlicher Folgen der Magersucht
- Behandlung dysfunktionaler Gedanken, Überzeugungen und Werthaltungen
- Behebung von Defiziten im Bereich der Regulation von Gefühlen und Verhalten
- Verbesserung psychologischer Schwierigkeiten, die im Zusammenhang mit der Eßstörung stehen
- Einbeziehung der Familie und/oder Partner, wenn erforderlich
- Maßnahmen zur Rückfallprophylaxe

- Eine effektive psychopharmakologische Therapie ist bei der Anorxia nervosa nicht bekannt. SSRI hatten in einigen Studien nach bereits erfolgter Gewichtszunahme einen positiven rückfallprophylaktischen Effekt, in anderen jedoch waren SSRI Placebo gegenüber nicht überlegen. Therapiestudien mit TZA und Cyproheptadin waren negativ. Trotz der oft wahnhaft anmutenden Überzeugung der Patienten, übergewichtig zu sein, sind Neuroleptika unwirksam. Empfohlen werden kann daher nur ein Versuch mit SSRI, besonders bei begleitender Depression.
- Ein primäres Ziel der Therapie ist die Wiederherstellung eines aus medizinischer Sicht akzeptablen Körpergewichts. Dabei sollte die parenterale (Zwangs-)Ernährung nur den Patienten vorbehalten bleiben, die unter psychoedukativen oder verhaltenstherapeutischen Maßnahmen keine Gewichtszunahme gezeigt haben. Zu beachten ist, daß eine zu schnelle Gewichtszunahme zu generalisierten Ödemen oder – in Einzelfällen – zu einer Herzinsuffizienz führen kann.

10.2.2 Bulimia nervosa („Eß-Brech-Sucht")

- Bulimia nervosa tritt bei 1–4% der Bevölkerung auf, wobei Frauen häufiger als Männer betroffen sind. Der Altersgipfel liegt bei 20–30 Jahren. Biologische Faktoren, individuelle Defizite, soziokulturelle Einflüsse und chronische Belastungen sollen eine ätiologische Rolle spielen. Bulimia nervosa tritt oft in Zusammenhang mit affektiven Störungen wie der Major Depression, aber auch mit bipolaren Störungen und bei Patienten mit Impulskontrollstörung, Drogenabhängigkeit, Angststörungen, dissoziativen Störungen und (anamnestischem) sexuellem Mißbrauch auf. Im Gegensatz zur Anorexia nervosa weisen die Patienten eine Hyperorexie, Hyperphagie mit starken Gewichtsschwankungen bei Normal- bis Übergewicht auf.

- Hauptkriterien für die Diagnose sind:
  - rezidivierendes „binge eating", d.h. Konsum einer ungewöhnlich großen Menge an Nahrungsmitteln während eines bestimmten Zeitintervalls – „Freßattacken"– mit Kontrollverlust (mindestens 2mal pro Woche für 3 Monate),
  - rezidivierendes Erbrechen, exzessive körperliche Betätigung oder Fasten (mindestens 2mal pro Woche für 3 Monate),
  - übermäßige Beschäftigung mit Essen, Figur, Gewicht,
  - Ausschluß einer Anorexia nervosa.
- Es werden 2 Typen unterschieden:
  - der „Purging-Typ" und
  - der „Non-Purging-Typ" (kaum von der „Binge-eating-Störung" abzugrenzen).
- Placebokontrollierte Studien mit Antidepressiva (z.B. TZA, MAO-Hemmer und SSRI) fallen meist positiv aus. SSRI sind die wirksamste Gruppe, die Dosis sollte im oberen empfohlenen Bereich liegen (z.B. Fluoxetin 60 mg tgl.). Die notwendige Dauer der medikamentösen Therapie ist noch unklar, für Desipramin z.B. scheinen 24 Monate Erhaltungstherapie zur Rückfallprophylaxe günstig zu sein. Auch bei der Bulimia nervosa sollten Antidepressiva nur im Rahmen eines *Gesamtbehandlungsplans* zusammen mit einer psychotherapeutischen Intervention erfolgen. Mittel der ersten Wahl ist zum einen die kognitive Verhaltenstherapie, die sich in Kombination mit einer Pharmakotherapie der alleinigen Pharmakotherapie gegenüber als überlegen gezeigt hat, und zum anderen die interpersonelle Therapie.

10.2.3 „Binge-eating-Störung"

- Die „Binge-eating-Störung" ist etwa doppelt so häufig wie die Bulimia nervosa (5–10% der Bevölkerung), wobei der Anteil der Frauen bei 60% liegt. Dieses Störungsbild ist durch den intermittierenden Verzehr großer Nahrungsmengen bei fehlender dauerhafter Beschäftigung mit der Figur gekennzeichnet und stellt (noch) kein allgemein akzeptiertes Krankheitskonzept dar. Da das Erbrechen fehlt, sind die Patienten meist übergewichtig. Es findet sich im Gegensatz zur Adipositas ohne „Binge-eating-Störung" eine doppelt so hohe Inzidenz von affektiven Störungen und Angststörungen.

- Hauptkriterien für die Diagnose sind:
  - Rezidivierendes „binge eating".
  - Ausgeprägte Schwierigkeiten in mindestens 3 der folgenden Bereiche:
    - sehr schneller Verzehr von Nahrungsmitteln,
    - essen, bis unangenehmes Völlegefühl erreicht ist,
    - essen, auch wenn nicht hungrig,
    - häufiges Essen ohne Gesellschaft,
    - Ekel- oder Schuldgefühl nach einem „binge".
  - Kein rezidivierendes Erbrechen, exzessive körperliche Betätigung oder Fasten.
  - Keine Anorexia nervosa.

„Binge eating" kann sowohl im Rahmen der Anorexie als auch der Bulimie und bei der Adipositas auftreten.

- Placebokontrollierte Studien deuten auf die Wirksamkeit von SSRI (z. B. *Fluvoxamin*) hin, wobei der impulskontrollfördernden Wirkung dieser Antidepressiva besondere Bedeutung zukommt. Außerdem haben sich 75 mg *Imipramin* sowohl bezogen auf das Körpergewicht, als auch auf die Anzahl der „binges" als günstig erwiesen.

10.2.4 Adipositas

- Adipositas ist eine häufige internistische Erkrankung (Übergewicht: BMI >25; Adipositas: BMI >30). In der Psychiatrie tritt diese Störung als unerwünschte Wirkung auf und hat einen wichtigen Einfluß auf die Compliance unter folgenden Psychopharmaka: bestimmte Antidepressiva (v. a. TZA), Neuroleptika (insbesondere Phenothiazine und einige atypische Neuroleptika) und den Phasenprophylaktika Lithium, Carbamazepin und Valproinsäure, nicht jedoch unter SSRI und Topiramat.
- Der genetische Anteil an der Entwicklung dieser Störung scheint stärker zu sein als es früher angenommen wurde, so daß eine medikamentöse Therapie flankierend zu verhaltenstherapeutischen (auch Selbsthilfemanuale) und diätetischen Maßnahmen sinnvoll ist. Die Nahrung sollte in erster Linie fettarm sein, wobei auch sogenannte Fettsimulatoren unter Nutzen/Risiko-Abwägung eingesetzt werden können. Die Krankheit ist mit einem deutlich erhöhten Risiko für multiple internistische Begleiterkrankungen, besonders dem kardiovaskulären Risiko verbunden. Trotz der neuen medikamentösen Be-

handlungsmöglichkeiten bleibt die *Adipositasprävention* höchstes Ziel.

- Medikamentöse Therapien waren bislang in dieser Indikation nicht zugelassen und z.T. sehr risikoreich: u.a. Psychostimulanzien, Laxanzien, Diuretika, L-Thyroxin, Nikotin. Zusätzlich standen zentral – über biogene Amine – wirksamen Präparaten wie *Fenfluramin* und *Dexfenfluramin* zur Verfügung. Diese Medikamente hatten den Nachteil, durch die unspezifische Wirkung zentralnervöse Nebenwirkungen zu induzieren. Als auch pulmonale Hypertensionen und Herzklappenfehler unter der Behandlung mit Dexfenfluramin beobachtet wurden, wurden die Präparate aus dem Handel genommen.
- Neu sind *Sibutramin*, ein dem Venlafaxin ähnlicher, zumindest in der empfohlenen Dosierung nicht antidepressiv wirksamer, kombinierter Serotonin-/Noradrenalinwiederaufnahmehemmer, und *Orlistat*, ein Lipasehemmer, der nur im Darm wirksam ist.
- In Einzelfällen (BMI > 40) werden zunehmend operative Maßnahmen („gastric banding") angewendet.

10.3 Präparate

Orlistat Antiadipositum
Lipasehemmer

Xenical (Roche)
Kps. 120 mg (42, 84 Kps.)

Eigenschaften

Pharmakodynamik:

- Bindet kovalent im molaren Verhältnis 1:1 über einen Serinrest an die Pankreaslipase, die im Lumen des Dünndarms blockiert wird. Diese Bindung ist praktisch irreversibel, 30% des aufgenommenen Fetts wird somit unverdaut wieder ausgeschieden.
- Keine Wirkung auf: α-Amylase, Trypsin, Chymotrypsin und Cholinesterase.

Pharmakokinetik:

- Weniger als 1% der eingenommenen Dosis wird aus dem Gastrointestinaltrakt absorbiert. Die Wirkung auf die Fettverdauung beginnt nach ca. 2 Tagen, erreicht nach 4 Tagen ein Maximum und klingt nach Absetzen nach 2–3 Tagen wieder ab.

Indikationen und Behandlungshinweise

- Symptomatische Behandlung einer *Adipositas* bei gleichzeitiger Einhaltung einer milden, hypokalorischen Diät im Sinne eines „Gewichtsmanagements". Es wird eine obst- und gemüsereiche Kost empfohlen. Die tägliche Fettaufnahme sollte 60 g nicht überschreiten, da sonst die Nebenwirkungen so heftig werden, daß Inkontinenzprobleme entstehen können. Dieses Phänomen kann jedoch verhaltenstherapeutisch genutzt werden. Es liegen keine Erfahrungen bei Gewichtszunahme als Medikamentennebenwirkungen vor.
- Es konnte in klinischen Studien nachgewiesen werden, daß dieses Präparat zu einer im Vergleich zu Placebo stärkeren Gewichtsreduktion führt. Die Phase der Gewichtsabnahme erstreckt sich über ca. 6 Monate, wobei es den meisten Patienten auch darüber hinaus möglich zu sein scheint, das reduzierte Gewicht zu halten. Größter Vorteil: keine systemische, sondern lokale Wirkung.

Dosierung

- 3mal 120 mg tgl., wobei die Kapseln 30–60 min vor der Nahrungsaufnahme und nicht mehr als 1 h später eingenommen werden sollten. Enthält die Mahlzeit keine Fette oder wird sie sogar gänzlich ausgelassen, kann auf die Medikation verzichtet werden.

Nebenwirkungen

- Diarrhoe (22%), Steatorrhoe (20%), ölige Absonderungen am After (27%), Völlegefühl und Blähungen, Rektumschmerzen.
- Unspezifische Nebenwirkungen: Angstzustände, Kopfschmerzen.

Kontraindikationen

- Chronisches Malabsorptionssyndrom.
- Cholestase.
- Stillzeit (während der Schwangerschaft auch nicht empfohlen).

Interaktionen

- Bislang keine pharmakodynamischen Interaktionen bekannt, pharmakokinetisch wäre an die gestörte Resorption der fettlöslichen Vitamine zu denken. Diese ließ sich bislang jedoch nicht regelmäßig finden. Daher wird eine Substitutionstherapie als nicht für unbedingt erforderlich angesehen.
- Erhöhtes Risiko dosisabhängiger Nebenwirkungen bei gleichzeitiger Gabe von Pravastatin.
- Bei gleichzeitiger Gabe von Antikoagulanzien wie Phenprocoumon sollten die INR regelmäßig kontrolliert werden.

- Von der gleichzeitigen Einnahme von Fibraten, Acarbose und Biguaniden wird abgeraten.

Bewertung
Im Rahmen eines Gesamtbehandlungsplans neues Prinzip zur Therapie der Adipositas. Es fehlen Studien zur Gewichtsreduktion bei Gewichtszunahme als unerwünschte Wirkung von Psychopharmaka.

Sibutramin Antiadipositum
Serotonin-/Noradrenalin-Wiederaufnahmehemmer

Reductil (Knoll)
Kps. 10 mg (28, 56, 98 Kps.)
15 mg (28, 56, 98 Kps.)

Eigenschaften
Pharmakodynamik:
- Hemmt die Wiederaufnahme von Monoaminen (v.a. Serotonin und Noradrenalin). Wirkt wahrscheinlich über eine Appetitreduktion. Keine Freisetzung von Monoaminen, keine MAO-Hemmung.
- Keine Affinität zu 5-HT_{1A}-, 5-HT_{1B}-, 5-HT_{2C}-, β_1-, β_3-, D_1-, D_2-, mACh-, H_1- und NMDA-Rezeptoren.
- Im Vergleich zum serotonergen Antiadipositum Dexfenfluramin (nicht mehr zugelassen) stärkere gewichtsreduzierende Wirkung.

Pharmakokinetik:
- Gute enterale Resorption (>80%) mit ausgeprägtem „First-pass-Mechanismus“; Plasmaproteinbindung von Sibutramin 97%, der beiden wirksamen Metaboliten jeweils 94%; T_{max} = 1,2 h (der 2 wirksamen Metaboliten je 3 h); $t_{1/2}$ = 1,1 h (der 2 wirksamen Metaboliten 14–16 h!)
- Sibutramin wird hauptsächlich über CYP 3A4 metabolisiert (anscheinend keine Beteiligung von CYP 2D6).

Indikationen und Behandlungshinweise
- Symptomatische Behandlung einer *Adipositas* im Rahmen des Gewichtsmanagements bei einem BMI >30 oder bei einem BMI >27, falls gleichzeitig adipositasbedingte kardiovaskuläre Risikofaktoren vorliegen (z. B. Diabetes mellitus, Hyperlipoproteinämie).
- Regelmäßige Kontrolle von Blutdruck und Puls mindestens alle 2 Wochen in den ersten Monaten.

- Bei hepatischer und renaler Vorschädigung ggf. Dosisanpassung.

CAVE: Anwendung bei Patienten mit arterieller Hypertonie.

Dosierung

- 10 mg tgl. (morgens). Sollten weniger als 2 kg an Körpergewicht in den ersten 4 Wochen abgenommen und die Substanz gut vertragen worden sein, kann für weitere 4 Wochen ein Therapieversuch mit 15 mg tgl. als Einmalgabe morgens durchgeführt werden.

Nebenwirkungen

- Häufig (>10%): Appetitlosigkeit, Obstipation, Mundtrockenheit, Insomnie; gelegentlich (1–10%): Tachykardie, Hypertonie, Übelkeit (i. allg. zu Beginn der Therapie mit abnehmender Tendenz im Verlauf, reversibel). In Einzelfällen: Krampfanfälle, akute interstitielle Nephritis, Thrombozytopenie, reversible Leberenzymerhöhung.

Kontraindikationen

- Koronare Herzkrankheit, nicht suffizient eingestellter Hypertonus, zerebrovaskuläre Erkrankung in der Anamnese.
- Hyperthyreose, Phäochromozytom.
- Engwinkelglaukom, Prostatahyperplasie.
- Patienten unter 18 und über 65 Jahre (aufgrund fehlender Erfahrung).
- Laut Hersteller: organisch bedingte Adipositas, psychiatrische Erkrankungen (!), bei nicht länger als 2 Wochen zurückliegender Behandlung mit einem MAO-Hemmer oder einem anderen Psychopharmakon.

Interaktionen

- Vorsicht bei gleichzeitiger Gabe eines Medikaments, das die QT_c-Zeit verlängert. Gegenseitige Plasmaspiegelerhöhung bei gleichzeitiger Anwendung von CYP 3A4-Inhibitoren (z. B. Ritonavir, Ketoconazol, Erythromycin, s. auch S. 435), gegenseitige Plasmaspiegelerniedrigung bei gleichzeitiger Gabe von CYP 3A4-Induktoren (z. B. Carbamazepin, Phenytoin, s. auch S. 435).

CAVE: serotonerges Syndrom, z. B. bei gleichzeitiger Gabe von SSRI, Sumatriptan oder Opioiden.

Bewertung

Im Rahmen eines Gesamtbehandlungsplans neues Präparat zur Therapie der Adipositas (Gewichtsabnahme nach 12 Monaten im Durchschnitt ca. 6 kg gegenüber 2 kg unter Plazebo). Es fehlen aber Studien zur Interaktion mit Psychopharmaka und Studien zur Gewichtsreduktion bei Gewichtszunahme als unerwünschte Wirkung von Psychopharmaka.

Kapitel 11 Medikamente zur Behandlung von Hypersomnien

11.1 Übersicht

- Hypersomniesyndrome können seit einigen Jahren aufgrund neuer diagnostischer Möglichkeiten und neuer pharmakotherapeutischer Therapieansätze als eigenes Krankheitsbild aus der Gruppe der Schlafstörungen ausgegrenzt werden. Leitsymptome sind vermehrte Tagesmüdigkeit und/oder Schlafattacken, die nicht durch einen gestörten Nachtschlaf erklärt werden können. Ätiologisch liegen den Hypersomniesyndromen überwiegend organische Ursachen zugrunde. Die diagnostische Abklärung sollte neben der psychiatrischen und körperlichen Untersuchung auch eine Untersuchung im Schlaflabor umfassen.
- Es können folgende Hypersomniesyndrome unterschieden werden:
  - Narkolepsie,
  - Schlafapnoesyndrom,
  - nächtliche Myoklonien,
  - primäre Hypersomnie,
  - Hypersomnien bei körperlichen Erkrankungen (z. B. Hypothyreose, chronische Infektionen, entzündliche Hirnerkrankungen) und substanzinduzierte Hypersomnien (z. B. Mißbrauch von Anxiolytika),
  - Hypersomnien im Rahmen einer anderen psychischen Erkrankung (z. B. atypische Depression).

Während bei Hypersomnien im Zusammenhang mit körperlichen und psychischen Erkrankungen primär die Grunderkrankung erkannt und behandelt werden muß, sind bei den anderen Hypersomniesyndromen spezifische diagnostische und therapeutische Maßnahmen erforderlich.

11.2 Hypersomniesyndrome

11.2.1 Narkolepsie

- Bei der Narkolepsie liegt eine Störung der Schlaf-Wach-Regulation vor, bei der die Abgrenzung des Wachzustands und der verschiedenen Schlafstadien nicht mehr gewährleistet ist. Leitsymptom ist eine ausgeprägte Tagesmüdigkeit mit imperativen Schlafdrang und *Einschlafattacken*.
- Charakteristisch sind weiterhin REM-assoziierte Symptome: Bei der *Kataplexie* kommt es, meist ausgelöst durch heftige Gemütsbewegungen, zu einem plötzlichen Tonusverlust der quergestreiften Muskulatur ohne Bewußtseinsverlust. Dies kann z.B. zu einem Einknikken der Beine bis hin zu Stürzen führen. Bei der *Schlaflähmung* dauert die für den REM-Schlaf charakteristische Muskelatonie auch nach dem Aufwachen in den Wachzustand hinein an. *Hypnagoge Halluzinationen* sind traumähnliche, lebhafte optische Sinneseindrücke während des Einschlafens. Häufig, besonders im Zusammenhang mit Versuchen sich wach zu halten, treten auch automatische Handlungen auf, d.h. die Durchführung komplexer Handlungen bei eingeschränktem Bewußtsein. Im weiteren Krankheitsverlauf kommt es oft zu Störungen des Nachtschlafs.
- Charakteristischer Schlaf-EEG-Befund ist eine stark verkürzte REM-Latenz (*sleep onset-REM*) und eine verminderte Schlaflatenz. EEG-Veränderungen finden sich sowohl im Nachtschlaf als auch bei Schlafphasen am Tage, die im multiplen Schlaf-Latenz-Test (MSLT) diagnostisch abgesichert werden können.
- Die HLA-Gewebetypisierung ergibt bei fast allen Patienten mit Narkolepsie (über 99%) den Faktor HLA-DR2, während dies in der Allgemeinbevölkerung bei nur 25–30% der Fall ist. Damit spricht ein negativer Befund in der Regel gegen die Diagnose Narkolepsie.
- Therapeutisch sind oft *Verhaltensmaßnahmen* indiziert. Es ist ein regelmäßiger Schlaf-Wach-Rhythmus anzustreben und auf ein möglichst stabiles Lebensumfeld der Patienten zu achten. Durch regelmäßige Ruhe- bzw. Schlafpausen können Einschlafattacken vorgebeugt werden. Die Vermeidung kataplexieauslösender Situationen kann ein Stürzen der Patienten verhindern.
- Bei schwerer ausgeprägterer Symptomatik hat die *medikamentöse Therapie* einen hohen Stellenwert. Die REM-assoziierten Symptome lassen sich durch REM-supprimierende Antidepressiva, insbesondere TZA und MAO-Hemmer, unterdrücken. Zur Behandlung der Einschlafattacken kamen bis vor kurzem v.a. *Psychostimulanzien* zur

Anwendung, z. B. *Amphetamine, Methylphenidat* und *Pemolin*, deren Einsatz jedoch mit Toleranz- und Abhängigkeitsentwicklungen, Aktivierung des vegetativen Nervensystems und Erregungszuständen verbunden ist. Einen Fortschritt in der Behandlung der Tagesmüdigkeit stellt die Einführung von *Modafinil* dar (s. S. 365).

11.2.2 Schlafapnoesyndrom

- Das Schlafapnoesyndrom ist durch *nächtliche Atempausen* charakterisiert; unterschieden werden ein zentral bedingtes Schlafapnoesyndrom und ein obstruktives Apnoesyndrom. Die zahlreichen nächtlichen Atempausen, die durch kurzzeitige Vigilanzanhebung begrenzt werden, führen zu einer Fragmentierung des Schlafes. Folge sind Tagesmüdigkeit mit Einschlafneigung, Nachlassen der geistigen Leistungsfähigkeit mit Konzentrations- und Merkfähigkeitsstörungen, depressive Verstimmungen, sexuelle Funktionsstörungen und morgendliche Kopfschmerzen. Internistische Folgekrankheiten können sein: Hypertonie, Herzinsuffizienz, Herzrhythmusstörungen und Polyglobulie. Die Diagnosesicherung ist durch eine polysomnographische Untersuchung im Schlaflabor mit Registrierung respiratorischer Parameter möglich.
- Die *Therapie* richtet sich nach dem Schweregrad. Allgemeine Verhaltensmaßnahmen umfassen Regulierung des Schlaf-Wach-Rhythmus, Vermeidung von abendlichem Alkoholkonsum, keine Verordnung von sedierenden Medikamenten am Abend, ggf. Gewichtsreduktion. In leichten Fällen kann ein Therapieversuch mit abendlicher Gabe von retardiertem *Theophyllin* (250–700 mg) gemacht werden, das einen atemstimulierenden Effekt hat. Bei schwerer ausgeprägter Symptomatik ist eine kontinuierliche Überdruckbeatmung während der Nacht notwendig („continuous positive airways pressure, CPAP"); in manchen Fällen ist auch ein chirurgischer Eingriff indiziert.

11.2.3 Restless-leg-Syndrom und nächtliche Myoklonien

- Das Restless-leg-Syndrom (RLS) und nächtliche Myoklonien (in der Literatur auch als „periodic limb movements during sleep", PLMS, bezeichnet) werden klassischerweise zu den Parasomnien gezählt, aber hier aufgeführt, da es sich um v. a. bei älteren Menschen häufige Störungen handelt, die durch Beeinträchtigung des Nachtschlafes zu einer Tagesmüdigkeit führen können. RLS ist durch das unwiderstehliche Bedürfnis, die Beine zu bewegen, gekennzeichnet. Häufig werden dabei unangenehme Mißempfindungen verspürt. Bei den meisten Patienten kommt es zusätzlich zu nächtlichen Myoklonien, die aber auch als isolierte Störung auftreten können.

- Nächtliche Myoklonien sind charakterisiert durch wiederholte, im Rhythmus von 20–60 Sekunden auftretende kurze, stereotype Zuckungen der Extremitäten, insbesondere der Beine. Diese kurzen Bewegungen führen, ähnlich wie beim Schlafapnoesyndrom, zu einer Fragmentierung des Schlafs mit der Folge von Insomnie und/oder vermehrter Tagesmüdigkeit. Die Sicherung der Diagnose erfolgt durch polysomnographische Abklärung im Schlaflabor mit EMG-Registrierung an den Extremitäten.
- Zu den medikamentösen Therapieansätzen gehören Benzodiazepine (z. B. *Clonazepam* 0,5–3 mg) und Dopaminagonisten (z. B. *Madopar* 50–250 mg) und Opiate.

11.2.4 Primäre Hypersomnie

- Hauptmerkmal der primären (idiopathischen) Hypersomnie ist eine übermäßige Schläfrigkeit mit verlängertem nächtlichem Schlaf und Schwierigkeiten aufzuwachen oder mit unbeabsichtigten und wenig erholsamen Schlafepisoden am Tag. Eine seltene Variante stellt das *Kleine-Levin-Syndrom* dar, bei der rezidivierend in den Phasen mit vermehrter Tagesschläfrigkeit noch weitere Verhaltensauffälligkeiten hinzutreten, z. B. sexuelle Enthemmung und übermäßiges Essen.
- Die Therapie der Tagesmüdigkeit bei der primären Hypersomnie entspricht den Empfehlungen bei den Narkolepsie. Auch *Modafinil* ist wirksam, aber für diese Indikation noch nicht zugelassen.

11.3 Präparate

Modafinil Psychoanaleptikum
2-[(Diphenylmethyl)sulfinyl] acetamid

Vigil (Merckle)
Tbl. 100 mg (20, 50 Tbl.)

Eigenschaften

Pharmakodynamik:

- Modafinil kann bisher keiner der bekannten psychotropen Arzneimittelgruppen zugeordnet werden.
- Der Wirkmechanismus von Modafinil konnte bisher noch nicht vollständig geklärt werden. Beim Menschen steiget Modafinil dosisabhängig die Wachheit während des Tages. Seine Wirkung beruht wahrscheinlich auf einer zentralen postsynaptischen α_1-adrenergen Aktivierung. Weiterhin kommt es durch Modafinil über eine Aktivierung der zentralen Serotoninübertragung wahrscheinlich zu einer Reduktion der GABA-Freisetzung im Gehirn.

Pharmakokinetik:

- Gute, aber langsame Resorption. Metabolisierung in der Leber, die Hauptmetaboliten Modafinilsäure und Modafinilsulfon sind pharmakologisch inaktiv. Modafinil und seine Metaboliten werden vorwiegend über die Niere ausgeschieden.
- $T_{max} = 2–3$ h, $t_{1/2} = 10–12$ h.
- Modafinil wird nur zu einem mäßigen Anteil (62%) an Plasmaproteine gebunden. Dadurch ist das Risiko von Interaktionen mit Arzneimitteln, die eine hohe Bindungsrate aufweisen, eher gering.
- Modafinil hat in therapeutischer Dosierung eine gering enzyminduzierende Wirkung auf die Cytochrom P450-Isoenzyme CYP 1A und CYP 3A3/4. CYP 2D6 wird in therapeutischer Dosierung nur äußerst gering beeinflußt. Ein hemmender Effekt wird wahrscheinlich auf CYP 2C19 ausgeübt.

Indikationen und Behandlungshinweise

- *Narkolepsie mit und ohne Kataplexien.*
- Für die primäre Hypersomnie liegen positive Studienergebnisse vor, eine Zulassung ist für dieses Anwendungsgebiet durch das BfArM bisher noch nicht erfolgt.

- Modafinil ist BtM-pflichtig. Eine Einstellung auf Modafinil sollte nur in spezialisierten Facheinrichtungen erfolgen.
- Die Responderrate für die Tagesmüdigkeit lag in den bisherigen Untersuchungen bei etwa 70%, eine positive Wirkung auf kataplektische Anfälle konnte bisher allerdings nur bei etwa 5% der Patienten festgestellt werden. Das häufig gegen kataplektische Anfälle eingesetzte Clomipramin kann ggf. bei gleichzeitiger Gabe von Modafinil reduziert werden.
- Bei Patienten mit Bluthochdruck ist eine Überwachung des Blutdrucks und der Herzfrequenz erforderlich. Bei Patienten mit Herz-Kreislauf-Erkrankungen sollten regelmäßige EKG-Untersuchungen durchgeführt werden.
- Da Modafinil die empfängnisverhütende Wirkung von Östrogen-Gestagen-Präparaten herabsetzen kann, dürfen während der Behandlung mit Modafinil keine Mini- oder Mikropillen zur Empfängnisverhütung verwendet werden, sondern normal dosierte orale Kontrazeptiva (Gehalt an Ethinylestradiol mindestens 0,05 mg) oder andere Methoden der Empfängnisverhütung.

Dosierung

- Die Tagesdosis beträgt 200–400 mg und ist auf 2 Dosen (morgens und mittags) zu verteilen oder als Einzeldosis am Morgen einzunehmen. Die abendliche Einnahme kann zu Schlafstörungen führen. Bei schwerer Einschränkung der Leber- und Nierenfunktion sollte die Tagesdosis halbiert werden. Für die Behandlung von älteren Patienten sind keine Besonderheiten bekannt.
- Die Narkolepsie erfordert grundsätzlich eine langjährige Therapie. Für Modafinil liegen bisher nur relativ wenig Erfahrungen in der langfristigen Anwendung vor, daher sollte die Notwendigkeit der Therapie in regelmäßigen Abständen (mindestens 1/2jährlich) kontrolliert werden.

Nebenwirkungen

- Häufig treten unter Modafinil Kopfschmerzen auf.
- Gelegentlich werden Nervosität, innere Unruhe, Appetitlosigkeit, Schlaflosigkeit, Zuckungen (insbesondere der Gesichtsmuskulatur), gesteigerte Bewegungsaktivität, erhöhte Krampfbereitschaft, Angst, Niedergeschlagenheit, Euphorie, Amnesie, Erhöhung von Leberenzymen, Erhöhung des Blutdrucks beobachtet.

Kontraindikationen

- Gleichzeitige Behandlung mit Arzneimitteln, die Prazosin (α_1-Rezeptor-Antagonist) enthalten.

- Behandlung in der Stillzeit.
- Abhängigkeitsentwicklungen in der Vorgeschichte (Alkohol, Medikamente, Drogen). Abhängigkeitserkrankungen in der Anamnese werden als absolute Kontraindikationen gesehen, obgleich aus den bisherigen klinischen Erfahrungen über Therapien bis zu 10 Jahren mit Modafinil keine Anhaltspunkte für psychische oder physische Abhängigkeiten bestehen.

- *Relative Kontraindikationen:* Vorsicht bei schweren Angstzuständen, schweren Leber- oder Nierenerkrankungen. Bluthochdruck oder anderen Herz-Kreislauf-Erkrankungen. Während der Schwangerschaft nur in Fällen äußerster Notwendigkeit einzusetzen, grundsätzlich sollte Modafinil während der Schwangerschaft nicht eingenommen werden.

  Die Fähigkeit zur Teilnahme am Straßenverkehr und zum Bedienen von Maschinen kann beeinträchtigt sein, dies gilt in verstärktem Maße in Zusammenarbeit mit Alkohol. Grundsätzlich sind unbehandelte Narkolepsiepatienten nicht in der Lage, Kraftfahrzeuge zu führen und Maschinen zu bedienen. Unter der Behandlung mit Modafinil kann das Führen von Kraftfahrzeugen u. U. möglich sein, wenn bei auftretender Müdigkeit eine sofortige Unterbrechung der aktiven Teilnahme am Straßenverkehr gewährleistet ist. Dennoch sollte nach den bisher erst relativ kurzzeitig vorliegenden Erfahrungen zum jetzigen Zeitpunkt von einer aktiven Teilnahme am Straßenverkehr abgeraten werden, wenn Modafinil eingenommen wird.

Interaktionen

- Zu Wechselwirkungen von Modafinil liegen nur begrenzte Erfahrungen vor. Modafinil hat enzyminduzierende Eigenschaften (s. oben). Daher ist bei gleichzeitiger Anwendung von anderen Arzneimitteln besondere Vorsicht geboten, dies gilt insbesondere für trizyklische Antidepressiva und Antikonvulsiva. Bei Kombination mit TZA ist mit einem Anstieg der Plasmaspiegel der Antidepressiva zu rechnen.

Bewertung

Seit 1998 zugelassenes Psychoanaleptikum zur Behandlung der Narkolepsie; bisher nur begrenzte klinische Erfahrungen zur Wirksamkeit und längerfristigen Behandlungsmöglichkeiten. BtM-Pflicht gewährleistet eine hohe Anwendungssicherheit.

Kapitel 12 Pharmakotherapie psychiatrischer Akutsituationen

12.1 Allgemeine Gesichtspunkte

- Psychiatrische Notfallsituationen sind krisenhafte Zuspitzungen im Rahmen psychiatrischer Grundkrankheiten und bei Gesunden (z. B. akute Belastungsreaktion, psychischer Schock).
- Trotz einer Vielfalt von *Diagnosen bzw. krisenbegünstigender exogener Faktoren* gibt es in der Psychiatrie eine nur relativ geringe Anzahl von notfallmedizinisch relevanten *Syndromen* (Bewußtseinsstörungen, autistisch-stuporöse Zustände, Erregungs- und Verwirrtheitszustände mit drohender Eigen- und/oder Fremdgefährdung, delirante Syndrome, suizidales Verhalten).
- Der Einsatz von Psychopharmaka i. allg. ist *syndromgerichtet.*
- Das Einsetzen weniger Medikamente, mit denen persönliche Erfahrungen gesammelt und die darüber hinaus überall verfügbar sind, ermöglicht schnelles und sicheres Handeln in Krisensituationen.

12.2 Psychomotorische Erregungszustände

- Bei Erregungszuständen ist eine zuverlässige differentialdiagnostische Zuordnung oft nur eingeschränkt möglich.
- Daher sollte stets versucht werden, eine (Fremd-)Anamnese zu erheben. Bei bekannter Anamnese bzw. Vormedikation ist dann eine differentielle Therapie möglich.

Wichtigste Therapiemaßnahmen: sicheres, ruhiges Auftreten, Patienten nicht in die Enge treiben, ihn immer ernst nehmen, geplante Maßnahmen erklären; bei Notwendigkeit von Fixierung und Zwangsmedikation sollte nach getroffener Entscheidung schnell und entschlossen gehandelt werden.

Tabelle 12.1. Differentialdiagnose und Therapie psychomotorischer Erregungszustände

Diagnose	Therapie
Erregung bei Schizophrenie	Haloperidol, Lorazepam/Diazepam, (ggf. zusätzlich „niedrigpotente“ Neuroleptika, z. B. Levomepromazin)
Erregung und Aggressivität bei Manie	Haloperidol, Lorazepam/Diazepam, (ggf. zusätzlich „niedrigpotente“ Neuroleptika, z. B. Levomepromazin)
Weniger akute Manien	s. Kap. 2, mit Valproinsäure möglichst frühzeitig beginnen (zum Problem der Zulassung s. Fußnote S. 121)
Agitierte Depression	Antidepressive Basistherapie plus Lorazepam/Diazepam
Ängstliche Erregungszustände inkl. Panikattacken	Diazepam; wenn stärkere Sedierung nicht nötig: Lorazepam
Symptomatische Psychosen bei körperlichen Allgemeinerkrankungen bzw. akuten organisch bedingten Störungen	Haloperidol; kausale Therapie
Erregung bei geriatrischen Patienten und bei chronischen organisch bedingten Störungen (z. B. zerebralen Gefäßprozessen, Tumoren)	Ggf. internistische Therapie; Haloperidol, Melperon
Alkoholrausch	Haloperidol (**CAVE:** dämpfende Pharmaka, v. a. Benzodiazepine)
Akute Intoxikationen bzw. Rausch nach psychotropen Pharmaka	Haloperidol, ggf. Benzodiazepine
Horrortrip	Diazepam
Delir	s. Tabelle 12.2, S. 373

Anwendung und Dosierung in der Notfallsituation

- Zur Behandlung von Erregungszuständen psychotischer Patienten eignen sich als Komedikation zur „hochpotenten" neuroleptischen Medikation prinzipiell Benzodiazepine (z. B. Diazepam, Lorazepam) oder sedierende „niedrigpotente" Neuroleptika (z. B. Levomepromazin).
- *Vorteil der Benzodiazepine:* über eine allgemeine Dämpfung hinaus Beeinflussung der psychopathologischen Symptomatik (z. B. Anxiolyse), außerdem ist eine i. v.-Applikation problemlos möglich.

CAVE: Gefahr von Thrombophlebitiden bzw. Venenwandnekrosen bei i.v.-Applikation sedierender trizyklischer Neuroleptika.

Haloperidol (s. auch S. 184 ff.)

- *Indikation:* psychotische Zustandsbilder; psychomotorische Erregungszustände im Zusammenhang mit Alkohol- oder Schlafmittelintoxikationen, bei denen i. allg. dämpfende Pharmaka kontraindiziert sind.
- Bei hohem Wirkpotential zumindest in niedriger Dosierung bei kurzer Anwendungsdauer relativ gute kardiovaskuläre Verträglichkeit auch bei älteren und kardial vorgeschädigten Patienten (s. aber S. 149)
- *Dosierung:* initial 5–10 mg (1–2 Amp.) i. m. oder i. v., gleiche Menge bei oraler Applikation (Tropfen oder Tabletten); Wiederholung 1–2mal im Abstand von 30 min möglich; nicht mehr als 50 mg (parenteral) in den ersten 24 h.

CAVE: Frühdyskinesien möglich; dann 2,5–5 mg (1/2–1 Amp.) Biperiden (Akineton®) i. v. oder i. m.

Levomepromazin (s. auch S. 188 f.)

- *Indikation:* starke psychomotorische Erregung (rasche Beeinflussung durch starke initiale Dämpfung).
- *Dosierung:* initial 25 (ältere Patienten) – 50 mg i. m. (1–2 Amp.), bei oraler Applikation (Tropfen oder Tabletten) ca. 50% höher.
- Wiederholung 2- bis 3mal im Abstand von 30 min möglich; nicht mehr als 200 mg in den ersten 24 h.

CAVE: Auf Hypotonie, Tachykardie, Kollapsneigung und Dyspnoe achten; keine i.v.-Applikation!

Melperon (s. auch S. 190f.)
- *Indikation:* psychomotorische Erregungszustände, v.a. bei geriatrischen Patienten (gute sedierende Eigenschaften bei fehlenden anticholinergen Wirkungen, daher u.a. gute kardiovaskuläre Verträglichkeit)
- *Dosierung:* initial 50–100 mg p. o. oder i. m. (1–2 Amp.; Aufdosierung auf 300 mg bis maximal 600 mg tgl.).
- **CAVE:** keine i.v.-Applikation!

Diazepam (s. auch S. 236ff.)
- *Indikation:* ängstliche Erregungszustände jeglicher Genese, wenn stärkere Sedierung erwünscht.
- *Dosierung:* initial 10 mg p.o. oder *langsam* i.v. bzw. i. m., gleiche Menge bei oraler Applikation (Tropfen oder Tabletten); Wiederholung 1–2mal im Abstand von 30 min möglich („rapid tranquilization"), jedoch nicht mehr als 40–60 mg (parenteral) bzw. 60–80 mg (oral).
- **CAVE:** Auf Kreislaufnebenwirkungen (Hypotonie) und drohende Atemdepression achten.

Lorazepam (s. auch S. 243f.)
- *Indikation:* psychomotorische Erregungs- und Angstzustände.
- *Dosierung:* initial 2–2,5 mg p. o.; auch i. v.-Applikation möglich; Aufdosierung bis 10 mg tgl.
- **CAVE:** Auf Kreislaufnebenwirkungen und drohende Atemdepression achten.

12.3 Delirante Syndrome

- Ein Delir ist eine akute organische Psychose mit unterschiedlicher, nicht selten multifaktorieller Genese (s. Tab. 12.2) und typischer Symptomatik:
  - *Psychopathologisch:* Desorientiertheit, Verwirrtheit, erhöhte Suggestibilität, Sinnestäuschungen (vorwiegend optische Halluzinationen und illusionäre Verkennungen), Wahndenken, motorische

Tabelle 12.2. Differentialdiagnose und Therapie deliranter Syndrome

Diagnose	Therapie
Alkoholentzugsdelir	Sofortiger Entzug; Therapie mit Clomethiazol (s. S. 312); bei Kontraindikation gegen Clomethiazol: Diazepam und ggf. (zusätzlich) Haloperidol
Delir bei Drogen- bzw. Medikamentenentzug (einschl. Clomethiazol)	Bei Clomethiazol, Barbituraten, Benzodiazepinen und anderen Hypnotika: sukzessiver Entzug über Wochen (s. S. 221); bei Opiaten: sofortiger Entzug (s. S. 316)
Delir bei Rauschmitteln	Sofortiger Entzug; Therapie mit Benzodiazepinen, zusätzlich Haloperidol
Delir bei therapeutischer Anwendung von zentralwirksamen Pharmaka (z. B. Antidepressiva, Neuroleptika, Anticholinergika)	Sofortiges Absetzen oder starke Reduktion der Pharmaka, entsprechend dem Schweregrad des Delirs; ggf. zusätzlich Clomethiazol (Physostigmin nur in der Intensivmedizin), s. auch S. 384
Delir bei schweren Allgemeinkrankheiten (z. B. Infektionskrankheiten, Vergiftungen, Stoffwechselkrankheiten, Kreislaufstörungen, Elektrolytstörungen, Exsikkose, akute hirnorganische Störungen)	Primäre Behandlung der Grundkrankheit; ggf. zusätzlich Melperon zur Sedierung, bei psychotischer Symptomatik zusätzlich Haloperidol

Unruhe und (oft hochgradige) Erregtheit sowie z. T. Bewußtseinsstörungen.
- *Neurologisch:* u. a. Tremor (zunächst fein-, später grobschlägig), Ataxie, Dysarthrie.
- *Vegetativ:* Tachykardie, Hyperhidrosis, Übelkeit, Erbrechen, Diarrhoe, Temperaturanstieg.

- Charakteristisch ist die Entwicklung der Symptomatik bis zum Vollbild innerhalb kürzester Zeit (Stunden bis Tage).
- Delirante Syndrome sind potentiell lebensbedrohliche Zustände; kontinuierliche Überwachung ist dringend geboten (Vitalparameter, EKG, laborchemische Parameter v. a. Elektrolyte, Leber- u. Nierenwerte, Blutbild).

Anwendung und Dosierung von Psychopharmaka bei deliranten Syndromen

Clomethiazol (s. auch S. 324)

- *Indikation:* Prädelir oder Delir (s. oben) bzw. fortgeschrittenes Entzugssyndrom (s. oben).
- *Dosierung:* initial 2–4 Kps. bzw. Tbl. oder 10–15 ml Mixtur, bei mangelndem Erfolg bis zu 6–8 Kps. in den ersten 2 h, weiter mit 2 Kps. alle 1–2 h bis zu 20 Kps. tgl., in Ausnahmefällen auch mehr.
- Orale Medikation ist unbedingt vorzuziehen, parenteral nur in der Intensivmedizin (s. S. 325).

CAVE: zusätzliche sedierende Medikation; auf Atemdepression bzw. bronchiale Hypersekretion achten.

Zu *Haloperidol* und *Diazepam* s. S. 371 bzw. 372.

12.4 Störungen des Bewußtseins

12.4.1 Quantitative Bewußtseinsstörungen

12.4.1.1 Somnolenz

- Vigilanzminderung, vermehrte Schlafneigung, jedoch Erweckbarkeit; psychomotorische Verlangsamung, herabgesetzte Reaktionsfähigkeit; Verminderung von Aufmerksamkeit und kognitiven Funktionen (Schwerbesinnlichkeit), z. T. Orientierungsstörungen.
- *Ursachen:* z. B. neurologisch (Z. n. zerebralen Krampfanfällen, Enzephalitis, Hirnstammaffektionen), internistisch (Hyperglykämie, Hypothyreose), Intoxikationen.
- Psychopharmaka sind kontraindiziert, diagnostische Abklärung ist vordringlich.

12.4.1.2 Sopor und Koma

- *Sopor:* schlafähnlicher Zustand, Erweckbarkeit nur durch starke Schmerzreize, keine spontanen motorischen Aktionen; *Koma:* Zustand tiefer Bewußtlosigkeit von längerer Dauer, auf Schmerzreize keine Reaktion bzw. nur ungezielte Abwehrbewegungen; Reflexniveau unterschiedlich.

- *Ursachen:* vielfältig, v.a. akute hirnorganische Prozesse, Intoxikationen, metabolische und Elektrolytentgleisungen, Präfinalstadium schwerer Allgemeinerkrankungen.
- Die Wiederherstellung oder Aufrechterhaltung der Vitalfunktionen hat Priorität.

12.4.1.3 Synkope

- Kurzzeitiger, spontan reversibler Bewußtseinsverlust.
- *Ursachen:* u.a. kardiovaskulär (Herzrhythmusstörungen, Vitien, orthostatisch), zerebral (Anfallsleiden, Insult), psychovegetativ (Hyperventilation, vasovagal).
- Stets ist eine umfassende internistische bzw. neurologische und ggf. psychiatrische Diagnostik erforderlich.

12.4.2 Qualitative Bewußtseinsstörungen

12.4.2.1 Dämmerzustände

- Zeitlich scharf abgegrenzte, traumartige Einengung bzw. Veränderung des Bewußtseins bei erhaltener Handlungsfähigkeit, jedoch verminderte intentionale Spannweite; Verlangsamung psychomotorischer und kognitiver Funktionen; oft teilnahmslos-apathisches Verhalten mit möglichen Affektdurchbrüchen und Erregungszuständen; forensische und notfallmedizinische Relevanz durch mögliches (zumeist persönlichkeitsinkongruentes) fremdaggressives Verhalten; Amnesie für den Zeitraum des Auftretens ist charakteristisch, gelegentlich mit „Erinnerungsinseln".
- *Ursachen:* überwiegend im Rahmen eines zerebralen Anfallsleidens (präparoxysmal bzw. inter- oder postiktal), aber auch pathologischer Alkoholrausch, Hirnverletzungen, progressive Paralyse, psychogen.

Therapie
Bei aggressivem oder erregtem Verhalten: Haloperidol 5–10 mg p.o. bzw. i.v. oder i.m., ggf. Lorazepam 2 mg p.o. oder Diazepam 10 mg p.o. bzw. i.v. oder i.m.

12.4.2.2 Verwirrtheitszustände

- Auftreten mit oder ohne Agitation bzw. deliranter Symptomatik; vorwiegend in der Geriatrie, aber auch z.B. bei entzündlichen Hirnprozessen.
- *Ursachen:* Intoxikationen, fieberhafte Infekte, Störungen des Wasser- und Elektrolythaushalts, arzneimittelbedingt.
- Differentialdiagnostisch sind „Verwirrtheitspsychosen" bei schizoaffektiven Psychosen abzugrenzen.

Therapie
Nach Einleitung der häufig notwendigen internistischen Behandlung (z.B. Rehydratation): Melperon 50–100 mg oder Haloperidol 2–5 mg p.o.

12.5 Stuporöse Zustände

- Stuporöse Zustände sind abnorme Zustände psychomotorischer Hemmung mit eingeschränkter bzw. aufgehobener Reaktivität auf Umweltreize bei erhaltenem Wachbewußtsein (s. Tabelle 12.3).

12.5.1 Katatone Schizophrenie

- Psychomotorische Hemmung, zumeist Mutismus und Stupor; oft Phänomen der „wächsernen Biegsamkeit" (Flexibilitas cerea: passiv bewegte Extremitäten werden z.T. in grotesken Stellungen beibehalten); erheblich verminderte bis fehlende Reaktion auf äußere Reize; Bewußtseinsklarheit (keine Amnesie!), häufig Blickkontakt; z.T. starke innere Anspannung; abruptes Umschlagen in katatone (psychomotorische) Erregung ohne äußeren Anlaß möglich.
- Sehr seltene Ausprägung als lebensbedrohliche „perniziöse Katatonie" mit Fieber (febrile Katatonie), Akrozyanose, Neigung zu Petechien, Bewußtseinstrübung.
- DD: Malignes neuroleptisches Syndrom (s. Kap. 3 u. S. 382).

Tabelle 12.3. Differentialdiagnostik bei stuporösen Zuständen

Differentialdiagnose	Diagnostische Maßnahmen
Katatone Schizophrenie	(Fremd-)Anamnese
Gehemmte Depression	(Fremd-) Anamnese
Organisch bedingte Störung (entzündlich, Raumforderung, Hirnödem, Anfallsleiden)	Liquorbefund, EEG, CCT, MRT
Psychogener (dissoziativer) Stupor	(Fremd-)Anamnese
Internistische Erkrankungen (z. B. Lebererkrankungen mit hepatischer Enzephalopathie, Elektrolyt- und Stoffwechselentgleisungen, endokrinologische Erkrankungen)	Körperlicher Befund, Laborbefunde, spezifische Organdiagnostik
Medikamentös (malignes neuroleptisches Syndrom, akinetisches Syndrom bei Neuroleptikatherapie) und intoxikationsbedingt	Medikamentenanamnese, Drogen- und Medikamentenscreening

Therapie
Initial Versuch mit Lorazepam 2 mg p.o. oder i.v.; bei ausbleibendem Erfolg zusätzlich Haloperidol 5–10 mg p.o. oder i.v. (perniziöse Katatonie: zusätzlich Kühlung, Volumensubstitution, ggf. intensivmedizinische Behandlung, EKT nach Ausschluß einer Enzephalitis).

12.5.2 Gehemmte Depression

- Antriebshemmung, psychomotorische Verlangsamung, fehlende affektive Modulationsfähigkeit, Negativismus; kognitive Defizienz bis zur Pseudodemenz; Blickkontakt vorhanden; bei Untersuchung passiv-duldend, nicht autistisch und bizarr (DD: Katatonie); unauffällige neurologische und Labordiagnostik.

Therapie
Stationäre antidepressive Einstellung (auch parenteral möglich, jedoch wahrscheinlich kein Vorteil gegenüber oraler Aufdosierung; s. Kap. 1) bei innerer Unruhe adjuvant Benzodiazepine, z. B. Lorazepam 2–4 mg tgl. oder Diazepam 5–20 mg tgl. (wegen evtl. Suizidalität besonders bei Verwendung nichtsedierender Antidepressiva zu empfehlen!).

12.5.3 Organisch bedingter Stupor

- Phänomenologisch ähnlich wie Katatonie, jedoch in der Regel wegweisende pathologische Befunde in der neurologischen bzw. internistischen Diagnostik (Ursachen s. oben).

Therapie
Haloperidol 5–10 mg p. o. oder parenteral.

12.5.4 Psychogener (dissoziativer) Stupor

- Psychomotorische Hemmung, Mutismus; fehlende oder stark eingeschränkte Reagibilität auf äußere Reize; unauffällige somatische Befunde; diagnostisch wegweisend sind kurz vorhergehende und belastende Erlebnisse (Fremdanamnese!); häufig auffällige Persönlichkeitsstruktur (mit histrionischen Merkmalen).

Therapie
Reizabschirmung, Distanz vom belastenden Ereignis bzw. belastenden Faktoren schaffen, ruhiges Gespräch in neutraler Umgebung, Zeit nehmen; bei protrahierter Symptomatik Lorazepam 2 mg p. o.

12.5.5 Arzneimittel- bzw. toxisch bedingter Stupor

- s. Kap. 13 („Intoxikationen“).

12.6 Suizidalität

Umgang mit suizidalen Patienten

- Suizidalität ist als Symptom bei allen psychiatrischen Erkrankungen möglich (v.a. bei – insbesondere bipolaren – depressiven Störungen, Schizophrenien, alkoholbezogenen und Persönlichkeitsstörungen, z.B. Borderline-Persönlichkeitsstörung), jedoch auch unabhängig von psychiatrischen Krankheitsbildern („Bilanzsuizid“).
- Neuere Forschungsergebnisse legen mindestens 3 *Prägnanztypen* suizidalen Verhaltens nahe:
  - *ängstlich-agitierter* Prägnanztyp: z.B. im Rahmen schwerer Depressionen oder Angststörungen, schizophrener Psychosen; erhöhtes Risiko akuter Suizidalität,
  - *impulsiv-aggressiver* Prägnanztyp: z.B. bei Borderline-Persönlichkeitsstörung, Alkoholabhängigkeit vom Typ II nach Cloninger; wahrscheinlich mit verminderter zentralnervöser Serotoninfunktion und niedrigem Serumcholesterin; längerfristig erhöhtes Risiko akuter Suizidalität,
  - *anhedon-hoffnungsloser* Prägnanztyp: z.B. bei schizophrener Negativsymptomatik oder chronifizierten Depressionen: längerfristig erhöhtes Risiko für Suizidalität.
- Jede Suizidäußerung eines Patienten ist ernstzunehmen, eine ausführliche Exploration ist dann zwingend nötig.
- Eine ausführliche *Anamnese* ist zur Einschätzung der akuten Gefährdung wichtig (Risikofaktoren: konkrete frühere Suizidversuche, schwer ausgeprägtes psychiatrisches Störungsbild, fehlende soziale Einbindung oder Verlust von Bezugspersonen, handlungsweisender Charakter der Suizidideationen).

Wichtige Fragen: Bestehen schon konkrete Vorstellungen oder sind schon Vorbereitungen getrofffen?
Drängen sich Suizidgedanken passiv auf?
Wurden Suizidabsichten bereits angekündigt?
Haben sich zwischenmenschliche Kontakte in der letzten Zeit reduziert?

- Bei Verdacht auf akute Suizidalität muß diese offen thematisiert werden, die Absprachefähigkeit des Patienten ist zu beurteilen.
- Akut suizidale Patienten sind unverzüglich in Begleitung in eine psychiatrische Klinik einzuweisen, bei fehlender Krankheitseinsicht oder Behandlungsbereitschaft kann eine richterliche oder polizeiliche Unterbringung notwendig werden.

Therapie

- Die Therapie ist stets abhängig von der Grunderkrankung, grundsätzlich sollte kombiniert pharmako- und psychotherapeutisch vorgegangen werden.
- Suizidalität bei *psychotischen Angst- und Erregungszuständen:* konsequente neuroleptische Behandlung, zusätzlich passagere Gabe von Benzodiazepinen (z. B. Lorazepam 2–4 mg tgl.).
- Suizidalität bei *depressiven Syndromen:* konsequente antidepressive Pharmakotherapie, zusätzlich passagere Gabe von Benzodiazepinen (z. B. Lorazepam 2–4 mg tgl.); bei Vorhandensein psychotischer Symptome zusätzlich neuroleptische Behandlung.
- Suizidalität bei *schweren Angststörungen:* passagere Gabe von Benzodazepinen (z. B. Lorazepam 2–4 mg tgl.).
- *Suizidale Krisen bei Persönlichkeitsstörungen:* passagere Gabe von Benzodiazepinen (z. B. Lorazepam 2–4 mg tgl.) oder niedrigdosierten „hochpotenten" Neuroleptika kann hilfreich sein, um Anspannung und autoaggressive Impulse zu reduzieren.
- *Suizidalität bei alkoholbezogenen Störungen:* bei akuter Alkoholintoxikation zunächst stationäre Behandlung zur Entgiftung (s. Kap. 7).
- *Krankheitsunabhängig* ist für ausreichenden Nachtschlaf (v. a. Durchschlafen) zu sorgen; empfehlenswert ist ggf. eine Dosisverteilung mit höherer Dosis des Neuroleptikums bzw. Anitdepressivums am späten Abend, evtl. zusätzlich Verordnung eines Schlafmittels.
- *Suizidprävention:* Wichtigste Maßnahme ist die Durchführung einer Erhaltungstherapie bzw. Rezidivprophylaxe bei bekannten psychiatrischen Erkrankungen. Bei schizophrenen Psychosen wurde unter Behandlung mit *Clozapin* eine Abnahme des Suizidrisikos festgestellt. Bei (bipolar) affektiven Störungen hat eine längerfristige Lithiumtherapie über den phasenprophylaktischen Effekt hinaus auch eine suizidpräventive Wirkung. Ob diese für *Lithium* spezifisch ist oder in gleichem Maße auch durch Antikonvulsiva zu erzielen ist, kann gegenwärtig wegen der bisher geringen Zahl an Vergleichsstudien nicht sicher beurteilt werden.

Wichtig: Je akuter und ausgeprägter die Suizidalität ist, desto mehr muß zunächst die sedierende Komponente der medikamentösen Therapie betont werden. Eine kontinuierliche Überwachung und Betreuung des Patienten ist selbstverständlich. Der Patient sollte möglichst frühzeitig mit dem auch langfristig weiterbehandelnden Arzt in Kontakt gebracht werden, um ein Vertrauensverhältnis aufzubauen.

12.7 Psychopharmaka als Ursache psychiatrischer Akutsituationen

12.7.1 Allgemeine Störungen

Tabelle 12.4 gibt einen Überblick über durch Pharmaka ausgelöste psychiatrische Akutsituationen.

12.7.2 Spezielle Störungen

12.7.2.1 Malignes neuroleptisches Syndrom

- Sehr seltene Nebenwirkung bei Neuroleptikatherapie, vorwiegend bei hohen Dosen hochpotenter Neuroleptika, jedoch auch in normaler Dosierung möglich; Auftreten in der Regel innerhalb von 2 Wochen nach Beginn der Neuroleptikatherapie; vitale Gefährdung, Symptome entwickeln sich innerhalb von 24–72 h.
- *Symptomatik:* extrapyramidale Störungen: Rigor, Akinesie, z.T. auch Dys- und Hyperkinesien; fluktuierende Bewußtseinsstörungen bis zum Koma; autonome Funktionsstörungen: Tachykardie, (labiler) Hypertonus, Tachy- bzw. Dyspnoe, Hautblässe oder -rötung, Hypersalivation, Hyperhidrosis, Harninkontinenz.
- *Labor:* erhöhte Kreatinkinase (CK), nicht selten auch der Transaminasen sowie der alkalischen Phosphatase; Leukozytose; metabolische Azidose. **CAVE:** Myoglobinämie bzw. -urie mit drohenden renalen Komplikationen (Rhabdomyolyse).
- *DD:* febrile Katatonie (s. S. 376), maligne Hyperthermie (Anästhesiezwischenfall), Enzephalitiden.

Tabelle 12.4. Arzneimittelinduzierte psychiatrische Akutsituationen (**Psychopharmaka**; andere Pharmaka s. Abschnitt 12.8 bzw. Tabelle 12.5)

Substanzgruppe	Symptomatik und Therapie
Antidepressiva	
Antidepressiva ohne sedierende Eigenschaften	Psychomotorische Unruhe, Umtriebigkeit, Erregtheit *Therapie:* Reduktion bzw. Absetzen des Präparates, evtl. Umsetzen auf ein sedierendes Antidepressivum
SRJ	*Zentrales Serotoninsyndrom* (s. S. 383): z. T. delirante Symptomatik, Erregungszustände, Euphorie *Therapie:* Absetzen des Präparates, symptomatische Therapie, ggf. Behandlung mit Methysergid bzw. Cyproheptadin
Anticholinerge Antidepressiva	Zentrales anticholinerges Syndrom (s. S. 383 f.): agitierte Verlaufsform mit deliranter Symptomatik *Therapie:* Absetzen des Präparates, symptomatische Therapie, ggf. zusätzlich Clomethiazol
Neuroleptika	
Allgemein	Depressive Verstimmungen bis hin zur Suizidalität („pharmakogene Depression", s. S. 138) *Therapie:* Reduktion bzw. Umstellung des Präparates, ggf. Benzodiazepine, Antidepressiva
	Psychomotorische Unruhe, Umtriebigkeit, Erregtheit (v. a. in hohen Dosisbereichen; DD: Akathisie) *Therapie:* Reduktion bzw. Absetzen des Präparates, evtl. Umsetzen auf sedierendes Antidepressivum
Anticholinerge Neuroleptika	Zentrales anticholinerges Syndrom (s. S. 383 f.): agitierte Verlaufsform mit deliranter Symptomatik *Therapie:* Absetzen des Präparates, symptomatische Therapie, ggf. zusätzlich Clomethiazol

Therapie
Absetzen der Neuroleptika, Kühlung, (parenterale) Flüssigkeitszufuhr; Intensivüberwachung ist indiziert.
Prinzip der Weiterbehandlung: *Dantrolen* (Dantamacrin®) 50 mg p. o. (Dosissteigerung bis auf 4–10 mg/kg KG p. o.), evtl. Schnellinfusion 2,5 mg/kg KG, ggf. danach Dauerinfusion bis zu 10 mg/kg KG tgl. i. v. und anschließend 2,5 mg/kg KG tgl. i. v.; alternativ Bromocriptin (Pravidel®) 10–30 mg tgl. (bis 60 mg/tgl.), Amantadin (PK-Merz®) 200–400 mg tgl. oder Lorazepam 4–8 mg i. v.; wenn keine Besserung: *EKT.*

12.7.2.2 Zentrales Serotoninsyndrom

- Seltene Neben- bzw. Wechselwirkung von Pharmaka mit serotonerger Wirkkomponente (SSRI, TZA, ferner MAOH, 5-HT-Agonisten, Tryptophan, Kokain, Amphetamine, aber auch Lithium), vorwiegend in der Kombinationstherapie (pharmakodynamische Interaktion auf Ebene der serotonergen Neurotransmission im Sinne einer serotonergen Überaktivität).
- Potentiell lebensbedrohlich, Auftreten überwiegend innerhalb der ersten 24 h nach Applikation.
- *Symptomatik:* Trias aus Fieber, neuromuskulären Symptomen (Hyperrigidität, Hyperreflexie, Myokloni, Tremor) und psychopathologischen Auffälligkeiten (delirähnliche Symptome wie Desorientiertheit, Verwirrtheit, z. T. Erregungszustände, aber auch Euphorie); weiterhin auch gastrointestinale Symptome wie Übelkeit, Erbrechen, Diarrhoe; vital bedrohliche Komplikationen durch Krampfanfälle, Herzrhythmusstörungen, Koma, Multiorganversagen, Verbrauchskoagulopathie.

Therapie
Absetzen der Medikation (in 90% der Fälle ausreichend); bei Persistenz *Methysergid* (Deseril®) 2–6 mg initial p. o. bis 6 mg tgl. bzw. *Cyproheptadin* (Peritol®) 4–8 mg initial p. o. bis 0,5 mg/kg KG tgl. sowie *symptomatisch* (evtl. Kühlung, Volumensubstitution, bei Bedarf Sedierung), bei Komplikationen u. U. Notwendigkeit der intensivmedizinischen Therapie.

12.7.2.3 Zentrales anticholinerges Syndrom

- Auftreten bei Überdosierung von bzw. Intoxikation mit anticholinerg wirksamen Pharmaka (z. B. Clozapin, trizyklische Antidepressiva) sowie als additive Wirkung bei deren Kombination, aber auch bereits in normalen Dosisbereichen, z. B. bei „slow-metabolizer"-Status.
- Potentiell lebensbedrohlich.
- *Symptomatik: periphere* anticholinerge Symptome wie trockene Haut und Schleimhäute, Hyperthermie, Mydriasis, Harnverhalt, Obstipation (bis zum paralytischen Ileus), tachykarde Herzrhythmusstörungen; *zentral: agitierte Verlaufsform* mit deliranter Symptomatik (s. S. 372 f.), Desorientiertheit, Verwirrung, evtl. Sinnestäuschungen (op-

tische und z. T. akustische Halluzinationen), motorische Unruhe und Agitation, Dysarthrie und zerebrale Krampfanfälle, aber auch *sedative Verlaufsform* mit Somnolenz bzw. Koma.

Therapie
Absetzen der anticholinergen Substanz, bei Persistenz bzw. schwerer Ausprägung Applikation von 2–4 mg *Physostigmin* (Anticholium® Injektionslösung) i. m. oder langsam i. v. (sowohl bei agitierter als auch sedativer Verlaufsform wirksam) und ggf. als Dauerinfusion über Perfusor (2–4 mg/h), jedoch nur unter intensivmedizinischen Bedingungen mit kontinuierlichem Monitoring der Kreislauffunktionen und Möglichkeit der assistierten Beatmung; außerdem *symptomatische* Therapie z. B. bei Hypotonie, Herzrhythmusstörungen, Elektrolytentgleisung, Krampfanfällen etc.

12.8 Andere Pharmaka als Ursache psychiatrischer Akutsituationen

- Eine Vielzahl von nicht primär psychotropen Pharmaka aus nahezu jeder größeren Substanzklasse kann zentralnervöse Störungen und speziell psychiatrische Akutsituationen als unerwünschte Arzneimittelwirkungen (UAW) verursachen, was v. a. für den psychiatrischen Konsiliardienst von großer Bedeutung ist. Als Risikogruppen sind insbesondere geriatrische und mehrfacherkrankte bzw. multipel vorbehandelte Patienten zu nennen.
- Grundsätzlich sind auch bei psychiatrischen pharmakogenen Störungen UAW von Intoxikationen, Allergien bzw. Idiosynkrasien zu unterscheiden. UAW werden als unvermeidbare Phänomene *trotz sachgemäßer Anwendung im therapeutischen Dosisbereich – ggf. nach individueller Anpassung* (Alter, Grunderkrankungen) – definiert.
- Voraussetzung für die psychotrope Wirkung von Arzneimitteln ist deren zentrale Verfügbarkeit, z. B. durch lipophile Substanzen bzw. Blut-Hirn-Schrankenstörung (höheres Lebensalter, Arteriosklerose, Entzündungen).
- Weitere *Einflußfaktoren* bzw. *Wirkmechanismen* sind Überdosierung, Hemmung des (hepatischen) Metabolismus (CYP-System, Elimination), reduzierte renale Clearance bei gestörter Nierenfunktion, Arzneimittelinteraktionen (s. Kap. 17), Veränderung der neuronalen Transmitter- bzw. Ionenhomöostase, zentrale toxisch-embolische

Phänomene (z. B. Procain-Penicillin G); häufig sind additive und synergistische Wirkungen.

- Die *Latenzzeit* nach Medikationsbeginn bis zum Auftreten psychotischer Nebenwirkungen (unmittelbar bis Tage nach Erstgabe) ist meistens geringer als bei Nebenwirkungen mit depressiver oder manischer Ausprägung (Wochen bis Monate). Vor diesem Hintergrund ist eine auch zeitlich exakte Medikamentenanamnese bei neu aufgetretenen psychiatrischen Störungen unerläßlich, insbesondere bei Risikopatienten mit Mehrfachbehandlungen.
- *Therapie:* Besteht der Verdacht auf eine pharmakogene psychiatrische Störung bzw. Akutsituation, sollte die Medikation zunächst abgesetzt werden; bei Persistieren der Störung muß eine syndromgerichtete psychiatrische Pharmakotherapie eingeleitet werden.

Wichtig: Die Einstellung auf ein Medikament mit potentiell psychiatrischen Nebenwirkungen sollte, insbesondere bei Risikopatienten (höheres Lebensalter, Mehrfacherkrankungen und -behandlungen), stets einschleichend beginnen und niedrigdosiert erfolgen („start low and go slow"). Pharmakologische Polypragmasie ist zu vermeiden.

Einen Überblick über arzneimittelinduzierte psychiatrische Akutsituationen (geordnet nach Substanzgruppen und Syndromen) zeigt Tab. 12.5. Es konnten lediglich Pharmaka mit häufiger und konsistenter Nennung in der Literatur berücksichtigt werden. Schwierigkeiten bei der Erfassung von psychiatrischen Nebenwirkungen bei Medikamenten, die nicht bei psychiatrischen Störungen verordnet werden, ergeben sich besonders, weil dazu bisher keine systematischen Untersuchungen vorliegen. Meistens existieren nur sporadische Berichte von primär nicht psychiatrisch tätigen Ärzten. Auch ist die Polypharmakotherapie – v. a. bei geriatrischen und multimorbiden Patienten – nicht systematisch berücksichtigt.

Tabelle 12.5. *Arzneimittelinduzierte psychiatrische Akutsituationen* (**andere Pharmaka**): Substanzklassen, Pharmaka (Auswahl häufiger Präparate) und Syndrome

Substanzklasse	Depressive Syndrome	Manische Syndrome	Angstsyndrome	Paranoid-halluzinatorische Syndrome	Delirante Syndrome
Analgetika/Antiphlogistika					
Nichtsteroidale Antiphlogistika		Indometacin	Ibuprofen, Indometacin	Ibuprofen, Indometacin	Indometacin
Opiate	Pentacozin		Buprenorphin	Morphin, Pentacozin	Pentacozin, Tramadol
Sonstige Analgetika				Paracetamol	
Antiarrhythmika und Herzglykoside	Chinidin, Disopyramid, Lidocain, Procainamid	Procainamid, Propafenon	Flecainid, Lidocain	Amiodaron, Chinidin, Procainamid, Propafenon	Digitoxin, Digoxin, Lidocain, Propafenon
Antihistaminika (H_1- und H_2-Blocker)	Cimetidin	Cimetidin, Ranitidin, Terfenadin		Cimetidin, Ranitidin	Cimetidin, Ranitidin
Antihypertensiva					
ACE-Hemmstoffe	Enalapril	Captopril	Hydralazin		Captopril
β-Blocker	Metoprolol, Nadolol, Propranolol, Timolol			Propranolol	Metoprolol, Propranolol
Vasodilatatoren	Cinnarizin, Diltiazem, Felodipin, Flunarizin, Nifedipin, Verapamil			Nifedipin	Diltiazem, Verapamil

Antisympathotonika	Clonidin, Reserpin, α-Methyldopa		Clonidin		
Diuretika	Thiazide				Thiazide
Chemotherapeutika					
Antibiotika	Cotrimoxazol, Isoniazid, Mefloquin	Isoniazid, Chloroquin	Procain-Penicillin G	Amoxicillin, Chloroquin, Ciprofloxacin, Clarithromycin, Erythromycin, Isoniazid, Ofloxacin, Procain-Penicillin G, Trimethoprim-Sulfamethoxazol	Cefazolin, Cefoxitim, Cefuroxim, Chloroquin, Procain-Penicillin G, Rifampicin, Streptomycin, Sulfonamide
Antimykotika	Amphotericin B			Ketoconazol	Amphotericin B
Virustatika	Aciclovir, Amantadin, Interferon α			Amantadin	Aciclovir, Amantadin, Interferon α
Zytostatika	L-Asparaginase, Mesna, Mithramycin, Vincristin	Procarbazin	Ifosfamid	Cisplatin, Ifosfamid	Cisplatin, Ifosfamid
Hormone und hormonähnliche Substanzen					
Kortikosteroide	Dexamethason, Prednison, Triamcinolon	ACTH, Dexamethason, Hydrocortison, Prednison		Prednison	verschiedene Kortikosteroide

Tabelle 12.5. Tabelle 12.5. *Arzneimittelinduzierte psychiatrische Akutsituationen* (**andere Pharmaka**): Substanzklassen, Pharmaka (Auswahl häufiger Präparate) und Syndrome (Fortsetzung)

Substanzklasse	Depressive Syndrome	Manische Syndrome	Angstsyndrome	Paranoid-halluzinatorische Syndrome	Delirante Syndrome
Orale Kontrazeptiva	verschiedene Kombinationspräparate				
Prostaglandin-derivate					Misoprostol
Sympathomimetika	Prazosin	Salbutamol	Oxymetazolin	Ephedrin, Salbutamol	
Andere Pharmaka	Metoclopramid, Pravastatin, Streptokinase	Baclofen, Levodopa, L-Thyroxin	Theophyllin, L-Thyroxin		

Kapitel 13 Intoxikationen

13.1 Allgemeine Gesichtspunkte

- Die Kenntnis der wichtigsten Intoxikationssyndrome bzw. der potentiellen Gefahren bei Überdosierung von Psychopharmaka der verschiedenen Stoffgruppen ist für den im psychiatrischen Konsiliar- und Notdienst tätigen Arzt unverzichtbar.
- *Psychopharmakaintoxikationen* ereignen sich meistens in suizidaler Absicht. Sie kommen aber auch akzidentell vor: z. B. in der Einstellungsphase bei Wechselwirkungen (insbesondere bei „poor metabolizern") und nach Verwechslungen der Medikamente durch ältere oder verwirrte Patienten.
- *Drogenintoxikationen:* häufig durch Fehleinschätzung der Dosis (obskure Bezugsquellen bei illegalen Drogen) oder des additiven bzw. potenzierenden Effekts bei kombiniertem Drogenmißbrauch (v. a. bei „Drogenanfängern") aber auch in suizidaler Absicht.
- Die *Therapie* bei akuten Intoxikationen ist mehrgleisig:
  - Einschätzung und ggf. Aufrechterhaltung oder Wiederherstellung der *Vitalfunktionen*: Bewußtsein (Ansprechbarkeit, Schutzreflexe), Atmung (Freimachen bzw. Sicherung der Atemwege, Sauerstoffapplikation, ggf. Intubation und Beatmung), Kreislauf (antihypertensive bzw. antihypotensive Therapie, Schockbehandlung, ggf. kardiopulmonale Reanimation).
  - *Primäre Detoxifikation*: induziertes Erbrechen bzw. Diarrhoe, Magenspülung, Applikation von Aktivkohle in Abhängigkeit vom Zeitpunkt der Ingestion und eingenommener Menge sowie pharmakokinetischen Parametern der Substanz (Absorptionsgeschwindigkeit).
  - *Symptomatische Therapie*: Behandlung zentraler und/oder vegetativer sowie sonstiger internistischer Komplikationen (Sedierung, Neuroleptika, Antikonvulsiva; Blutdruckregulation, Antiarrhythmika, Flüssigkeits-, Elektrolyt- und Azidoseausgleich, Temperaturausgleich).

- *Sekundäre Detoxifikation*: forcierte Diurese, Hämodialyse bzw. -perfusion; abhängig von pharmakokinetischen Parametern (nicht sinnvoll z.B. bei großem Verteilungsvolumen oder hoher Plasmabindungskapazität).
- Ggf. Applikation von *Antidota*.

13.2 Antidepressiva

13.2.1 Trizyklische Antidepressiva

Toxische Effekte und Symptomatik

- Periphere anticholinerge Effekte: Mundtrockenheit, Miktionsstörungen, Obstipation bis zum paralytischen Ileus, Akkommodationsstörungen (besonders in der Initialphase einer Behandlung bzw. bei leichten Vergiftungen).
- Zentrales anticholinerges Syndrom (s. S. 383f.) mit deliranter Symptomatik (*agitierte Verlaufsform*).
- Bewußtseinsstörungen bis zu Sopor bzw. Koma (*sedative Verlaufsform*).
- Krampfanfälle (insbesondere in der Initialphase der Therapie).
- Tachykarde und bradykarde Herzrhythmusstörungen (QT_c-Verlängerung; intrakardiale Leitungsstörungen als Folge der chinidinartigen, membranstabilisierenden Wirkung).
- Hypotension aufgrund zentraler (Vasomotorenzentrum) und peripherer (Vasodilatation venöser Kapazitätsgefäße) α-Rezeptorblockade bzw. von Herzrhythmusstörungen.
- Pulmonale Komplikationen bis zur respiratorischen Insuffizienz (bedingt durch Perfusionsstörungen), evtl. Lungenödem und ARDS.

Therapie

- *Primäre Detoxifikation*: Magenspülung, Applikation von Aktivkohle, evtl. Natriumhydrogencarbonat zur Erhöhung der Plasmaeiweißbindung der freien TZA.
- *Symptomatische Therapie*: Antikonvulsiva, Antiarrhythmika, Volumenersatz, Azidoseausgleich.
- Beim *zentralen anticholinergen Syndrom* und/oder starker peripherer anticholinerger Symptomatik: Physostigmin (Anticholium®) initial bis zu 6 mg i.v., dann 1–4 mg/h über Perfusor (nur unter intensivmedizinischen Bedingungen!).
- In Abhängigkeit von Bewußtseinslage und Blutgaswerten intensivmedizinische Überwachung und ggf. Intubation und Beatmung.
- *Sekundäre Detoxifikation* gilt wegen hoher Plasmaeiweißbindung und großem Verteilungsvolumen der TZA als ineffektiv.

13.2.2 Selektive Serotoninrückaufnahmehemmer

Toxische Effekte und Symptomatik

- In der Literatur sind bislang *selten* schwerere Vergiftungen beschrieben worden; große therapeutische Breite.
- Symptomatik prinzipiell wie beim zentralen Serotoninsyndrom möglich (s. S. 382 f.). Dyskinesien, Ataxie, Hyperrigidität, Muskelzittern und -krämpfe.
- Kopfschmerzen, Agitation und ängstliche Unruhe.
- Bewußtseinsstörungen: Somnolenz bis Sopor, selten komatöse Zustände, Krampfanfälle.
- Sehr selten Herzrhythmusstörungen, Dyspnoe.
- Übelkeit, Erbrechen, abdominelle Schmerzen, Fieber.
- Urtikaria, evtl. Myalgien, Arthralgien.
- Miktionsstörungen.
- *Laborbefunde:* Leukozytose.

Therapie

- *Primäre Detoxifikation* nur bei hohen Ingestionsdosen (wegen spontan auftretender Übelkeit und nachfolgendem Erbrechen kann auf induziertes Erbrechen bzw. Magenspülung zumeist verzichtet werden): Applikation von Carbo medicinalis.
- *Symptomatische Therapie* (Antiarrhythmika, Antihistaminika, Antikonvulsiva).
- Zur Notwendigkeit bzw. Effektivität der *sekundären Detoxifikation* bisher keine Literatur.

13.2.3 Monoaminooxidasehemmer

Toxische Effekte und Symptomatik

- Auch bei selektiven MAO-A-Hemmern (Moclobemid) kommt es in höheren Dosen (= Intoxikationsbedingungen) zu einer kombinierten Typ-A-/Typ-B-Hemmung, d.h. toxikodynamische Wirkungen sind prinzipiell gleich wie bei nichtselektiven MAOH (Tranylcypromin).
- Symptomatik ähnelt dem zentralen Serotoninsyndrom bzw. dem malignen neuroleptischen Syndrom (s. S. 382).
- Typischerweise Auftreten von Intoxikationssymptomen erst nach einer Latenzzeit (6–24 h).
- Delirähnliche Symptomatik mit Desorientiertheit, Verwirrtheit, Agitation, optischen Halluzinationen, Bewußtseinsstörungen bis zum Sopor bzw. Koma.
- Zerebrale Krampfanfälle, Myoklonien, Tremor, Opisthotonus.

- Hypertensive Krisen, aber auch orthostatische Hypotension, Tachykardie.
- Übelkeit, Erbrechen, Obstipation bis zum paralytischen Ileus, akutes Nierenversagen, Hyperthermie, Rhabdomyolyse.
- *Laborbefunde:* Myoglobinämie, -urie, Transaminasenanstieg, Azidose, Hämolyse, Gerinnungsstörungen, Hypoxämie, Hyperkapnie.

Therapie

- *Primäre Detoxifikation.* (**CAVE:** bei Hypertension wegen intrakranieller Blutungsgefahr kein induziertes Erbrechen!); bei bereits vorhandenen Vergiftungssymptomen kann auf induziertes Erbrechen wegen der langen Latenzzeit verzichtet werden, da in diesem Falle bereits von einer nahezu vollständigen Absorption ausgegangen werden muß.
- *Symptomatische Therapie*: bei Hypotension Volumensubstitution (wegen Gefahr der Rhabdomyolyse wird auch bei Normotension reichliche Flüssigkeitszufuhr empfohlen), in schweren Fällen Katecholamine unter intensivmedizinischen Bedingungen; bei Hypertension antihypertensive Therapie (v.a. β-Rezeptorenblocker); antikonvulsive Behandlung; Heparinisierung bzw. gezielte Faktorensubstitution bei Verbrauchskoagulopathie; antipyretische Therapie (zunächst Kühlung, dann medikamentös); Azidoseausgleich.
- In Abhängigkeit von der Bewußtseinslage und Blutgasanalyse Intubation und Beatmung.
- Effektivität einer *sekundären Detoxifikation* ist bisher nicht nachgewiesen.

13.2.4 Andere Antidepressiva

Toxische Effekte und Symptomatik

- Geringgradiges toxisches Potential, bisher keine schwereren Vergiftungen beschrieben.
- *Mirtazapin:* delirantes Bild mit Desortientierheit, Gedächtnisstörungen, Sedation; Tachykardie möglich; bisher keine Berichte über EKG-Veränderungen, Koma oder Krampfanfälle nach alleiniger Intoxikation mit Mirtazapin.
- *Nefazodon:* häufigste Symptome bei Überdosierung sind Sedation und Übelkeit, Erbrechen; bei Intoxikation verstärkte Nebenwirkungen (s. S. 75f.); bisher keine Berichte mit fatalem Ausgang trotz z.T. hoher Dosen.
- *Reboxetin:* bei Intoxikation verstärkte Nebenwirkungen; zerebrale Krampfanfälle möglich, außerdem Schockzustände wie auch hypertensive Zustandsbilder.

Therapie

- *Primäre Detoxifikation:* bei hohen Ingestionsdosen ggf. Carbo medicinalis, Magenspülung.
- *Symptomatische Therapie:* Antiarrhythmika, Antikonvulsiva, Volumenersatzmittel; evtl. Schockbehandlung.
- *Sekundäre Detoxifikation:* zur Effektivität bisher keine sicheren Daten.

13.3 Neuroleptika

13.3.1 Butyrophenone und Phenothiazine

Toxische Effekte und Symptomatik

- Große therapeutische Breite, letale Verläufe sind daher selten.
- *Butyrophenone*: in hoher Dosierung starke EPMS, in toxischen Dosen eher sedierend und hypotensiv.
- *Phenothiazine*: sedierend und mit z. T. ausgeprägten vegetativen Symptomen (schon in therapeutischer Dosierung).
- Zentrale und periphere anticholinerge Wirkungen sind bei Phenothiazinderivaten eher stark, bei Butyrophenonen jedoch eher gering ausgeprägt.
- Bewußtseinsstörungen: Somnolenz bis Koma, aber auch Erregungszustände.
- Tremor, zerebrale Krampfanfälle (Senkung der Krampfschwelle).
- Hypotension (α-Rezeptorblockade, zentrale Dämpfung des Vasomotorenzentrums), Herzrhythmusstörungen (chinidinartiger, membranstabilisierender Effekt, QT_c-Zeit-Verlängerung v. a. bei Phenothiazinen).
- Zentrale und periphere Temperaturregulationsstörungen, Ateminsuffizienz, Lungenödem, Miktionsstörungen.
- *Laborbefunde:* Hypoglykämie (bei Butyrophenonen).

Therapie

- *Primäre Detoxifikation* (induziertes Erbrechen ist wegen antiemetischer Wirkung der Neuroleptika beider Gruppen problematisch und daher nicht zu empfehlen); Magenspülung nur bei hohen Dosen; Carbo medicinalis.
- *Symptomatische Therapie* (antihypotensiv, antiarrhythmisch, antikonvulsiv).
- Bei Dyskinesien im Rahmen von *EPMS*: Biperiden (Akineton®) 5–10 mg i. v.

- Bei (allerdings seltenem) *zentralem anticholinergem Syndrom* Physostigmin (Anticholium) 2–6 mg i.v., evtl. 1–4 mg/h über Perfusor je nach Symptomatik nur unter intensivmedizinischer Überwachung, s. S. 382 f.).
- *Sekundäre Detoxifikation* ist wahrscheinlich ineffektiv.

13.3.2 Clozapin

Toxische Effekte und Symptomatik

- Ausgeprägte anticholinerge Effekte (peripher: Mundtrockenheit, Miktionsstörungen, Obstipation bis zum paralytischen Ileus, Akkommodationsstörungen; zentrales anticholinerges Syndrom mit deliranter Symptomatik) und Bewußtseinsstörungen (Sedation, soporöse bis komatöse Zustände) bereits in therapeutischer Dosierung möglich.
- Zerebrale Krampfanfälle, Ataxie, Dysarthrie, Tremor.
- Tachykardie, hypotone Kreislaufdysregulation, akute Linksherzdekompensation.
- Respiratorische Insuffizienz bis zum Atemstillstand.
- Hypersalivation, Hyperthermie.

Therapie

- *Primäre Detoxifikation*: sinnvoll wegen langer Resorptionszeit und anticholinerger Wirkung (= lange Verweildauer im Verdauungstrakt); Applikation von Carbo medicinalis und Glaubersalz; evtl. bei Darmparalyse hohe Darmeinläufe.
- *Symptomatische Therapie*: Kühlung, Antikonvulsiva, antihypotensive und antiarrhythmische Maßnahmen, Azidoseausgleich, bei respiratorischer Insuffizienz ggf. Intubation und Beatmung.
- Bei *zentralem anticholinergen Syndrom*: Physostigmin (Anticholium®) initial bis zu 6 mg i.v., dann 1–4 mg/h über Perfusor (nur unter intensivtherapeutischen Bedingungen).
- *Sekundäre Detoxifikation*: derzeit keine Indikation.

13.3.3 Atypische Neuroleptika im weiteren Sinne

Toxische Effekte und Symptomatik

- Geringgradiges toxisches Potential, bisher keine Berichte über fatalen Ausgang.
- *Olanzapin:* evtl. Dysarthrie, Sedation; keine EKG-Veränderungen.
- *Quetiapin:* bisher wenig Daten; i. allg. Akzentuierung von Nebenwirkungen, v.a. Sedation, Hypotonie, Tachykardie.
- *Risperidon:* Sedation, evtl. Hypotonie, Tachykardie.

Therapie

- *Primäre Detoxifikation:* bei hohen Ingestionsdosen ggf. Carbo medicinalis, Magenspülung.
- *Symptomatische Therapie:* Antiarrhythmika, Antikonvulsiva, Volumenersatzmittel; evtl. Schockbehandlung.
- *Sekundäre Detoxifikation:* zur Effektivität bisher keine sicheren Daten.

13.4 Lithium

Toxische Effekte und Symptomatik

- Ursachen für Lithiumintoxikation: Überdosierung (akzidentell oder suizidal), Kalium- oder Kochsalzmangel (natriumarme Diät), Kombination mit Diuretika, starkes Schwitzen, interkurrente Erkrankungen (insbesondere mit Nierenfunktionsstörungen, Elektrolytverschiebungen), sonstige Flüssigkeitsverluste; Verminderung der renalen Lithiumclearance durch nichtsteroidale Antiphlogistika oder ACE-Hemmer.
- Serumkonzentrationsbereich 1,5–2,5 mmol/l: mäßige Intoxikation; 2,5–3,0 mmol/l: schwere Intoxikation.
- *Symptome:* zunächst Übelkeit, Erbrechen, Durchfall, grobschlägiger Tremor der Hände, Abgeschlagenheit, psychomotorische Verlangsamung, Vigilanzminderung, Schwindel, Dysarthrie, Ataxie.
- Später: Rigor, Hyperreflexie, Faszikulationen, zerebrale Krampfanfälle, Schock, Bewußtseinstrübung bis zum Koma, Herz-Kreislauf-Stillstand.

Therapie

- *Primäre Detoxifikation:* nur Magenspülung (keine Absorption an Aktivkohle, laxierende und erbrecheninduzierende Maßnahmen nicht notwendig wegen der entsprechenden Lithiumeigenwirkung).
- *Symptomatische Therapie:* Antihypotensive Maßnahmen, Antiarrhythmika, Antikonvulsiva, Azidose- und Elektrolytausgleich.
- *Sekundäre Detoxifikation:* Infusion isotoner Kochsalzlösung, Clearancesteigerung durch Carboanhydrasehemmer, z. B. Acetazolamid (Diamox), Hämodialyse (effektivstes Verfahren), Hämofiltration; forcierte Diurese wird nicht mehr empfohlen.

13.5 Benzodiazepine

Toxische Effekte und Symptomatik

- Gefährdung hauptsächlich bei sehr hohen Dosen bzw. Mischintoxikationen mit anderen sedierenden Substanzen (z. B. Alkohol, Opiate).
- Allgemeine Apathie, Bewußtseinstrübung (Somnolenz bis Koma), Hypo- bis Areflexie, muskuläre Schwäche, Dysarthrie, Ataxie, Nystagmus, gelegentlich Doppelbilder.
- Schwindelzustände, Übelkeit, Kopfschmerzen.
- Hypotension, (Reflex-) Tachykardie, Ateminsuffizienz.

Therapie

- *Antidot*: spezifischer Antagonist Flumazenil (Anexate®) als Mittel der Wahl (kompetitiver Antagonist am Benzodiazepinrezeptor); initial 0,2 mg langsam i.v., dann 0,1–0,3 mg/min bis maximal insgesamt 1–2 mg; bei erneuter Bewußtseinseintrübung Perfusorapplikation mit 0,1–0,5 mg/h in isotonischer Kochsalz- bzw. Glukoselösung (5%).
- *Primäre Detoxifikation:* in Abhängigkeit von Dosis und Zeitpunkt der Ingestion evtl. induziertes Erbrechen, Magenspülung, Carbo medicinalis.
- *Sekundäre Detoxifikationsmaßnahmen* verzichtbar.

13.6 Drogenintoxikationen

13.6.1 Opiate

Toxische Effekte und Symptomatik

- Besonders große Gefahr von Intoxikationserscheinungen wegen des oft bestehenden zusätzlichen Substanzkonsums.
- Vegetative Dysregulation mit Überwiegen der Aktivität des zentralen Parasympathikus gegenüber dem Sympathikus.
- Anfänglich Euphorie, Analgesie, dann Vigilanzstörungen (Somnolenz bis zum Koma).
- Hypotonie, (vornehmlich bradykarde) Herzrhythmusstörungen, Hypothermie (periphere Vasodilatation, Histaminliberation).
- Zentrale Atemlähmung, evtl. Lungenödem als Folge der Hypoxämie.
- Übelkeit, Erbrechen, Obstipation bis zum paralytischen Ileus; Oligurie durch antidiuretischen Effekt der Opiate.

Therapie

- *Antidot:* Naloxon (Narcanti®) i.v. in 0,2-mg-Schritten bis 2 mg.
  CAVE: bei zu schneller bzw. hochdosierter Gabe Auftreten von Entzugserscheinungen mit Erregungszuständen; wegen geringer Halbwertszeit sind z. T. häufige Nachinjektionen erforderlich.
- *Primäre Detoxifikation* spielt eine untergeordnete Rolle wegen seltener oraler Opiatapplikation (Ausnahmen: Methadon, Codeinderivate) und Vorhandensein eines Antidots.
- *Symptomatische Therapie:* Sauerstoffapplikation, antihypotensive Maßnahmen, antiarrhythmische Therapie, Antikonvulsiva (Diazepam jedoch in der Regel wegen zusätzlicher Atemdepression nur nach Intubation und Beatmung), Flüssigkeitsbilanzierung (auf ausreichende Diurese achten, evtl. Beschleunigung der renalen Elimination durch Ansäuern des Urins mit Ammoniumchlorid), Schutz vor Auskühlung, Azidoseausgleich; bei respiratorischer Insuffizienz abhängig von Blutgasanalyse bzw. klinischem Bild Intubation und Beatmung.

13.6.2 Kokain

Toxische Effekte und Symptomatik

- Bei zentraler Sympathikusstimulation starke sympathoadrenerge vegetative und zentrale Effekte.
- In der Regel biphasischer Verlauf eines Intoxikationssyndroms: anfänglich Phase der *Stimulation*: Euphorie, Unruhe, Reizbarkeit, allgemeine Agitation, zerebrale Krampfanfälle, psychotische Zustandsbilder, z. T. mit Halluzinationen; später Phase der *Depression*: Kopfschmerzen, Insomnie, Verwirrtheit, Verlangsamung, Hyporeflexie, Anhedonie mit gelegentlicher Suizidalität, Anorexie.
- Evtl. respiratorische Insuffizienz.
- Gastrointestinale Symptomatik mit Übelkeit, Erbrechen.
- Vasokonstriktion in verschiedenen Gefäßstromgebieten und entsprechende ischämische Komplikationen: akuter Myokardinfarkt, Nekrosen an Extremitäten, Hirn-, Mesenterial-, Niereninfarkt, Zentralarterienverschluß der Retina.
- Hypertension mit entsprechenden Komplikationen: intrakranielle Blutungen; ventrikuläre und (tachykarde) supraventrikuläre Herzrhythmusstörungen.
- Metabolische Katecholaminwirkungen: Hyperglykämie, Hyperthermie, Laktatazidose.
- Rhabdomyolyse, Lebernekrosen, eosinophile Myokarditis.
- Gerinnungsstörungen bis zur Verbrauchskoagulopathie.
- „*Kokainschock*“: akut lebensbedrohliche Komplikation, Auftreten unmittelbar nach Einnahme: ausgeprägte innere Unruhe und Angst,

psychomotorische Erregung, Hypotonie, Bradykardie, extreme Hautblässe, Bewußtseinstrübung bis zum Koma.

Therapie

- Entspricht im wesentlichen der Therapie bei Intoxikation mit Amphetaminen bzw. „Designerdrogen" (s. S. 399).
- Bei *Kokainschock:* Adrenalin (Suprarenin®) 0,5–1,0 mg verdünnt i.v., 500–1000 mg Prednisolon (z.B. Solu-Decortin H®) i.v.; allgemeine Maßnahmen: Sauerstoffzufuhr, ggf. Intubation und Beatmung.

13.6.3 Amphetamine und -derivate

Toxische Effekte und Symptomatik

- Toxikodynamik ergibt sich aus dem starken zentralen und peripheren sympathomimetischen Wirkprinzip der Substanzen (Förderung der Freisetzung bzw. Wiederaufnahmehemmung aller synaptisch lokalisierten biogenen Amine).
- Klinische Einteilung der Amphetaminintoxikation in 4 Schweregrade:
  - I Unruhe, Irritabilität, Insomnie, Tremor, Hyperreflexie, Mydriasis, Flush,
  - II Hypertonie, Tachykardie, Herzrhythmusstörungen, Hyperpyrexie, Verwirrtheit,
  - III Delir, psychotische Symptomatik mit Sinnestäuschungen, Angst, Agitation,
  - IV zerebrale Krampfanfälle, Koma, Herz-Kreislauf-Versagen.
- Darüber hinaus: Übelkeit, Erbrechen, Diarrhoe, Tenesmen.
- Vasospasmen mit der Gefahr der Infarzierung lebenswichtiger Organe (sympathomimetischer Effekt).

Therapie (auch bei Kokainintoxikationen)

- *Primäre Detoxifikation:* Magenspülung und Applikation von Carbo medicinalis prinzipiell sinnvoll, jedoch wegen der Agitiertheit praktisch kaum durchführbar. **CAVE:** Durchführung nicht erzwingen!
- *Symptomatische Therapie:* Sedierung bzw. antipsychotische Medikation (z.B. Haloperidol 5–10 mg i.v., **CAVE:** Herabsetzung der Krampfschwelle, daher adjuvant Benzodiazepine, z.B. Diazepam 10 mg i.v.); bei Vasospasmen bzw. Hypertonie: Kalziumantagonisten, z.B. Nifedipin (Adalat®) p.o. und/oder Nitrokörper s.l. bzw. i.v. als Perfusorapplikation; antihypertensive Maßnahmen (β-Rezeptorenblocker wegen paradoxer Koronarinsuffizienz nicht mehr empfohlen); Antiarrhythmika, Antikonvulsiva, Flüssigkeits-, Elektrolyt- und Azidoseausgleich; kühlende Maßnahmen.
- *Sekundäre Detoxifikation* gilt als ineffektiv.

13.6.4 „Ecstasy" (MDMA), „Eve" (MD)

Toxische Effekte und Symptomatik

- Aufgrund einer Vielzahl neuerer Berichte kann die MDMA-Intoxikation als eigenständiges Syndrom betrachtet werden.
- Ursachen für toxische Effekte sind serotonerge und dopaminerge sowie zentrale und periphere sympathomimetische Wirkungen; hinsichtlich toxischer Dosisbereiche besteht eine hohe interindividuelle Varianz.
- Hepatopathien mit Cholestase, Transaminaseerhöhungen, Lebersynthesestörungen bis zum fulminanten Leberversagen.
- Palpitationen, Sinustachykardien, erhöhte ektope Erregungsbildung mit Gefahr ventrikulärer Tachyarrhythmien (insbesondere bei kardialer Vorschädigung, z. B. WPW-Syndrom).
- Arterieller Hypertonus (häufig).
- Hyperthermie, Elektrolytentgleisung (auch SIADH beschrieben), zerebrale Krampfanfälle.
- Gerinnungsstörungen bis zur disseminierten intravasalen Gerinnung.
- Rhabdomyolyse, Nephropathien, akutes Nierenversagen.
- Einzelfälle von aplastischer Anämie.

Therapie

- *Primäre Detoxifikation* (nur bei größeren Mengen, z. B. Einnahme in suizidaler Absicht: Magenspülung, Carbo medicinalis, forcierte Diarrhoe).
- *Symptomatische Therapie:* Sedierung bzw. antipsychotische Medikation (z. B. Haloperidol 5–10 mg i. v., **CAVE:** Herabsetzung der Krampfschwelle, daher adjuvante Benzodiazepine, z. B. Diazepam 10 mg i. v.); bei Hypertonie: Kalziumantagonisten, z. B. Nifedipin (Adalat®), evtl. in Kombination mit Clonidin; Antiarrhythmika, ggf. Kardioversion; Antikonvulsiva; Flüssigkeits-, Elektrolyt- und Azidoseausgleich; kühlende Maßnahmen.
- *Sekundäre Detoxifikation:* wahrscheinlich ineffektiv, jedoch Hämodialyse bei diuretikaresistentem akutem Nierenversagen.

13.6.5 Cannabis (δ-9-Tetrahydrocannabinol, THC)

Toxische Effekte und Symptomatik

- Geringe Toxizität, bisher keine Todesfälle beschrieben.
- *Initial* psychische Stimulation mit Euphorie, später Sedierung und depressive Verstimmung; Halluzinationen, Agitation, Angstzustände; zerebrale Krampfanfälle, „flash backs".
- Tachykardie (in hohen Dosen Bradykardie), zunächst Hyper-, später Hypotension.
- Pharyngitis, Bronchitis, in sehr hohen Dosen Atemdepression.
- Hunger- und Durstgefühl, Übelkeit, Erbrechen.

Therapie

- *Primäre Detoxifikation* wegen geringer oraler Bioverfügbarkeit nicht sinnvoll.
- *Symptomatische Therapie:* ggf. antihypotensive Maßnahmen, Sedierung, antipsychotische Akuttherapie.
- Keine Indikation für *sekundäre Detoxifikation* wegen der relativ kurzen Wirkdauer der Substanz.

13.6.6 Halluzinogene (Lysergsäurediethylamid, LSD)

Toxische Effekte und Symptomatik

- Bei vorwiegend zentral-serotonerger Wirksamkeit kommen periphere Intoxikationserscheinungen zumeist erst bei sehr hohen Dosen vor.
- Psychotische Symptomatik (Angst- und Erregungszustände, „Horrortrip") mit optischen und akustischen Sinnestäuschungen bereits nach peripher unwirksamen Dosen; Vigilanzstörungen bis zum Koma, zerebrale Krampfanfälle, Hyperreflexie, Mydriasis, Anisokorie; „flash back" möglich.
- Tachykardie, Hypertonie; Tachypnoe, evtl. Atemdepression.
- Übelkeit, Erbrechen.
- Piloerektion, „flush", Hyperthermie; Gerinnungsstörungen.

Therapie

- *Primäre Detoxifikation:* Nach oraler Aufnahme toxischer Mengen kann eine Magenspülung und Aktivkohle indiziert sein (bei Agitation oft nicht möglich).
- *Symptomatische Therapie:* ggf. Antihypertensiva (Calciumantagonisten, Nitrate); Antikonvulsiva; bei Hyperthermie Kühlung; Azidoseausgleich; antipsychotische Behandlung (z. B. Haloperidol 5–10 mg p.o. oder parenteral).
- *Sekundäre Detoxifikation* wird nicht empfohlen.

Kapitel 14 Psychopharmaka[1] im Alter und bei internistischen Erkrankungen

14.1 Psychopharmaka im Alter

Allgemeine Gesichtspunkte

- Physiologische Alterungsprozesse haben einen starken Einfluß auf Wirkung und Verträglichkeit von Arzneimitteln im ZNS.
- Entscheidende *pharmakokinetische* Faktoren sind (s. auch Tabelle 14.1):
  - Reduzierte Körpermasse mit relativ erhöhtem Anteil an Fettgewebe, dadurch zunehmendes Verteilungsvolumen lipophiler Arzneimittel (wie Psychopharmaka) mit verlängerter systemischer Verweildauer und Wirkung sowie Gefahr der Akkumulation.
  - Verminderung des Plasmaproteingehaltes, dadurch evtl. erhöhte Konzentration von freien (ungebundenen) Arzneimitteln.
  - Eingeschränktes Herzzeitvolumen und Gefäßveränderungen sowie Abnahme von Leber- und Nierenvolumen, dadurch Verringerung des hepatischen und renalen Blutflusses mit eingeschränktem Arzneimittelmetabolismus bzw. -elimination; außerdem erhöhte Bioverfügbarkeit für Substanzen mit hoher präsystemischer Elimination.
- Zu bedenken ist weiterhin das erhöhte Risiko von *Interaktionen* bei im Alter häufig bestehender Polypharmakotherapie (s. auch Kap. 87).
- *Pharmakodynamisch* finden sich Veränderungen im Bereich der Neurotransmission für fast alle Neurotransmittersysteme; es wurde eine Abnahme der Zellzahl, eine verringerte Rezeptordichte sowie eine Reduktion der Neurotransmittersynthese mit möglichem Einfluß auf Wirkmechanismus bzw. Nebenwirkungsspektrum verschiedener Psychopharmaka gezeigt:

---

[1] Mitberücksichtigt bei Risikoeinschätzungen bzw. Empfehlungen zur Anwendung im Alter und bei internistischen Erkrankungen sind in diesem Kapitel auch Pharmaka mit wichtigem Stellenwert in der psychiatrischen Pharmakotherapie, bei denen es sich nicht um Psychopharmaka im engeren Sinne handelt (z. B. Sildenafil, Orlistat).

Tabelle 14.1. Veränderung pharmakokinetischer Parameter im Alter und ihre Auswirkung

Parameter	Veränderung im Alter	Auswirkung
Resorption	Nur geringgradige Veränderungen, kaum Einschränkung der Resorptionsquote im Alter	
Distribution	Relative Erhöhung des Anteils an Körperfett, zunehmendes Verteilungsvolumen lipophiler Substanzen	Verlängerte Verweildauer und Wirkung bzw. Toxizität
Hepatischer Metabolismus		
Phase 1 (Metabolismus im engeren Sinne)	Abnahme der Enzymaktivität (z. B. Decarboxylierung, Desaminierung, Hydrolyse, Oxidation, Reduktion)	Verlängerte Verweildauer bzw. Toxizität; verzögerte Inaktivierung, ggf. verzögerte Transformation in aktive Metaboliten
Phase 2 (Konjugation)	*Keine* Beeinträchtigung von Kopplungsreaktionen (z. B. Glucuronidierung, Sulfatierung, Acetylierung)	
Exkretion	Reduktion der renalen Clearance	Verzögerte Elimination, verlängerte Verweildauer bzw. Toxizität

- *dopaminerges System:* erhöhte Suszeptibilität für EPMS bei D_2-antagonistischen Substanzen,
- *serotonerges System:* erhöhte Disposition für Nebenwirkungen bei serotonergen Pharmaka (Agitation, Inappetenz, Dyspepsie, sexuelle Dysfunktion),
- *cholinerges System:* erhöhte Empfindlichkeit für periphere und zentrale anticholinerge Symptome (s. S. 383) bei Pharmaka mit anticholinergem Nebenwirkungsprofil.

- Einfluß *psychosozialer* Faktoren auf die Pharmakotherapie im Alter: *Complianceminderung* durch soziale Isolation, vermehrte Nebenwirkungen, komplizierte Behandlungsschemata, Versorgungsprobleme, kognitive Beeinträchtigung (s. auch Kap. 6).

Tabelle 14.2. Risikoeinschätzung im *Alter*

Indikationsgruppe	Risikoeinschätzung[a]		
	Gering	Mäßig	Erhöht
Antidepressiva	Mirtazapin, Moclobemid, Reboxetin, SSRI, Venlafaxin	Desipramin, Nortriptylin, Maprotilin, Mianserin, Nefazodon, Trazodon	Tranylcypromin, TZA (außer Desipramin, Nortriptylin)
Antikonvulsiva	Carbamazepin, Valproinsäure	Gabapentin, Lamotrigin	Lithium
Neuroleptika	Amisulprid, Melperon, Pipamperon, Sulpirid	Flupenthixol, Fluphenazin, Haloperidol, Olanzapin, Perphenazin, Quetiapin, Risperidon, Ziprasidon, Zotepin, Zuclopenthixol	Clozapin, Chlorpromazin, Levomepromazin, Thioridazin
Anxiolytika und Hypnotika	Lorazepam, Oxazepam, Zaleplon, Zolpidem, Zopiclon	Benzodiazepine (außer Lorazepam, Oxazepam)	
Andere	Donepezil, Orlistat, Rivastigmin	Acamprosat, Sibutramin, Sildenafil	Tacrin

[a] Auswahl der gängigsten Präparate aus den einzelnen Substanzgruppen, basierend auf dem derzeitigen Literaturstand sowie Empfehlungen der Hersteller (bezogen auf therapeutische Dosisbereiche).

Wichtig: Bei der medikamentösen Behandlung geriatrischer Patienten ist stets an eine Dosisanpassung zu denken. In der Regel sollten geringere Dosen und langsame Aufdosierung unter sorgfältiger Überwachung relevanter Parameter (Nierenfunktion, Leberparamter, kardialer Status) angestrebt werden. Zur Sicherung der Compliance sollten Verwandte oder Pflegepersonen einbezogen werden. Das therapeutische Regime ist so einfach wie möglich zu halten und sollte regelmäßig überprüft werden, Medikation ist übersichtlich anzubieten.

Zu Besonderheiten der Einzelpräparate bezüglich der Anwendung im Alter s. unter „Indikationen und Behandlungshinweise" im Präparateteil der entsprechenden Kapitel.

14.2 Psychopharmaka bei Herz-Kreislauf-Erkrankungen

14.2.1 Allgemeine Gesichtspunkte

- In therapeutischer Dosierung besteht für herzgesunde Patienten ein relativ geringes kardiovaskuläres Risiko bei der Anwendung von Psychopharmaka (trizyklische Substanzen eingeschlossen).
- Bei kardiovaskulärer Vorschädigung (insbesondere vorbeschriebene oder latente Erregungsleitungsstörungen, Herzinsuffizienz, koronare Herzerkrankung, Blutdruckdysregulation) können Psychopharmaka in unterschiedlichem Ausmaß kardiotoxisch wirken; die wichtigsten Faktoren im Nebenwirkungsprofil sind:
  - *anticholinerge* Wirkung (v. a. trizyklische Substanzen): Herzfrequenzerhöhung, Aufhebung bzw. Reduktion der protektiven parasympathischen (vagalen) Wirkung,
  - *orthostatische* Wirkung (α_1-Rezeptor-Antagonismus), dadurch z. B. Reflextachykardie, (koronare und zerebrale) Durchblutungsstörungen, Kollapsneigung,
  - Erregungsleitungsstörungen, z. B. durch chinidinartigen und negativ inotropen Effekt trizyklischer Substanzen,
  - evtl. proarrhythmische Wirkung durch mögliche QT_c-Intervall-Verlängerung.

14.2.2 Antidepressiva

Trizyklische Antidepressiva

- Ausgeprägte *anticholinerge* Wirkungen, häufig (besonders initial) Orthostasereaktionen, mögliche *Erregungsleitungsstörungen* und *arrhythmogenes* Potential.
- Bei kardialer Vorschädigung (v. a. Erregungsleitungsstörungen mit Blockbildern, Herzinsuffizienz, koronare Herzerkrankung) sollten TZA nicht angewendet werden.
- Wenn Anwendung unumgänglich, sollte *Desipramin* und *Nortriptylin* (sowie *Maprotilin* als tetrazyklischem AD) als sekundären Aminen mit geringerer anticholinerger und weniger sedierender Wirkung der Vorzug gegeben werden.

Selektive Serotoninrückaufnahmehemmer

- Kein wesentliches kardiovaskuläres Risiko (nur seltene Einzelfallberichte).
- *AD der ersten Wahl* bei kardialen Vorerkrankungen.

Monoaminooxidasehemmer

- *Moclobemid:* Blutdruckerhöhung möglich, daher sorgfältige und engmaschige Überwachung und ggf. Dosisanpassung, insbesondere bei arterieller Hypertonie.
- *Tranylcypromin:* erhöhtes Risiko (insbesondere bei Herzinsuffizienz, koronarer Herzerkrankung) durch orthostatische Hypotonie bzw. hypertensive Krisen (s. S. 84).

Andere Antidepressiva

- *Mianserin:* wahrscheinlich kein erhöhtes Risiko bei Herzerkrankungen, gelegentlich orthostatische Hypotonie, Tachykardie.
- *Mirtazapin:* Gelegentlich orthostatische Hypotonie, keine signifikanten EKG-Veränderungen in bisherigen klinischen Untersuchungen.
- *Nefazodon:* leichte Blutdruckerniedrigung möglich, selten orthostatische Effekte; bisher keine Daten zur Anwendung bei Herzinsuffizienz und nach Myokardinfarkt.
- *Reboxetin:* häufig Anstieg der Herzfrequenz; orthostatische Hypotonie v. a. in hohen Dosisbereichen.
- *Trazodon:* orthostatische Hypotonie möglich, keine anticholinergen Wirkungen; keine Anwendung unmittelbar nach Myokardinfarkt; sehr selten arrhythmogene Wirkung (ventrikuläre Ektopien), insbesondere wohl bei kardialer Vorschädigung.
- *Venlafaxin:* gelegentlich anhaltende Blutdruckerhöhung bei hohen Dosierungen möglich, daher Vorsicht in der Anwendung bei arterieller Hypertonie; bisher kaum Erfahrungen bei Herzinsuffizienz und nach Myokardinfarkt.
- *Viloxazin:* wahrscheinlich kein erhöhtes Risiko bei Herzerkrankungen, keine anticholinerge Komponente.

14.2.3 Phasenprophylaktika

- *Lithium:* mögliche EKG-Veränderungen (z. B. T-Wellen-Abflachung, Überleitungsstörungen), ventrikuläre Extrasystolie, Bradykardie, Syndrom des kranken Sinusknotens, Sinusbradykardie; außerdem Gefahr von Elektrolyt- bzw. Volumenverschiebungen; daher: möglichst *keine* Anwendung bei kardialer Vorschädigung.

- *Carbamazepin:* Blutdruckregulationsstörungen, AV-Überleitungsstörungen, brady- und tachykarde Rhythmusstörungen sowie Herzinsuffizienz sind beschrieben, jedoch wohl insgesamt selten; bei kardialer Vorschädigung (v.a. koronare Herzerkrankung bzw. Herzinsuffizienz) sorgfältige Kontrollen; kontraindiziert bei Erregungsleitungsstörungen.
- *Gabapentin, Lamotrigin, Valproinsäure:* keine erhöhte Komplikationsrate bei kardiovaskulären Erkrankungen.

14.2.4 Neuroleptika

Konventionelle Neuroleptika

- *Butyrophenone,* z.B. *Haloperidol:* in der Regel gut verträglich auch bei kardialen Erkrankungen; geringgradiges Risiko ventrikulärer Arrhythmien, gelegentlich orthostatische Dysregulationen, vorsichtige Aufdosierung und ggf. niedrigere Dosen empfohlen; ebenfalls ein eher geringes Risiko im Vergleich zu Phenothiazinen haben *Melperon* und *Pipamperon.*
- *Phenothiazine:* Ausgeprägte α_1*-blockierende* Eigenschaften, daher häufig orthostatische Hypotension (besonders *Levomepromazin*); von Anwendung bei Herzinsuffizienz wird abgeraten, allenfalls langsames Einschleichen und niedrige Dosierung; durch *anticholinerge* Wirkungen mögliche Kardiotoxizität; gelegentlich Repolarisationsstörungen (*QT_c-Verlängerung,* T-Wellen-Veränderungen, ST-Senkung) und Tachykardien; selten ventrikuläre Tachyarrhythmien (z.B. „Torsade-de-Pointes“) mit Gefahr des „plötzlichen Herztodes“, z.B. unter *Thioridazin* (hoch-, aber auch normaldosiert).

Andere und atypische Neuroleptika

- *Amisulprid* und *Sulpirid*: nur geringes Risko bei kardialer Vorschädigung, keine anticholinergen oder arrhythmogenen, kaum orthostatische Effekte; wegen immer möglicher QT_c-Verlängerung dennoch EKG-Kontrollen ratsam.
- *Clozapin:* z.T. ausgeprägte orthostatische Effekte mit Reflextachykardie; anticholinerge Wirkungen, selten proarrhythmische Wirkung; in seltenen Fällen Kardiomyopathien, Myokarditiden; bei kardiovaskulären Vorerkrankungen *nicht* zur Anwendung empfohlen; wenn unumgänglich: sehr langsame Aufdosierung und möglichst niedrige Zieldosis, engmaschige EKG-, Blutdruck- und Plasmakonzentrationskontrollen.

- *Olanzapin:* orthostatische und anticholinerge Effekte möglich, nach bisheriger Datenlage insgesamt eher geringes Risiko bei kardialer Vorschädigung; ggf. reduzierte Dosis.
- *Pimozid:* aufgrund erhöhter Gefahr ventrikulärer Arrhythmien mit „plötzlichem Herztod", bei entsprechender Prädisposition (z. B. Long-QT-Syndrom bzw. Komedikation mit QT_C-Zeit-verlängernden Substanzen, ischämisch vorgeschädigtes Herz) kontraindiziert, Anwendung bei kardialen Vorerkrankungen daher problematisch.
- *Quetiapin* und *Ziprasidon*: anscheinend geringes Risiko; orthostatische Hypotonie möglich, daher langsame Eindosierung, Vorsicht bei Herzinsuffizienz.
- *Risperidon:* wegen möglicher orthostatischer Hypotonie langsame Aufdosierung bzw. Dosisanpassung und engmaschige Blutdruckkontrollen.
- *Zotepin:* Herzfrequenzanstieg und Orthostasereaktion möglich, dosisabhängige QT_c-Verlängerung; regelmäßige EKG- und Butdruckkontrollen.

14.2.5 Benzodiazepine und „Non-Benzodiazepin-Hypnotika"

- Relativ sicher bei Vorliegen von Herz-Kreislauf-Erkrankungen; wegen möglichen Blutdruckabfalls eher niedrig dosieren.
- Wegen zentral-atemdepressorischer Wirkung bei akuter pulmonaler Dekompensation kontraindiziert.
- *Zaleplon, Zolpidem, Zopiclon:* wahrscheinlich kein über Benzodiazepine hinausgehendes kardiales Risiko, bisher jedoch keine systematischen Untersuchungen.

14.2.6 Andere Pharmaka/Psychopharmaka

- *Acamprosat:* kein Hinweis für Einschränkung der Anwendung bei kardialer Vorschädigung.
- *Clomethiazol:* wie Benzodiazepine, Blutdruckeffekt ausgeprägter.
- *Disulfiram:* bei kardialen Vorerkrankungen *kontraindiziert.*
- *Donepezil, Rivastigmin* und *Tacrin*: wegen auch peripher möglicher cholinomimetischer Wirkung Vorsicht bei Bradykardie, Reiz- bzw. Erregungsleitungsstörungen.
- *Modafinil:* bei arterieller Hypertonie engmaschige Kontrollen von Blutdruck und Herzfrequenz; regelmäßige EKG-Untersuchungen bei kardialer Vorschädigung.

Tabelle 14.3. Risikoeinschätzung bei *Herz-Kreislauf-Erkrankungen*

Indikationsgruppe	Risikoeinschätzung[a]		
	Gering	Mäßig	Erhöht
Antidepressiva	Mirtazapin, SSRI, Viloxazin, Venlafaxin	Desipramin, Maprotilin, Mianserin, Moclobemid, Nefazodon, Nortriptylin, Reboxetin	Tranylcypromin, Trazodon, TZA (außer Desipramin, Nortriptylin)
Phasen-prophylaktika	Gabapentin, Lamotrigin, Valproinsäure, Vigabatrin	Carbamazepin	Lithium
Neuroleptika	Amisulprid, Melperon, Pipamperon, Sulpirid	Haloperidol, Olanzapin, Quetiapin, Risperidon, Ziprasidon, Zotepin	Clozapin, Pimozid, Phenothiazine (insbesondere Thioridazin)
Anxiolytika und Hypnotika	Benzodiazepine, Zaleplon, Zolpidem, Zopiclon		
Andere	Acamprosat, Orlistat	Clomethiazol, Donepezil, Modafinil, Rivastigmin, Sibutramin, Tacrin	Disulfiram, Sildenafil

[a] Auswahl der gängigsten Präparate aus den einzelnen Substanzgruppen, basierend auf dem derzeitigen Literaturstand sowie Empfehlungen der Hersteller (bezogen auf therapeutische Dosisbereiche).

- *Orlistat:* kaum systemische Wirkung bei nur minimaler Resorption, bisher kein kardialer Risikonachweis.
- *Sibutramin:* Blutdruck- und Herzfrequenzanstieg möglich, bisher keine Daten zur Langzeitanwendung bei kardial vorgeschädigten Patienten.
- *Sildenafil:* bei manifester kardialer Grunderkrankung kontraindiziert (s. S. 349).

14.3 Psychopharmaka bei Lebererkrankungen

14.3.1 Allgemeine Gesichtspunkte

- Wie alle Arzneimittel unterliegen auch Psychopharmaka einer mehr oder weniger ausgeprägten hepatischen Verstoffwechselung bzw. biliären Exkretion.
- Je nach Ausmaß kommt es bei Leberinsuffizienz – primär unabhängig von der Ätiologie – für überwiegend hepatisch entgiftete Pharmaka zu einer verlängerten Eliminationshalbwertszeit mit nachfolgender Plasmaspiegelerhöhung und Gefahr der Akkumulation aufgrund:
  - erhöhter Bioverfügbarkeit bei Substanzen mit hoher präsystemischer Elimination,
  - eingeschränkten oxidativen Ab- bzw. Umbaus und eingeschränkter Konjugation,
  - erhöhter Konzentration des freien Wirkstoffes bei eingeschränkter hepatischer Plasmaalbuminsynthese.
- Hieraus ergeben sich für die meisten Psychopharmaka Konsequenzen hinsichtlich notwendiger Dosisanpassung (z. B. reduzierte Initial- und Zieldosis, langsame Aufdosierung), notwendiger zusätzlicher Kontrollen bzw. mögliche Kontraindikationen.

14.3.2 Antidepressiva

Trizyklische Antidepressiva

- Aufgrund des reduzierten hepatischen Metabolismus und reduzierter Plasmaalbuminkonzentration bei Leberschädigung Akkumulation; daher verstärkte Sedierung und Toxizität (z. B. *Amitriptylin:* 2- bis 3fach erhöhte Plasmaspiegel bei Leberzirrhose).
- Gelegentlich Cholestase, v. a. unter *Amitriptylin, Nortriptylin, Imipramin.*

Selektive Serotoninrückaufnahmehemmer

- Wegen erhöhter Plasmaspiegel und verlängerter Eliminationshalbwertszeit der Einzelsubstanzen und ihrer Metaboliten werden bei vorbestehender Leberschädigung Dosisanpassung und sorgfältige Laborkontrollen empfohlen (*Citalopram, Fluoxetin, Fluvoxamin, Paroxetin, Sertralin).*

Monoaminooxidasehemmer

- *Moclobemid:* bei Leberzirrhose Plasmaspiegelanstieg und Verlängerung der Eliminationshalbwertszeit (um ca. das 3fache), daher Dosisreduktion (halbe bis Dritteldosis).
- *Tranylcypromin:* wegen Hepatotoxizität möglichst keine Anwendung bei hepatischer Vorschädigung; wenn unumgänglich: niedrige Dosierung, sehr langsames Einschleichen, engmaschige Überwachung laborchemischer Leberparameter.

Andere Antidepressiva

- *Reboxetin:* reduzierte Clearance bei Lebererkrankungen möglich, daher entsprechend niedrige Dosis wählen.
- *Mianserin* und *Mirtazapin*: reduzierte Clearance bei Leberschaden möglich (um ca. 30%), daher ggf. Dosisanpassung und Kontrollen erforderich; bei schweren Leberschäden kontraindiziert.
- *Nefazodon:* wegen extensiver hepatischer Metabolisierung Gefahr der Akkumulation, daher Dosisanpassung bei Leberinsuffizienz.
- *Trazodon:* bei schwerer Leberinsuffizienz kontraindiziert, sonst Dosisreduktion.
- *Venlafaxin:* bei Leberfunktionsstörung Verlängerung der Eliminationshalbwertszeit bzw. Clearanceminderung; Dosisreduktion um ein Viertel bis zur Hälfte bei leichter bis mäßiger Leberschädigung wird empfohlen, in Einzelfällen mehr.
- *Viloxazin:* bei Hepatopathien regelmäßiges Monitoring, ggf. Dosisanpassung.

14.3.3 Phasenprophylaktika

- *Lithium:* aufgrund rein renaler Elimination unbedenklich.
- *Carbamazepin:* gelegentliche Berichte von Hepatitis, Ikterus und Leberfunktionsstörungen, leichter Enzymanstieg häufig; Dosisanpassung bei hepatischer Vorschädigung, kontraindiziert bei schwerer Leberfunktionsstörung.
- *Gabapentin:* bisher keine Hinweise für hepatische Toxizität bzw. erhöhtes Risiko bei Lebererkrankungen.
- *Lamotrigin:* überwiegend renale Exkretion in unveränderter Form, daher keine zwingende Dosisreduktion; dennoch sorgfältige Kontrollen der Leberfunktion bei Hepatopathien wegen bisher geringer Datenbasis.
- *Valproinsäure:* hepatotoxisch, Häufigkeit von Leberversagen ca. 1:10000; Risiko insbesondere in den ersten Therapiemonaten; bei schwerer Lebervorschädigung kontraindiziert.

14.3.4 Neuroleptika

Konventionelle Neuroleptika

- *Butyrophenone:* gelegentlich Transaminasenerhöhungen, meist gute hepatische Verträglichkeit (v. a. *Haloperidol*); bei schweren Leberfunktionsstörungen und persistierenden Laborwertveränderungen Dosisanpassung empfohlen;
  - *Melperon:* bei hochgradiger Leberinsuffizienz kontraindiziert, sonst ggf. Dosisanpassung.
  - *Pipamperon:* bei Leberfunktionsstörungen evtl. Dosisreduktion.
- *Phenothiazine:* potentiell hepatotoxische Substanzgruppe; u. a. mögliches Risiko der intrahepatischen Cholestase (Beginn innerhalb von 2–4 Wochen nach Therapiebeginn): Laborkontrollen empfohlen.

Atypische Neuroleptika

- *Amisulprid:* keine hepatische Metabolisierung, daher Anwendung bei Leberfunktionsstörungen möglich; bisher jedoch wenig Daten.
- *Clozapin:* kontraindiziert bei schwerer Leberschädigung, sorgfältige Kontrollen und ggf. Dosisreduktion bei leichteren Formen; Berichte von nach Absetzen reversibler toxischer Hepatitis auch bei Gesunden.
- *Olanzapin:* interkurrente Transaminasenerhöhungen möglich; engmaschige Kontrollen bei hepatischer Vorschädigung trotz eher geringer Auswirkungen auf die hepatische Clearance bei leichter bis mäßiger Leberschädigung; ggf. Dosisanpassung, niedrigere Einstiegsdosis.
- *Quetiapin:* reduzierte hepatische Clearance bei Lebererkrankungen möglich, daher ggf. Dosisanpassung, niedrigere Einstiegsdosis; evtl. transiente Transaminasenerhöhung.
- *Risperidon:* wenig veränderte Pharmakokinetik bei Lebererkrankungen, jedoch erhöhter Anteil an freier Substanz wegen erniedrigter Plasmaproteinspiegel; ggf. reduzierte Dosis.
- *Sulpirid:* beinahe keine hepatische Metabolisierung; transiente, reversible Transaminasenerhöhungen möglich; gute hepatische Verträglichkeit, keine Dosisanpassung erforderlich.
- *Ziprasidon:* bei leichter bis mittelschwerer Leberfunktionsstörung ggf. Dosisanpassung und regelmäßige Kontrollen der relevanten Leberparameter, bisher keine Daten zur Anwendung bei schwerer Insuffizienz.
- *Zotepin:* Erhöhung der Plasmaspiegel bis um das 3fache der Leberschädigung, daher Dosisreduktion.

14.3.5 Benzodiazepine und „Non-Benzodiazepin-Hypnotika"

- Generell gilt bei Vorliegen von Leberfunktionsstörungen: *kurzwirksame* BZ und *niedrige Dosierung* vorziehen, da geringeres Akkumulationsrisiko (s. auch S. 227).
- *Chlordiazepoxid* und *Diazepam*: komplexer hepatischer Metabolismus, daher Akkumulationsrisiko bei Leberfunktionsstörungen (verlängerte Halbwertszeiten v.a. der Metaboliten) mit Gefahr des Komas; bei schwerer Leberinsuffizienz kontraindiziert.
- Ebenfalls verzögerter Metabolismus von *Alprazolam* und *Clobazam*, daher Dosisanpassung.
- Keine Einschränkung des Abbaus bei *Lorazepam, Temazepam* und *Oxazepam* bei Hepathopathien, daher in niedriger Dosierung Benzodiazepine der Wahl.
- *Zaleplon, Zolpidem, Zopiclon:* reduzierte Dosis bei eingeschränkter Leberfunktion, keine Anwendung bei schwerer Leberinsuffizienz.

14.3.6 Andere Pharmaka/Psychopharmaka

- *Acamprosat:* bei schweren Leberfunktionsstörungen kontraindiziert, wahrscheinlich keine nennenswerte Änderung der Metabolisierung bei leichten bis mäßigen Ausprägungen.
- *Clomethiazol:* verlängerte Eliminationshalbwertszeit bei Hepatopathien, Akkumulationsrisiko, ggf. Dosisanpassung.
- *Disulfiram:* keine Kontraindikation bei schweren hepatischen Erkrankungen, jedoch engmaschige laborchemische Kontrollen angeraten.
- *Donepezil:* bei schwerer Leberfunktionsstörung wahrscheinlich Dosisanpassung erforderlich, jedoch wahrscheinlich nicht bei leichter bis mäßiger Ausprägung.
- *Modafinil:* bei Leberfunktionsstörungen Dosisanpassung vom Hersteller empfohlen.
- *Orlistat:* aufgrund nur minimaler Resorption kaum systemische Wirkung zu erwarten; bisher keine Untersuchungen zur Anwendung bei Leberschaden.
- *Rivastigmin:* bei schwerer Leberinsuffizienz kontraindiziert.
- *Sibutramin:* bei hepatischer Vorschädigung evtl. verzögerte Elimination, daher Dosisanpassung.
- *Sildenafil:* erhöhte Plasmaspiegel bei Leberschaden, daher ggf. Dosisreduktion; bei schwerer Leberinsuffizienz kontraindiziert.
- *Tacrin:* bekannte Hepatotoxizität; bei Lebererkrankungen *kontraindiziert.*

Tabelle 14.4. Risikoeinschätzung bei *Leberfunktionsstörungen*

Indikationsgruppe	Risikoeinschätzung[a]		
	Gering	Mäßig	Erhöht
Antidepressiva		Moclobemid, Reboxetin, SSRI, Mianserin, Mirtazapin, Nefazodon, Trazodon, Venlafaxin	Tranylcypromin, TZA
Phasen-prophylaktika	Gabapentin, Lithium	Carbamazepin, Lamotrigin	Valproinsäure
Neuroleptika	Amisulprid, Sulpirid	Butyrophenone (z. B. Haloperidol, Melperon, Pipamperon), Olanzapin, Quetiapin, Risperidon, Zotepin	Clozapin, Phenothiazine (v. a. Chlorpromazin)
Anxiolytika und Hypnotika	Benzodiazepine, (kurzwirksam, z. B. Lorazepam, Oxazepam, Temazepam)	Benzodiazepine (langwirksam, z. B. Chlordiazepoxid, Diazepam), Zaleplon, Zolpidem, Zopiclon	
Andere	Orlistat	Acamprosat, Clomethiazol, Disulfiram, Donepezil, Rivastigmin, Sibutramin, Sildenafil	Tacrin

[a] Auswahl der gängigsten Präparate aus den einzelnen Substanzgruppen, basierend auf dem derzeitigen Literaturstand sowie Empfehlungen der Hersteller (bezogen auf therapeutische Dosisbereiche).

14.4 Psychopharmaka bei Nierenerkrankungen

14.4.1 Allgemeine Gesichtspunkte

- Unabhängig von der Ätiologie ergeben sich bei Nierenfunktionsstörungen bzw. -insuffizienz für Auswahl und Dosierung von Psychopharmaka wichtige Konsequenzen.
- Das Ausmaß der renalen Elimination eines Arzneimittels bzw. seiner Metaboliten bestimmt den Risikograd seiner Anwendung und die eventuelle Notwendigkeit von Dosisanpassung und Verlaufskontrollen (laborchemische Nierenparameter, Plasmaspiegelbestimmung etc.).

14.4.2 Antidepressia

Trizyklische Antidepressiva

- Extensive hepatische Metabolisierung und biliäre Exkretion; daher kaum renale Ausscheidung, in der Regel keine Dosisanpassung erforderlich.

Selektive Serotoninrückaufnahmehemmer

- *Citalopram:* bei leicht- und mittelgradigen Nierenfunktionsstörungen keine Dosisanpassung notwendig, bisher keine Daten zur Anwendung bei schwerer Niereninsuffizienz.
- *Paroxetin:* Dosisreduktion bei mittelgradiger Niereninsuffizienz empfohlen, bisher keine ausreichenden Daten zur Anwendung bei schwerer Niereninsuffizienz.
- *Fluoxetin:* kaum Auswirkungen auf die Pharmakokinetik in Studien mit Einmalgabe bei allen Graden der Niereninsuffizienz, bei langfristiger Anwendung dennoch Dosisanpassung bzw. Verlängerung des Dosierungsintervalls empfohlen.
- *Fluvoxamin:* bei Nierenfunktionsstörungen Dosisreduktion sowie sorgfältige klinische und Laborkontrollen empfohlen.
- *Paroxetin:* nach Einmalgabe bei Patienten mit Niereninsuffizienz aller Grade erhöhte Plasmaspiegel, bisher keine Daten zur Pharmakokinetik und Verträglichkeit unter fortgesetzter Therapie, daher ggf. reduzierte Dosis und Laborkontrollen.
- *Sertralin:* kaum renale Elimination in unveränderter Form, daher Anwendung bei allen Graden der Niereninsuffizienz wahrscheinlich unproblematisch.

Monoaminooxidasehemmer

- *Moclobemid:* keine Anwendungsbeschränkungen bei Niereninsuffizienz, Dosisreduktion nicht zwingend erforderlich.
- *Tranylcypromin:* erhöhte Plasmaspiegel, daher Dosisanpassung.

Andere Antidepressiva

- *Mirtazapin, Nefazodon* und *Reboxetin*: verlängerte Eliminationshalbwertszeit; Akkumulationsrisiko v.a. bei eingeschränkter Nierenfunktion, daher Dosisanpassung empfohlen.
- *Trazodon:* bei schwerer Niereninsuffizienz kontraindiziert, sonst Dosisreduktion und engmaschige Kontrollen der Harnretentionswerte.
- *Venlafaxin:* Dosisanpassung, bei mittelgradiger Nierenfunktionsstörung ca. 50% der normalen Zieldosis; jedoch hohe interindividuelle Variabilität.

14.4.3 Phasenprophylaktika

- *Lithium:* ausschließlich renale Exkretion, daher bei schweren Nierenfunktionsstörungen *kontraindiziert*; risikoreich auch bei mittelgradigen und leichten Störungen; wenn Anwendung dennoch notwendig: Dosisreduktion, engmaschige Kontrollen von Plasmaspiegel und laborchemischen Nierenparametern.
- *Carbamazepin:* selten Berichte von Komplikationen; Dosisreduktion und engmaschige Laborkontrollen bei schwerer Niereninsuffizienz empfohlen.
- *Gabapentin:* wahrscheinlich lineare Korrelation von Medikamenten- und Kreatininclearance, daher Dosisanpassung nach Ausmaß der Nierenfunktionsstörung.
- *Lamotrigin:* bei Nephropathien Dosisanpassung und engmaschige Kontrollen der Nierenfunktion.
- *Valproinsäure:* trotz vorwiegend renaler Elimination bisher keine Berichte von Komplikationen bei Nierenfunktionsstörungen.

14.4.4 Neuroleptika

Konventionelle Neuroleptika

- *Butyrophenone:* keine Kontraindikation für hochpotente Neuroleptika aus dieser Substanzgruppe, jedoch sorgfältige Kontrollen der Nierenfunktion und ggf. Dosisanpassung.

- *Phenothiazine:*
  - *Chlorpromazin:* keine Dosisreduktion bei leichter bis mittelgradiger Niereninsuffizienz erforderlich, jedoch regelmäßige Kontrollen laborchemischer Nierenparameter empfohlen.
  - *Levomepromazin:* bei Nierenfunktionsstörungen verlängerte Eliminationshalbwertszeit, daher Dosisanpassung und regelmäßige Kontrollen der Nierenfunktion empfohlen.
  - *Thioridazin:* ggf. Dosisanpassung und regelmäßige Kontrollen der Nierenfunktion.

Atypische Neuroleptika

- *Amisulprid:* vorwiegend renale Elimination, daher engmaschige Kontrollen der Nierenfunktion und Dosisreduktion (schweregradabhängig um 50–70%).
- *Clozapin:* bei schwerer Nierenfunktionsstörung kontraindiziert, bei mittelgradiger Störung Dosisreduktion und regelmäßige Kontrolle der Nierenparameter.
- *Olanzapin:* extensiver hepatischer Metabolismus, daher eher geringe Auswirkung renaler Funktionsstörungen auf die Pharmakokinetik, bisher wenig Daten.
- *Quetiapin:* bisher wenig Daten, bei schweren renalen Funktionsstörungen Dosisanpassung empfohlen, evtl. niedrigere Einstiegsdosis und langsames Aufdosieren, Laborkontrollen.
- *Risperidon:* bei renaler Insuffizienz reduzierte Clearance (bis um ca. 60%) sowie verlängerte Eliminationshalbwertszeiten und erhöhte Plasmaspiegel, daher langsame Aufdosierung und Dosisanpassung.
- *Sulpirid:* überwiegend renale Elimination, daher bei Nierenfunktionsstörungen schweregradabhängig geringere Initial- und Folgedosierungen verwenden (ca. 35–70% der Normaldosis), sorgfältige laborchemische Kontrollen.
- *Ziprasidon:* keine Änderung der relevanten pharmakokinetischen Parameter bei allen Graden der Niereninsuffizienz, bisher wenig Daten.
- *Zotepin:* z.T. 2- bis 3fach erhöhte Plasmaspiegel bei eingeschränkter Nierenfunktion, daher Dosisanpassung im Einzelfall erforderlich.

14.4.5 Benzodiazepine und „Non-Benzodiazepin-Hypnotika"

- Bei Niereninsuffizienz sorgfältige Kontrollen der Nierenfunktion empfohlen; Dosierung ist möglichst niedrig zu wählen; Anwendungsbeschränkungen richten sich nach dem Ausmaß des hepatischen Metabolismus, z.B.

Tabelle 14.5. Risikoeinschätzung bei *Nierenfunktionsstörungen*

Indikationsgruppe	Risikoeinschätzung[a]		
	Gering	Mäßig	Erhöht
Antidepressiva	Mianserin, Moclobemid, Nortriptylin, SSRI, TZA	Mirtazapin, Nefazodon, Reboxetin, Tranylcypromin, Trazodon, Venlafaxin	
Phasen-prophylaktika	Valproinsäure	Carbamazepin, Gabapentin, Lamotrigin	Lithium
Neuroleptika	Butyrophenone (z. B. Haloperidol), Olanzapin	Clozapin, Phenothiazine, Quetiapin, Risperidon, Ziprasidon, Zotepin	Amisulprid, Sulpirid
Anxiolytika und Hypnotika	Zaleplon, Zolpidem, Zopiclon	Benzodiazepine	
Andere	Donepezil, Orlistat, Rivastigmin	Acamprosat, Disulfiram, Modafinil, Sibutramin, Sildenafil, Tacrin	

[a] Auswahl der gängigsten Präparate aus den einzelnen Substanzgruppen, basierend auf dem derzeitigen Literaturstand sowie Empfehlungen der Hersteller (bezogen auf therapeutische Dosisbereiche).

- *Chlordiazepoxid:* extensive hepatische Metabolisierung, wahrscheinlich keine Dosisanpassung notwendig.
- *Oxazepam:* Dosisreduktion bis 75% empfohlen, da größtenteils renale Elimination der unveränderten Substanz.
- *Zaleplon, Zolpidem, Zopiclon:* keine Änderung der wesentlichen pharmakokinetischen Parameter; Dosisanpassung bei Niereninsuffizienz nicht zwingend erforderlich.

14.4.6 Andere Pharmaka/Psychopharmaka

- *Acamprosat:* wegen ausschließlich renaler Elimination bei schweren Nierenschädigung *kontraindiziert.*
- *Disulfiram:* bei renaler Funktionsstörung sorgfältige Überwachung empfohlen.
- *Donepezil* und *Rivastigmin:* bisher keine berichteten Komplikationen bei leichten bis mittelgradigen Nierenfunktionsstörungen.
- *Modafinil:* bei renalen Funktionsstörungen Dosisanpassung (ca. Halbierung der Dosis) vom Hersteller empfohlen.
- *Orlistat:* aufgrund nur minimaler Resorption kaum systemische Wirkung zu erwarten; bisher keine Untersuchungen zur Anwendung bei Nephropathien.
- *Sibutramin:* bei renaler Vorschädigung verzögerte Elimination, daher Dosisanpassung; bisher wenig Daten.
- *Sildenafil:* erhöhte Plasmaspiegel nur bei schwerer renaler Insuffizienz, dann Dosisreduktion.

Kapitel 15 Psychopharmaka in Schwangerschaft und Stillzeit

- Die Pharmakotherapie psychischer Störungen in der Schwangerschaft und nach der Entbindung (*Wochenbettpsychose*) unterscheidet sich grundsätzlich nicht von einer Therapie außerhalb dieser Zeiten. Unabhängig davon, ob sich eine psychische Störung in der Schwangerschaft, im Wochenbett oder in der Stillzeit manifestiert oder ob sie als Remanifestation einer vorbestehenden psychischen Störung auftritt, bleibt die psychiatrische Pharmakotherapie symptomorientiert. Das Erkrankungsrisiko für Psychosen ist in der Schwangerschaft erniedrigt, dagegen besonders in den ersten Wochen, aber bis zu einem Jahr danach anhaltend, deutlich erhöht. Die begleitende Psychotherapie und die Entlastung der Mutter durch Hilfspersonal (nach der Entbindung für mehere Wochen) haben einen hohen Stellenwert im Rahmen der Behandlung *postnataler Depressionen* bzw. *postnataler Psychosen*.
- Die Gabe psychotroper Medikamente während Schwangerschaft und Stillzeit setzt stets ein sorgfältiges Abwägen zwischen der Exposition des Kindes auf der einen und dem Risiko des Rezidivs der psychischen Erkrankung der Mutter nach dem Absetzen der Medikation auf der anderen Seite voraus.
- Eine Beeinflussung für das sich im Mutterleib befindliche Kind oder den zu stillenden Säugling durch Psychopharmaka ist zu keiner Zeit gänzlich auszuschließen, denn nahezu alle Psychopharmaka sind plazentagängig und gehen in die Muttermilch über.
- Eine Behandlung mit Psychopharmaka insbesondere im ersten Trimenon der Schwangerschaft sollte nur dann durchgeführt werden, wenn das mit der psychischen Störung assoziierte Risiko für Mutter und Fetus das mit einer medikamentösen Behandlung verbundene Risiko übersteigt.
- Vor der Gabe von Psychopharmaka in Schwangerschaft oder Stillzeit sollte Kontakt zu Gynäkologen bzw. Pädiatern aufgenommen werden.
- Mit einer in der Schwangerschaft durchgeführten Psychopharmakotherapie assoziierte Problemkomplexe sind:
  - Teratogenität,
  - Perinatal-Syndrome (Perinatal-Toxizität),

- postnatale Entwicklungs- und Verhaltensstörungen (Verhaltenstoxizität).

15.1 Antidepressiva

15.1.1 Trizyklische Antidepressiva

Teratogenes Risiko

- Eindeutige teratogene Risiken konnten für trizyklische Antidepressiva (TZA) nicht gefunden werden.
- Am risikoreichsten ist der Einsatz von TZA mit starker anticholinerger Komponente.

Perinatale Risiken

- Werden Antidepressiva während der Perinatalzeit abgesetzt, können bei Neugeborenen „Entzugssyndrome" mit erhöhter Reizbarkeit, Erregbarkeit und Krampfbereitschaft auftreten.

Mit dem Stillen assoziierte Risiken

- TZA gehen nur in sehr geringem Umfang in die Muttermilch über.
- Vorsicht ist zum Teil durch Metaboliten, die zu klinischen Effekten beitragen können, geboten.

Langfristige Verhaltens- und Entwicklungseffekte

- Langfristige negative Auswirkungen auf Entwicklung und Verhalten nach pränataler Exposition mit TZA sind unwahrscheinlich.

Empfehlungen

- Trotz relativer Sicherheit von TZA bei pränataler Exposition sollte zumindest im ersten Trimenon auf eine Einnahme verzichtet werden. Werden TZA in der Schwangerschaft gegeben, dann eher Desipramin oder Nortriptylin mit geringer anticholinerger Komponente.
- Vom Stillen unter TZA ist abzuraten.

15.1.2 Selektive Serotoninrückaufnahmehemmer

Teratogenes Risiko

- Fluoxetin gilt im dritten Trimenon als relativ sicheres Medikament. Auch im ersten und zweiten Trimenon gibt es keine Hinweise auf erhöhte Fehlbildungsraten.

- Für Paroxetin gibt es keine sicheren Hinweise auf kongenitale Anomalien.
- Für Fluvoxamin, Sertralin und Citalopram liegen in der Schwangerschaft keine prospektiven Studien vor.

Perinatale Risiken

- Nach Fluoxetin-Gabe Erhöhung der perinatalen Komplikationen (besonders Atmungsschwierigkeiten) möglich.

Mit dem Stillen assoziierte Risiken

- Es wird von der Einnahme während der Stillzeit abgeraten (zu wenig Daten). Für Fluoxetin und Sertralin gibt es Fallberichte, die kein vermehrtes Auftreten von unerwünschten Ereignissen bei Kindern zeigen.

Langfristige Verhaltens- und Entwicklungseffekte

- Keine gesicherten Erkenntnisse.

Empfehlungen

- Aufgrund der bisher vorliegenden Untersuchungen erscheint eine Verschreibung von Fluoxetin zumindest im dritten Trimenon der Schwangerschaft vertretbar. Die lange Halbwertszeit und das mögliche Auftreten von perinatalen Komplikationen schränkt die Empfehlung ein.
- Für die übrigen SSRI liegen zu wenig Daten vor, um eine Bewertung vorzunehmen.
- Vom Stillen unter SSRI ist bisher abzuraten.

15.1.3 Monoaminooxidasehemmer

- Wegen möglicher hypertensiver Blutdruckkrisen wird i. allg. von der Gabe von MAO-Hemmern in der Schwangerschaft abgeraten
- Vom Stillen unter MAO-Hemmern ist abzuraten.

15.1.4 Andere Antidepressiva

- Für Mianserin, Nefazodon, Reboxetin, Trazodon, Venlafaxin, Viloxazin oder Mirtazapin liegen keine verläßlichen Daten vor.

15.2 Lithium

Teratogenes Risiko

- Durch Einnahme von Lithium während der Schwangerschaft können kardiovaskuläre Fehlbildungen ausgelöst werden, selten kann es zur Ausbildung einer Ebstein-Anomalie (Kombination aus Trikuspidalinsuffizienz, offenem Ductus arteriosus und Hypoplasie des rechten Ventrikels) kommen. Das Risiko, durch Einnahme von Lithium im ersten Trimenon kardiovaskuläre Fehlbildungen auszulösen, wird heute deutlich geringer eingeschätzt, als ursprünglich nach Auswertung des sog. Lithium-Babyregisters in den 70er Jahren vermutet wurde.

Perinatale Risiken

- Das Frühgeburtsrisiko ist bei Schwangeren unter Lithium erhöht; deshalb rechtzeitige Zusammenarbeit mit dem Frauenarzt.
- Bei Behandlung der Mutter mit Lithium in den letzten Schwangerschaftswochen zeigt das Neugeborene u. U. ein *Floppy-infant-Syndrom*: Lethargie, muskuläre Hypotonie, abgeschwächte Saugreflexe. Rückbildung innerhalb von 1–2 Wochen. Gelegentlich bei Neugeborenen beobachtete Strumen sind innerhalb einiger Monate reversibel.

Mit dem Stillen assoziierte Risiken

- Bei Einnahme von Lithium während der Stillzeit werden beim Säugling Werte zwischen 10 und 50% der bei der Mutter erhobenen Spiegel gemessen. Folgen dieser Lithiumserumspiegel für das Kind sind unbekannt.

Langfristige Verhaltens- und Entwicklungseffekte

- In den bisherigen Nachuntersuchungen keine Hinweise auf Entwicklungseinbußen, jedoch liegen insgesamt nur sehr wenige Ergebnisse vor.

Empfehlungen

- Frauen, die Lithium einnehmen, sollten aufgrund des potentiell teratogenen Risikos grundsätzlich kontrazeptive Maßnahmen einleiten.
- Bei geplanter Schwangerschaft: Latenz von 2 Wochen zwischen Absetzen von Lithium und Konzeption nötig.
- Es sollte grundsätzlich versucht werden, im ersten Trimenon auf eine Behandlung mit Lithium zu verzichten.

- Aufgrund der neueren Risikobeurteilung wird z.T. zu einem veränderten Umgang mit Lithium bei Schwangeren mit bipolaren affektiven Störungen geraten. Bei klinischer Notwendigkeit könnte bereits im zweiten Trimenon Lithium wieder angesetzt werden, es sollte dann in jedem Fall auf mehrere Tagesdosen verteilt werden.
- Vom Stillen unter Lithium ist abzuraten.

CAVE: Rasches Absetzen erhöht das Rezidivrisiko. Möglicherweise ist bei Lithium-Wiederansetzen keine Response mehr zu erreichen (s. S. 98).

15.3 Carbamezepin und Valproinsäure

Teratogenes Risiko

- Carbamazepin und Valproinsäure müssen bei Einnahme im ersten Trimenon als teratogen betrachtet werden.
- Carbamazepin- und Valproinsäureeinnahme während des ersten Trimenons erhöht das Risiko für Neuralverschlußstörungen (Spina bifida) und Verschlußstörungen im Urogenitaltrakt (Hypospadie). Während der Schwangerschaft sollten deshalb neben Ultraschalluntersuchungen auch Kontrollen von α-Fetoprotein (α-FP) und Azetylcholinesterase (ACh) durchgeführt werden.
- Bei Neuralrohrdefekten finden sich gehäuft erniedrigte Folsäurespiegel. Da Valproinsäure den Folsäurespiegel zu senken vermag, wird empfohlen, Folsäure 4 Wochen vor Beginn einer Konzeption und bis zum Ende des ersten Trimenons an Frauen zu verabreichen, die Valproinsäure oder auch Carbamazepin während ihrer Schwangerschaft weiter einnehmen.
- Unter Carbamazepinexposition fanden sich in erhöhtem Maße Entwicklungsverzögerungen, kraniofaziale Anomalien, Fingernagel-Hypoplasien und Wachstumsretardierungen.

Perinatale Risiken

- Carbamazepin und Valproinsäure können das Risiko neonataler Hämorrhagien aufgrund verminderter Bildung Vitamin-K-abhängiger Gerinnungsfaktoren erhöhen. Deshalb Vitamin K präventiv während der letzten 1–2 Monate der Schwangerschaft sowie dem Neugeborenen bei Geburt verordnen.

Mit dem Stillen assoziierte Risiken

- Da keine Untersuchungen vorliegen, wird insgesamt von der Einnahme während der Schwangerschaft abgeraten.

Langfristige Verhaltens- und Entwicklungseffekte

- Bisher zu wenig gesicherte Erkenntnisse.

Empfehlungen

- Bei teratogenem Risiko von Carbamazepin und Valproinsäure sollte auf ihre Anwendung während der Schwangerschaft verzichtet werden.
- Vom Stillen unter Carbamazepin oder Valproinsäure ist abzuraten.

15.4 Neuroleptika

Teratogenes Risiko

- Bisher existiert kein eindeutiger Beweis für ein teratogenes Potential und eine damit verbundene Zunahme von Fehlbildungen nach Neuroleptika-Exposition, aber:
  - Nach pränataler Exposition gegenüber Phenothiazinen (mit aliphatischer Seitenkette, z. B. Chlorpromazin) gibt es Berichte über das Auftreten von Fehlbildungen im Bereich der kardiovaskulären Organe, des ZNS und des Skeletts.

Perinatale Risiken

- Bei Neugeborenen, deren Mütter während der Schwangerschaft typische Neuroleptika eingenommen haben, muß mit EPMS gerechnet werden. Tremor oder motorische Unruhe werden als perinatale Syndrome gesehen, sie bilden sich nach einigen Tagen zurück.

Mit dem Stillen assoziierte Risiken

- Neuroleptika können in unterschiedlichem Umfang in die Muttermilch übergehen.
- EPMS sind auch schon bei niedrigen Neuroleptika-Spiegeln möglich.

Langfristige Verhaltens- und Entwicklungseffekte

- In klinischen Beobachtungen sind bisher keine eindeutigen Hinweise auf intellektuelle Defizite oder Verhaltensauffälligkeiten nach pränataler Neuroleptika-Exposition gefunden worden; jedoch fehlen systematische, kontrollierte Langzeitstudien.

Empfehlungen

- Auf eine Gabe von Neuroleptika im ersten Trimenon sollte verzichtet werden. Muß eine Behandlung während der Schwangerschaft durchgeführt werden, sollte ca. 14 Tage vor dem erwarteten Geburtstermin ein Absetzversuch bzw. zumindest eine Dosisreduktion ange-

strebt werden, um das Risiko für EPMS beim Neugeborenen zu verringern. Bei zwingender Notwendigkeit am ehesten niedrig dosierte Therapie mit Haloperidol, da hier die größten klinischen Erfahrungen vorliegen.
- Auf die Behandlung mit Depotpräparaten sollte, wenn möglich, wegen der nach der Injektion auftretenden Plasmaspiegelspitzen verzichtet werden.
- Es bestehen kaum Erfahrungen für die atypischen Neuroleptika.
- Vom Stillen unter Neuroleptika ist abzuraten.
- Auf die Gabe des Anti-Parkinson-Mittels *Biperiden* sollte in der Schwangerschaft verzichtet werden, da seine Teratogenität zumindest als gering einzuschätzen ist. Vom Stillen unter Biperiden ist in jedem Fall abzuraten.

15.5 Benzodiazepine

Teratogenes Risiko
- Eine definitive Aussage zur Teratogenität von Benzodiazepinen besonders bei Gabe im ersten Trimenon kann zur Zeit nicht gemacht werden. Besonders in älteren Untersuchungen gibt es Hinweise auf das gehäufte Auftreten von Gesichtsspalten.

Perinatale Risiken
- Bei Neugeborenen kann es zum *Floppy-infant-Syndrom* mit Muskelhypotonie, Hypothermie, Ateminsuffizienz und Ernährungsstörungen kommen. Auch Entzugssyndrome kommen beim Neugeborenen nach längerer Benzodiazepin-Einnahme durch die Mutter vor. Diese Symptome halten meist nur wenige Stunden oder Tage an.

Mit dem Stillen assoziierte Risiken
- Benzodiazepine gehen in die Muttermilch über, die beschriebenen Spiegel sind in der Regel sehr niedrig.

Langfristige Verhaltens- und Entwicklungseffekte
- Klinische Untersuchungen zeigen unterschiedliche Ergebnisse hinsichtlich Entwicklungsverzögerungen. Häufig findet sich bei den Müttern von entwicklungsretardierten Kindern neben der Einnahme von Benzodiazepinen ein Mißbrauch von Alkohol oder Drogen.

Empfehlungen
- Soweit möglich, sollte jegliche Benzodiazepingabe im ersten Trimenon aufgrund des nicht auszuschließenden teratogenen Risikos ver-

mieden werden. Im zweiten Trimenon scheinen geringe kontrollierte Gaben von Benzodiazepinen keine Komplikationen hervorzurufen.
- Da die Metabolisierungskapazitäten beim Säugling nicht ausgereift sind, muß mit ausgeprägten Benzodiazepin-Wirkungen (Sedierung, Lethargie, Trinkschwierigkeiten) gerechnet werden. Deshalb ist vom Stillen unter Benzodiazepinen abzuraten.
- Für die „*Non-Benzodiazepin-Hypnotika*" Zaleplon, Zolpidem und Zopiclon liegen kaum Daten vor; sie sollten in Schwangerschaft und Stillzeit nicht gegeben werden.

15.6 Elektrokrampfbehandlung

- Die Sicherheit für Schwangere und Fetus wird als hoch erachtet, wenn erweiterte Vorsichtsmaßnahmen getroffen werden: Anwesenheit eines Frauenarztes während der EKB, EKG-Monitoring der Mutter während der EKB, arterielle Blutgasanalysen während und unmittelbar nach der EKB, Doppler-Ultrasonographie der fetalen Herzrate während und unmittelbar nach der EKB, Tokographie des uterinen Tonus während der EKB.

Kapitel 16 Psychopharmaka und Fahrtüchtigkeit

- Bei der Beurteilung der Fahrtüchtigkeit eines psychisch Kranken muß stets abgeschätzt werden, ob eine Einschränkung aufgrund
  - der psychischen Störung selbst oder
  - durch eine zu ihrer Behandlung eingeleitete Psychopharmakotherapie vorliegt.
- Im zeitlichen Verlauf der psychopharmakologischen Behandlung gilt folgende praktische Leitlinie:
  - In der Ein- oder Umstellungsphase mit sedierenden Psychopharmaka wird in der Regel die Fahrtüchtigkeit für mindestens 10–14 Tage verneint werden.
  - Eine stabile Erhaltungstherapie wird hingegen meistens die Eignung zum Führen von Kraftfahrzeugen nicht beeinflussen, Ausnahmen können hier dauerhafte Einnahmen höherer Dosen von Benzodiazepinen bilden.
- Es ist zu beachten, daß bei einigen Erkrankungen, die von sich aus die Eignung zum Führen von Kraftfahrzeugen ausschließen können, erst durch die Arzneimittelbehandlung die Voraussetzungen zum Führen von Kraftfahrzeugen wieder erreicht werden können. Entscheidend bleibt jedoch auch hier, ob eine Arzneimitteltherapie zu einer wesentlichen Beeinträchtigung der psychophysischen Leistungsfähigkeit führt.
- Für die einzelnen Psychopharmaka gibt es nur wenige Untersuchungen zur Beurteilung der Fahrtüchtigkeit.
- Über Interaktionen mit anderen Arzneimitteln, besonders mit Alkohol, muß der Patient vor Teilnahme am Straßenverkehr stets aufgeklärt werden.
- Dem Patienten muß seine Mitverantwortung und Entscheidungskompetenz zugewiesen werden.
- Das Gutachten „Krankheit und Kraftverkehr" (zuletzt 1996 vom Bundesministerium für Verkehr herausgegeben) beinhaltet Grundlagen zur medizinischen Beurteilung der Fahreignung. Es ist eine Stellungnahme, *die im einzelnen aber nicht für jeden Patienten Gültigkeit haben kann.*

Tabelle 16.1. Hinweise zur Beeinträchtigung der Fahrtüchtigkeit unter Psychopharmakaeinfluß

Psychopharmaka	Eigenschaften	Einfluß auf Fahrtüchtigkeit
Antidepressiva	Sedierend (z. B. Amitriptylin, Nefazodon, Doxepin, Mirtazapin)	Fahrtüchtigkeit während Aufdosierung und in den ersten 2 Wochen nach Erreichen der Zieldosis eingeschränkt, i. d. R. nicht während Erhaltungstherapie
	Nicht sedierend (z. B. Nortriptylin, Desipramin, Reboxetin, SSRI, MAOH, Venlafaxin)	Fahrtüchtigkeit i. d. R. nicht eingeschränkt
Neuroleptika	Zu Beginn der Behandlung sedierend und Einschränkung der Konzentrationsfähigkeit, orthostatische Dysregulation (besonders Phenothiazine mit aliphatischer Seitenkette, z. B. Levomepromazin).	Fahrtüchtigkeit während Aufdosierung und in den ersten 2 Wochen nach Erreichen der Zieldosis eingeschränkt, i. d. R. nicht während Erhaltungstherapie
	Sedierender Effekt bei Clozapin und Olanzapin kann länger anhaltend sein	Bei Clozapin und Olanzapin muß mit längerer Einschränkungszeit gerechnet werden
Benzodiazepine (auch „Non-Benzodiazepin-Hypnotika")	Sedierend, Konzentrationsstörung und Funktionsstörungen der Muskulatur bekannt, Amnesie möglich	Fahrtüchtigkeit sowohl in Einstellungsphase als auch bei höherer Dosierung in der Erhaltungstherapie eingeschränkt
Lithium	Als initiale Nebenwirkungen leichte Müdigkeit und feinschlägiger Tremor bekannt	Fahrtüchtigkeit während Aufdosierung eingeschränkt, i. d. R. nicht während Erhaltungstherapie
Carbamazepin	Bei Therapiebeginn Benommenheit, Schwindel, ataktische Störungen und Müdigkeit bekannt	Fahrtüchtigkeit während Aufdosierung eingeschränkt, i. d. R. nicht während Erhaltungstherapie
Valproinsäure	Bei Therapiebeginn Sedierung, Tremor und ataktische Störungen bekannt	Fahrtüchtigkeit während Aufdosierung eingeschränkt, i. d. R. nicht während Erhaltungstherapie

- Sinngemäß enthält das Gutachten „Krankheit und Kraftverkehr“ u.a. folgende Leitsätze zu psychiatrischen Grunderkrankungen:
  - Bei jeder schweren Depression, die z. B. mit Wahn, stuporösen Symptomen oder akuter Suizidalität einhergeht, und bei allen manischen Phasen, sind die Voraussetzungen zum sicheren Führen von Kraftfahrzeugen nicht gegeben. Ebensowenig in akuten Stadien schizophrener Episoden, bei Demenz oder organischen Psychosen wie einem Delir oder einem Korsakow-Syndrom.
  - Grundsätzlich werden nach Abklingen der Akutsymptomatik Überprüfungen der Fahrtauglichkeit empfohlen. Die Eignung zur aktiven Wiederteilnahme am Straßenverkehr setzt allerdings symptomfreie Intervalle voraus. Diese differieren je nach Grunderkrankung erheblich, z.B. kann in der Regel nach einer ersten schweren psychotischen Episode nach sechsmonatiger Symptomfreiheit die Fahrerlaubnis wiedererlangt werden. Besonders günstige Krankheitsverläufe rechtfertigen eine Verkürzung dieser Zeit.

Kapitel 17 Pharmakokinetik und Arzneimittelinteraktionen

Die Pharmakokinetik beschreibt die

- Aufnahme (*Absorption*): i.d.R. enterale Resorption über den Verdauungstrakt,
- Verteilung (*Distribution*): verschiedene Verteilungsräume, z.B. Gehirn (Blut-Hirn-Schranke), Fettgewebe etc.; Bindung an Plasmaproteine (Albumin, α_1-Glykoprotein).
- Verstoffwechslung (*Metabolismus* bzw. *Biotransformation*) und
- Ausscheidung (*Exkretion*): i.d.R. über Niere oder Galle von Medikamenten und deren Metaboliten im menschlichen Körper (ADME-Schema). Metabolisierung und Exkretion werden auch als Elimination zusammengefaßt.

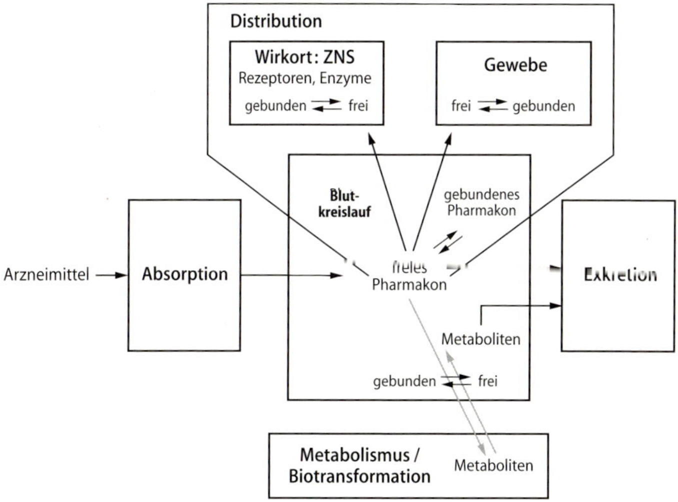

Abb. 17.1. Distribution von Pharmaka im menschlichen Körper

Bei vielen Psychopharmaka sind auch die Metaboliten pharmakologisch aktiv und haben dann meist eine längere Eliminationshalbwertszeit als die Muttersubstanz.

Biotransformationsreaktionen im Arzneistoffwechsel werden unterteilt in:

- *Phase-I-Reaktionen* (Einfügung oder Freilegung einer funktionellen Gruppe):
  - Oxidation (Hydroxylierung, N- und O-Dealkylierung wie z. B. Demethylierung, Desaminierung),
  - Reduktion,
  - Hydrolyse.
- *Phase-II-Reaktionen*:
  - Konjugationen (z. B. Glucuronidierung, Acetylierung).

Unterschiede im Arzneimittelmetabolismus können teilweise durch genetisch determinierte Allelvarianten der verstoffwechselnden Enzyme (*Polymorphismen*; Vorkommen bei 1% oder mehr innerhalb der Bevölkerung) erklärt werden (Pharmakogenetik). Für die meisten am Fremdstoffmetabolismus beteiligten Enzyme wird ein autosomaler, unvollständig dominanter Erbgang angenommen.

Für die Oxidation von Psychopharmaka sind v. a. die *Cytochrom P450-Isoenzyme* als mikrosomale mischfunktionelle Oxygenasen von Bedeutung. Aufgrund von Proteinsequenzhomologien werden verschiedene CYP-Familien, -Unterfamilien und -Isoenzyme unterschieden. CYP-Enzyme können durch Pharmaka, Hormone oder Alkohol (Ethanol) in ihrer Aktivität moduliert werden (*Enzyminduktion*, *Enzyminhibition*).

Für die Metabolisierung von Psychopharmaka oder bei der Behandlung von neurologischen Erkrankungen mit verwandten Medikamenten – und für mögliche Arzneimittelwechselwirkungen (s. unten) – sind insbesondere folgende CYP-Enzyme von Bedeutung:

- CYP 1A2: (s. Tabelle 17.1),
- CYP 2C9: (s. Tabelle 17.2),
- CYP 2C19: (s. Tabelle 17.3),
- CYP 2D6: (s. Tabelle 17.4),
- CYP 3A3/4: (s. Tabelle 17.5),
- CYP 2E1: (s. Tabelle 17.6).

Durch Verabreichung eines *Inhibitors* eines CYP-Enzyms werden Konzentration und Eliminationshalbwertszeit der von diesem CYP-Enzym verstoffwechselten Substrate *erhöht*, durch Einnahme eines *Induktors erniedrigt*.

Tabelle 17.1. Substrate, Inhibitoren und Induktoren von **CYP 1A2**

	Substrate	Inhibitoren	Induktoren
Psychopharmaka und psychotrop wirksame Substanzen	Imipramin, Clomipramin, Fluvoxamin, Mirtazapin, Clozapin, Olanzapin, Thioridazin, Zopiclon, Tacrin, Coffein	Fluvoxamin	Carbamazepin, Rauchen
Internistische und sonstige Medikamente	Theophyllin, Propranolol, Amiodaron, Paracetamol, Phenacetin, Tamoxifen	Cimetidin, Chinolon-Gyrase-Hemmer (v.a. Enoxacin)	Omeprazol

Tabelle 17.2. Substrate, Inhibitoren und Induktoren von **CYP 2C9**

	Substrate	Inhibitoren	Induktoren
Psychopharmaka und psychotrop wirksame Substanzen	Amitriptylin, Phenytoin	Fluvoxamin (?)	?
Internistische und sonstige Medikamente	Propranolol, Losartan, Sildenafil; Metoclopramid, Tolbutamid, S-Warfarin, Diclofenac, Ibuprofen, Naproxen, Piroxicam, Tenoxicam	Sulfinpyrazol, Sulfaphenazol	

CYP 3A3/4 ist mit ca. 30–60% des CYP-Gehalts in der Leber das wichtigste CYP-Enzym; seine Aktivität bestimmt wesentlich die Bioverfügbarkeit vieler Psychopharmaka. Im Vergleich zu anderen CYP-Enzymen weist es nur eine geringe Substratspezifität und Saturierbarkeit auf.

Tabelle 17.3. Substrate, Inhibitoren und Induktoren von **CYP 2C19**

	Substrate	Inhibitoren	Induktoren
Psychopharmaka und psychotrop wirksame Substanzen	Amitriptylin, Clomipramin, Imipramin, Citalopram, Moclobemid, Diazepam, Nordazepam, Barbiturate, S-Mephenytoin	Fluvoxamin, Tranylcypromin (?)	
Internistische und sonstige Medikamente	Propranolol, Omeprazol, Venlafaxin, Thioridazin, Lansoprazol, Proguanil	Omeprazol, Ketoconazol	Rifampizin

Tabelle 17.4. Substrate, Inhibitoren und Induktoren von **CYP 2D6**

	Substrate	Inhibitoren	Induktoren
Psychopharmaka und psychotrop wirksame Substanzen	Amitriptylin, Imipramin, Clomipramin, Desipramin, Nortriptylin, Fluvoxamin, Fluoxetin, Norfluoxetin, Paroxetin, Sertralin, Mianserin, Mirtazapin, mCPP (Trazodon, Nefazodon), Venlafaxin, Selegilin, Haloperidol, Levomepromazin, Chlorpromazin, Fluphenazin, Perphenazin, Thioridazin, Risperidon, Zuclopenthixol, Donepezil, Flunarizin, Codein, Dihydrocodein, Dextromethorphan, Tramadol, Methadon	Fluoxetin, Norfluoxetin, Paroxetin, Moclobemid, Haloperidol (?), Thioridazin, Levomepromazin	?
Internistische und sonstige Medikamente	Metoclopramid, Ondansetron, Tropisetron, Propranolol, Alprenolol, Bopindolol, Bufarolol, Carvedilol, Metoprolol, Penbutolol, Pindolol, Timolol, Indoramin, Urapidil, Flecainid, Encainid, Mexiletin, Propafenon, Ajmalin, Prajmalin	Chinidin	?

Tabelle 17.5. Substrate, Inhibitoren und Induktoren von CYP 3A3/4

	Substrate	Inhibitoren	Induktoren
Psychopharmaka und psychotrop wirksame Substanzen	Amitriptylin, Imipramin, Clomipramin, Venlafaxin, Fluoxetin, Norfluoxetin, Sertralin, Mirtazapin, Trazodon, Nefazodon, Clozapin, Pimozid, Sertindol, Zotepin, Alprazolam, Triazolam, Midazolam, Diazepam, Nordazepam, Bromazepam, Clonazepam, Zolpidem, Zopiclon, Zaleplon, Donepezil, Nimodipin, Carbamazepin, Ethosuximid, Nimodipin, Methadon, LAAM, Dextromethorphan, Sibutramin	Fluoxetin, Norfluoxetin, Nefazodon	Carbamazepin, Phenobarbital, Phenytoin, Johanniskraut/ Hyperforin
Internistische und sonstige Medikamente	Chinidin, Lidocain, Propafenon, Amiodaron, Verapamil, Diltiazem, Felodipin, Nifedipin, Nimodipin, Sildenafil, Omeprazol, Lovastatin, Simvastatin, Atorvastatin, Erythromycin, Doxycyclin, Dapson, Ciclosporin, Cyclophosphamid, Terfenadin, Astemizol, Loratadin, Indinavir, Saquinavir, Ritonavir, Testosteron, Androsteron, (Ethinyl)-Östradiol, Tamoxifen, Cortisone, Dexamethason	Cimetidin, Cisaprid, Naringenin (Grapefruitsaft), Verapamil, Diltiazem, Erythromycin, Ketoconazol, Itraconazol, Metronidazol, Ritonavir	Rifampizin, Dexamethason, Oxybutynin

Tabelle 17.6. Substrate, Inhibitoren und Induktoren von **CYP 2E1**

	Substrate	Inhibitoren	Induktoren
Psychopharmaka und psychotrop wirksame Substanzen	Alkohol (Ethanol)	Diethyldithiocarbamat (-sulfoxid)	Alkohol (Ethanol)
Internistische und sonstige Medikamente	Halothan, Enfluran, Isofluran, Paracetamol, Theophyllin		Isoniazid

Für einige CYP-Enzyme existieren aufgrund von Polymorphismen genetisch bedingte Aktivitätsunterschiede, die für Wirkungen und Nebenwirkungen der durch sie verstoffwechselten Pharmaka bedeutsam sein können:

- CYP 2D6: ca. 7–10% der mitteleuropäischen Bevölkerung sind „poor metabolizer" mit fehlender oder reduzierter Funktion; ca. 1,5% der mitteleuropäischen Bevölkerung sind „ultrarapid metabolizer" mit einer gesteigerten Enzymaktivität.
- CYP 2C19: ca. 3–4% der mitteleuropäischen Bevölkerung sind „poor metabolizer".

Die Kenntnis bestimmter *pharmakokinetischer Kenngrößen* von Medikamenten ist unerläßlich, um Dosierungsempfehlungen geben und mögliche Wirkungen und Nebenwirkungen, deren Dauer und potentielle Wechselwirkungen eines Pharmakons beurteilen zu können.

Folgende Begriffe sind zur Beschreibung pharmakokinetischer Kenngrößen von Bedeutung:

- *Bioverfügbarkeit*: Ausmaß und Geschwindigkeit, mit dem bzw. der ein Pharmakon den Blutkreislauf (und damit mittelbar den Wirkort) erreicht.
- *Clearance*: Blut- oder Plasmavolumen, aus dem in einer definierten Zeiteinheit das Pharmakon eliminiert wird:
  - hepatische Clearance: wichtig für Bioverfügbarkeit (First-pass-Effekt); abhängig von Enzymaktivität, Lebermasse und -durchblutung,
  - renale Clearance: abhängig von Nierendurchblutung und glomerulärer Filtration.

Bei nierenpflichtigen, nicht über Leber (oder Darm) verstoffwechselten Pharmaka läßt sich die Clearance eines Pharmakons anhand der Creatininclearance abschätzen.

- *Verteilungsvolumen:* scheinbares Volumen als Quotient von Pharmakonmenge im Körper zu Plasmakonzentration des Pharmakons.
- *Eliminationshalbwertszeit* ($t_{1/2}$): Zeit, innerhalb derer die Plasmakonzentration um die Hälfte absinkt, abhängig von Clearance und Verteilungsvolumen.
- *Kumulation:* Anstieg der mittleren Konzentration eines Pharmakons bei wiederholter Gabe.
- *Aufsättigungszeit:* Zeit, die benötigt wird, bis 90% des Plateauwertes der Plasmakonzentration erreicht werden (ca. $4 \times t_{1/2}$).
- *Eliminationszeit:* Zeit, die benötigt wird, bis 90% des Plateauwertes der Plasmakonzentration eliminiert worden sind (ca. $4 \times t_{1/2}$).
- *Lineare Pharmakokinetik:* Vorliegen einer linearen Dosis-Konzentrations-Beziehung.
- *Nicht-lineare Pharmakokinetik:* Vorliegen einer nicht-linearen Dosis-Konzentrations-Beziehung, z. B. überproportionaler Anstieg der Konzentration eines Pharmakons im „steady state" bei Gabe höherer Dosierungen.

Für die Interpretation pharmakokinetischer Daten zur Abbildung einer Verteilungskinetik werden Kompartimentmodelle zugrundegelegt, wobei als Kompartiment ein hypothetischer, zumeist nicht anatomischen Strukturen korrespondierender, „Raum" definiert wird, in dem die Konzentration eines Pharmakons näherungsweise als räumlich konstant und proportional zur Menge des Pharmakons angesehen wird. Wird vereinfachend ein *Einkompartimentmodell* angenommen, wird der Körper als ein einziges Kompartiment angesehen, in welchem die Konzentration des Pharmakons monoexponentiell abfällt.

Werden mehrere Pharmaka gleichzeitig oder sequentiell verabreicht, können daraus Arzneimittelinteraktionen (Wechselwirkungen) resultieren, wobei Pharmakonwirkungen oder -nebenwirkungen durch Zugabe einer zweiten Substanz *qualitativ* oder *quantitativ* verändert werden können (*Verstärkung*, *Abschwächung*, Erweiterung/Einschränkung bzw. Verschiebung des Wirkungs- bzw. Nebenwirkungsspektrums). Arzneimittelinteraktionen können sowohl unbeabsichtigt und dann meist *unerwünscht* als auch – im Rahmen einer Therapieoptimierung – beabsichtigt, sinnvoll und *erwünscht* sein.

Bei Arzneimittelinteraktionen werden verschiedene Ebenen unterschieden:

- *pharmakodynamisch*:
  - identischer Wirkmechanismus (z. B. Verstärkung anticholinerger Nebenwirkungen durch Kombination anticholinerg wirksamer Neuroleptika und Antidepressiva),
  - anderer Wirkmechanismus (z. B. zentrales 5-HT-Hyperexzitabilitätssyndrom durch MAO-Hemmung und gleichzeitige 5-HT-Rückaufnahmehemmung),
  - synergistisch: Verschiebung der Dosis/Konzentrations-Wirkungskurve des Pharmakons nach links,
  - antagonistisch: Verschiebung der Dosis/Konzentrations-Wirkungskurve des Pharmakons nach rechts;
- *pharmakokinetisch* (verbunden mit der Veränderung pharmakokinetischer Kennparameter wie z. B. höhere Blutkonzentrationen, verlängerte Eliminationshalbwertszeit usw.):
  - Absorption (z. B. Resorptionshemmung durch Antacida, Ionenaustauscher, Nahrungsbestandteile wie Gerbstoffe, Resorptionsveränderung durch anticholinerg wirksame Pharmaka aufgrund Motilitätsänderungen der Magen-Darm-Passage),
  - Verteilung (z. B. Verdrängung aus der Plasmaeiweißbindung; wichtig bei Substanzen wie Antikoagulanzien, welche zu ≥95% an Plasmaeiweiße gebunden sind),
  - Metabolismus (z. B. Enzyminhibition durch Hemmstoffe oder kompetitive Verdrängung; Enzyminduktion durch Antikonvulsiva wie Carbamazepin),
  - Exkretion (z. B. Veränderungen der Nierendurchblutung durch nonsteroidale Antiphlogistika, ACE-Hemmer oder Theophyllin/Koffein mit Auswirkungen auf die Lithium-Serumkonzentration).

Arzneimittelinteraktionen stellen häufig ein Wechselspiel zwischen pharmakodynamischen und pharmakokinetischen Effekten dar.

Bedeutsames Beispiel sind Arzneimittelinteraktionen mit kardiotoxischen Konsequenzen. Wird beispielsweise Amitriptylin in einer Dosis, die normalerweise unkritisch ist, mit Fluoxetin kombiniert, kann es zu Tachyarrythmien oder sogar zum Herzstillstand kommen. Fluoxetin und sein Metabolit Norfluoxetin sind potente Inhibitoren von CYP2D6 (Tab. 17.4). CYP2D6 ist am Abbau von Amitriptylin beteiligt (Tab. 17.4). Dadurch steigen die Blutspiegel von Amitriptylin an und erreichen unter therapeutisch empfohlenen Dosen unter Umständen toxische Werte. Ein Indikator für kardiotoxische Wirkungen ist die Verlängerung der QT-Zeit.

Ältere Patienten oder Patienten mit einem „poor metabolizer"-Status können für Arzneimittelinteraktionen besonders anfällig sein.

Bei bestimmten Psychopharmaka muß mit Arzneimittelinteraktionen auch noch *nach deren Absetzen* gerechnet werden: z. B. anhaltende MAO-Inhibition noch über ca. 10–14 Tage nach Absetzen eines irreversiblen MAO-Hemmers, anhaltende 5-HT-Rückaufnahmehemmung durch Fluoxetin und dessen langwirksamen Metaboliten Norfluoxetin noch über ca. 4–5 Wochen nach Absetzen von Fluoxetin.

Für Psychopharmaka-Wirkungen und -Nebenwirkungen können metabolische Arzneimittelinteraktionen auf der Ebene der verschiedenen CYP-Enzyme von großer Bedeutung sein. Bekannte oder zu erwartende metabolische Wechselwirkungen können aus den Tabellen 17.1 bis 17.6 abgeleitet werden.

Arzneimittelinteraktionen auf der Ebene der Exkretion sind v. a. bei einer Lithium-Medikation zu bedenken, aber auch bei anderen vorwiegend renal eliminierten Psychopharmaka wie z. B. Sulpirid.

Kapitel 18 Abkürzungsverzeichnis

ACE	Angiotensin-converting-enzyme
ACh	Azetylcholin
AD	Antidepressiv(a/-um)
ADAS-Cog	„cognitive section of the Alzheimer's Disease Assessment Scale"
ADH	antidiuretisches Hormon
ADL	„activities of daily living"
AIDS	„acquired immune deficiency syndrome"
Amp.	Ampulle(n)
ARDS	„adult respiratory distress syndrome"
ASS	Azetylsalizylsäure
BB	Blutbild
BfArM	Bundesinstitut für Arzneimittel und Medizinprodukte
BMI	Body-mass-Index
b.R.	bitte Rücksprache
BtMVV	Betäubungsmittelverschreibungsverordnung
BZ	Benzodiazepin
CCK	Cholezystokinin
CCT	kraniale Computertomographie
CERAD	Consortium to establish a registry for DAT
cGMP	zyklisches Guanosinmonophosphat
CRH	„corticotropin releasing hormone"
CYP	Cytochrom P450
D_1-D_5	Dopaminrezeptor Typ 1–5
DA	Dopamin
DAR	Disulfiram-Alkohol-Reaktion
DAT	Demenz vom *Alzheimer*-Typ
DD	Differentialdiagnose
Diff.-BB	Differentialblutbild
Drg.	Dragée(s)
DSM-IV	diagnostisches und statistisches Manual psychischer Störungen (IV. Revision)
EE	„expressed emotions"
EEG	Elektroenzephalogramm
EKB	Elektrokrampfbehandlung
EKG	Elektrokardiogramm
EMG	Elektromyographie
EPMS	extrapyramidal-motorische Störung(en) oder extrapyramidal-motorische(s) Symptom(e)

GABA	Gammaaminobuttersäure
$GABA_{A/B}$	GABA-Rezeptor Typ A/B
GAD	generalisierte Angststörung
GFR	glomeruläre Filtrationsrate
GH	„growth hormone“
GH-RH	„growth hormone releasing hormone“
H_1	Histaminrezeptor Typ 1
HAMD-17	*Hamilton*-Depressionsskala (17-Itemversion)
HEE	„high expressed emotions“
HLA	„human leucocyte antigen“
5-HT	5-Hydroxy-Tryptophan (Serotonin)
$5\text{-}HT_1\text{-}5\text{-}HT_7$	Serotoninrezeptor Typ 1–7
5-HTT	Serotonintransporter
HWZ	Halbwertszeit
ICD-10	Internationale Klassifikation Psychischer Störungen (10. Revision)
INR	„International Normalized Ratio“
IPT	interpersonelle Psychotherapie
LSD	Lysergsäurediethylamid
$M_1\text{-}M_5$	muskarinische(r) Azetylcholinrezeptor(en) Typ 1–5
mACh	Muskarinischer Azetylcholinrezeptor
MAO	Monoaminooxidase
$MAO\text{-}_{A/B}$	Monoaminooxidase Typ A/B
MAOH	MAO-Hemmer (Monoaminooxidasehemmer)
mCPP	meta-Chlorophenylpiperazin
MDA	3,4-Methylendioxyamphetamin, „Eve“
MDMA	3,4-Methylendioxymetamphetamin, „Ecstasy“
MMSE	„mini-mental state examination“
MRT	Magnetresonanztomographie
NA	Noradrenalin
NAT	Noradrenalintransporter
NL	Neuroleptik(a/-um)
NMDA	N-Methyl-D-Aspartat
NO	Stickstoffoxid
NUB	neue Untersuchungs- und Behandlungsmethoden
PDE_5	Phosphodiesterase Typ 5
PIP_2	Phosphatdylinositol-4,5-biphosphat
PLMS	„periodic limb movements during sleep“
REM	„rapid eye movement“
RLS	Restless-leg-Syndrom
SAD	„seasonal affective disorder“
SIADH	Syndrom der inadäquaten ADH-Sekretion
SIDAM	Strukturiertes Interview zur Diagnostik der DAT
s.l.	sublingual
SKAT	Schwellkörper-Autoinjektionstherapie
SKT	Syndrom-Kurz-Test
SRI	Serotoninrückaufnahmehemmer
SSRI	selektive(r) Serotoninrückaufnahmeinhibitor(en)/-hemmer
Susp.	Suspension

$t_{1/2}$	β-Eliminationshalbwertszeit bzw. bei Depotpräparaten: Freisetzungshalbwertszeit
T_3	Trijodthyronin
T_4	Thyroxin (Tetrajodthyronin)
^{99m}Tc-DTPA	Technetium-99m-Diethylentriaminpentaantat
TDM	therapeutisches Drug Monitoring
TFDD	Test zur Früherkennung der Demenz mit Depressionsabgrenzung
THC	Tetrahydrocannabinol
T_{max}	Zeit bis zum maximalen Plasmaspiegel
TRH	„thyreotropin releasing hormone“
TSH	thyreoideastimulierendes Hormon (Thyreotropin)
TZA	trizyklische(s) Antidepressiv(a/-um)
UAW	unerwünschte Arzneimittelwirkung(en)
VD	vaskuläre Demenz
VT	Verhaltenstherapie
WPW-Syndrom	Wolff-Parkinson-White-Syndrom
ZNS	Zentralnervensystem
ZVD	zentraler Venendruck

Kapitel 19 Pharmakaverzeichnis

In das Pharmakaverzeichnis sind die chemischen Kurzbezeichnungen („generic names") und, mit einem ® versehen, die Handelsnamen (*kursiv*) aufgenommen. Eine **fettgedruckte Seitenzahl** verweist auf die ausführliche Beschreibung im Präparateteil. Handelsnamen von Präparaten aus Österreich oder der Schweiz sind aufgeführt und gekennzeichnet (für Österreich: A; für die Schweiz: CH), sofern sie von den in Deutschland gebräuchlichen abweichen. Pharmaka in den Interaktionstabellen und in den Kapiteln 13 (Intoxikationen) und 14 (Psychopharmaka im Alter und bei internistischen Erkrankungen) sind in diesem Verzeichnis nicht gelistet.

Kapitel 20 Sachverzeichnis

O

P

Buprenorphin — Substitutionsmittel

Subutex (Essen Pharma)
Tbl. 0,4 mg (7, 28 Tbl.)
2 mg (7, 28 Tbl.)
8 mg (7, 28 Tbl.)

Eigenschaften

Pharmakodynamik:

- Kombinierter Opiatrezeptoragonist/-antagonist (partieller μ-Opiatrezeptoragonist mit langsamer Rezeptorkinetik sowie κ-Opiatrezeptorantagonist); dadurch einzigartiges Wirkprofil unter den klinisch eingesetzten Opioiden.

Pharmakokinetik:

- Bei sublingualer Gabe Bioverfügbarkeit von ca. 30–50%; orale Gabe ungeeignet.
- $t_{1/2}$ = ca. 2–5 h; nach Resorption rasche Verteilung in Leber, Niere, Muskel, Fettgewebe; von hier allmähliche Rückverteilung.
- Metabolisierung in der Leber (CYP3A4 beteiligt) durch Dealkylierung und Glucuronidierung.
- Ausscheidung zu ca. 80% durch biliäre Sekretion des glucuronidierten Metaboliten; ca. 20% im Urin.
- Terminale Eliminationsphase: ca. 20–25 h.

Indikationen und Behandlungshinweise

- *Substitutionsbehandlung bei Opiatabhängigkeit* (offizielle Zulassung). Diese erfolgt nach den gleichen Regeln, wie sie für die Substitutionsbehandlung mit Methadon gelten (S. 333).
- Auch im Rahmen einer Detoxifikationsbehandlung einsetzbar (hierbei sind allmähliche Dosisreduktionen nach Möglichkeit vorzuziehen).

- Vorteil der Substanz besteht in der relativ breiten Sicherheitsspanne im Vergleich zu reinen μ-Opiatrezeptoragonisten bei vergleichbarer klinischer Wirksamkeit.
- Umstellung von Patienten, die bereits auf Methadon/Levomethadon stabil eingestellt sind, gut möglich. Zur Umstellung wird eine Reduktion der Tagesdosis auf 30–40 mg Methadon angestrebt. Mit LAAM substituierte Patienten sollten zunächst auf Methadon umgestellt werden.
- Eine „take home"-Vergabe sollte vorerst nicht erfolgen; eine höhere Einmaldosis alle 2–3 Tage ist nach einer Stabilisationsphase möglich.

Dosierung
- Effektiver Dosisbereich zur Substitutionsbehandlung liegt in der Regel zwischen 6–12 mg täglich; maximale Tagesdosis in Deutschland 24 mg, in Österreich 32 mg, in der Schweiz 16 mg.
- Initiale Dosierung 2–4 mg, danach, falls klinisch erforderlich, Tagesdosis zügig um 2–4 mg täglich erhöhen, bis innerhalb von 24 h keine Entzugssymptome mehr auftreten.
- Die Gabe von Buprenorphin alle 2–3 Tage sollte entsprechend der folgenden Tabelle erfolgen:

Dosierung Subutex täglich	Dosierung Subutex alle 2 Tage	Dosierung Subutex alle 3 Tage
2 mg	4 mg	6 mg
4 mg	8 mg	12 mg
6 mg	12 mg	18 mg
8 mg	16 mg	24 mg
10 mg	20 mg	24 mg
12 mg	24 mg	24 mg
16 mg	24 mg	24 mg
24 mg	24 mg	24 mg

Nebenwirkungen
- Abhängigkeitsentwicklung vom Opiattyp.
- Obstipation, Hyperhidrosis, sexuelle Funktionsstörungen, Menstruationsstörungen.
- Sedierung, Übelkeit, Erbrechen, Mundtrockenheit, Miosis, Spasmen der glatten Muskulatur (Bronchialspasmen, Blasenentleerungsstörungen).
- Grippeartiges Gefühl, Kopfschmerzen, Asthenie, Muskel- und Gelenkschmerzen, Rhinitis.

- Selten: orthostatische Hypotonie, Verlängerung des QT-Intervalls mit Gefahr einer Arrhythmie (Torsade de pointes), Atemdepression, Lebernekrose, Halluzinationen.

Kontraindikationen

- Akute Alkohol-, Schlafmittel-, Analgetika-, Psychopharmakaintoxikation; Delirium tremens; bekannte Überempfindlichkeit gegen Buprenorphin; schwere Leberfunktionsstörungen; schwere respiratorische Insuffizienz; Behandlung mit MAO-Hemmern und Benzodiazepinen; Schwangerschaft und Stillzeit.
- *Relative Kontraindikationen:* besondere Vorsicht ist geboten bei verlängertes QT-Intervall, Bradykardie, gleichzeitiger Behandlung mit Antiarrhythmika Klasse I–III, Hypokaliämie, nach Schädel-Hirn-Traumata, bei erhöhtem intracraniellen Druck, Erkrankungen der Atemorgane, Erkrankungen der Nieren, Diabetes mellitus, Prostatahypertrophie, abdominalen Erkrankungen, suizidalen Patienten oder im höheren Lebensalter. Bei Kindern und Jugendlichen unter 18 Jahren liegen keine ausreichenden Erfahrungswerte vor.

Interaktionen

- Gleichzeitige Einnahme von psychotropen Substanzen (Medikamente, insbesondere Benzodiazepine, Alkohol, andere Drogen) kann zu wechselseitiger Wirkungsverstärkung mit dem Risiko einer letalen Überdosierung führen.
- Kombinationen mit Antiarrythmika der Klassen I und III sollten wegen möglicher QT-Verlängerungen vermieden werden.
- Kombinationen mit Opiatantagonisten (Ausnahme: Intoxikationstherapie), partiellen und vollen Agonisten sind zu vermeiden.
- Erniedrigte Serumkonzentrationen möglich bei gleichzeitiger Einnahme von: Rifampicin, Carbamazepin, Phenobarbital, Phenytoin u. a.
- Erhöhte Serumkonzentrationen möglich bei gleichzeitiger Einnahme von: Erythromycin, Clarithromycin, Cimetidin, Proteaseinhibitoren, Ketoconazol, Itroconazol, Fluconazol, Fluvoxamin, Nefazodon u. a.

Bewertung

Sinnvolle Alternative zur Substitution mit Methadon/Levomethadon mit breiterem Sicherheitsspektrum und guter Akzeptanz durch die Patienten; offizielle Zulassung: Überbrückung von Feiertagen und Wochenenden ohne tägliche Kontakte möglich.

Bupropion Entwöhnungsmittel
(Syn.: Amphebutanon)

Zyban (Glaxo Wellcome)
Tbl. 150 mg (20, 60, 100 Tbl.)

Eigenschaften

Pharmakodynamik:

- Kombinierter NA- und DA-Rückaufnahmehemmer; keine Wirkung auf die Sterotoninrückaufnahme; auf postsynaptische Rezeptoren des cholinergen, adrenergen, dopaminergen oder serotonergen Systems keine bekannte Wirkung.

Pharmakokinetik:

- Bei oraler Gabe rasche Resorption.
- Extensive Metabolisierung in der Leber mit ausgeprägtem First-pass-Effekt; drei bekannte Metaboliten, die klinisch relevant sein könnten: Hydroxybupropion (Hauptmetabolit), Threo-Hydrobupropion und Erythro-Hydrobupropion.
- Ausscheidung über Urin (ca. 85%) und Faeces.
- Biphasische Elimination; initiale Phase ca. 1,5 h; zweite Phase ca. 20 h; die Retardpräparation (Zyban) hat eine Eliminations-HWZ von ca. 20–37 h.

Indikationen und Behandlungshinweise

- *Entwöhnungsbehandlung bei Nikotinabhängigkeit* in Verbindung mit unterstützenden motivierenden Maßnahmen.
- Die Behandlung sollte noch während des aktiven Rauchens begonnen werden. Ab der zweiten Behandlungswoche sollte das Rauchen beendet werden.
- Empfohlene Behandlungsdauer: 7–9 Wochen.
- Kombination mit Nikotinpflastern können die Wirksamkeit steigern.

Dosierung

- Initial 150 mg, ab dem 3.–4. Tag 300 mg täglich (in mindestens 8-stündigem Abstand).
- Tageshöchstdosis 300 mg.
- Bei Leberinsuffizienz, Niereninsuffizienz und älteren Personen werden 1 × 150 mg täglich empfohlen.

Nebenwirkungen

- Häufig (>1%): Mundtrockenheit; Übelkeit, Erbrechen, Obstipation, Unruhe, Agitation, Schlafstörungen, Tremor, Kopfschmerzen, Hautausschlag, Pruritus, Urtikaria, Geschmacksstörungen.
- Gelegentlich (<1%): Brustschmerzen, Asthenie, Appetitlosigkeit, Verwirrtheit, Tachykardie, Blutdruckerhöhung, Tinnitus, Sehstörungen.
- Selten (<0,1%): Krampfanfälle (bei Dosen bis 300 mg ca. 0,1%), orthostatische Hypotonie, schwere Haut- oder Überempfindlichkeitsreaktionen.

Kontraindikationen

- Akute Alkohol-, Schlafmittel-, Analgetika-, Psychopharmakaintoxikation; Überempfindlichkeit gegen Bupropion; anamnestisch bekannte Krampfanfälle; bekannte bipolare affektive Störung; bekannte Diagnose einer Bulimie oder Anorexie; schwere Leberzirrhose; Kombination mit MAOH; Schwangerschaft und Stillzeit.

Interaktionen

- Hemmt CYP2D6, daher sind Interaktionen mit Substanzen zu erwarten, die hierüber metabolisiert werden.
- Metabolit Hydroxybupropion wird über CYP2B6 verstoffwechselt; Interaktionen sind daher zu erwarten z. B. mit Cyclophosphamid, Ifosfamid, Orphenadrin.
- Erniedrigte Serumkonzentrationen möglich bei gleichzeitiger Einnahme von Carbamazepin, Phenobarbital, Phenytoin u. a.
- Erhöhte Serumkonzentrationen möglich bei gleichzeitiger Einnahme von Valproat.
- Vermehrte Nebenwirkungen bei gleichzeitiger Gabe von Dopaminergika (L-DOPA) möglich.

Bewertung

In zwei großen Doppelblindstudien nachgewiesene Wirksamkeit als Entwöhnungshilfe bei Nikotinabhängigkeit.